怎样看化验单

梁晓亮 编著

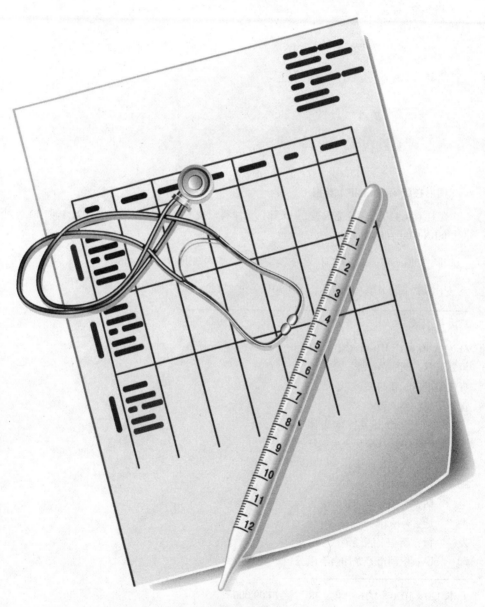

天津出版传媒集团

天津科学技术出版社

图书在版编目（CIP）数据

怎样看化验单 / 梁晓亮编著 . —天津：天津科学技术出版社，2015.9（2021.4 重印）

ISBN 978-7-5576-0296-3

Ⅰ . ①怎… Ⅱ . ①梁… Ⅲ . ①实验室诊断 – 基本知识 Ⅳ . ① R446

中国版本图书馆 CIP 数据核字（2015）第 221223 号

怎样看化验单

ZENYANG KAN HUAYANDAN

策划编辑：刘丽燕　张　萍

责任编辑：王朝闻

责任印制：兰　毅

出　　版：天津出版传媒集团
　　　　　天津科学技术出版社

地　　址：天津市西康路 35 号

邮　　编：300051

电　　话：（022）23332490

网　　址：www.tjkjcbs.com.cn

发　　行：新华书店经销

印　　刷：三河市万龙印装有限公司

开本 720×1020　1/16　印张 28　字数 609 000

2021 年 4 月第 1 版第 2 次印刷

定价：55.00 元

前 言
PREFACE

说起"化验"，相信几乎所有的人都清楚这是个医学上的概念。不管是对于医生还是患者来讲，诊断和治疗疾病，化验都是不可缺少的环节和手段。利用有关医学仪器，通过对人体的血、尿、粪和分泌物等各类标本的检查，从而获取机体的生理、病理状态，以及机体各脏器的功能和代谢情况。也就是说，有了相应的化验结果，有利于医生制订治疗方案，有利于患者了解疾病情况，从而有利于合理和正确地治疗疾病。

但化验单上晦涩难懂的术语、高高低低的数值，你是否觉得如同"天书"般难以理解？看着上上下下的箭头，你是否有种恐惧感，觉得自己已经"病入膏肓"？而且很少有医生会耐心跟患者解释化验单上的医用术语，即使解释了，患者及其家属听了也是满头雾水。更严重的是，不良的沟通甚至导致误解，产生医患纠纷。因此对于求医者或关心自己健康的人，就需要这样一本书，它可以帮助你理解各项检查内容的含义，告诉你是健康或患有疾病，还是处于疾病的边缘，指导下一步诊治的方向，让你面对化验单不再头痛不已！《怎样看化验单》这本书从三个方面介绍了医院化验检查的知识，以供患者及其家属做"自我诊断"时参考。

第一，常用化验检查的正常值。介绍各种化验项目的正常值范围，并说明化验值偏高或偏低说明什么。以便患者根据化验单上的检查结果对号入座，了解检查结果是否正常，以及异常结果可能是哪种疾病的表现。但需要注意的是，由于化验结果的正常值是根据大多数正常人的检查结果制订的，而个体又存在差异性，所以每个人的结果可能会有所不同。另外，化学试剂，以及操作技术的误差等，都可能会对化验结果产生影响。所以，每种化验的正常值允许有一定的波动范围。

第二，常见症状需要做的化验检查。有些疾病的发展程度不同，其病症的表现会有所不同，如感冒初期的头痛、高血压晚期的头痛等。对此类病，患者可以查找本书的相关内容，以了解应该挂哪个科室的号，医生可能会让做哪些检查项目，做到心中有数，看病不慌。

第三，常见疾病需要做的化验检查。患者在一定程度上可以了解自己的病情与预后情况。在治疗过程中，尤其是一些慢性病，还需要反复地进行哪些化验检查，从而了解病情变化及治疗效果，也便于患者及时进行自我调养，促进疾病快速康复。

这是一部写给普通百姓的化验检查值小百科，也是一部医务工作者、在校医学专业学生都需要的关于常用检验报告单的工具书。书中对常用化验单如血常规、尿常规、粪便常规、糖尿病、血脂、甲状腺功能、肿瘤标志物、风湿及类风湿等化验单的检验目的、意义及各项指标进行解读。在获取化验结果后，患者可通过与书中所列检验项目的参考值进行对比来判断结果是否有异常，并能了解导致异常结果的常见原因，初步判断病情，以便更好地配合医生进行诊断和治疗。

通过阅读本书，相信没有医学背景的普通百姓也能看懂化验单背后的病情真相，听懂医生讲解病情的专有名词，高效地与医生进行沟通，没有医生的协助也能及早发现自己身体发出的健康信号，提前获悉身体病变的发展隐患。

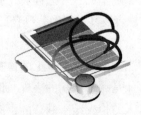

目 录
CONTENTS

第四十一章　遗传相关性检查

第三篇　常见疾病应做的化验检查

第一章　常见小症状

第十六章　肿瘤科疾病 **390**

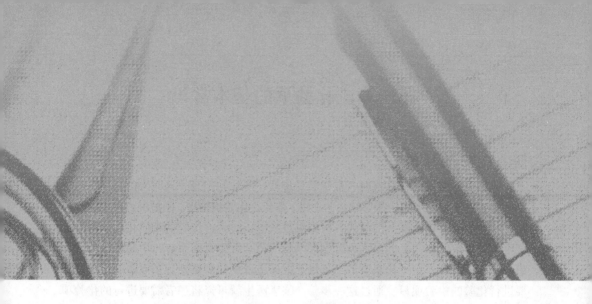

第一篇
化验须知的基本知识

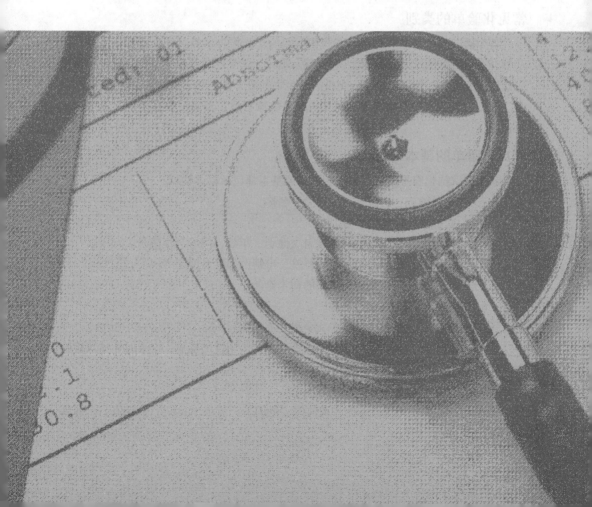

第一章 化验单的基本常识

医生如何开化验单

人们去医院看病或体检时，常常需要进行一些化验检查，这时会由临床医生根据患者的具体情况来确定需要化验的项目，并开具化验申请单，随后进入检验流程。在如今这个电子快速发展的时代，医院也进入电子时代，传统的纸质化验申请单已被电子申请单所取代，即由临床医生在电脑中的"医生桌面系统"中刷就诊卡读出患者个人信息后，在"化验申请"条目下根据患者病情需要来逐条点击确定患者需要进行化验的检验项目。通过这一步骤，临床医生就可以将患者需要进行的化验项目信息写入就诊卡中，接下来患者就可以拿着这张就诊卡去医院收费处进行缴费，然后去相应的化验部门进行化验检查。

目前医院的化验项目非常多，一般三级甲等医院至少有 500 项检验项目，人们在看病和体检时，可以由临床医生根据患者具体情况合理地选择需要的检验项目，也可以由患者向医生说明自己所关注的或需要哪些方面的化验。

常见化验单的类别

各个医院检验科或独立的检验机构所用的化验报告单其具体形式并不统一，但基本类别和基本栏目大致相同。一般来说，临床上常见的化验报告单类别有血常规、尿常规、粪常规、骨髓、生化、免疫、微生物、分子生物学等多个大类。

此外，从各类化验报告单还可细分出各临床科室、器官或疾病类别的专用化验报告单。

常见化验单的基本栏目

各个医院的化验单格式都不太相同，但基本都包括以下栏目：

（1）检验科标志：医院和／或检验科名称。

（2）检验标志：检验顺序号。

（3）病人标志：至少包括病人姓名、性别、年龄、门诊／住院号。

（4）检验申请者标志：包括申请科室、申请医师姓名或工号。

（5）临床诊断：申请化验项目时的初步诊断。

（6）标本类型：采集部位来源。

（7）检验项目：项目编号、中文全称／英文缩写。

（8）检验结果：包括结果升高／降低或阳性／阴性的标志，必要时还显示检验方法。

（9）数量单位：多以国际单位制表示。

（10）生物参考区间：俗称"正常值／范围"，或加上诊断"临界值"，即供医生参考、采取临床决策的数值。

（11）结果解释或说明。适用时，还包括警告值，即供医生参考、立即采取临床决策的数值。

（12）标本采集日期和时间。

（13）标本接收时间。

（14）报告打印／发布日期和时间。

（15）授权发布报告者的标识（检验者和审核者各自的姓名或工号）。

化验单条形码的作用

当医生开好化验单，患者去缴费窗口缴纳完化验费用后，即可到相应的检验部门进行检验。这时检验部门会根据患者就诊卡中的信息打印出标本条形码，或将个人信息附到原先已经打好的条形码上（此种方式称预制码）。这样，化验信息（包括个人信息和要检测的项目信息）就会转移到条形码中。

一般条形码有两联，一联作为标本标签贴到标本采集管上，和患者的标本一起被送到检验科进行化验，另一联作为取单凭证。这样，条形码就会使患者的标本像超市里的商品一样被赋予一个唯一的标记，这个标记伴随着患者化验的全过程，从而避免了标本被混淆、调错、丢失的情况出现。

标本条形码一般包含病人信息、检验信息、生成时间、所需标本量、标本采集管类型、标本分类等信息。取单凭证上则除了标注有病人信息、检验信息、生成时间等信息外，还会有取单时间和取单地点的信息，以便患者在检验结果出来后能根据取单凭证上的信息，方便、快捷地在化验单打印机上打出检验报告。

当然，有些医院采用的条形码只有一联用于贴在标本采集管上，取化验单时只需刷读就诊卡即可领取。

化验后如何获知化验结果

在医院里，采集好的检验标本会通过一定的方式（自动化物流系统或人力运送方式）准确安全地运送到相应检测实验室进行化验。不同项目需要不同的化验时间，化验员对送来的标本进行相应的检验措施后，待检验完成后还要进行审核，确认化验过程无误后，最终签发检验报告单。

检验科会利用多种方式（如取单凭证、公告栏、短信通知等）告知取化验单时间和取单地点。患者只需在规定的时间内凭就诊卡或取单凭证到相应地点领取化验单。现在医院中一般都设有自助取单机供病人自助打印化验单，患者只需将就诊卡放在相应的刷卡位置读取，或是扫描取单凭证上的条形码信息，就能在自助取单机上打印化验报告单。

此外，医院的检验部门还会在完成患者的化验报告后，通过实验室信息系统（LIS）将患者的化验结果通过无缝连接方式传送到医院信息系统（HIS）中，这样方便医生在他的桌面电脑系统中查看到患者的化验结果，从而使接下来的病情诊治更加准确、快速和简便。

第二章 留好化验标本须知

留好标本的基本要求

要获得可靠的检验结果，第一个环节必须依赖于标本的高质量，这就需要注意留好标本的三个基本要求：

（1）保持标本的完整性。原则上，任何离开人体的标本，都要尽可能保持体内当时生理或病理的固有状态，使标本的有形部分（如各种细胞、虫卵等用普通光学显微镜观察到的成分）和无形成分（如蛋白质、葡萄糖等能溶解于液体且不能用显微镜观察到的化学物质）的质和量基本不变。

（2）保持标本的新鲜度。任何检验标本都要求新鲜，而衡量标本是否新鲜的尺度，是从标本采集到开始检验时所间隔的时间，也就是说，标本离开人体后，越早完成检验，检验结果也就越准确。

（3）为标本做好正确的标记。要保证检验结果的准确性，标本必须要正确标记好病人的姓名、性别、唯一性号码、所需检验项目等信息。

留好血液标本须知

血液不仅能直接反映造血系统疾病，还可直接或间接提供有关全身各组织器官的生理或病理状态的许多重要信息，因而成为诊断的主要依据，血液标本在各种检验标本中采用率也就最高。

为了保证血液标本的高质量，需要做到以下几点：

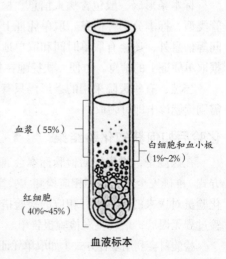

血浆（55%）

白细胞和血小板（1%~2%）

红细胞（40%~45%）

血液标本

（1）采血前必须空腹 12 小时，前一餐清淡饮食。生化检查，尤其是血糖、血脂、肝功能、血流量等受到饮食影响较大，中度及重度高脂血症患者免疫检查、分子学检测、凝血功能检验也会受到影响。因此患者在采血前必须空腹 12 小时，且前一餐清淡饮食，以清晨空腹为佳。

（2）采血前 30 分钟不要进行剧烈运动。剧烈运动可加快机体有氧和无氧代谢，引起钾、钠、钙、肝功能、肾功能检验结果异常。因此，患者在采血前 30 分钟不要进行剧烈运动，如参加运动会、球赛等，以免引起检验结果异常，导致误诊误治。

（3）把握采血时间。采血时间应选择患者高热、寒战时，未使用抗生素前或下次抗生素使用前，抽血 7 ~ 10 毫升，采集双份标本，使用成人专用瓶、小儿瓶和树脂瓶（中和抗生素）。

临床诊断糖尿病糖耐量试验，要求必须是空腹、餐后 1 小时、餐后 2 小时采集血液标本。

心肌损伤标志物主要是肌红蛋白、肌钙蛋白和磷酸激酶，这三项指标发病时间各不相同，分别在发病 2～4 小时、4～12 小时和 6～9 小时，阳性率最高，因此采集前应详细询问患者病情，根据不同检验要求把握采血时间，提高检验准确性。

用于测试药物浓度峰值或低谷时间的血标本，要求在患者使用某种特定药物后，当血液中的药物浓度达到最高或最低时（后者常指在下一次服药前）进行采血，以用于检测患者血中药物浓度，调整合理的用药剂量。

留好尿液标本须知

在医学临床上，尿液标本检验往往被用于炎症、结石、肿瘤、肾移植后等泌尿系统的疾病诊断和疗效观察；协助诊断糖尿病、急性胰腺炎、急性黄疸型病毒性肝炎等其他系统的疾病；对庆大霉素、卡那霉素、多粘菌素 B、磺胺类等可损害肾脏的药物的安全用药的监测。要想确保尿检的准确性，需要注意以下几点：

（1）容器要洁净。收集尿液最好使用一次性专用的广口、有盖塑料容器，容量宜大于 50 毫升，若留取 24 小时尿标本，容器的容量则宜大于 2000 毫升；如使用其他容器（如药瓶、饮料瓶等），需特别注意洗净、晾干后才能使用，以免容器内残存有污染物质而干扰测定结果。注意，千万不能使用一次性尿布留取标本。

（2）避免污染。尿液中不可混有粪便，女性患者还应避免混入阴道分泌物或月经血，男性患者则应避免混入前列腺液和精液。

（3）送检及时。在室温下，尿内成分在离体后即开始分解，因此尿标本应及时送检。从标本收集到检验完成所间隔的时间不应超过 2 小时，以免细菌污染和各种成分改变。

（4）按需采尿。医学临床所需的尿液标本不同，采集的方法也就不同：

①晨尿。从诊断学意义上讲，晨尿是指清晨随意尿。做尿常规检查、化学检验以清晨首次尿（即过夜尿）为好，可获得较多信息，能反映肾浓缩功能，也可检测细胞及管型。

②随机（随意）尿。指病人任何时间排尿做检验用的标本，此类标本最适合门诊、急诊病人，但易受多种因素影响，尿中病理成分浓度较低。

③餐后 2 小时尿。指于午餐后 2 小时采集的尿标本，主要用于尿中尿胆原等的检验。

④12 小时尿。要求前一天晚上 8 点，先排尽当时的余尿，再开始留尿，收集至次日早晨 8 点之内的全部尿液，主要用于尿中有形成分计数。

⑤24 小时尿。方法同 12 小时尿，主要用于化学物质（蛋白质、糖等）检验等。

⑥尿培养标本。用清洁、无菌容器收集中段尿（指不收集最先排出的和最后排

出的尿，只留取中间排出的一部分尿液），主要用于细菌培养和药物敏感性试验。

留好粪便标本须知

粪便检验也是临床上最常用的检验之一，在采集标本时需注意以下几点：

（1）容器干净。取便的容器要干净，最好用内层涂蜡的纸盒；如做细菌学检验，用灭菌封口的容器。同尿检一样，注意不能使用一次性尿布留取标本，否则会破坏样本成分的作用。

（2）自然排便。粪便标本宜采用自然排便法，如无法自然排便，可用肛门指检、开塞露通便或灌肠取便，但会对检验结果造成影响。

（3）标本量。一般检验，至少留取大拇指样大小的粪便量或半匙量稀液便；如果是做血吸虫毛蚴孵化试验，则应留取全部粪便；如果是用化学法做粪便隐血试验，则应在试验前3天禁食肉类、动物血、铁剂和维生素C等。

（4）采取部位。采集病理性粪便成分时，要取含有脓、血、黏液处的粪便，不能只取脓液、黏液或血液。若无明显脓血黏液粪便，则应在粪便的多个部位各取一点儿，再混合，以提高检出率。

（5）避免污染。粪便标本不应混入其他物质，混入尿液可使原虫死亡，如混入污水等杂物可混淆检验结果。

（6）尽早送检。粪便标本采集后应尽早送检，一般不超过1小时。如果是检查阿米巴滋养体的标本，应在25℃保温，立即镜检。

留好阴道分泌物标本须知

阴道分泌物标本是由妇产科医生采集，主要用于诊断女性生殖道炎症，特别是各种阴道炎、性病，以及判断性激素水平。采集阴道分泌物需注意以下两点：

（1）病人在标本采集前24小时不得有性交、盆浴、阴道灌洗、局部用药（停用外用药2～3天）等行为。

（2）取得标本后应及时送检，特别是检查阴道滴虫时，送检时间延长会使滴虫死亡，从而影响检出率。

留好精液标本须知

在临床上，精液检查主要用于评估男性生育功能、提供不育症和疗效观察依据、男性生殖系统疾病的辅助诊断、男性计划生育疗效观察、人工授精及精子库的筛选以及法医鉴定等。在采集精液标本时，需注意以下几点：

（1）采集时间和温度。必须禁欲（无性交、手淫、遗精等行为）4～7天后才能采集精液标本。一般在第一次采集后间隔1～2周，再进行复查2～3次，方能做出正确判断。采集精液后，应立即保温（20～37℃），并在1小时内送检，否则精子活动力会降低。

（2）采集方法。精液采集主要采用手淫法，其适用于在实验室收集，也可采取性交中断法。

（3）标本量。收集一次排出的全部精液送检，尽量不要遗漏。

（4）容器。宜用洁净、广口的玻璃或塑料容器采集精液。如果不能通过手淫法成功获取精液，也可在性交时将精液射入专门用于采集精液而设计的无毒性避孕套中。

留好痰液标本须知

采集痰液标本并不容易，因为真正的痰液，是指由气管、支气管的分泌物或肺泡内的渗出物，而不包括口腔的唾液、鼻咽部的分泌物以及食物等其他物质，主要用于呼吸道炎症、感染（主要是病毒、细菌和真菌等，原虫、蠕虫等寄生虫病少见）和肺肿瘤的诊断。

在采集痰液时，需注意以下几点：

（1）采集痰液多使用自然咳痰法：病人在早晨起床后，先漱口，然后再用力（从呼吸道深部）咳出 1 ~ 2 口痰，用洁净容器盛装，立即送检。

（2）如果采集痰液是用于细胞学检查，则应取上午 9 ~ 10 点的新鲜痰液。

（3）如果采集痰液是用于查找结核杆菌，则应留 24 小时痰液。

（4）如果采集痰液是用于细菌培养，必须无菌采集，并先用无菌水漱口，以避免口腔内正常菌遭到污染。

（5）对于取痰困难者，可用特 殊方法取痰或在鼻咽部直接刮取痰液。

留好前列腺液标本须知

在临床上，前列腺液标本是由医生按摩前列腺采集，做微生物培养的标本须无菌操作，主要用于慢性前列腺炎诊断、病原体检查和疗效观察，以及性病检查等。

注意，由于前列腺液量少，有时可能收集不到，可隔 3 ~ 5 天后重复按摩采集。有生殖系统结核、急性炎症或压痛明显者禁忌按摩收集，以防炎症扩散。

留好脑脊液标本须知

在临床上，对于有剧烈头痛、昏迷、抽搐、瘫痪等症状的患者，或怀疑有颅内出血、脑膜白血病或有脑膜刺激征的患者，常会由医生进行腰椎穿刺术（俗称腰穿）获得脑脊液用来检验。在采集脑脊液时，需注意以下几点：

（1）通常采集 3 管脑脊液，每管 3 ~ 5 毫升，儿童采集量不宜超过 8 毫升，颅内高压者通常不宜采集。

（2）在室温下，采集脑脊液后 1 小时之内必须送检，且越快越好。

（3）穿刺后，病人应俯伏或仰卧 4 ~ 6 小时，但不能用枕头，以免引起术后低颅压头痛。

留好浆膜腔积液标本须知

浆膜腔主要包括人体的胸腔、腹腔、心包腔等。正常时只有少量液体，其作用是减少脏器活动时产生的摩擦。但罹患胸腔积液(胸水)、腹水、心包腔积液等疾病时，就会产生过多的病理性的液体，这时常需由临床医生用无菌穿刺术获得浆膜腔积液标本做检验。

在采集浆膜腔积液时，需注意以下几点：

（1）如果采集浆膜腔积液是用于细胞计数和分类的标本，宜用 EDTA(乙二胺四乙酸)抗凝剂，采集量为 5 ~ 8 毫升。

（2）如果采集浆膜腔积液是用于化学检验，宜用肝素抗凝剂或不抗凝剂，采集量为 8 ~ 10 毫升。

（3）如果采集浆膜腔积液是用于细菌培养和革兰染色，采集量为 8 ~ 10 毫升。

（4）如果采集浆膜腔积液是用于结核杆菌培养，采集量为 15 ~ 50 毫升。

（5）采集浆膜腔积液后应立即送检。

（6）如果采集浆膜腔积液是用于生化检查，应同时采血做相应项目测定，以资对照。

（7）采集浆膜腔积液前，患者应禁食 6 小时，使血液与滑膜液之间葡萄糖成分得以平衡。

（8）患者应配合医生做好标本采集，消除顾虑，在穿刺过程中一定要避免咳嗽或深呼吸。

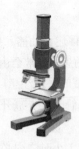

第三章　干扰化验结果的因素

性别对化验结果的影响

在所有可影响检测结果的生理因素中，性别是最基本的因素。在临床上，男女由于生理上的天然不同，即使是同在一个年龄段（尤其是青春期后）的男女，不少检测项目的参考值也有明显的差异。

（1）在 15～40 岁，女性的红细胞计数值一般低于男性，且如果女性怀孕至中后期，红细胞计数值会随血容量升高和稀释进一步降低。

（2）女性的红细胞沉降率大多高于男性，且女性怀孕 3 个月以上可进一步升高。

（3）青春期后，男性的血清碱性磷酸酶、转氨酶、肌酸激酶、醛缩酶活性都比女性要高，这与男性肌肉组织力量比女性强有关，但女性停经后，碱性磷酸酶活性反比男性高。

（4）乳酸脱氢酶（LD 或 LPH）的总活性虽相似，但此酶同工酶 LD1 和 LD3 在年轻女性的活性较高，而 LD2 较低，直至停经后此现象才消失。

（5）男性血白蛋白、氨基酸、肌酐、尿素、钙离子、镁离子、胆固醇的浓度，都高于女性。

（6）生育期的女性体内的血清铁浓度低于男性，血浆铁蛋白可能仅为男性的1/3，主要由于女性的月经使血清铁减少。

（7）在女性月经周期中，女性激素分泌变化更加明显。

年龄对化验结果的影响

影响检测结果的生理因素除了性别，还有年龄。一般而言，检测参考值应考虑 4 个年龄段——新生儿、儿童期到青春期、成人期、老年人，不同的年龄段有不同的参考值。

（1）新生儿（出生 1 个月以内的婴儿）。

①新生儿往往相对缺氧，可刺激血细胞增生，因而红细胞计数、血红蛋白浓度明显高于成年人。而 6 个月至 2 岁的婴儿由于生理发育的需要，使得红细胞生成的原料相对缺乏，因而红细胞计数和血红蛋白浓度降低，造成生理性贫血。

②足月产的婴儿血红蛋白种类多与成人的种类一致（以血红蛋白 A 为主），非成熟的婴儿则胎儿血红蛋白 F 的比例升高。

③新生儿刚出生时动脉氧饱和度很低，可发生代谢性酸中毒，但在 24 小时内可恢复酸碱平衡。

④新生儿尿酸和成人水平类似，但出生后几天就会明显降低。

⑤新生儿的血胆红素升高（高峰在出生后 3～5 日），可发生生理性黄疸。

（2）儿童期到青春期。在这个年龄段里，人体内各种成分在逐渐变化：

①血浆蛋白逐渐增加，到 10 岁时可达成人水平。

②血清碱性磷酸酶活性在新生儿时期较高，进入儿童期反而降低，但进入青春期时又升高，这与骨骼迅速生长和性成熟有关系，而到了青春期后，又迅速下降，这种变化在女性身上尤为明显。

（3）成人期。成人期是指女性从青春期到停经、男性从青春期到中年期的年龄段，人体绝大多数检验的成分相对稳定，各种检验的成人参考值常作为青年和老年人的参考值进行比较的参照系统。

①在男性 20 岁后，体内的血清磷明显降低，女性也降低直至停经期。

②成年男性、女性体内的血总胆固醇和甘油三酯浓度，每年可升高 0.02 毫摩 / 升，可一直延续到 50 ~ 60 岁。

③成年人大多数酶的活性比青春期时要低。

（4）老年人。随着年龄的增长，老年人的各种组织和器官功能逐渐降低。

①造血功能减退使红细胞计数减少。

②血甲状旁腺素随年龄增长而逐渐降低。

③血胰岛素浓度虽不受年龄影响，但会对葡萄糖有反应性下降。

④女性在停经后，雌激素分泌能力以较快的速度持续降低，血清中的浓度可减少 70% 甚至更多。

⑤由于肾功能减退，血浆尿素浓度随年龄而升高，肌酐清除率降低 50%（30 ~ 90 岁）。

种族对化验结果的影响

种族也是影响检测结果的生理因素之一：

（1）通常黑种人的白细胞计数较白种人低，尤其中性粒细胞数量较少。

（2）黑种人的肌酸激酶、肌酐较白种人、黄种人稍高。

（3）黑种人的维生素 B_{12} 和脂蛋白（a）浓度较高。

生活环境对化验结果的影响

被检测者的生活环境也会对化验结果造成不小的影响，具体如下：

（1）一天之内的周期性变化。白天与晚上的更替、睡眠与觉醒状态，这些都会对人体的内分泌系统造成影响，从而影响化验结果。比如，血清钾在上午 8 时的浓度为 5.4 毫摩 / 升；在下午 2 时可降为 4.3 毫摩 / 升，生长激素在入睡后不久分泌最高；胰岛素在早晨分泌较高等。因此，对于激素等特殊项目的测定，标本采集时间常有严格的规定。

（2）居住环境。不同地区的天气、水土状况不同，对人体的影响也不同，这也会在一定程度上干扰化验结果。比如，居住在高原的人，由于大气中氧气不足（氧分压降低），会刺激人体造血功能增强，血红细胞计数、血红蛋白浓度均升高。

（3）季节变化。季节变化往往会带来食物、运动方式的改变，使得人体内许多物质的浓度发生变化，也会在一定程度上影响化验结果。比如，在夏天，血中的甘油三酯浓度可增加 10%。

饮食习惯对化验结果的影响

被检测者的饮食习惯也会对化验结果造成不小的影响，具体如下：

（1）不同食谱。食物的属性和功效不同，对人体的作用也就不同。比如高蛋白饮食会使血浆尿素浓度成倍升高；高脂肪饮食会使血总脂肪升高；高淀粉饮食会使血碱性磷酸酶和乳酸脱氢酶活性增强。因此许多生化项目的检测都会要求被检测者在检测前空腹 12 小时，即前一天晚上 8 时后禁食。

（2）咖啡因。咖啡因存在于咖啡、茶等饮料中，可使血糖浓度、皮质醇浓度、血浆游离脂肪酸浓度明显增加。长期饮用可使血清甘油三酯升高，使尿红细胞、上皮细胞、钠、钾、钙和镁从尿液中大量流失。

（3）饮酒。饮酒并产生轻度酒醉时，会导致低血糖、酮血症、乳酸升高、尿盐酸升高、甘油三酯升高；长期饮酒会导致慢性酒精中毒，影响内分泌功能，使血清酶（如转氨酶）活性升高。

（4）吸烟。香烟中的尼古丁可刺激血肾上腺素、尿儿茶酚胺增加。血糖浓度增加，血乳酸升高，丙酮酸降低，生长激素成倍升高，β - 脂蛋白、胆固醇、甘油三酯升高，高密度脂蛋白胆固醇降低，血红细胞计数、白细胞计数升高，免疫球蛋白 A、免疫球蛋白 G、免疫球蛋白 M 降低，免疫球蛋白 E 升高；精子计数减少，异型精子比例升高，精子活力减弱等。

（5）禁食。为减肥而禁食，会使得血糖和胰岛素降低，胰高糖素、血酮体明显升高，严重时还可能发生酸中毒。

运动情况对化验结果的影响

运动的强度和时间长短不同，对化验结果的影响也不同。如轻度运动时，血清胆固醇、甘油三酯浓度就可降低并持续数天；中度运动时，血糖浓度升高，胰岛素分泌增多，乳酸浓度可增加 2 倍；用力运动或剧烈运动时，血甘油三酯浓度明显降低，葡萄糖耐受性增加，乳酸浓度可增加至 10 倍，肌酸激酶活性增加 2 倍以上，肾素活性可增加 4 倍，血糖蛋白、运铁蛋白以及许多激素浓度都会升高。

体位对化验结果的影响

体位不同，也会对化验结果造成一定的影响。比如，成人直立时，血容量比卧位平躺时减少 600 ~ 700 毫升，血浆蛋白质、酶、蛋白类激素等浓度均升高；而从卧位到直立位时，许多人体激素分泌增加，如血肾上腺素浓度在 10 分钟内可成倍升高，醛固酮浓度和肾素活性在 1 小时内翻倍增加。

服用药物对化验结果的影响

服用药物，也会对检测结果造成较大的影响。

（1）药物对检验结果的影响程度，受给药途径和药物性质的左右，口服药物作用慢但持久，注射或吸入药物则作用快而时间短，因为药物溶解度（脂溶度）大则吸收率高。

（2）药物（特别是青霉素等药物），用肌内注射方式可刺激肌酸激酶、醛缩酶、骨骼肌乳酸脱氢酶释放入血，酶活性升高可持续数天。

（3）不同药物能引起同一种生理物质浓度的变化，如能引起肌酸激酶活性升高的常见药物有氨苄西林、止痛药、抗生素、巴比妥酸盐、羧苄西林钠、氯丙嗪、地高辛、利尿剂、利多卡因、哌替啶（杜冷丁）、吗啡、吩噻嗪类、筒箭毒碱等。

（4）一种药物能引起多种生理物质的血浓度改变，如利尿剂常引起血清钾、钠浓度降低；对临床检验有广泛影响的抗惊厥药、苯妥英，如长期使用，则血清钙、磷、胆红素等浓度降低，碱性磷酸酶、γ-谷胺酰转肽酶等活性升高。

（5）高浓度维生素 C 可使乳酸脱氢酶活性降低、尿胆红素试验和尿干化学尿糖试验假阴性，而使传统方法的班氏尿糖测定假阳性。

（6）口服避孕药也可影响许多试验的测定。

标本送检时间对化验结果的影响

标本送检时间也是影响检测结果的重要因素，一般来说标本送检时间都是越快越好。

（1）血液标本。从采集血液到分离血清或血浆最好在 1 小时内；有时需添加特殊防腐剂，如检测乳酸应添加氟化钠，检测氨应添加 EDTA 抗凝剂；运送时要注意避免溶血，如室温下红细胞内钾释放最少，而在 4℃和 30℃环境中释放明显增加，随着温度降低，葡萄糖浓度会升高，如全血标本贮存在 20℃环境下 2 小时，葡萄糖浓度就会降低 10%；病理情况下，检测结果也会相互影响，如白细胞增多的病人，葡萄糖浓度会降低；γ-谷胺酰转肽酶活性升高者，血氨会升高。

（2）凝血检测标本。非肝素治疗病人做凝血酶原时间、活化部分凝血活酶时间、凝血酶时间、纤维蛋白原等检测时，标本可在室温放置 4～8 小时，而肝素治疗病人的标本室温或冷藏保存时间都不能超过 8 小时，因此凝血检测的所有标本都应在采集后 4 小时内完成分析。如果不能完成，则要在 1 小时内分离出乏血小板血浆，并将其保存在 -20℃的环境中。

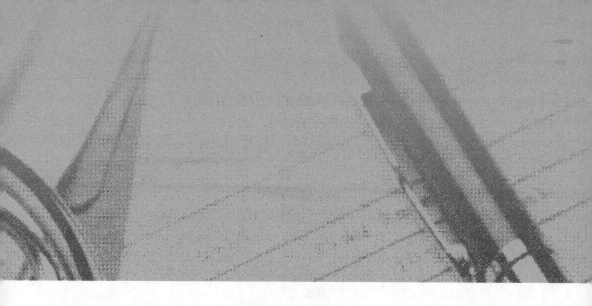

第二篇
常见化验检查结果解读

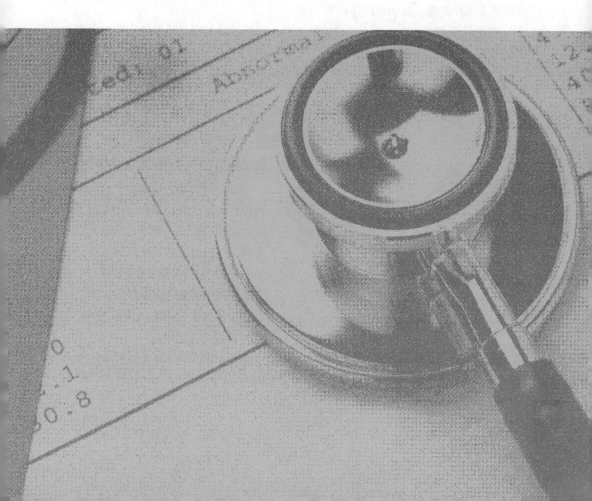

第一章　血液一般检查

1. 红细胞（RBC）

红细胞是血液中数量最多的一种血细胞，同时也是脊椎动物体内通过血液运送氧气的最主要的媒介，同时还具有免疫功能。

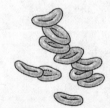

红细胞

血液的 40%~45% 是由红细胞组成的。红细胞内有携带氧气至组织中的血红蛋白。

【单位】个 / 升（个 /L）。

【正常参考值】成年男性为（4.0 ~ 5.5）×10^{12} 个 / 升；成年女性为（3.5 ~ 5.0）×10^{12} 个 / 升；新生儿为（6.0 ~ 7.0）×10^{12} 个 / 升；婴儿为（3.0 ~ 4.5）×10^{12} 个 / 升；儿童为（4.0 ~ 5.3）×10^{12} 个 / 升。

【临床意义】

（1）增多

①相对增多，常见于大量脱水导致的血液浓缩，如剧烈呕吐、频繁腹泻、多汗、多尿、大面积烧伤、长期难以进食等。

②绝对增多，常见于真性红细胞增多症、严重的肺气肿、肺源性心脏病、法洛四联症等。

③代偿性增多，常见于缺氧、慢性一氧化碳中毒、冷水浴刺激、剧烈体育运动等。

（2）减少

常见于多种贫血，如海洋性贫血、缺铁性贫血、溶血性贫血、再生障碍性贫血、营养性混合性贫血、急性失血性贫血，及白血病、骨髓增生异常综合征等。

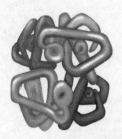
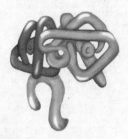

血红蛋白的结构

2. 血红蛋白（Hb 或 HGB）

血红蛋白是人体内血红细胞的一种含铁的复合变构蛋白，由血红素和珠蛋白结合而成，起着运输氧和二氧化碳、维持血液酸碱平衡的作用。

同时测定红细胞和血红蛋白，对贫血类型的鉴定有重要意义。

【单位】克 / 升（g/L）。

【正常参考值】成年男性为 120 ~ 160 克 / 升；成年女性为 110 ~ 150 克 / 升；新生儿为 170 ~ 200 克 / 升；婴儿为 100 ~ 140 克 / 升；儿童为 120 ~ 140 克 / 升。

【临床意义】同红细胞（RBC）。

3. 平均红细胞血红蛋白量（MCH）

平均红细胞血红蛋白量，是指每个红细胞内所含血红蛋白的平均值，是判断贫血类型的重要依据。

【单位】皮克（pg）。

【正常参考值】27 ~ 32 皮克。

【临床意义】

（1）升高

常见于大细胞性贫血、恶性贫血、再生障碍性贫血、网织红细胞增多症、甲状腺功能减退、叶酸缺乏、长期饥饿等。

（2）降低

常见于小细胞性贫血，如单纯小细胞性贫血、小细胞低色素性贫血，以及缺铁、地中海贫血、铁粒幼红细胞贫血、巨幼红细胞贫血、慢性失血、口炎性腹泻、胃酸缺乏、妊娠等。

4. 平均红细胞血红蛋白浓度（MCHC）

平均红细胞血红蛋白浓度，是指平均每 1 升血细胞中所含血红蛋白克数，也是判断贫血类型的重要依据。

【单位】百分比（%）。

【正常参考值】0.32 ~ 0.36（32% ~ 36%）。

【临床意义】同平均红细胞血红蛋白量（MCH）。

5. 红细胞比容（压积）（HCT）

红细胞比容也称红细胞压积，是指红细胞占全血容积的百分比，主要反映红细胞和血浆的比例。

【单位】百分比（%）。

【正常参考值】男性为 0.40 ~ 0.50（40% ~ 50%）；女性为 0.37 ~ 0.48（37% ~ 48%）；儿童为 0.35 ~ 0.49（35 ~ 49%）；新生儿为 0.49 ~ 0.60（49% ~ 60%）。

【临床意义】同红细胞（RBC）。

6. 平均红细胞体积（MCV）

平均红细胞体积（MCV）是指人体单个红细胞的平均体积，通常通过间接计算得到，有利于判断贫血。

【单位】飞升（fl）。

【正常参考值】80 ~ 95 飞升。

【临床意义】

（1）增多

常见于大细胞性贫血、营养不良性巨幼红细胞性贫血、获得性溶血性贫血、出血性贫血再生之后、甲状腺功能低下、酒精性肝硬化、胰外功能不全等。

（2）减少

常见于小细胞性低色素性贫血（由癌症或感染引起的继发性贫血；高铁血症见于铁粒幼红细胞贫血和铅中毒及一氧化碳中毒）、全身性溶血性贫血（地中海贫血、遗传性球形红细胞增多症、先天性丙酮酸激酶缺乏症）。

7. 红细胞体积分布宽度（RDW）

红细胞体积分布宽度，是反映红细胞体积大小是否均匀的参数。

【单位】百分比（%）。

【正常参考值】0.109 ~ 0.157（10.9% ~ 15.7%）。

【临床意义】常见于各种类型的营养缺乏性贫血。红细胞体积分布宽度（RDW）和平均红细胞体积（MCV）一起对贫血进行分类。

MCV 和 RDW 贫血形态学分类鉴别表

MCV	RDW	贫血类别	病因
正常	正常	正常人或正常细胞均－性贫血	常见于急性失血性贫血、再生障碍性贫血、遗传性球形红细胞增多症、慢性淋巴细胞白血病、慢性粒细胞白血病等
降低	正常	小细胞均－性贫血	常见于轻型 β－地中海贫血
降低	升高	小细胞非均－性贫血	常见于缺铁性贫血、β－地中海贫血、血红蛋白 H 病、血红蛋白 S 病
正常	升高	正常细胞非均－性贫血	常见于早期或混合性营养缺乏、血红蛋白异常的贫血症、铁粒幼细胞性贫血等
升高	正常	大细胞均－性贫血	常见于再生障碍性贫血、白血病前期等
升高	升高	大细胞不均－性贫血	常见于叶酸或维生素 B_{12} 缺乏导致的巨幼细胞性贫血、部分镰刀状细胞性贫血

8. 嗜碱性点彩红细胞计数

嗜碱性点彩红细胞是在某些重金属中毒的情况下，使胞浆中残存的核糖核酸（RNA）变性的表现。

【单位】百分数（%）。

【正常参考值】约 0.0001（0.01%），绝对数 <$300/10^6$ 个 / 升红细胞（<300 个 / 百万红细胞）。

【临床意义】

（1）增多

常见于溶血性贫血、巨幼红细胞性贫血、白血病、恶性肿瘤等。

（2）显著增多

常见于铅、银、汞、硝基苯、苯胺等中毒。

9. 网织红细胞（RC 或 RET）

网织红细胞，是指尚未完全成熟的红细胞，在周围血液中的数值可反映骨髓红细胞的生成功能，是诊断血液病的重要依据。

【单位】个 / 升（个 /L）或百分数（%）。

【正常参考值】成人绝对数为（24 ~ 84）×10^9/升，百分数为 0.005 ~ 0.015（0.5% ~ 1.5%）；新生儿绝对数为（144 ~ 336）×10^9/升，百分数为 0.02 ~ 0.06（2% ~ 6%）。

【临床意义】

（1）增多

提示骨髓造血功能旺盛，常见于各种增生性贫血，如缺铁性贫血、巨幼细胞性（缺乏叶酸、维生素 B_{12}）贫血、失血性贫血、溶血性贫血等。

（2）减少

提示骨髓造血功能低下，常见于急性白血病、急性或慢性再生障碍性贫血等。

10. 白细胞（WBC 或 LEU）

白细胞是外周血中的有核细胞，具有吞噬异物并产生抗体的作用、机体伤病的损伤治愈能力抵御病原体入侵的能力、对疾病的免疫抵抗力等。人体有不适时，经常会通过白细胞数量的显著变化而表现出来，因此检查白细胞总数就成了辅助诊断的一种重要方法。

【单位】个 / 升（或个 /L）。

【正常参考值】成人白细胞数为（4.0 ~ 10.0）×10^9 个 / 升；新生儿为（15.0 ~ 20.0）×10^9 个 / 升；6 个月 ~ 2 岁为（11.0 ~ 12.0）×10^9 个 / 升；4 ~ 14 岁为 8.0×10^9 个 / 升左右。

【临床意义】

（1）生理性增多

常为一过性，不伴有白细胞质量的改变，如饱食、情绪激动、剧烈运动、长期吸烟、高温或寒冷、妊娠 5 个月以上以及分娩时。

（2）病理性增多

常见于各种感染性疾病、软感性疾病；严重的阻滞损伤、外伤、较大手术后、大面积烧伤、急性心肌梗死；急性大出血和严重的溶血；急性中毒尤其是急性化学药物中毒，如急性铅、汞中毒及安眠药中毒等；代谢紊乱所致的代谢性中毒，如尿毒症、糖尿病酮症酸中毒和妊娠中毒症；各种类型的急慢性白血病；骨髓增繁殖性疾病，如真性红细胞增多症、原发性血小板增多症、骨髓纤维化；以及其他恶性肿瘤。

（3）减少

常见于感染性疾病，如流感、肝炎、水痘、风疹、巨细胞病毒等病毒感染、伤寒、副伤寒等格兰阴性杆菌感染、粟粒性结核、脓毒血症等严重的细菌性感染以及年老体弱、慢性消耗性疾病或恶性肿瘤晚期并发严重感染；血液系统疾病，如再生障碍性贫血、中性粒细胞减少或缺乏症、恶性细胞病、巨幼细胞性贫血、阵发性睡眠性血红蛋白尿、骨髓增生异常综合征、骨髓转移癌；单核－巨噬细胞系统功能亢进，如脾功能亢进、类脂质沉积病；自身免疫性疾病，如系统性红斑狼疮、免疫性中性粒细胞减少症；以及服用抗生素、磺胺类药物和使用放射性物质。

11. 白细胞分类（DC）

白细胞分类是在进行血液显微镜检察时，将白细胞分类计数的一种医学检测法。血液中的白细胞共有五种：嗜中性粒细胞、嗜酸性粒细胞、嗜碱性粒细胞、淋巴细胞和单核细胞。

【单位】百分比（％）。

【正常参考值】

（1）嗜中性粒细胞（N）：成人0.40～0.75（40％～75％）；儿童0.30～0.65（30％～65％）。

（2）淋巴细胞（L）：成人0.20～0.45（20％～45％）；儿童0.30～0.56（30％～65％）。

（3）嗜酸性粒细胞（E）：0.005～0.05（0.5％～5％）。

（4）嗜碱性粒细胞（B）：0～0.01（0～1％）。

（5）单核细胞（M）：成人0.02～0.06（2％～6％）；儿童0.02～0.08（2％～8％）。

【临床意义】

（1）嗜中性粒细胞（N）

增多或减少，同白细胞（WBC或LEU）。

（2）淋巴细胞（L）

①增多，常见于病毒性感染所致的传染病，如结核、风疹、病毒性肝炎、百日咳、布氏杆菌病、流行性出血热、流行性腮腺炎、传染性单核细胞增多症、传染性淋巴细胞增多症；以及急慢性淋巴细胞性白血病、淋巴瘤等淋巴细胞增多症等。

②减少，常见于应用肾上腺糖皮质激素或淋巴细胞毒素、X线照射、化疗引起的淋巴细胞破坏过多，以及免疫缺陷病、霍奇金病及尿毒症等。

（3）嗜酸性粒细胞（E）

①增多，常见于过敏性疾病，如食物过敏、风疹、支气

中性粒细胞

淋巴细胞

白细胞

白细胞通过杀死细菌和产生各种抗体（对被人体识别的特殊细菌起杀灭作用的蛋白质）来保护机体免受感染。中性粒细胞和淋巴细胞是两种不同类型的白细胞。

管哮喘、血管神经性水肿、血清病等；寄生虫感染疾病，如蛔虫病、钩虫病血、吸虫病、肺吸虫病等；皮肤病，如湿疹、银屑病、天疱疮、剥脱性皮炎等；恶性肿瘤，如淋巴瘤、慢性粒细胞白血病、嗜酸性粒细胞性白血病、肺癌、鼻咽癌等；以及猩红热。

②减少，常见于伤寒、副伤寒早期、烧伤、大手术等应激状态及长期应用肾上腺糖皮质激素后。

（4）嗜碱性粒细胞（B）

①增多，常见于嗜碱性粒细胞性白血病、慢性粒细胞性白血病、某些转移癌、骨髓纤维化、脾切除后及铅、锌中毒等。

②减少，无临床意义。

（5）单核细胞（M）

①升高，常见于亚急性感染心内膜炎、疟疾、黑热病、结核活动期、传染性单核细胞增多症、单核细胞性白血病、恶性组织细胞病、淋巴瘤、多发性骨髓瘤等。

②减少，无临床意义。

12. 嗜中性粒细胞（N）核象变化

嗜中性粒细胞来源于骨髓的造血干细胞，在骨髓中分化发育后，进入血液或组织。

【单位】百分比（%）。

【正常参考值】周围血液中幼稚的中性杆状粒细胞（如晚幼粒、杆状核）应为 0.01 ~ 0.05（1% ~ 5%），中性分叶核粒细胞分叶少于 4 叶，为 0.50 ~ 0.70（50% ~ 70%）。

【临床意义】

（1）核左移

外周血中杆状核细胞增多（嗜中性粒细胞杆状核大于 5%），并可出现晚幼粒、中幼粒、早幼粒等细胞时，均称为核象左移，最常见于各种病原体所致的感染，特别是急性化脓性细菌感染时，核象左移时常伴有明显的中毒颗粒、空泡变性、核变性等质的改变；急性中毒、急性溶血时亦可见到核象左移。中度感染且白细胞（WBC）超过 10×10^9 个 / 升时，中性杆状粒细胞大于 6%，为轻度左移；大于 10%，为中度左移；大于 25%，为重度左移。

（2）核右移

正常人外周血的中性粒细胞以 3 叶核者为主，若 5 叶以上者超过 3%，则称为核象右移，此时常伴有白细胞总数减少，多是缺乏造血物质、脱氧核糖核酸减少或骨髓造血功能降低所致，常见于营养性巨幼细胞性贫血、恶性贫血，也可见于应用抗代谢药如阿糖胞苷或 6- 巯基嘌呤等之后。如疾病进行期突然出现核右移（5 叶核白细胞大于 3%），则为疾病预后不良。

13. 嗜酸性粒细胞（E）直接计数

嗜酸性粒细胞是指具有粗大的嗜酸性颗粒，且颗粒内含有过氧化物酶和酸性磷酸酶的白细胞。

【单位】个 / 升（个 /L）。

【正常参考值】（50 ~ 300）× 10^6 个 / 升。

【临床意义】同白细胞分类（DC）。

14. 血沉（ESR）

血沉，全称为红细胞沉降率，是指将抗凝血放入血沉管中垂直静置，红细胞在第一小时末下沉的距离，用来表示红细胞的沉降速度。

【单位】毫米 / 小时（mm/h）。

【正常参考值】男性为 0 ~ 15 毫米 / 小时；女性为 0 ~ 20 毫米 / 小时。

【临床意义】

（1）增快

常见于急性或慢性感染，如风湿热、急性感染性心内膜炎、黑热病、急性病毒性肝炎、结核病等；以及过敏性紫癜、系统性红斑狼疮、类风湿性关节炎、甲状腺功能减退、高胆固醇血症、门脉性或胆汁性肝硬化、心肌梗死、肺梗死、组织损伤、贫血和高球蛋白血症、恶性肿瘤、月经期及妊娠 3 个月后等。

（2）减慢

常见于红细胞增多症、严重肝损害、脱水及使用抗炎药物等。

15. 血小板（PLT）

血小板，是指大量存在于血液中的直径约 3 微米（μm）的无核盘状小细胞，具有凝血和止血的重要作用。

【单位】个 / 升（个 /L）。

【正常参考值】（100 ~ 300）× 10^9 个 / 升。

【临床意义】

（1）增多

①原发性增多，常见于原发性血小板增多症、慢性粒细胞性白血病、真性红细胞增多症、骨髓纤维化早期等。

②继发性增多，常见于缺铁性贫血、溶血性贫血、急性或慢性感染、脾切除后、某些癌症，以及服用肾上腺素、长春新碱等药物。

（2）减少

常见于血小板破坏过多和分布异常，如血栓性血小板减少性紫癜、特发性血小板减少性紫癜、弥散性凝血、先天性血小板减少症、

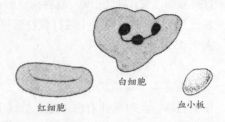

白细胞

红细胞　　　　血小板

血细胞的类型

红细胞形如油炸圈饼，将肺内的氧气运送至全身组织，并将身体组织里的二氧化碳运回肺部。白细胞可保护机体对抗感染。白细胞体积比红细胞大，但数量没有红细胞多。血小板是红细胞的碎片，在凝血过程中是起重要作用的。

输血后血小板减少症、脾功能亢进、风疹、恶性淋巴瘤、肺癌等；骨髓生成减少，如再生障碍性贫血、急性白血病、巨幼细胞性贫血、骨髓纤维化晚期，以及化疗放疗后；细菌和病毒性感染，如伤寒、麻疹等。

16. 血小板平均体积（MPV）

血小板平均体积，水质血小板体积的平均值，主要用于判断出血倾向及骨髓造血功能变化，以及某些疾病的诊断治疗。

【单位】飞升（fl）。

【正常参考值】6.3 ~ 10.1 飞升。

【临床意义】

（1）升高

常见于某些血液病，如真性红细胞增多症、原发性血小板增多症、骨髓纤维化、原发性血小板减少性紫癜、血栓性疾病及血栓前状态、脾切除、慢性粒细胞白血病、巨大血小板综合征、镰状细胞性贫血等；以及缺铁性心脏病（心肌梗死时血小板平均体积持续升高）、高血压、脑梗死、子痫、吸烟等。

（2）减少

常见于某些血液病，如再生障碍性贫血、巨幼红细胞性贫血、Rh 溶血伴血小板减少和伴血小板增多的慢性粒细胞白血病、反应性血小板增多症；以及获得性免疫缺陷、骨髓增生低下、脾功能亢进、化疗后、体外循环术后出血等。

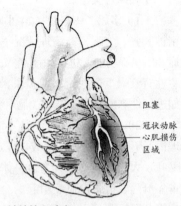

阻塞
冠状动脉
心肌损伤区域

缺铁性心脏病

缺铁性心脏病是由于冠状动脉血流和心肌需求之间不平衡导致的心肌损害。缺铁性心脏病患者的血小板平均体积会升高。

17. 红斑狼疮（LE）细胞

红斑狼疮细胞是判断系统性红斑狼疮的重要依据。

【正常参考值】阴性或未找到红斑狼疮细胞。

【临床意义】常见于系统性红斑狼疮（急性期阳性率可高达80%），以及风湿病、类风湿性关节炎、结节性动脉炎、硬皮病及皮肌炎等结缔组织病和自身免疫性疾病。

第二章　尿液检查

1. 尿量

尿量是指一个人一昼夜（24 小时）所排出的尿液数量。

【单位】毫升（ml）。

【正常参考值】成人一昼夜（24 小时）尿量为 1500 ~ 2000 毫升，白天尿量与夜间尿量之比为 2 ~ 3 ：1 ~ 2；新生儿出生几天时一昼夜（24 小时）尿量为 20 ~ 40 毫升，1 周时约为 200 毫升。

【临床意义】

（1）多尿。一昼夜（24 小时）超过 2500 毫升，生理情况下可见于饮水过多、精神紧张、失眠等；病理情况下常见于内分泌障碍，如糖尿病、原发性醛固酮增多症、甲状腺功能亢进、尿崩症等；肾脏疾病，如高血压肾病、慢性肾炎、肾盂肾炎、急性肾衰竭少尿期后出现多尿、肾硬化、慢性肾小管功能不全等；神经系统疾病，如进行性麻痹、脊髓结核、脑肿瘤等；以及服用甘露醇、山梨醇等药物后。

（2）少尿。一昼夜（24 小时）尿量少于 400 毫升，或每小时少于 17 毫升，生理情况下可见于机体缺水或出汗过多；病理情况下常见于肾前性少尿，如严重腹泻、呕吐、大面积烧伤、人失血、休克、心功能不全导致的血压下降、肾血流量减少、重症肝病、低蛋白血症引起的全身水肿、急性肾小球肾炎、尿路结石、前列腺肥大症等；肾性少尿，如急性肾小球肾炎、急性肾盂肾炎、急性间质性肾炎、急性肾小管坏死、高血压和糖尿病肾血管硬化、各种慢性肾衰竭、肾移植术后急性排异反应；肾后性少尿，如前列腺肥大、尿路先天畸形、尿路结石、机械性下尿路梗阻等。

（3）无尿。一昼夜（24 小时）尿量少于 100 毫升，或 24 小时内完全无尿排出，常见于肾前性病症，如休克脱水、心力衰竭、电解质紊乱等；肾源性疾病，如急性肾小球肾炎、慢性肾炎急性发作等；以及肾后性疾病，如前列腺肥大、尿道狭窄、泌尿系结石所致梗阻等。

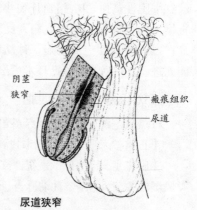

阴茎狭窄 — 瘢痕组织 — 尿道

尿道狭窄
尿道狭窄是造成无尿的原因之一。

2. 尿气味

【正常参考值】新鲜尿具有特殊微弱芳香气味；放置过久被细菌污染后，呈氨味。

【临床意义】

（1）臭味。食用辣椒、蒜等刺激性食物后。

（2）烂苹果味。常见于糖尿病酮症（尿中有少量酮体）。

（3）特殊臭味。见于苯丙酮症（尿中有苯丙酮酸）。

（4）氨臭味。常见于慢性膀胱炎并发尿潴留、泌尿系统脓肿等泌尿道细菌感染疾病。

（5）明显粪臭味。常见于膀胱直肠瘘。

（6）恶臭味。常见于尿路炎症性疾病、晚期膀胱癌等。

3. 尿颜色

【正常参考值】尿液呈透明、淡黄色或黄色。

【临床意义】

（1）黄色或深黄色（胆红素尿）。常见于肝胆疾病，如阻塞性黄疸、肝细胞性黄疸；以及服用核黄素（维生素 B_2）、维生素 B_{12}、米帕林、大黄等药物。

（2）淡红色或棕红色（血尿）。每升尿内含血量超过 1 毫升，即可出现淡红色，称肉眼血尿，常见于肾脏疾病，如肾结石、肾结核、急性肾小球肾炎、肾盂肾炎、肾挫伤、肾肿瘤等，以及原发性血小板减少性紫癜、流行性出血热、血友病、服用药物（利福平、苯妥英钠）等。

（3）清晰红茶色、酱油色、葡萄酒色（血红蛋白尿）。镜检无红细胞者，常见于蚕豆病、恶性疟疾急性溶血性贫血、阵发性睡眠性血红蛋白尿症、输血反应等。

（4）橘红色尿。在黑色背影下能见到橘红色荧光，常见于铅中毒、血液病、卟啉病等。

（5）乳白色（乳糜尿）。多因淋巴管阻塞所致，常见于丝虫病、化脓性泌尿道感染，或是胸腹部创伤、腹腔肿瘤、结核压迫肾周围淋巴管等。

（6）蓝绿色。常见于尿布变蓝综合征，或服用亚甲蓝、吲哚美辛、氨苯蝶啶等药物影响。

（7）深黑色。常见于黑尿热（奎宁等引起的溶血反应）、中毒（对苯二酚等）、黑色素原尿，以及因先天性缺乏黑酸氧化酶所致的黑酸尿症、恶性肿瘤等。

4. 尿透明度

尿液透明度，是指在一次连续排尿时，人为地把尿液分为 3 段，分别盛于 3 个玻璃容器中，直接用肉眼观察和显微镜观察，用于协助诊断泌尿道不同部位的疾病，也用于评估机体的盐类排泄情况。

【正常参考值】新鲜尿呈清晰透明样；放置一段时间后可见少量混浊或微量絮状沉淀，女性尿液更为明显。

【临床意义】

（1）极度清晰透明。常见于慢性肾功能不全等多尿者。

（2）洗肉水样混浊。常见于血尿。

（3）灰白色云雾状有沉淀。常见于脓尿。

（4）云雾状但无沉淀。常见于菌尿。

（5）白色混浊。常见于脂肪尿或乳糜尿。

（6）结合尿三杯试验。第一杯混浊，第二杯、第三杯透明，常见于尿道炎；第一杯、第二杯透明，第三杯混浊，常见于前列腺炎、精囊炎；三杯均混浊，常见于后尿道、膀胱或肾盂感染。

5. 尿酸碱度（pH 值）

尿酸碱度即尿 pH 值，是做尿常规检查时尿液的酸碱度的值，反映肾脏调节体液酸碱平衡的能力。

【正常参考值】正常饮食条件下，pH 值为 4.6 ~ 8.0，平均值为 6.0。

【临床意义】

（1）酸性尿（pH 值小于 5.0）

常见于代谢性酸中毒、呼吸性酸中毒、痛风、糖尿病酮症酸中毒、Ⅳ 型肾小管酸中毒、慢性肾小球肾炎、肾结核、白血病、坏血病，以及服用氯化铵等药物影响或摄入肉类、蛋类食物影响等。

（2）碱性尿（pH 值大于 8.0）

常见于代谢性碱中毒、频繁呕吐丢失胃酸、原发性醛固醇增多症，变形杆菌或铜绿假单胞杆菌所致的膀胱炎、肾盂肾炎、换气过度及丢失二氧化碳过多的呼吸性碱性中毒，以及服用碳酸氢钠药物影响或摄入水果、蔬菜等食物影响。

人体主要通过尿液排出大量碱性和酸性物质，以维持体内的酸碱平衡，保持身体健康。一般正常人 24 小时混合尿呈弱酸性，pH 为 5.5，有时还会呈中性或弱碱性，通常波动范围在 5.4~8.4 之间。目前，临床广泛使用的尿分析仪测得的 pH 结果只有 8 种，即 5、5.5、6、6.5、7、7.5、8、9，但使用其他方法测定的尿 pH 值可能会有更加细致的划分。尿酸碱度测定单独应用时往往无明显临床意义，一般是与其他项目结合以判断病人病情变化和用于监测。

6. 尿比重（SG）

尿比重，是指在 4 摄氏度下与同体积的水的重量之比，是尿液中所含溶质浓度的指标，用于估计肾脏的浓缩功能。

【正常参考值】24 小时内最大范围为 1.003 ~ 1.035；一般为 1.015 ~ 1.025；晨尿常在 1.020 左右。

【临床意义】

（1）升高

常见于饮水不足、脱水（高热、大量出汗、呕吐、腹泻所致）蛋白尿、急性肾炎、糖尿病、心功能不全、流行性出血热少尿期、周围循环障碍及使用造影剂等。

（2）降低

常见于慢性肾炎后期、尿崩症、精神性多饮多尿症、原发性醛固酮增多症、流行性出血热多尿期及恢复期等。

7. 尿渗透压

尿渗透压也称尿渗量，是反映单位容积尿中溶质分子和离子的颗粒数，比尿相对密度测定更能确切地反映肾脏的浓缩功能。

【单位】毫摩 / 升（mmol/L）

【正常参考值】成人一般为 600 ~ 1000 毫摩 / 升，平均为 800 毫摩 / 升，最大范围为 40 ~ 1400 毫摩 / 升。

【临床意义】

（1）升高

常见于糖尿病、高热、脱水、心功能不全、急性肾炎、周围循环不良、腹泻、肾瘀血等。

（2）降低

常见于肾浓缩功能严重受损的疾病，如慢性肾盂肾炎、多囊肾等肾间质变、慢性肾衰竭、尿崩症、阻塞性肾病、尿酸性肾病、急性肾小管坏死、慢性肾炎并发肾小管病变等。

8. 尿沉渣显微镜检查

【单位】个 / 高倍视野（个 /HP）。

【正常参考值】

（1）红细胞

玻片法，平均 0 ~ 2 个 / 高倍视野；定量检查，男性为 0 ~ 12 个 / 微升尿，女性为 0 ~ 26 个 / 微升尿。

（2）白细胞

玻片法，平均 0 ~ 5 个 / 高倍视野；定量检查，0 ~ 12 个 / 微升尿。

（3）上皮细胞

0 ~ 少量 / 高倍视野，其中大圆上皮细胞偶见，小圆上皮细胞及尾样上皮细胞不易找到。

（4）管型

①粗颗粒管型无，正常人在运动后可见少量细颗粒管型。

②透明管型平均为 0 ~ 1 个 / 高倍视野，健康人剧烈运动后可见少量增加。

③细胞管型中，红细胞管型、白细胞管型、肾小管上皮细胞管型、蜡样管型、宽大管型（过去称肾衰竭管型）无，脂肪管型少见。

（5）尿结晶

酸性尿液中，草酸钙结晶，正常成分；尿酸结晶，偶见；磺胺药物结晶、亮氨酸和酪氨酸结晶、胆红素结晶、胆固醇结晶，无；胱氨酸结晶，极少。

【临床意义】

（1）红细胞增加

超过 10 个 / 高倍视野为血尿或肉眼血尿，常见于急性或慢性肾小球肾炎、急性肾盂肾炎、慢性肾炎、肾结核、肾结石、肾肿瘤、急性膀胱炎、泌尿系结石、泌尿道肿瘤、充血性心力衰竭、前列腺炎、血小板减少性紫癜、血友病等。

（2）白细胞增加（脓尿）

常见于泌尿系统炎症，如急性肾盂肾炎、急性膀胱炎、尿道炎、前列腺炎、精囊炎等。

（3）上皮细胞增加

①出现大量或片状脱落的上皮细胞，伴有白细胞、脓细胞，常见于尿道炎。

②出现较多的大圆上皮细胞，常见于肾盂肾炎、膀胱炎等。

③出现小圆上皮细胞增加，常见于肾小管损害。

④尿中尾样上皮细胞增加，常见于急性肾盂肾炎或膀胱颈部炎症。

（4）管型，提示肾实质性损害

①颗粒管型。常见于急性或慢性肾小球肾炎、肾盂肾炎、肾病综合征、肾移植术后排异反应期及药物毒性等引起的肾小管损害；少量出现多见于发热或脱水时；大量出现多见于肾小球肾炎等肾脏病变。

②透明管型。少量增加常见于高热、心力衰竭；大量出现特别是出现复合性透明管型，常见于肾小球肾炎、肾病综合征、肾盂肾炎、恶性高血压、药物中毒等肾实质病变；出现复合性透明红细胞管型，多为肾脏出血；出现复合性透明白细胞管型，多为肾脏炎症；出现复合性透明脂肪管型，多为肾病综合征。

③细胞管型。出现红细胞管型，常见于急性肾小球肾炎、慢性肾小球肾炎急性发作期、急性肾小管坏死、肾出血、肾移植后急性排斥反应等；出现白细胞管型，常见于急性肾盂肾炎、间质性肾炎、狼疮性肾炎、肾小球肾炎、肾病综合征等；出现肾小管上皮细胞管型，常见于急性肾小管坏死、肾淀粉样变性、肾移植后排斥反应、妊娠中毒症、药物及重金属盐中毒等；出现蜡样管型，常见于慢性肾小球肾炎的晚期、肾淀粉样变、肾衰竭等；尿中出现宽大管型，常见于急性肾衰竭多尿期、慢性肾功能不全、肾移植后发生严重的排斥反应等；出现脂肪管型，常见于肾病综合征、慢性肾小球肾炎急性发作等。

（5）尿结晶

①酸性尿液中的结晶。尿酸结晶增加，

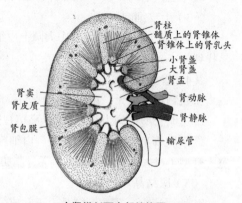

右肾纵剖面内部结构图

肾柱
髓质上的肾锥体
肾锥体上的肾乳头
小肾盏
大肾盏
肾盂
肾动脉
肾静脉
输尿管
肾窦
肾皮质
肾包膜

常见于痛风；出现尿酸结晶并伴有红细胞：常见于膀胱结石或肾结石；草酸钙结晶增多并伴有尿路刺激症状及尿中有红细胞，常见于结石；服用磺胺药物时，出现大量磺胺药物结晶并伴有红细胞，常见于泌尿道结石或尿闭；亮氨酸和酪氨酸结晶增加，常见于严重的肝病、急性肝萎缩、肝硬化及肺癌等恶性肿瘤；胆红素结晶增加，常见于黄疸、亚急性重型肝炎、肝癌、肝硬化及磷中毒等；胱氨酸结晶增加，常见于泌尿系统结石；出现胆固醇结石，常见于肾淀粉样变性、肾炎、乳糜尿、尿路感染、泌尿系肿瘤等。

②碱性尿液中的结晶。磷酸钙结晶大量出现，常见于下肢麻痹、慢性膀胱炎、膀胱尿潴留、前列腺肥大、慢性肾盂肾炎等；出现尿酸铵结晶，多表示膀胱有细菌感染。

9. 尿沉渣 12 小时计数（Addis 计数）

尿沉渣 12 小时计数，是检查夜间 12 小时尿内排出的红细胞、白细胞和管型的数目。用以了解肾脏损害及尿路疾患的程度和病情的演变情况的一种检验方法。

【单位】个 /12 小时（个 /12h）。

【正常参考值】

（1）红细胞少于 5×10^5 个 /12 小时尿。

（2）白细胞少于 1×10^6 个 /12 小时尿。

（3）透明管型少于 5000 个 /12 小时尿。

【临床意义】

（1）红细胞或管型增加明显，常见于肾炎。

（2）白细胞增多为主，常见于肾盂肾炎及其他尿路感染。

10.1 小时尿细胞排泄率测定

1 小时尿细胞排泄率亦为尿有形成分的定量检查方法。

【单位】个 / 小时（个 /h）。

【正常参考值】

（1）儿童（2 ~ 7 岁）：白细胞少于 8.7×10^4 个 / 小时，红细胞少于 8.2×10^4 个 / 小时。

（2）男性：白细胞少于 7×10^4 个 / 小时，红细胞少于 3×10^4 个 / 小时。

（3）女性：白细胞少于 14×10^4 个 / 小时，红细胞少于 4×10^4 个 / 小时。

【临床意义】

（1）白细胞增多

超过 2×10^5 个 / 小时，考虑尿路感染；超过 4×10^5 个 / 小时，有肯定诊断价值。

（2）红细胞增多

常见于急性肾小球肾炎。

11. 尿蛋白（PRO）

尿蛋白检测不仅能判定肾脏有无病损，还可以帮助肾病患者了解肾脏病变的程度。

【单位】毫克 /24 小时尿（mg/24h 尿）。

【正常参考值】

（1）定性：阴性。

（2）定量：0 ~ 80 毫克 /24 小时尿。

【临床意义】尿液蛋白定性试验阴性或定量试验超过 120 毫克 /24 小时尿，称为蛋白尿，临床上可分为轻、中、重三度。

（1）轻度蛋白尿（尿蛋白在 120 ~ 500 毫克 /24 小时尿）。常见于非活动期肾脏病变、肾盂肾炎等。

（2）中度蛋白尿（尿蛋白在 500 ~ 4000 毫克 /24 小时尿）。常见于肾炎、糖尿病肾病、高血压肾病、肾硬化、肾肿瘤、多发性骨髓瘤等。

（3）重度蛋白尿（尿蛋白大于 4000 毫克 /24 小时尿）。常见于急性或慢性肾小球肾炎、狼疮性肾炎、隐匿性肾炎、肾病综合征等。

12. 尿本周蛋白检测（BJP）

【正常参考值】阴性。

【临床意义】阳性。常见于多发性骨髓瘤、慢性白血病、骨髓癌有转移时、巨球蛋白血症、肾淀粉样变、慢性肾盂肾炎、恶性淋巴瘤等。

13. 尿纤维蛋白（原）降解产物测定（U–FDP）

尿纤维蛋白（原）降解产物测定对鉴定肾脏病性质有一定帮助。

【单位】毫克 / 升（mg/L）。

【正常参考值】低于 0.25 毫克 / 升。

【临床意义】升高。常见于尿毒症、肾病型慢性肾炎、原发性肾小球疾病、肾病综合征 I 型、肾肿瘤、播散性（弥散性）血管内凝血、原发性纤溶症等。

14. 尿肌红蛋白（Mb）

肌红蛋白是与血红蛋白相类似的一种色素蛋白，在正常人肌肉等组织中含量丰富，尿中甚微。

【正常参考值】阴性。

【临床意义】阳性。常见于遗传性特发性肌红蛋白尿、行军性肌红蛋白尿、挤压伤、电击伤、急性心肌梗死、肌萎缩、皮肌炎、多发性皮肌炎、进行性肌营养不良、磷酸化酶缺乏症等。

15. 尿微量白蛋白（mALb）

肾脏异常时尿液中的白蛋白会增多，因此尿微量白蛋白尿检测，主要用于早期发现肾脏损害。

【单位】毫克 / 升（mg/L）。

【正常参考值】速率散射免疫比浊法：0 ~ 30 毫克 / 升。

【临床意义】尿液中白蛋白高于 40 毫克 / 升或尿白蛋白排出率（UAE）大于 20 微克 / 分（$\mu g/min$），常见于糖尿病肾病、高血压肾病，以及子痫及各种毒性物质所致的肾损害。

16. 尿转铁蛋白（UTRF）

尿转铁蛋白是早期肾小球损伤的指标之一，主要反映肾小球滤过膜电荷选择屏障受损。

【单位】毫克 / 升（mg/L）。

【正常参考值】速率散射免疫比浊法为 0 ~ 2.4 毫克 / 升。

【临床意义】升高。常见于链球菌感染后肾炎、糖尿病肾病早期、肾盂肾炎等。

17. 尿 T-H 糖蛋白（THP）

【单位】毫克 /24 小时尿（mg/24h 尿）。

【正常参考值】29.78 ~ 43.94 毫克 /24 小时尿，随机尿为 8.42 ~ 14.7 微克 / 毫克肌酐。

【临床意义】

（1）升高。常见于远端肾小管损伤，如上尿路长期梗阻、炎症、感染、自身免疫性疾病、药物毒性、铜和镉中毒等所致的肾小管 - 间质性炎症，以及肾移植后急性排斥反应期。

（2）降低。常见于肾实质病变，如慢性肾衰竭、急性肾小球肾炎。

18. 尿 β_2- 微球蛋白（β_2-MG）

β_2- 微球蛋白检测是衡量糖尿病患者轻度肾功能减退和疗效观察的一项简便、精确而又敏感的方法。

【单位】毫克 / 升（mg/L）。

【正常参考值】速率散射免疫比浊法为 0 ~ 2 毫克 / 升。

【临床意义】

（1）升高。常见于近端肾小管重吸收功能受损，如肾小管 - 间质性疾病、药物或毒物所致早期肾小管损伤、肾移植后急性排斥早期。

（2）显著升高。常见于恶性肿瘤、自身免疫性疾病及高血压、糖尿病性肾损害。

（3）降低。常见于急性或慢性肾小球肾炎、肾病综合征等。

19. 尿视黄醇结合蛋白（RBP）

视黄醇结合蛋白在尿液标本中的稳定性比 β_2- 微球蛋白好，故尿视黄醇结合蛋白测定是一个评价肾脏疾病的良好指标。

【单位】毫克 / 升（mg/L）。

【正常参考值】速率散射免疫比浊法：0 ~ 4.82 毫克 / 升。

【临床意义】与尿 β_2- 微球蛋白相似，但诊断的特异性比尿 β_2- 微球蛋白高。

增多：常见于间质性肾炎。

20. 尿 α₁- 微球蛋白（α₁-MG）

尿 α₁- 微球蛋白检查为评价肾功能的指标，精确度较高，有取代 β₂- 微球蛋白检测的趋势。

【单位】毫克 / 升（mg/L）。

【正常参考值】速率散射免疫比浊法：0 ~ 12 毫克 / 升。

【临床意义】尿中 α₁- 微球蛋白大于 20 毫克 / 升时即为不正常。

（1）增加。常见于上尿路感染、肾性蛋白尿、血尿、肾小球损伤早期、原发性肾小球肾炎、间质性肾炎、糖尿病肾病、狼疮肾、急慢性肾衰竭等各种肾病导致的肾功能不全，以及 IgA 型骨髓瘤、肝癌、重金属中毒等。

（2）降低。常见于重度肝功能损害。

21. 尿胆原（URO 或 UBG）

尿胆原也称为尿胆素原，是当老旧的红细胞在肝脏或脾脏遭到破坏时，红细胞中的血红素变成所谓的胆红素，含在胆汁中排泄到肠内，在肠内被肠内细菌所分解而成。

【单位】微摩 /24 小时尿（μmol/24h 尿）。

【正常参考值】

（1）定性。阴性或弱阳性，尿 1：20 稀释后为阴性。

（2）定量。1.69 ~ 6.767 微摩 /24 小时尿。

【临床意义】

（1）阳性或增多。常见于溶血性黄疸、肝实质性（肝细胞性）黄疸、心力衰竭、便秘、高热、肠道感染、胆道感染、败血症等。

（2）减少。常见于阻塞性黄疸或肝细胞性黄疸极期。

尿胆原结果需要结合尿胆红素检查结果一起分析。

尿胆原	尿胆红素	病因
阴性	阴性	常见于剧烈腹泻或给予抗生素后肠内细菌减少
阴性	阳性	常见于高度肝内胆汁淤积，完全梗阻性黄疸、肝炎
正常	阴性	能否定黄疸，或见于体质性肝功能不良性黄疸
正常	阳性	常见于肝内胆汁淤积、不完全梗阻性黄疸、慢性特发性黄疸、儿童或青少年期黄疸
阳性	阴性	常见于溶血性黄疸、部分体质性肝功能不良性黄疸、旁路性高胆红素血症
阳性	阳性	常见于肝细胞性黄疸，如肝炎、肝硬化、肝癌等，慢性特发性黄疸以及儿童或青少年期黄疸

22. 尿胆素（URN）

胆红素是尿胆素原在肠道中经空气氧化而生成，呈棕红色，是尿及粪色的来源。

【正常参考值】阴性。

【临床意义】阳性。常见于阻塞性黄疸、肝性黄疸、肝功能异常、红细胞破坏增加、肠梗阻、长期便秘、急性发热等。

23. 尿胆红素定性（BIL）

尿胆红素定性试验是用于肝病患者的尿液检验，和尿胆原、尿胆素共同作为黄疸性疾病的鉴别诊断依据。

【正常参考值】阴性。

【临床意义】阳性。常见于胆石症、胆道蛔虫、胆道肿物、胰头癌等引起的阻塞性黄疸，干细胞坏死、肝癌、肝硬化、中毒性肝炎等引起的肝细胞性黄疸；以及大剂量应用盐酸苯偶氮吡啶、氯丙嗪等药物。

24. 尿含铁血黄素试验

尿含铁血黄素试验是用于诊断血管内溶血的定性试验，主要用于判断阵发性睡眠性血红蛋白尿症。

【正常参考值】阴性。

【临床意义】阳性。常见于阵发性睡眠性血红蛋白尿症以及各种血管内溶血性疾病。

25. 尿隐血试验（BLD 或 OB）

尿隐血又称尿潜血，是鉴定血红蛋白尿的重要依据。

【正常参考值】干化学法为阴性。

【临床意义】尿隐血阳性不等于血尿，必须结合显微镜检查红细胞诊断：

（1）血尿（显微镜下发现大量红细胞）呈阳性。常见于重症肾小球疾病、肾盂肾炎、肾结核、肾结石、多囊肾、膀胱炎、膀胱系结石、外伤、肿瘤、血友病、血小板减少性紫癜等。

（2）血红蛋白尿（镜下无红细胞者）呈阳性。常见于阵发性睡眠性血红蛋白尿、蚕豆病、毒蛇咬伤、重度烧伤、血型不合的输血反应等。

（3）肌红蛋白尿呈阳性。常见于阵发性肌红蛋白尿（抽风、过度运动、疼痛性痉挛后）；以及外伤，如挤压伤、缺血、电击伤、皮肌炎、多发性肌炎、心肌梗死、肌肉萎缩等。

26. 尿酮体（KET）

尿酮体，是指尿中的酮体（丙酮、乙酰乙酸和 β-羟丁酸），它们是体内脂肪代谢的中间产物，正常情况下产生极少，在饥饿、各种原因引起的糖代谢发生障碍、脂分解增加及糖尿病酸中毒时，因产生酮体速度大于组织利用速度，可出现酮血症，继而发生酮尿。

【单位】毫克 /24 小时尿（mg/24h 尿）。

【正常参考值】

（1）定性：阴性。

（2）定量：β 羟丁酸 25 毫克 /24 小时尿，乙酰乙酸 9 毫克 /24 小时尿，丙酮 3 毫克 /24 小时尿。

【临床意义】尿酮体异常。常见于糖尿病酮症酸中毒；非糖尿病性酮症，如肺炎、伤寒、败血症、结核发热期等感染性疾病；呕吐、饥饿、全身麻醉后、妊娠呕吐、子痫、腹泻等；氯仿、乙醚麻醉后中毒，以及服用二甲双胍、苯乙双胍等降糖药。

27. 尿亚硝酸盐测定（NIT）

尿亚硝酸盐测定，是指用尿亚硝酸盐检测尿路细菌感染的快速筛检试验。

【正常参考值】干化学法：阴性。

【临床意义】阳性。常见于由大肠杆菌引起的肾盂肾炎、尿路感染、膀胱炎、菌尿症等。

28. 尿Ⅳ型胶原（Ⅳ .C）

尿Ⅳ型胶原是判断糖尿病早期肾损伤的一个指标，主要用于糖尿病肾病早期诊断。

【单位】微克 / 毫摩·铬（μg/mmol·Cr）。

【正常参考值】ELISA 法：1.49 ~ 2.39 微克 / 毫摩·铬。

【临床意义】增多。用于诊断膜性肾病、膜增殖性肾小球肾炎、糖尿病肾病和急进性肾小球肾炎等。

29. 尿羟脯氨酸（HYP）

尿羟脯氨酸排出量能基本反映骨代谢的变化，特别是与骨吸收率有显著关系。

【单位】微摩尔 /24 小时尿（μmol/24h 尿）。

【正常参考值】1 ~ 5 岁为 153 ~ 496 微摩尔 /24 小时；6 ~ 10 岁为 267 ~ 755 微摩尔 /24 小时尿；11 ~ 14 岁为 480 ~ 1370 微摩尔 /24 小时尿；18 ~ 21 岁为 153 ~ 420 微摩尔 /24 小时尿；21 岁以上为 114 ~ 328 微摩尔 /24 小时尿。

【临床意义】

（1）升高。常见于羟氨酸血症、严重骨折、骨癌、骨软化症、肢端肥大症、Paget 综合征（畸形性骨炎）、转移性骨瘤、结缔组织损伤、甲状腺功能亢进、甲状旁腺素及生长激素分泌增多、Marfan 综合征、硬皮病、皮肌炎、进行性肌营养不良、重度烧伤、产后（子宫收缩期）、儿童生长期等。

（2）降低。常见于侏儒症、静脉注射钙剂及降钙素治疗。

30. 尿淀粉酶（AMY）

淀粉酶为胰腺所分泌的消化酵素，经胰导管随胰液排入十二指肠。测定尿淀粉酶主要用于胰腺炎的诊断。

【单位】单位 / 升（U/L）。

【正常参考值】对硝基酚（PNP）法：低于 490 单位 / 升，碘 – 淀粉比浊法：840 ~ 6240 单位 / 升。

【临床意义】

（1）升高。常见于急性胰腺炎、慢性胰腺炎急性发作、胰腺损伤、胰腺导管堵塞、胰腺囊肿、胰腺癌、急性胆囊炎、胆总管结石阻塞、胃或十二指肠溃疡穿孔、小肠梗阻、流行性腮腺炎、巨淀粉酶血症等。

（2）降低。常见于重症肝炎、肝硬化、糖尿病等。

31. 尿溶菌酶

正常人尿液中很少或无溶菌酶，尿溶菌酶是反映肾小管损害、存在小管性蛋白尿的指标之一。

【单位】毫克 / 升（mg/L）。

【正常参考值】琼脂平板法：0 ~ 2 毫克 / 升。

【临床意义】

（1）增多。常见于先天性肾小管发育不全、重金属或抗生素所致的肾小管坏死、急性肾小管坏死、慢性萎缩性肾小管病变、慢性肾炎肾功能不全伴肾小管受损、肾移植排斥反应、肾盂肾炎、肾小管酸中毒、肝豆状核变性、流行性出血热、肾病综合征、急性粒细胞白血病等。

（2）降低。常见于急性或慢性肾小球肾炎、肾病综合征等。

32. 尿酸性磷酸酶（ACP）

【单位】微摩 / 升 · 秒（μmol/L · s）。

【正常参考值】男性低于 173.04 微摩 / 升 · 秒；女性低于 125.67 微摩 / 升 · 秒。

【临床意义】升高。常见于肾脏病变、前列腺癌等。

33. 尿碱性磷酸酶（ALP）

测定尿碱性磷酸酶对肾脏疾病的诊断有一定价值，并可作为药物性肾损伤的早期诊断指标。

【单位】毫克 / 升（mg/L）。

【正常参考值】0.51 ~ 0.61 毫克 / 升。

【临床意义】升高。常见于肾小球滤过功能障碍、急性肾炎、肾盂肾炎、狼疮性肾炎、急性肾小管坏死、肾梗死、肾缺血、肾癌、肾移植术后急性排斥反应、糖尿病等。

34. 尿 N- 乙酰 –β–D– 氨基葡萄糖苷酶（NAG）

尿 N- 乙酰 –β–D– 氨基葡萄糖苷酶测定是检测肾损伤，特别是肾小管缺血、坏死的敏感指标。

【单位】单位 / 克肌酐（U/g·Cr）

【正常参考值】对硝基酚法（PNP 法）：低于 22 单位 / 克肌酐。

【临床意义】升高。常见于各种肾实质性疾病引起肾小管损伤，以及肾移植排斥反应、应用有肾毒性的药物、某些肾小球肾炎、肾病综合征等。

35. 尿 γ– 谷氨酰转移酶（γ–GT）

【单位】单位 / 升（U/L）。

【正常参考值】重氮试剂法：小于 560 单位 / 升。

【临床意义】升高。常见于急性肾炎、肾病综合征、肾结石、急性肾小管坏死、慢性肾盂肾炎活动期、肾胚胎瘤、汞或铅中毒、尿路结石流行性出血热等。

36. 尿肌酐（Cr）

尿肌酐主要来自血液，经由肾小球过滤后随尿液排出体外，肾小管基本不吸收且排出很少。

【单位】毫摩 /24 小时尿（mmol/24h 尿）。

【正常参考值】成年男性为 7.1 ~ 17.7 毫摩 /24 小时尿；成年女性为 5.3 ~ 15.9 毫摩 /24 小时尿；儿童为 71 ~ 195 微摩 /24 小时尿；婴儿为 88 ~ 177 微摩 /24 小时尿。

【临床意义】

（1）升高。常见于巨人症、肢端肥大症、糖尿病、感染、甲状腺功能降低、进食肉类、运动、严重感染、伤寒、破伤风、妊娠、肌营养性不良、消耗性疾病、恶性肿瘤，以及摄入维生素 C、左旋多巴、甲基多巴等药物。

（2）降低。常见于急性肾小球肾炎、慢性肾小球肾炎代偿期、急性或慢性肾功能不全、重度充血性心功能不全、肾衰竭、肌肉萎缩性疾病、贫血、白血病等。

37. 尿肌酸（Cre）

【单位】微摩 /24 小时尿（μmol/24h 尿）。

【正常参考值】碱性苦味酸法（Jaffe）：男性为 0 ~ 304 微摩 /24 小时尿；女性为 0 ~ 608 微摩 /24 小时尿；儿童为 0 ~ 456 微摩 /24 小时尿。

【临床意义】

（1）升高。常见于生长期儿童、妊娠、产后两周饥饿；以及先天性肌无力、多发性肌炎、类固醇疾病、脊髓灰质炎、肌球蛋白尿症、进行性脊髓肌萎缩、肌萎缩性侧索硬化症、皮肌炎、硬皮病、进行性肌营养不良、甲状腺功能亢进、严重感染、发热、烧伤、继发性肝癌、系统性红斑狼疮、骨折、肢端肥大症、急性白血病等。

肌营养不良症多发性肌炎、急性脊髓前角炎、肌萎缩症、甲状腺功能亢进症、挤压综合征艾迪生病类无睾症、骨折、白血病、糖尿病等。

（2）减少。常见于大量蛋白限制、呆小症、甲状腺功能减退、强直性肌营养不良、肝硬化等。

38. 尿液尿素

【单位】毫摩 /24 小时尿（mmol/24h 尿）。

【正常参考值】250 ～ 600 毫摩 /24 小时尿。

【临床意义】

（1）升高。常见于体内组织分解代谢增加时，如高热、水肿、休克、大面积烧伤、上消化道出血、心功能不全、甲亢、尿路结石、前列腺肿大或肿瘤等。

（2）降低。常见于肾功能障碍、严重肝脏疾患等。

39. 尿儿茶酚胺（CA）

儿茶酚胺包括多巴胺、去甲肾上腺素和肾上腺素等三种，作为交感神经系统兴奋的重要神经递质，可反映交感神经和肾上腺髓质的功能。

【单位】纳摩 /24 小时尿（nmol/24h 尿）。

【正常参考值】小于 591 纳摩 /24 小时尿。

【临床意义】

（1）升高。常见于嗜铬细胞瘤、心肌梗死、重症肌无力、进行性肌营养不良、剧烈运动之后等。

（2）降低。常见于营养不良、家族性自主神经功能失常、肾上腺切除、神经节药物封闭等。

40. 尿 17- 羟类固醇（17–OH）

【单位】微摩 /24 小时尿（μmol/24h 尿）。

【正常参考值】0 ～ 2 岁为 1.4 ～ 2.8 微摩 /24 小时尿；儿童为 2.8 ～ 15.5 微摩 /24 小时尿；成年男性为 8.3 ～ 27.6 微摩 /24 小时尿；成年女性为 5.5 ～ 22 微摩 /24 小时尿。

【临床意义】

（1）升高。常见于肾上腺皮质功能亢进（库欣综合征）、先天性肾上腺皮质增生症、肾上腺皮质瘤、甲状腺功能亢进、应激综合征、女性男性化、肥胖症、正常妊娠后期等。

（2）降低。常见于慢性肾上腺皮质功能不全、原发性肾上腺皮质功能减退、垂体功能减退、甲状腺功能减退、肝硬化等。

41. 尿 17- 酮类固醇（17–KS）

尿 17- 酮类固醇主要是肾上腺及睾丸雄激素的代谢产物，可反应肾上腺皮质激素、糖皮质激素及性腺分泌的总的情况，对于评价肾上腺分泌雄激素的功能具有较大的价值。

【单位】微摩 /24 小时尿（μmol/24h 尿）。

【正常参考值】2 岁前不高于 3.5 微摩 /24 小时尿；2 ~ 6 岁为不高于 7.0 微摩 /24 小时尿；6 ~ 10 岁为 3.5 ~ 14.0 微摩 /24 小时尿；14 ~ 16 岁为 17 ~ 42 微摩 /24 小时尿；成年男性为 23 ~ 76 微摩 /24 小时尿；60 岁以上男性可低至 3 微摩 /24 小时尿；成年女性为 21 ~ 52 微摩 /24 小时尿。

【临床意义】

（1）升高。常见于库欣综合征（肾上腺皮质功能亢进）、肾上腺性变态综合征、肾上腺癌、垂体前叶功能亢进、睾丸间质细胞瘤、多囊卵巢、肢端肥大症、性早熟、女子多毛症，以及使用雄激素、皮质激素以及促肾上腺皮质激素等药物。

（2）降低。常见于肾上腺皮质功能减退、垂体前叶功能减退、睾丸功能减退、肝硬化、糖尿病、肺结核、高度营养不良、贫血、感染、神经性厌食、结核、肝病、糖尿病等。

42. 尿钠（Na）

尿钠，是指测定 24 小时尿液中的钠离子浓度，可反映肾脏的功能。

【单位】毫摩 / 公斤·24 小时尿（mmol/kg·24h 尿）。

【正常参考值】成人为 130 ~ 260 毫摩 / 公斤·24 小时尿；儿童为小于 5 毫摩 / 公斤·24 小时尿。

【临床意义】

（1）升高。常见于进食含钠过多的食物、严重的肾盂肾炎、急性肾小管坏死、肾病综合征、急性或慢性肾衰竭、碱中毒、中枢神经系统疾病、糖尿病、脑出血、肾上腺皮质功能减退、支气管肺癌，以及摄入咖啡因、利尿剂、肝素、钾盐等药物。

（2）降低。常见于进食含钠过少的食物、月经前、严重呕吐、腹泻、胃肠减压引起的消化液丧失、原发性醛固酮增多症、慢性肾衰竭晚期、心力衰竭、肾上腺皮质功能亢进，以及摄入皮质激素、肾上腺素等药物。

43. 尿钾（K）

尿钾，是指测定 24 小时尿液中钾的浓度，可反映肾脏病变情况。

【单位】毫摩 /24 小时尿（mmol/24h 尿）。

【正常参考值】成人为 51 ~ 102 毫摩 /24 小时尿；儿童为 0.33 ~ 1.73 毫摩 /24 小时尿。

【临床意义】

（1）升高。常见于饥饿初期、库欣综合征、原发性或继发性醛固酮增多症、肾上腺皮质功能亢进、肾性高血压、肾小管酸中毒、慢性肾炎、慢性肾盂肾炎、慢性肾衰竭、长期使用促肾上腺皮质激素和肾上腺皮质激素、代谢性碱中毒、心力衰竭、肝病等。

（2）降低。常见于呕吐、腹泻、尿少、尿闭、严重肾小球肾炎、肾盂肾炎、肾上腺皮质功能减退、急性或慢性肾衰竭、肾硬化，以及摄入麻醉剂、肾上腺素、丙氨酸、阿米洛利等药物。

44. 尿钙（Ca）

尿钙，是指测定 24 小时尿液中钙的浓度，可反映血钙的变化。

【单位】毫摩 /24 小时尿（mmol/24h 尿）。

【正常参考值】成人为 2.5 ~ 7.5 毫摩 /24 小时尿；儿童为小于 0.2 毫摩 / 公斤·24 小时尿；婴儿为小于 1.0 毫摩 / 公斤·24 小时尿。

【临床意义】

（1）升高。常见于甲状腺功能亢进、甲状旁腺功能亢进、高钙血症、维生素 D 摄入过多、肾小管酸中毒、多发性骨髓瘤、恶性肿瘤骨转移骨质疏松症、结节病、肢端肥大症，以及摄入氯化铵、降钙素、皮质激素、生长激素、甲状旁腺激素等药物。

（2）降低。常见于甲状旁腺功能减退、维生素 D 缺乏症、佝偻病、软骨病、小儿手足搐搦症、慢性肾功能不全、肾病综合征、尿毒症、急性胰腺炎、慢性腹泻、黏液性水肿、妊娠晚期、低钙血症，以及摄入利尿剂、新霉素、雌激素、口服避孕药等药物。

45. 尿人绒毛膜促性腺激素（HCG）

尿液人绒毛膜促性腺激素检查主要用于早期妊娠诊断，一般在受孕后 10 ~ 14 天即可呈阳性反应。

【正常参考值】阴性。

【临床意义】阳性。常见于正常妊娠、葡萄胎、宫外孕、绒毛膜上皮癌、子宫颈癌、卵巢癌、睾丸畸胎瘤、胃癌、肝癌、胰腺癌、乳腺癌，以及流产、不完全流产或人工流产后但在宫内膜仍有胎盘组织等。

46. 尿病原体检查

尿病原体检查，是指检查尿液中存在的病原体种类和数量，确定是否为尿路感染及其感染的性质。常见的病原微生物有金黄色葡萄球菌、表皮葡萄球菌、肠球菌、淋病奈瑟菌、产气肠杆菌、铜绿假单胞菌、白色念珠菌等。

【单位】个 / 毫升（个 /ml）。

【正常参考值】细菌数小于 10^3 毫升。

【临床意义】当清洁中段尿细菌数多于 10^5 毫升时，可诊断为尿路感染。

47. 乳糜尿检测

【正常参考值】苏丹 III 染色法：阴性。

【临床意义】阳性：常见于血丝虫病慢性期的间歇期，以及腹腔内肿瘤、结核、胸腹部手术、先天性淋巴管畸形、肾盂肾炎、棘球蚴病、妊娠、包虫病、疟疾等。

48. 尿糖（GLU）

尿糖是指尿中的糖类，主要是指尿中的葡萄糖。

【单位】毫摩 / 升（mmol/L）。

【正常参考值】

（1）定性：阴性。

（2）定量：成人为 0.56 ~ 5.0 毫摩 /24 小时尿；儿童为小于 0.28 毫摩 /24 小时尿，新生儿为小于 1.11 毫摩 /24 小时尿。

【临床意义】

（1）血糖过高性尿糖

常见于糖尿病、甲状腺功能亢进、肢端肥大症、巨人症、嗜铬细胞瘤、肝功能不全、胰腺癌、胰腺炎等。

（2）肾性尿糖

常见于肾性肾小球肾炎、肾病综合征、间质性肾炎、家族性糖尿病等。

（3）暂时性尿糖

可见于脑血管意外、心肌梗死、剧痛、妊娠性尿糖、新生儿肾小管重吸收功能发育不全出现的新生儿尿糖等。

49. 尿细胞学（或肿瘤细胞）检查

尿液细胞学检查是观察标本中有无恶性肿瘤细胞。

【正常参考值】未找到肿瘤细胞。

【临床意义】找到肿瘤细胞。约 95% 为移行上皮细胞癌（按照癌细胞的分化程度不同，又可分为乳头状瘤、移行细胞癌 I 级、移行细胞癌 II 级、移行细胞癌 III 级），极少数为鳞状上皮细胞癌和腺癌。

第三章　粪便常规检查

1. 粪便量

粪便量随食物种类、进食量及消化器官的功能而异。检查粪便的量，可以帮助诊断肠道疾病。

【单位】克 /24 小时（g/24h）。

【正常参考值】成人为 100 ~ 300 克 /24 小时，干重 23 ~ 32 克 /24 小时，含水量 65%。

【临床意义】

（1）增加。常见于进食粗粮及含纤维较多的食物、消化不良、慢性胰腺炎、肠道功能紊乱、甲状腺功能亢进等。

（2）减少。常见于食物以细粮及肉类为主、慢性便秘。

2. 粪便气味

粪便特殊气味的检查，可以帮助初步诊断消化系统疾病。

【正常参考值】正常粪便有蛋白质分解产物靛基质及粪臭素的气味，肉食者味重，素食者味轻。

【临床意义】

（1）酸臭味。常见于脂肪、淀粉或糖类消化或吸收不良。

（2）血腥味。常见于阿米巴肠炎。

（3）腐败恶臭味。常见于吸收不良、慢性肠炎、慢性胰腺炎、直肠癌溃烂。

3. 粪便性状

粪便性状检查，可帮助诊断各种肠道疾病。

【正常参考值】正常大便呈软泥柱状（成形便），婴儿的大便多为不成形的糊状。

【临床意义】

（1）粪便呈球状硬块。常见于习惯性便秘。

（2）粥状或水样便。常见于腹泻等。

（3）黏液便或脓血便。常见于菌痢、肠炎等。

（4）柏油状便。常见于食管、胃及十二指肠出血。

（5）米汤样便。常见于霍乱或副霍乱。

（6）细条状或扁状便。常见于直肠癌引起的直肠狭窄、肛门附近赘生物挤压引起的肛门狭窄。

（7）婴儿豆腐渣样便。常见于真菌引起的肠炎。

（8）婴儿黄白色凝乳块便。常见于消化不良、病毒性肠炎、致病性大肠埃希菌性肠炎。

（9）冻状便。常见于过敏性结肠炎、肠易激综合征、某些慢性菌痢。

4. 粪便颜色

粪便颜色的测定，可帮助初步诊断便血，以及帮助初步筛查上消化道出血。

【正常参考值】正常成人粪便呈黄色或棕黄色，婴儿呈金黄色。

【临床意义】

（1）鲜红色。常见于肠下段出血性疾病，如肛裂、痔出血、痢疾、结肠或直肠癌息肉、结肠或直肠癌等。

（2）果酱色。常见于菌痢、急性阿米巴痢疾、急性肠套叠，以及食用大量咖啡、巧克力等。

（3）灰白色（白陶土样便）。常见于阻塞性黄疸、钡餐造影术后。

（4）绿色。常见于小儿消化不良、摄入大量绿色蔬菜、摄入硅酸铝及钡餐造影后。

（5）黑色（黑色有光泽即柏油样便）。常见于上消化道出血，如胃溃疡、肝硬化并发食道胃底静脉破裂出血等；进食大量猪肝、动物血等食物；摄入生物炭及锡、铁等制剂药物。

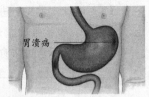

胃溃疡示
　　胃溃疡发作时会有少量出血而导致粪便颜色为黑色。

5. 粪胆红素（BIL）

【正常参考值】阴性。

【临床意义】常见于肠炎腹泻、大量应用抗生素后。

6. 粪胆素

粪胆素检测常用于协助诊断阻塞性黄疸。

【正常参考值】阳性。

【临床意义】

（1）弱阳性。常见于胆汁分泌功能减退、胆管不完全性阻塞。

（2）阴性。常见于完全梗阻性黄疸。

7. 粪胆原

【单位】微摩 /24 小时（μmol/24h）。

【正常参考值】68 ~ 473 微摩 /24 小时。

【临床意义】

（1）升高。常见于溶血性黄疸。

（2）降低。常见于梗阻性黄疸、肝细胞性黄疸、再生障碍性贫血、口服抗生素引起肠道菌群失调。

8. 粪便显微镜检查

【正常参考值】

（1）白细胞：无或偶见 / 高倍镜视野。

（2）红细胞：无 / 高倍镜视野。

（3）上皮细胞：无或偶见 / 高倍镜视野。

（4）巨噬细胞：无 / 高倍镜视野。

（5）食物残渣、肌纤维：少量。

（6）脂肪小滴：少于 6 个 / 高倍镜视野。

【临床意义】

（1）红细胞增多。常见于肠道下段炎症或出血，如痢疾、溃疡性结肠炎、直肠息肉、结肠癌、痔出血、肛裂、急性血吸虫病等。

（2）白细胞增多。常见于肠道炎症，如急性肠炎、溃疡性结肠炎、细菌性痢疾等；以及食物中毒、肠道菌群失调、血吸虫病等。

（3）上皮细胞增多。常见于假膜性肠炎、结肠炎等。

（4）出现巨噬细胞。常见于细菌性痢疾、溃疡性结肠炎、急性肠炎等。

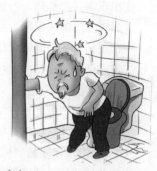

痢疾

痢疾时大便溏稀或呈果酱样。

（5）食物残渣增多。常见于消化不良、各种腹泻、肠炎、胰腺功能不全、慢性胰腺炎等。

（6）结晶出现。出现夏科—莱登结晶，常见于过敏性肠炎，以及肠道寄生虫病，如阿米巴痢疾或钩虫病；出现血晶，常见于肠道出血；出现脂肪酸结晶，常见于阻塞性黄疸；出现胆红素结晶，常见于痢疾、乳儿粪便。

9. 粪便隐血试验（OBT 或 OB）

粪便隐血试验对消化道出血的诊断有重要价值，现常作为消化道恶性肿瘤早期诊断的一个筛选指标。

【正常参考值】阴性。

【临床意义】阳性。常见于消化道各种出血性疾患（在消化道溃疡性出血时呈间断性阳性，而消化道癌症时呈持续性阳性，因此可作为良、恶性出血的一种鉴别），如消化道溃疡、急性胃黏膜损害、肠结核、溃疡性结肠炎、结肠息肉、痔疮、钩虫病、肾出血综合征、各种紫癜病、血友病，以及胃癌、结肠癌等消化道恶性肿瘤等。注意，做粪便隐血检查时，应禁食肉、含血食物、铁剂 3 天，以防出现假阳性。

10. 粪转铁蛋白试验

粪转铁蛋白试验是检测消化道出血的良好指标。

【正常参考值】单克隆抗体胶体金法：阴性。

【临床意义】阳性。常见于消化道出血。

11. 粪病原体检查

【正常参考值】正常人肠道寄居有多种正常菌群，属无病原性细菌。

【临床意义】

（1）粪便中分离培养出致病病原体可明确诊断

①出现霍乱弧菌，可诊断为霍乱。

②出现痢疾志贺菌，可诊断为细菌性痢疾。

③出现沙门菌属细菌，可诊断为沙门菌感染。

④出现伤寒沙门菌或付伤寒沙门菌，可诊断为肠热证。

⑤出现结核分枝杆菌，可诊断为肠结核。

（2）荧光显微镜检查

①出现与志贺荧光抗体结合的荧光菌体，可诊断为细菌性痢疾。

②出现见车轮状的病毒颗粒，提示为轮状病毒的秋季婴儿腹泻。

（3）米泔水样便悬滴标本，显微镜暗视野下

出现鱼群状运动活跃的弧菌，可诊断为霍乱。

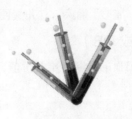

第四章 血型检测与输血

1.血型的鉴定

【正常参考值】血型分为 A 型、B 型、O 型、AB 型。

【临床意义】

ABO 血型鉴定主要用于：

（1）临床输血。当循环血量不足或大失血或贫血需要进行输血治疗时，在输血前，必须先选择血型相同的供血者，再进行交叉配血，完全相同后才能输血。

（2）器官移植。在皮肤、肾等移植时，需选择 ABO 血型相符的供体。

（3）不孕症和新生儿溶血症病因的分析。

（4）亲子鉴定等。法医上用于否定亲子关系，这在 ABO 血型的遗传一节中会具体讲述。

2.血型的遗传

【正常参考值】从父母的血型，可推测子女可能或不可能的血型。

血型遗传规律表

父母的血型	子女可能有的血型	子女不可能有的血型
O × O	O	A、B、AB
O × A	O、A	B、AB
O × B	O、B	A、AB
O × AB	A、B	O、AB
A × A	O、A	B、AB
A × B	A、B、AB、O	无
A × AB	A、AB、B	O
B × B	O、B	A、AB
B × AB	A、B、AB	O

【临床意义】亲子鉴定等。

3.Rh 血型鉴定

Rh 血型鉴定一般指 Rh 系统中 D 抗原的检测，根据病人红细胞是否带有 D 抗原，分为 Rh 阳性和 Rh 阴性。

【正常参考值】Rh 血型可分为 Rh 阳性和 Rh 阴性。

【临床意义】Rh 血型鉴定的临床意义与 ABO 血型鉴定相似。

（1）我国汉族人的 Rh 阴性率为 0.34%，绝大多数人为 Rh 阳性，因此由 Rh 血型不合引起的输血反应相对较 ABO 血型少。

（2）Rh 阴性的受血者接受了 Rh 阳性血液后，可产生免疫性抗 Rh 抗体，如再次输 Rh 阳性血液时，即可发生溶血性输血反应。

（3）Rh 阴性母亲孕育胎儿为 Rh 阳性，由于第一胎产生的抗 Rh 抗体很少，极少发生新生儿溶血病。但第二次怀孕 Rh 阳性胎儿，所产生的抗 Rh 抗体增多，可致新生儿患溶血病。

（4）如果 Rh 阴性孕妇曾输过 Rh 阳性血液，或第一胎因 Rh 血型不合流产，即令第二胎也可发生胎儿溶血病。

4. 交叉配血试验

交叉配血试验是指受血者血清加供血者红细胞悬液（主试验），供血者血清加受血者红细胞悬液（副试验），同时进行凝集试验，用于验证供者与受者 ABO 血型鉴定是否正确，防范引起溶血性输血反应，也可检出 ABO 血型系统的不规则凝集素以及发现 ABO 系统以外的其他血型抗体。

【正常参考值】主试验和副试验均不出现凝血（也不溶血），即说明受血者和供血者 ABO 血型相配。

【临床意义】在血型鉴定的基础上，通过交叉配对试验，进一步证实受血者和供血者之间不存在血型不合的抗原—抗体反应，以保证受血者的输血安全。

5. 成分输血及其意义

成分输血是根据血液比重不同，将血液的各种成分加以分离提纯，依据病情需要输注有关的成分，是目前临床常用的输血类型。

【临床意义】

（1）成分输血指南

红细胞

品名	特点	保存方式及保质期	作用及适应证	备注
浓缩红细胞（CRC）	每袋含 200 毫升全血中全部 RBC，总量 110～120 毫升，红细胞压积 0.7～0.8。含血浆 30 毫升及抗凝剂 8～10 毫升，运氧能力和体内存活率等同一袋全血。规格：110～120 毫升/袋	4±2℃ ACD：21 天 CPD：28 天 CPDA：35 天	作用:增强运氧能力。适用：①各种急性失血的输血。②各种慢性贫血。③高钾血症、肝、肾、心功能障碍者输血。④小儿、老年人输血	交叉配合试验

续表

少白细胞红细（LPRC）	①过滤法：白细胞去除率96.3~99.6%，红细胞回收率大于90%。②手工洗涤法：白细胞去除率79±1.2%，红细胞回收率为74±3.3%。③机器洗涤法：白细胞去除率大于93%，红细胞回收率大于87%	4±2℃24小时	①由于输血产生白细胞抗体，引起发热等输血不良反应的患者。②防止产生白细胞抗体的输血（如器官移植的患者）	与受血者ABO血型相同
红细胞悬液（CRCs）	400毫升或200毫升全血离心后除去血浆，加入适量红细胞添加剂后制成，所有操作在三联袋内进行。规格：由400毫升或200毫升全血制备	（同CRC）	（同CRC）	交叉配合试验
洗涤红细胞（WRC）	400毫升或200毫升全血经离心去除血浆和白细胞，用无菌生理盐水洗涤三四次，最后加150毫升生理盐水悬浮。白细胞去除率大于80%，血浆去除率大于90%，RBC回收率大于70%。规格：由400毫升或200毫升全血制备	（同LPRC）	作用：增强运氧能力。适用：①对血浆蛋白有过敏反应的贫血患者。②自身免疫性溶血性贫血患者。③阵发性睡眠性血红蛋白尿患者。④高钾血症及肝肾功能障碍需要输血者	主侧配血试验
冰冻红细胞（FTRC）	去除血浆的红细胞加甘油保护剂，在-80℃保存，保存期10年，解冻后洗涤去甘油，加入100毫升无菌生理盐水或红细胞添加剂或原血浆。白细胞去除率大于98%；血浆去除率大于99%；RBC回收率大于80%；残余甘油量低于1%。洗除了枸橼酸盐或磷酸盐、K^+、NH3等。规格：200毫升/袋	解冻后4±2℃24小时	作用：增强运氧能力。适用：①同WRC。②稀有血型患者输血。③新生儿溶血病换血。④自身输血	加原血浆悬浮红细胞要做交叉配血试验。加生理盐水悬浮只做主侧配血试验

血小板

手工分离浓缩血小板（PC-1）	由 200 毫 升 或 400 毫升全血制备。血小板含量为不小于 2.0×10^{10}/袋 20 ~ 25 毫升，不小于 4.0×10^{10}/袋 40 ~ 50 毫升。规格：20 ~ 25 毫升/袋，40 ~ 50 毫升/袋	22 ± 2℃（轻振荡）24 小时（普通袋）或 5 天（专用袋制备）	作用：止血。适用：①血小板减少所致的出血。②血小板功能障碍所致的出血	需做交叉配合试验，要求 ABO 相合，一次足量输注
机器单采浓缩血小板（PC-2）	用细胞分离机单采技术，从单个供血者循环液中采集，每袋内含血小板不少于 2.5×10^{11}，红细胞含量小于 0.41 毫升。规格：150 ~ 250 毫升/袋	（同 PC-1）	（同 PC-1）	ABO 血型相同

白细胞

机器单采浓缩白细胞悬液（GRANs）	用细胞分离机单采技术由单个供血者循环血液中采集。每袋内含粒细胞不少于 1×10^{10}	22 ± 2℃ 24 小时	作用：提高机体抗感染能力。适用：中性粒细胞低于 0.5×10^9/L，并发细菌感染，抗生素治疗 48 小时无效者	（从严掌握适用症）必须做交叉配合试验 ABO 血型相同

血浆

新鲜液体血浆（FLP）	含有新鲜血液中全部凝血因子血浆蛋白为 6 ~ 8g%；纤维蛋白原 0.2 ~ 4g%；其他凝血因子 0.7 ~ 1 单位/毫升。规格：根据医院需要而定	4 ± 2℃ 24 小时（三联袋）	作用：补充凝血因子，扩充血容量。适用：①补充全部凝血因子（包括不稳定的凝血因子V、VIII）。②大面积烧伤、创伤	要求与受血者 ABO 血型相同或相容

续表

新鲜冰冻血浆（FFP）	含有全部凝血因子。血浆蛋白为6～8g%；纤维蛋白原0.2～0.4g%；其他凝血因子0.7～1单位/毫升规格：自采血后6～8小时内（ACD抗凝剂：6小时内；CPD抗凝剂：8小时内）速冻成块。规格：200毫升，100毫升，50毫升，25毫升	–20℃以下一年（三联袋）	作用：扩充血容量，补充凝血因子。适用：①补充凝血因子；②大面积创伤、烧伤	要求与受血者ABO血型相同或相容37℃摆动水浴融化
普通冰冻血浆（FP）	FFP保存一年后即为普通冰冻血浆。规格：200毫升，100毫升，50毫升，25毫升	–20℃以下4年	作用：补充稳定的凝血因子和血浆蛋白。适用：①主要用于补充稳定的凝血因子缺乏，如Ⅱ、Ⅶ、Ⅸ、Ⅹ因子缺乏。②手术、外伤、烧伤、肠梗阻等大出血或血浆大量丢失	要求与受血者ABO血型相同

第五章　血液流变学检查

1. 全血黏度（BV）测定

全血黏度指血液流动时，邻近两层平行流体层互相位移时的摩擦形成的阻力，是诊断血栓前状态和血栓性疾病的参考依据。

【单位】毫帕·秒（mPa·s）。

【正常参考值】

毛细血管黏度计法：切变速率为 115（S-1）时，黏度为 5.61±0.85 毫帕·秒；切变速率为 46（S-1）时，黏度为 7.3±1.1 毫帕·秒；切变速率为 11.5（S-1）时，黏度为 10.4±1.0 毫帕·秒。

【临床意义】

（1）升高。常见于血浆蛋白异常，如巨球蛋白血症、多发性骨髓瘤、先天性高纤维蛋白血症等；红细胞数增多，如原发性或继发性真红细胞增多症、肺源性心脏病、白血病、高原环境、长期缺氧等；红细胞聚集性增加，如心肌梗死、冠心病、脑梗死、糖尿病、血栓闭塞性脉管炎、肺梗死、视网膜动静脉栓塞、异常血红蛋白病等；以及高血压、冠心病、糖尿病、多发性骨髓瘤、高黏滞综合征、恶性肿瘤、休克、烧伤、先兆子痫、雷诺综合征、周围血管瘤等。

（2）降低。常见于出血性疾病，如上消化道出血、子宫出血、出血性脑卒中、出血性休克等，以及贫血、急性肝炎、肝硬化、尿毒症、妇女经期及妊娠期等。

2. 全血还原黏度测定

【正常参考值】

（1）全血高切还原黏度：男性为 3.382～5.629；女性为 3.801～5.0761。

（2）全血低切还原黏度：男性为 10.412～17.714；女性为 11.014～18.822。

【临床意义】

（1）升高。常见于缺血性脑卒中、心肌梗死、冠状动脉粥样硬化性心脏病（冠心病）、肺心病、血栓性闭塞性脉管炎、动脉硬化性栓塞、肿瘤、多发性骨髓瘤、原发性巨球蛋白血症、纤维蛋白原增多症、真性红细胞增多症等。

（2）降低。常见于出血性脑卒中、呕血与黑粪（上消化道出血）、子宫出血、出血性休克等。

3. 血浆黏度（PV）测定

血浆黏度为全血黏度的 1/8～1/4，是反映血液流动性的指标之一。

【单位】毫帕·秒（mPa·s）。

【正常参考值】男性 0.85～1.99 毫帕·秒；女性 0.82～1.84 毫帕·秒。

【临床意义】

（1）升高。常见于缺血性心脑血管疾病、巨球蛋白血症、多发性骨髓瘤、球蛋白增多症、高血压病、高脂血症，等等。

（2）降低。常见于低蛋白血症、各种贫血、肝病等。

4. 血清黏度（SV）测定

血清黏度测定同全血黏度测定相似，但方法更简单，且可避免红细胞等因素影响检测结果，因而是诊断多发性骨髓瘤、高球蛋白血症的重要依据。

【正常参考值】黏度计法测定：相对黏度（血清流过时间 / 蒸馏水流过时间）为 1.4 ~ 1.8。

【临床意义】相对黏度大于 4，可考虑高黏滞综合征；当达到 6 ~ 7 或以上时，可有明显的伴随症状出现，其余临床意义同全血黏度。

5. 血浆纤维蛋白原测定

纤维蛋白原是肝脏合成的一种血浆糖蛋白，可参与血栓及冠状动脉的形成和发展，是反映血栓状态的一个指标，也是急性冠状动脉事件的独立预报因子之一。

【单位】克 / 升（g/L）。

【正常参考值】

（1）双缩脲法：2 ~ 4 克 / 升。

（2）凝血法：1.95 ~ 3.80 克 / 升。

【临床意义】

（1）增多。常见于感染，如毒血症、肺炎、轻型肝炎、胆囊炎、肺结核及长期的局部炎症等；无菌炎症，如肾病综合征、风湿热、恶性肿瘤、风湿性关节炎等；以及妊娠晚期妊娠高血压综合征、老年人糖尿病、动脉粥样硬化、结缔组织病、急性肾炎和尿毒症、烧伤、放射病、多发性骨髓瘤、休克、手术后、心肌梗死等。

（2）减少。常见于先天性低（无）纤维蛋白原血症、弥散性血管内凝血、重症贫血、原发性纤维蛋白溶解症、重症肝炎、肝硬化、恶性肿瘤、新生儿及早产儿、某些产科急症等。

6. 血沉方程 K 值测定

血沉方程 K 值排除了红细胞压积对血沉的干扰，是较能真正代表血沉快慢的指标，比血沉的可靠性大得多。

【正常参考值】男性为 0 ~ 77.6；女性为 0 ~ 88.8。

【临床意义】血沉方程 K 值超过正常值：反映红细胞聚集性增加，血沉增快。

7. 红细胞变形性测定

红细胞变形性是影响血液表观黏度和体内微循环有效灌注的重要因素之一，也是红细胞寿命的重要决定因素。

【正常参考值】男性 0.58 ~ 1.037；女性 0.63 ~ 1.103。

【临床意义】升高：说明红细胞膜的变形能力降低、血液流动性降低，脆性增大，常见于溶血性贫血、心肌梗死、脑血栓、冠心病、高血压、高脂血症、外周血管病、糖尿病、肺心病、肝病、休克、烧伤等。

8. 红细胞聚集性测定

红细胞聚集性高反映的是红细胞结合在一起的能力，是引起全血低切黏度升高的主要原因之一，是体内微循环障碍、血液瘀滞、血栓形成的危险因素之一。

【正常参考值】男性为 5.165 ~ 9.857；女性为 5.075 ~ 9.846。

【临床意义】升高。常见于急性心肌梗死、脑梗死、冠状动脉粥样硬化性心脏病（冠心病）、肺心病、糖尿病、高血压、高脂血症、周围血管病、恶性肿瘤、休克、烧伤等。

9. 红细胞电泳时间测定

红细胞电泳时间，是用来观察红细胞表面负电荷多少的客观指标，可反映红细胞的聚集功能。

【单位】秒（s）。

【正常参考值】男性为 15 ~ 20.025 秒；女性为 14.438 ~ 18.075 秒。

【临床意义】研究证明，冠心病患者的红细胞电泳与心肌缺血的程度相平行；以血栓形成为主的疾病与红细胞电泳时间成正相关；癌细胞电泳率比正常细胞微高，且癌变程度越高，电泳率也越高。

（1）延长。提示红细胞及血小板聚集性增强、血液黏度升高，常见于缺血性脑卒中、心肌梗死、心绞痛、冠心病、闭塞性脉管炎、肺心病、高血压、慢性支气管炎等。

（2）缩短。提示红细胞、血小板带电荷强，血液黏度下降，常见于血小板无力症、巨球蛋白血症、肿瘤、坏血病，以及服用阿司匹林、保泰松、右旋糖酐等。

10. 血小板电泳时间测定

【单位】秒（s）。

【正常参考值】16.4 ~ 23.2 秒。

【临床意义】

（1）延长。提示血小板聚集性增强、血液黏度升高，常见于闭塞性脉管炎、心肌梗死、心绞痛、缺血性中风、冠状动脉粥样硬化性心脏病（冠心病）、高血压、慢性支气管炎等。

（2）缩短。提示血小板带电荷强，血液黏度下降，常见于血小板无力症、巨球蛋白血症、肿瘤、维生素 C 缺乏症（坏血病），以及服用阿司匹林、保泰松、右旋糖酐等药物。

第六章　出血和凝血检查

1.毛细血管脆性试验（束臂试验）

毛细血管脆性试验是用物理加压方法，统计新出血点的数目来估计毛细血管的损害程度。

【正常参考值】男性少于 5 个出血点；女性及儿童少于 10 个出血点。

【临床意义】增多。提示毛细血管脆性增加，常见于毛细血管壁异常，如遗传性毛细血管扩张症、过敏性紫癜、维生素 C 缺乏症（坏血病）、过敏性紫癜、老年性紫癜、亚急性感染性心内膜炎等；血小板存在缺陷，如原发性或继发性血小板减少性紫癜、血小板无力症、血管性血友病、血小板病、原发性血小板增多症等；以及慢性胃炎、尿毒症、糖尿病、类风湿性关节炎、恶病质、肝脏疾病、尿毒症等。

2.出血时间（BT）

出血时间，是指在一定条件下，人为刺破皮肤后，血液从自然流出到自然停止所需的时间，可反映毛细血管壁和血小板止血功能。

【单位】分（min）。

【正常参考值】

（1）Duke 法：1 ~ 3 分。

（2）Ivy 法：0.5 ~ 7 分。

（3）出血时间测定器法：2.3 ~ 9.5 分。

（4）阿司匹林耐量试验：服药后 2 小时出血时间较服药前延长 2 分钟为异常。

【临床意义】

（1）延长。常见于血小板数量异常，如血小板减少性紫癜、原发性血小板增多症；血小板质量缺陷，如先天性或获得性血小板病、血小板无力症、骨髓增生异常综合征；某些凝血因子缺乏，如血管性血友病、低（无）纤维蛋白原血症、弥散性血管内凝血；血管疾病，如遗传性毛细血管扩张症；以及服用双嘧达莫、阿司匹林等药物。

（2）缩短。常见于某些严重的高凝状态和血栓形成，如妊娠高血压综合征、心肌梗死、糖尿病伴血管病变、成人型呼吸窘迫综合征、DIC 高凝期等。

3.血块收缩试验（CRT）

血块收缩试验，是将已凝固的新鲜血块，在血小板收缩蛋白的作用下，使血块中纤维蛋白网眼缩小，血清析出，可反映血小板收缩功能。

【单位】百分数（%）。

【正常参考值】

（1）血浆法：高于 40%。

（2）定量法：48% ~ 64%。

（3）定性法：30 ~ 60分（min）开始收缩，24小时（h）完全收缩。

【临床意义】

（1）高于64%。提示血块过度收缩，常见于先天性（遗传性）因子ⅩⅢ缺乏症、严重贫血等。

（2）低于40%。提示血块收缩不良或完全不收缩，常见于血小板无力症、原发性血小板减少性紫癜、原发性血小板增多症、原发性或继发性红细胞增多症、异常球蛋白血症、低（无）纤维蛋白血症、纤维蛋白原增多症、严重凝血因子缺乏等。

4. 血管性血友病因子抗原（vWF：Ag）

血管性血友病因子在止血过程中起重要作用。

【正常参考值】

（1）火箭电泳法：94.09% ± 32.46%。

（2）酶联免疫吸附法：1.02 ± 0.56 单位 / 毫升（U/ml）。

【临床意义】

（1）升高。常见于血栓性疾病，如急性冠状动脉综合征、心肌梗死、心绞痛、脑血管病变、肾脏疾病、肝脏疾病、尿毒症、糖尿病、妊娠高血压综合征、大手术后、周围血管病变、剧烈运动、怀孕中后期等。

（2）降低。常见于血管性血友病。

5. 血小板聚集试验（PAgT）

血小板聚集，是指血小板之间互相黏附，也是血小板的一种重要的止血功能。

【正常参考值】中国医学科学院血液学研究所测得的最大聚集率分别为：11.2 微摩尔 / 升（μmol/L）ADP，为70% ± 17%；5.4 微摩尔 / 升肾上腺素，为65% ± 20%；20 毫克 / 升（mg/L）花生四烯酸，为69% ± 13%；20 毫克 / 升胶原，为60% ± 13%；1.5 克 / 升利菌霉素，为67% ± 9%。

【临床意义】

（1）升高。提示血小板活性增强，常见于手术后、糖尿病、急性心肌梗死、静脉血栓形成、青紫型先天性心脏病、肺炎、高 β - 脂蛋白血症、抗原 - 抗体复合物反应、肾移植的排斥反应、人工心脏瓣膜移植术、多发性硬化症、口服避孕药、吸烟等。

（2）降低。提示血小板功能障碍，常见于血小板无力症、巨大血小板综合征、血管性假性血友病、低（无）纤维蛋白原血症、肝硬化、尿毒症、感染性心内膜炎、原发性血小板增多症、真性红细胞增多症、

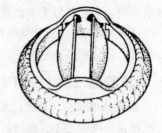

机械心脏瓣膜

实施人工心脏瓣膜手术后，体内的血小板就会聚集，以避免身体失血。

维生素 B_{12} 缺乏、细菌性心内膜炎、抗血小板抗体血症；以及口服阿司匹林、右旋糖酐、保泰松等药物。

6. 血小板黏附试验（PAdT）

血小板黏附，是指血小板黏附于异物表面，是血小板的一项重要的止血功能，但测定前 10 天内不宜服用阿司匹林。

【正常参考值】

（1）玻璃球法：男性为 34.9%±6%，女性为 39.4%±5.2%。

（2）玻璃柱法：62.5%±8.6%。

（3）玻璃滤器法：31.9%±10.9%。

【临床意义】

（1）升高。常见于高凝状态及血栓性疾病，如心绞痛、急性心肌梗死、脑血管形成、深静脉血栓形成、糖尿病、肾小球肾炎、妊娠高血压综合征、高脂蛋白血症型等。

（2）降低。常见于遗传性或获得性血小板缺陷病，如血小板无力症、巨大血小板综合征、血管性血友病、肝硬化、尿毒症、骨髓增生异常综合征、单克隆高球蛋白血症、服用血小板抑制药物、进食鱼油后等。

7. 血小板相关免疫球蛋白（PAIg）

血小板相关免疫球蛋白又称血小板相关抗体，是病人体内的自身抗血小板抗体，包括血小板相关免疫球蛋白，可作为特发性血小板减少性紫癜的诊断依据。

【单位】纳克 $/10^7$ 血小板（ng/107PA）。

【正常参考值】PAIgA：0～2.0 纳克 $/10^7$ 血小板，PAIgM：0～7.0 纳克 $/10^7$ 血小板，PAIgG：0～78.8 纳克 $/10^7$ 血小板。

【临床意义】

（1）PAIgG 升高。常见于为原发性血小板减少性紫癜、慢性活动性肝炎、多发性骨髓瘤；某些免疫性疾病，如系统性红斑狼疮；以及一些免疫复合物引起的疾病。

（2）PAIgG 减少。常见于特发性血小板减少性紫癜患者经激素治疗有效；PAIgG 在两周内下降者预后较好；反之，则预后较差。

8. 血小板凝血酶敏感蛋白（TSP）测定

【单位】微克 / 升（μg/L）。

【正常参考值】RIA 法：血浆为 57.6～215.6 微克 / 升。

【临床意义】升高。常见于急性心肌梗死、脑血栓形成、糖尿病伴微血管病变、深部静脉栓塞、肺栓塞、高血压病、弥散性血管内凝血、肾病综合征等血栓前状态和血栓性疾病。

9. β–血小板球蛋白（β–TG）

测定血浆中 β–血小板球蛋白的含量可反映血小板特异的释放反应。

【单位】微克/升（μg/L）。

【正常参考值】放射免疫法：（25±8.2）微克/升。

【临床意义】

（1）升高。提示血小板被激活及其释放功能亢进，常见于高凝状态或血栓栓塞病，如急性心肌梗死、脑血管意外、尿毒症、妊娠高血压综合征、肾病综合征、糖尿病伴血管病变、弥散性血管内凝血、血管硬化症、静脉血栓形成等。

（2）降低。常见于先天性或获得性贮存池病，如血小板 α 颗粒缺乏症。

10. 血小板膜糖蛋白（GPI、GPII/III）

【正常参考值】放射免疫法：血小板膜糖蛋白 GP Ⅰ 分子数为 $1.33×10^4$，GP Ⅱ/Ⅲ 分子数为 $6.1×10^4$。

【临床意义】相应糖蛋白（GP）量缺乏或减少：常见于血小板膜异常性疾病时，如巨大血小板综合征，GP Ⅰ 缺乏；血小板无力症时，GP Ⅱ/Ⅲ 缺乏。

11. 血小板因子 III（PF3）

【正常参考值】血浆相互混合试验的第一管凝固时间比第二管延长 5 秒（s）以上时，提示 PF3 有效性降低。

【临床意义】

（1）升高。常见于糖尿病、动脉粥样硬化、急性心肌梗死等。

（2）有效性降低。常见于血小板无力症、巨大血小板综合征、某些血小板病、巨球蛋白血症、多发性骨髓瘤、再生障碍性贫血、急性白血病、恶性贫血、先天性心脏病、Ⅰ型糖原累积症、尿毒症、真性红细胞增多症、原发性出血性血小板增多症、慢性粒细胞性白血病、骨髓增生性疾病、先天性血小板环氧化酶缺陷等；以及服用阿司匹林类非类固醇类抗炎药。

12. 血小板因子 IV（PF4）

【单位】百分数（%）。

【正常参考值】凝血酶测定法：14.4%±5.0%。

【临床意义】

（1）活性升高。常见于高凝状态和（或）血栓栓塞性疾病，如急性心肌梗死、脑血管病变、弥散性血管内凝血、血管硬化症、静脉血栓形冠心病、糖尿病伴血管病变、尿毒症、妊娠高血压综合征、肾病综合征、某些肿瘤等。

（2）活性降低。常见于原发性血小板减少性紫癜、骨髓病性血小板减少症等。

13. 血浆因子 VIII、因子 IX 促凝活性（FVIII：C，FIX：C）

血浆凝血因子Ⅷ、Ⅸ促凝活性，是判断内源性凝血因子缺乏的定量试验。

【单位】百分数（%）。

【正常参考值】因子Ⅷ促凝活性为 10.3%±25.7%，因子Ⅸ促凝活性为 98.1%±30.4%。

【临床意义】

（1）升高。常见于静脉血栓形成前和形成时、心肌梗死、心绞痛、脑血管病变、肺栓塞、肾病综合征、糖尿病、妊娠高血压综合征、恶性肿瘤等高凝状态及血栓栓塞性疾病。

（2）降低。常见于先天性凝血因子缺乏症、肝硬化、肝癌、DIC；以及口服抗凝药、存在凝血因子抗体等。

①因子Ⅷ促凝活性降低：常见于血友病 A 及血管性血友病；

②因子Ⅸ促凝活性降低：常见于血友病 B。

14. 血浆血栓素 B_2（TXB_2）

血栓素是前列腺素中的一种，由血小板产生，具有血小板凝聚及血管收缩作用，与前列腺素作用相反，两者动态平衡以维持血管收缩功能及血小板聚集作用。

【单位】皮克/毫升（Pg/mL）。

【正常参考值】放射免疫法：（135.99±81.8）皮克/毫升。

【临床意义】

（1）升高。提示有血液高凝倾向，常见于动脉粥样硬化、心绞痛、冠心病、糖尿病、高脂血症、静脉血栓性疾病。

（2）减少。常见于慢性肾衰竭、肾血管性高血压、肾病综合征、Batter 综合征，以及服用阿司匹林等非甾类抗炎药。

15. 凝血时间（CT）

凝血时间，是指血液离开血管，在体外发生凝固的时间，主要用于测定内源性凝血途径中各种凝血因子是否缺乏、功能是否正常、是否有抗凝物质增多。

【单位】分（min）。

【正常参考值】

（1）玻璃管法：5 ~ 10 分。

（2）塑料管法：10 ~ 19 分。

（3）硅管法：15 ~ 32 分。

【临床意义】

（1）延长。常见于先天性凝血因子缺乏，如血友病 A、血友病 B 及因子Ⅺ缺乏症；获得性（后天性）凝血因子缺乏，如重症肝病、维生素 K 缺乏等；纤溶蛋白溶解活力增强，如继发性或原发性纤维蛋白溶解功能亢进等；血液循环中有抗凝物质：如有抗因子Ⅷ或因子Ⅸ抗体、弥散性血管内凝血（DIC）早期肝素治疗时等。

（2）缩短。常见于高凝状态，如促凝物质进入血液及凝血因子的活性升高等情况；血栓性疾病，如心肌梗死、不稳定型心绞痛、脑血管病变、深静脉血栓形成、妊娠高血压综合征、糖尿病伴血管病变、肺梗死、肾脏病综合征等。

16. 复钙试验（RT）

【单位】分（min）。

【正常参考值】2.18 ~ 3.77 分。

【临床意义】同凝血时间，但比其更敏感。延长：常见于血友病（与正常对照相比，复钙延长时间超过 40%）。

17. 复钙交叉试验（CRT）

复钙交叉试验可以区别出血是由于凝血因子缺乏还是病理性抗凝物质所引起。

【单位】分（min）。

【正常参考值】试管法及表面皿法：1.5 ~ 3 分。

【临床意义】

（1）延长的复钙时间（RT）可以被 1/10 体积的正常人混合血浆所纠正。说明病人有内源性凝血系统凝血因子（如因子Ⅷ、因子Ⅸ及因子Ⅺ等）缺陷。

（2）延长的复钙时间不能被等量的正常人混合血浆所纠正。说明病人血液中含有病理性的抗凝物质。

18. 凝血酶时间（TT）

凝血酶时间，是指在血浆中加入标准化的凝血酶原后血液凝固的时间，用于检测凝血、抗凝及纤维蛋白溶解系统功能。

【单位】秒（s）。

【正常参考值】16 ~ 18 秒。超过正常对照值 3 秒，为异常（延长）。

【临床意义】

（1）延长。常见于原发性或继发性纤溶亢进；血浆纤维蛋白原降低或结构异常，如临床上应用肝素或在肝病、肾病及系统性红斑狼疮时的肝素样抗凝物质增多；以及纤维蛋白溶解系统功能亢进时的纤维蛋白（原）降解产物增多。

（2）缩短。常见于异常纤维蛋白血症、血液中有微小凝血块或钙离子存在、血液呈酸性等。

19. 凝血酶原时间（PT）

凝血酶原时间，是指在缺乏血小板的血浆中加入过量的组织因子（兔脑渗出液）后，凝血酶原转化为凝血酶，导致血浆凝固所需的时间，可反映外源性凝血是否正常。

【单位】秒（s）。

【正常参考值】

（1）手工法：12 ~ 14秒。

（2）仪器法：11 ~ 13秒。

（3）奎克一步法：11 ~ 15秒，新生儿延长2 ~ 3秒。

【临床意义】

（1）延长。常见于急性重型肝炎、肝硬化、阻塞性黄疸影响、维生素K及肠道菌群紊乱、弥散性血管内凝血、新生儿自然出血症、先天性凝血酶原缺乏症、先天性纤维蛋白原缺乏症，及使用华法林、双香豆素、肝素等抗凝药物。

（2）缩短。常见于凝血状态及弥散性血管内凝血早期、妇女口服避孕药、其他血栓前状态及血栓性疾病等。

20. 连续凝血酶时间（STT）

【单位】秒（s）。

【正常参考值】30分凝血酶时间为18 ~ 38秒。

【临床意义】延长：常见于弥散性血管内凝血。

21. 活化部分凝血活酶时间（APTT）

活化部分凝血活酶时间，是用于反映内源性凝血系统是否正常的一个较为敏感的筛选试验。

【单位】秒（s）。

【正常参考值】35 ~ 45秒。

【临床意义】

（1）延长。常见于血浆因子Ⅷ、血浆因子Ⅸ、血浆因子Ⅺ和血浆因子Ⅻ缺乏症；严重的凝血酶原（因子Ⅱ）、因子Ⅴ、因子Ⅹ和纤维蛋白原缺乏，如肝脏疾病、阻塞性黄疸、新生儿出血症；纤维蛋白溶解活力增强，如继发性或原发性纤维蛋白溶解功能亢进；血液循环中有抗凝物质，如抗凝因子Ⅷ或因子Ⅸ抗体；系统性红斑狼疮及一些免疫性疾病。

（2）缩短。常见于因子Ⅷ和因子Ⅴ活性增多、弥散性血管内凝血、血小板增多症、妊娠高血压综合征、肾病综合征；血栓性疾病，如心肌梗死、不稳定型心绞痛、脑血管病变、糖尿病伴血管病变、肺梗死、深静脉血栓形成。

高凝状态：如促凝物质进入血液及凝血因子的活性增高等情况。

22. 白陶土部分凝血活酶时间（KPTT）

【单位】秒（s）。

【正常参考值】35 ~ 45秒。

【临床意义】

（1）延长（超过10秒）。常见于参与血浆凝血活酶生成的任何因子有缺陷，如Ⅷ、Ⅸ、Ⅺ因子含量减少所致的各种血友病；以及凝血酶原、纤维蛋白原严重减少者，有抗凝物质存在时。

（2）缩短。弥散性血管内凝血（DIC）高凝期、血小板增多症。

23. 简易凝血活酶生成试验（STGT）

简易凝血活酶生成试验主要用于检查内源性凝血系统第一阶段有无障碍。

【单位】秒（s）。

【正常参考值】10 ~ 15秒。

【临床意义】延长。常见于凝血因子Ⅷ、Ⅸ、Ⅺ缺乏（即血友病A、血友病B、血友病C）、血管内假性血友病、肝脏疾病、弥散性血管内凝血、血中有抗凝物质增加、维生素K缺乏症、服用双香豆素类抗凝药物等。

24. 抗凝血酶Ⅲ活性（ATⅢ）测定

【正常参考值】发色底物法：0.80 ~ 1.43。

【临床意义】

（1）升高。常见于血友病、口服抗凝剂、应用黄体酮等。

（2）降低。常见于肝脏疾病，如肝硬化、重症肝炎、肝癌晚期等；血栓前期和血栓性疾病，如心绞痛、心肌梗死、脑血管疾病、肾小球疾病、弥散性血管内凝血、脑梗死、妊娠高血压综合征等；以及各种原因所造成的血液凝固性增高、外科手术后。

25. 蛋白C（PC）测定

【正常参考值】发色底物法：0.87 ~ 1.13。

【临床意义】

（1）含量或活性增加。多为代偿性增加，常见于冠心病、糖尿病、肾病综合征、妊娠后期等。

（2）含量或活性降低。常见于先天性或获得性蛋白C缺陷、弥散性血管内凝血、呼吸窘迫综合征、肝功能不全、手术后、口服双香豆素等。

26. 蛋白S（PS）测定

【正常参考值】蛋白S总活性（TPS）为0.88 ~ 1.07，游离蛋白S活性为0.71 ~ 1.30。

【临床意义】

（1）蛋白S活性降低。常见于先天性和获得性蛋白S缺陷，患者常伴有严重的深部静脉栓塞。

（2）游离蛋白S活性降低。常见于肝功能不全、口服双香豆素等抗凝药物。

27. 优球蛋白溶解时间（ECT）测定

【单位】小时（h）。

【正常参考值】大于 2 小时。

【临床意义】

（1）延长。提示纤维蛋白溶解活性降低，常见于血栓形成前期和血栓形成性疾病、应用抗纤溶药物。

（2）缩短。提示纤溶亢进，常见于急性纤维蛋白溶解症，如广泛烧伤、出血性休克、产科急症、胸外科手术、输血反应等；慢性纤维蛋白溶解症，如急性白血症、慢性肾炎、肝脏疾病；病理产科，如前置胎盘、胎盘早期剥离等；以及弥散性血管内凝血晚期、原发性与继发性纤维蛋白溶解症、恶性肿瘤、高血压、肝硬化晚期等。

28. 血浆鱼精蛋白副凝试验（3P 或 PPP）

血浆鱼精蛋白副凝试验，是指将鱼精蛋白加入患者血浆后，可与纤维蛋白原降解产物（FDP）结合，使血浆中原与 FDP 结合的纤维蛋白单体分离并彼此聚合而凝固。

【正常参考值】阴性。

【临床意义】

（1）阳性。常见于弥散性血管内凝血的早期或中期（但结果判断应排除易引起本试验假阳性的因素）、继发性纤溶亢进、血栓性疾病、溶栓治疗期、血液高凝状态、肺梗死、脓血毒症、休克、多发性外伤、烧伤、严重感染等。

（2）阴性。常见于正常人、弥散性血管内凝血的晚期和原发性纤维蛋白溶解症。

29. D- 二聚体（D-D）

D- 二聚体主要反映纤维蛋白溶解功能。在原发性纤维蛋白溶解亢进时，血浆 D-二聚体没有显著变化，可作为鉴别原发性纤维蛋白溶解亢进症和弥散性血管内凝血的重要依据。

【正常参考值】

（1）定性：阴性。

（2）定量：少于 75 微克 / 升（μg/L）。

【临床意义】阳性或升高。常见于继发性纤维蛋白溶解功能亢进，如高凝状态、弥散性血管内凝血、肾脏疾病、器官移植排斥反应、溶栓治疗等；机体血管内有活化的血栓形成及纤维溶解活动，如心肌梗死、脑梗死、肺栓塞、静脉血栓形成、手术、肿瘤、感染、组织坏死、菌血症引起凝血异常等；某些白血病，如急性早幼粒细胞白血病、急性淋巴细胞白血病；恶性实体瘤，如胰腺癌、支气管与肺癌、胃癌、卵巢癌、前列腺癌、结肠癌、肾癌、膀胱癌等；妊娠高血压综合征、挤压综合征等。

30. 鲎溶解物试验（LLT）

【正常参考值】阴性。

【临床意义】阳性。常见于内毒素血症。

31. 阿司匹林耐量试验（ATT）

阿司匹林耐量试验是对在服用一定量的阿司匹林后，检测出血时间延长，可诊断血管性假性血友病。

【单位】分（min）。

【正常参考值】服药 2 小时和 4 小时的出血时间，少于服药前 2 分钟。

【临床意义】延长。常见于轻型血小板病、轻型和亚临床型血管性假血友病、血小板功能异常等。

32. 游离肝素时间

游离肝素时间又称甲苯胺蓝纠正试验，主要用以检测血液中是否含有肝素及类肝素物质。

【正常参考值】阴性。

【临床意义】阳性（凝血酶时间延长，加入甲苯胺蓝后使凝血酶时间缩短 5 秒以上）。常见于先天性肝素增多症、使用肝素治疗过程中、过敏性休克、严重肝病、弥散性血管内凝血、肝叶切除、肝移植、恶性肿瘤、放射线治疗等。

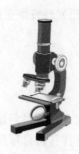

第七章　溶血和贫血检查

1. 血浆游离血红蛋白（FHb）

血浆游离血红蛋白，是指测定血浆中血红蛋白的量，主要用于反映溶血性贫血病人血中红细胞被破坏的情况。

【单位】毫克/升（mg/L）。

【正常参考值】邻—甲联本胺法：少于 40 毫克/升。

【临床意义】

（1）增加。常见于血管内溶血性疾病，如阵发性睡眠性血红蛋白尿、阵发性寒冷性血红蛋白尿、阵发性行军性血红蛋白尿、黑尿热、冷凝集素病、温抗体型自身免疫性溶血性贫血、微血管性溶血性贫血、地中海贫血、镰状细胞性贫血、溶血性输血反应、溶血性链球菌败血症、疟疾、体外循环手术、烧伤；以及服用某些药物（如磺胺类、苯肼、砷剂等）引起的溶血反应等。

（2）遗传性球形红细胞性贫血的游离血红蛋白浓度正常。

2. 不稳定血红蛋白加热试验

不稳定血红蛋白加热试验，是对血液进行加热检查血红蛋白热稳定性的试验，可用于诊断不稳定血红蛋白病。

【正常参考值】

（1）异丙醇法：阴性。

（2）加热法：小于 5%。

（3）红细胞变性球蛋白小体法：小于 1%。

【临床意义】阳性或升高。常见于不稳定性血红蛋白溶血性贫血。

3. 抗碱血红蛋白

抗碱血红蛋白测定，主要用于溶血性贫血的病因诊断。

【单位】百分数（%）。

【正常参考值】男性为 0.17% ~ 2.27%；女性为 0.13% ~ 1.56%；新生儿为55% ~ 85%，2 ~ 4 个月后逐渐下降，1 岁左右接近成年人水平。

【临床意义】升高。常见于 β - 珠蛋白生成障碍性贫血、铁粒幼细胞贫血、某些再生障碍性贫血、急性白血病、先天性球形红细胞增多症、多发性骨髓瘤等。

4. 人血红蛋白 H（HbH）包涵体生成试验

人血红蛋白 H 包涵体生成试验可用于溶血性贫血的诊断。

【正常参考值】阴性。

【临床意义】阳性。常见于人血红蛋白 H 病（患者阳性的红细胞可达 50% 以上）、不稳定血红蛋白病、轻型地中海贫血（偶见 HbH 包涵体）。

5. 血红蛋白 F（HbF）

血红蛋白 F 测定，是检测地中海贫血的重要依据。

【正常参考值】酸洗脱法：男性成人阳性率为 0.004 ~ 0.48（0.4% ~ 48%），阳性指数为 0.07 ~ 0.21；女性成人阳性率为 0.012 ~ 0.105（1.2% ~ 10.5%），阳性指数为 0.20 ~ 1.88。

【临床意义】增加。常见于地中海贫血、再生障碍性贫血。

6. 血红蛋白 A2（HbA2）

【单位】百分比（%）。

【正常参考值】0.02 ~ 0.03（2% ~ 3%）。

【临床意义】

（1）升高。常见于轻型 β - 珠蛋白生成障碍性贫血、巨幼红细胞性贫血、轻型 β - 地中海贫血、纯合子 β - 地中海贫血、某些不稳定 Hb 病等。

（2）减少。常见于严重缺铁性贫血、铁粒幼红细胞性贫血、红白血病、α - 地中海贫血等。

7. 血红蛋白电泳（HBEP）

血红蛋白电泳的目的，是为了确诊是否有异常血红蛋白存在，以及各种血红蛋白的比例。

【单位】百分比（%）。

【正常参考值】血红蛋白 A（HbA）为 95%；血红蛋白 A2（HbA2）为 1.6% ~ 3.5%；血红蛋白 F（HbF）为 0.2% ~ 2.0%。

【临床意义】

（1）HbA2 升高。常见于维生素 B_{12} 或叶酸缺乏所致的巨细胞贫血、部分轻型珠蛋白生成障碍性贫血。

（2）HbA2 降低。常见于缺铁性贫血。

（3）HbF 升高。常见于纯合子 β 珠蛋白生成障碍性贫血、杂合子 β 珠蛋白生成障碍性贫血和正常新生儿。

8. 高铁血红蛋白还原试验（MHb-RT）

高铁血红蛋白还原试验通过测定高铁血红蛋白的还原速度来间接反映葡萄糖 -6- 磷酸脱氢酶（G-6-PD）的活性，以用于葡萄糖 -6- 磷酸脱氢酶缺乏症的诊断。

【正常参考值】

（1）光电比色法：高铁血红蛋白还原率大于 75%。

（2）目测法：阴性。

【临床意义】高铁血红蛋白还原率降低或阳性。常见于遗传性葡萄糖 –6– 磷酸脱氢酶缺乏症（蚕豆病，此病患者高铁血红蛋白还原率 31% ~ 74% 为杂合子型，还原率小于 30% 为纯合子型）、伯氨喹型药物溶血性贫血。

9. 血清结合珠蛋白（HP）

血清结合珠蛋白测定主要用于反映是否发生溶血。

【单位】克 / 升（g/L）。

【正常参考值】0.2 ~ 1.9 克 / 升。

【临床意义】

（1）增多。常见于创伤、各种急慢性感染、系统性红斑狼疮、恶性肿瘤、使用类固醇时、肝外阻塞性黄疸、胆道梗阻、溃疡性结肠炎、消化性溃疡、动脉疾病、结缔组织疾病、肉芽肿、妊娠、口服避孕药等。

（2）减少。常见于各种溶血（尤其是血管内溶血）、肝细胞病变、传染性单核细胞增多症、先天性无结合珠蛋白血症、巨幼细胞贫血和组织中出现出血、骨髓增生异常综合征、尿毒症、高血压等。

10. 红细胞渗透脆性试验（FT）

红细胞渗透脆性试验，是检测红细胞对不同浓度低渗盐溶液抵抗力的一个半定量试验。

【单位】毫摩 / 升氯化钠（mmol/LNaCl）。

【正常参考值】始溶：71.8 ~ 78.6 毫摩 / 升氯化钠；全溶：54.7 ~ 58.1 毫摩 / 升氯化钠。

【临床意义】

（1）增加。常见于先天性球形红细胞增多症、自身免疫性溶血性贫血、遗传性椭圆形红细胞增多症、先天性溶血性黄疸（家族性溶血性黄疸）等。

（2）降低。常见于靶形红细胞性贫血，如某些缺铁性贫血、镰状红细胞性贫血、恶性贫血、珠蛋白生成障碍性贫血（地中海贫血）、异常血红蛋白病、铅中毒、肝脏疾病、阻塞性黄疸、脾摘除术后。

11. 红细胞自身溶血试验（AHT）

红细胞自身溶血试验，是筛查和鉴别由于红细胞膜缺陷而产生溶血性贫血的较为灵敏的检查。

【单位】百分数（%）。

【正常参考值】正常人血液在无菌条件下孵育 48 小时后，溶血率小于 3.5%，加葡萄糖或三磷腺苷（ATP）后溶血明显得到纠正，溶血率小于 1%。

【临床意义】

（1）先天性球形红细胞增多症及后天获得性球形红细胞增多症，溶血发生早且快，溶血程度也较重，但加糖后大部分可纠正。

（2）非球形红细胞溶血性贫血Ⅰ型（以 6- 磷酸葡萄糖脱氢酶缺乏为主），溶血较轻，加入葡萄糖后可以纠正。

（3）非球形红细胞性溶血性贫血Ⅱ型（以丙酮酸激酶缺乏为主），溶血较重，加入葡萄糖后不能纠正，但加入三磷腺苷（ATP）后可以纠正。

（4）丙酮酸激酶缺乏症、自身免疫性溶血性贫血、阵发性睡眠性血红蛋白尿症、药物性溶血等升高，加葡萄糖不能纠正，加三磷腺苷（ATP）能纠正。

12. 蔗糖溶血试验

蔗糖溶血试验，常与酸溶试验一起使用，作为阵发性睡眠性血红蛋白尿症的简易过筛试验。

【正常参考值】

（1）定性：阴性。

（2）定量：溶血率小于 5%。

【临床意义】阳性。常见于阵发性睡眠性血红蛋白尿（PNH）、巨幼细胞贫血、再生障碍性贫血、某些自身免疫性溶血性贫血、遗传性球形红细胞增多症、某些粒细胞白血病、骨髓纤维化、某些红细胞增生异常。

13. 酸化血清溶血试验（Hamtest 试验）

酸化血清溶血试验，是诊断阵发性睡眠性血红蛋白尿的主要确诊试验。

【正常参考值】阴性。

【临床意义】阳性。常见于阵发性睡眠性血红蛋白尿、先天性或后天性溶血性贫血、某些自身免疫性溶血性贫血等。

14. 红细胞葡萄糖 -6- 磷酸脱氢酶（G-6-PD）

【正常参考值】

（1）比色法：2.8 ~ 7.3 单位 / 克血红蛋白（U/gHb）。

（2）荧光斑点法：没有荧光点。

【临床意义】减少或有荧光点。常见于葡萄糖 6- 磷酸脱氢酶缺乏症（蚕豆病）、溶血性贫血，以及药物反应及感染，如服用抗疟药、磺胺吡啶、乙酰苯胺等药物。

15. 红细胞葡萄糖 -6- 磷酸脱氢酶（G-6-PD）缺陷性贫血玻片检查法

【单位】百分比（%）。

【正常参考值】红细胞小于 2%。

【临床意义】葡萄糖 6- 磷酸脱氢酶显著缺乏者红细胞超过 80%，中度缺乏者为 20% ～ 79%。

16. 红细胞谷胱甘肽含量及稳定性试验

【正常参考值】还原型谷胱甘肽含量大于 0.45 克 / 升红细胞（g/LRBC），还原型谷胱甘肽稳定度下降不超过 20%。

【临床意义】常见于葡萄糖 6- 磷酸脱氢酶减少，如磷酸伯氨喹型溶血性贫血、遗传性葡萄糖 –6– 磷酸脱氢酶缺乏症（蚕豆病）等。

17. 红细胞镰变试验

红细胞镰变试验，主要用于检测镰状细胞性贫血。

【正常参考值】阴性（无镰变红细胞）。

【临床意义】阳性。常见于镰状红细胞贫血（纯合子患者镰变红细胞可达 100%，杂合子型可达 50% 左右）。

18. 红细胞丙酮酸激酶（PK）活性

丙酮酸激酶为四聚体，是提供红细胞能量的重要的酶。缺乏此酶，红细胞因能量消耗而被破坏。红细胞丙酮酸激酶活性试验可作为丙酮酸激酶缺陷的诊断试验。

【正常参考值】

（1）比色法：10.1 ～ 20 单位 / 克血红蛋白（U/gHb）。

（2）荧光斑点法：阴性。

【临床意义】减少。常见于遗传性丙酮酸激酶缺陷症；以及某些获得性丙酮酸激酶缺陷，如粒细胞白血病、骨髓增生异常综合征等。

19. 抗人球蛋白（Coombs）试验

抗人球蛋白试验，分为直接试验（检查红细胞表面的不完全抗体）和间接试验（检查血清中是否存在游离的不完全抗体）两种，是诊断自身免疫性溶血性贫血（AIHA）的重要依据。

【正常参考值】阴性（直接、间接反应）。

【临床意义】阳性。常见于自身免疫性溶血性贫血（直接、间接反应均为阳性）、新生儿溶血病（患儿直接反应阳性、母体间接反应阳性）；高球蛋白血症，如系统性红斑狼疮、类风湿性关节炎、恶性肿瘤等；药物性溶血性贫血，如甲基多巴、青霉素等。

20. 冷溶血试验（D–LT）

【正常参考值】阴性。

【临床意义】阳性。常见于某些病毒感染，如麻疹、腮腺炎、水痘、传染性单核细胞增多症，以及阵发性寒冷性血红蛋白尿等。

21. 热溶血试验

【正常参考值】阴性。

【临床意义】阳性。常见于阵发性睡眠性血红蛋白尿（PNH）、球形红细胞增多症等。

22. 胰蛋白酶试验

【正常参考值】阴性。

【临床意义】阳性。常见于自身免疫性溶血性贫血。

23. 异丙醇沉淀试验

异丙醇沉淀试验，是通过观察血红蛋白液在异丙醇中的沉淀现象对不稳定血红蛋白进行筛检。

【正常参考值】阴性（40 分钟内不出现浑浊或沉淀）。

【临床意义】阳性。常见于不稳定血红蛋白病（不稳定血红蛋白在 5 分钟后即可发生沉淀）、一些珠蛋白生成障碍性贫血、人血红蛋白 H、人血红蛋白 E、G-6-PD 缺陷、HbF 增高。

24. 变性珠蛋白小体测定

变性珠蛋白小体测定，对 G-6-PD 缺乏症及不稳定 Hb 病的诊断有价值。

【单位】百分数（%）。

【正常参考值】小于 0.8%。

【临床意义】增多。常见于红细胞缺乏葡萄糖 6- 磷酸脱氢酶的溶血性贫血；某些药物中毒（如伯氨喹）引起的血红蛋白变性、蚕豆病、不稳定血红蛋白病等；以及硝基苯、苯胺、苯肼等化学物质引起的中毒，脾切除者和小儿先天性无脾症。

25. 血清铁（SI）

血清铁反映机体铁负荷，可用于诊断小细胞低色素贫血。

【单位】微摩尔 / 升（μmol/L）。

【正常参考值】亚铁嗪比色法：新生儿为 18 ~ 45 微摩尔 / 升；婴儿为 7 ~ 18 微摩尔 / 升；儿童为 9 ~ 22 微摩尔 / 升；成年男性为 9 ~ 29 微摩尔 / 升；成年女性为 7 ~ 27 微摩尔 / 升；老年人为 7 ~ 14 微摩尔 / 升。

【临床意义】

（1）升高。常见于红细胞被破坏过多，如溶血性贫血、骨髓增生异常综合征等；铁利用障碍，如纯红细胞再生障碍性贫血、巨幼红细胞性贫血、铁粒幼细胞性贫血、珠蛋白生成障碍性贫血、铅中毒、维生素 B_6 缺乏症等；储存铁释放过多，如病毒性肝炎引起的严重肝坏死；铁负荷过重，如血色病、使用铁剂治疗时、长期反复输血等。

（2）减少。常见于体内铁含量减少，如缺铁性贫血、营养性贫血、真性红细胞增多症、慢性腹泻；铁丢失过多，如长期失血、感染、血铁吸收障碍、恶性肿瘤、肝硬化等；以及妇女妊娠期、哺乳期、婴幼儿和儿童生长期。

26. 血清总铁结合力（TBC）

血清总铁结合力是指能与100毫升血清中全部转铁蛋白结合的最大铁量，也是诊断小细胞低色素贫血的重要方法。

【单位】微摩尔 / 升（μmol/L）。

【正常参考值】亚铁嗪比色法：婴儿为18～72微摩尔 / 升；成人为45～72微摩尔 / 升。

【临床意义】

（1）增加。常见于缺铁性贫血（转铁蛋白增加）、肝细胞坏死（转铁蛋白从单核—巨噬细胞系统释放增加）、急性肝炎、反复输血（铁吸收过量）等。

（2）降低。常见于转铁蛋白合成减少，如遗传性铁蛋白缺乏症、肝硬化；转铁蛋白丢失增加，如慢性肾病、尿毒症等；以及急慢性感染、溶血性贫血、肾病、尿毒症、肿瘤等。

27. 血清铁蛋白（SF）

血清铁蛋白简称铁蛋白，其含量变化可作为判断是否缺铁或铁负荷过量的指标，可用于诊断缺铁性贫血、肝病、恶性肿瘤。

【单位】微克 / 升（μg/L）。

【正常参考值】男性为15～200微克 / 升；女性为12～150微克 / 升。

【临床意义】

（1）升高。常见于体内贮存铁增加，如原发性血色病、继发性铁负荷过大、含铁血黄素增多症；铁蛋白合成增加，如炎症、肿瘤、白血病、甲状腺功能亢进等；贫血，如溶血性贫血、再生障碍性贫血、铁粒幼红细胞性贫血、原发性血色病、恶性贫血；组织释放增加，如肝坏死、慢性肝病、病毒性肝炎、恶性肿瘤等。

（2）下降。常见于缺铁性贫血、营养性贫血、慢性贫血、大量失血、营养不良、长期腹泻、感染、肝硬化等。

28. 血清转铁蛋白（Tf）

血清转铁蛋白测定，可反映缺铁性贫血等多种疾病。

【单位】克 / 升（g/L）。

【正常参考值】2.2～4.0克 / 升。

【临床意义】

（1）增多。常见于慢性铁缺乏性疾病（缺铁性贫血）、口服避孕药、妊娠期。

（2）降低。常见于溶血性贫血、遗传性转铁蛋白低下症、恶病质致严重蛋白质缺乏、肾病综合征、慢性肾衰竭、心肌梗死、营养不良、严重烧伤等。

29. 血清维生素 B₁₂（VB₁₂）

血清维生素 B₁₂ 测定主要用于鉴别贫血的原因，是诊断巨幼细胞性贫血的重要依据。

【单位】皮摩 / 升（pmol/L）。

【正常参考值】70 ~ 590 皮摩 / 升。

【临床意义】

（1）升高。常见于急性或慢性白血病、白细胞增多症、真性红细胞增多症、肝实质损害、骨髓增生性疾病、恶性肿瘤等。

（2）降低。常见于恶性贫血、巨幼细胞贫血、萎缩性胃炎、全胃或胃部分切除术后、回肠切除、节段性回肠炎、口炎性腹泻、乳糜泻、浸润性小肠疾病、脊髓侧束变性、髓鞘障碍症，以及服用新霉素、苯乙双胍、对氨基水杨酸钠、秋水仙碱等药物引起的吸收不良。

30. 血浆叶酸（SFA）

【单位】纳摩 / 升（nmol/L）。

【正常参考值】11 ~ 54 纳摩 / 升。

【临床意义】

（1）升高。常见于恶性贫血、肠盲襻综合征、长期素食。

（2）降低。常见于叶酸摄入不足，如偏食、饮食结构不合理、婴儿人工喂养不当等；叶酸吸收障碍，如口炎性腹泻、乳糜泻、小肠短路形成术或切除术后，以及服用乙醇、柳氮磺吡啶抑制叶酸吸收的药物；叶酸利用障碍，如应用甲氨蝶呤、氨苯蝶啶、乙胺嘧啶等叶酸拮抗剂；叶酸需求量增加，如甲状腺功能亢进、巨幼红细胞性贫血、慢性溶血性贫血、骨髓增生性疾病、恶性肿瘤、慢性剥脱性皮肤病、妊娠期、哺乳期、青少年生长期等。

31. 冷凝集素试验（CAT）

冷凝集素试验，就是将人红细胞和待测血清混合置于 0 ~ 4℃低温环境中，观察红细胞是否凝集。

【正常参考值】免疫法测定：效价低于 1 ：32。正常人血清中可含少量冷凝集素，约有 1% 的人可达 1 ：32 以上。

【临床意义】升高。常见于冷凝集素综合征、支原体肺炎、传染性单核细胞增多症、疟疾、淋巴瘤、多发性骨髓瘤等。

32. 煌焦油蓝还原试验

【单位】分（min）。

【正常参考值】正常人脱色时间为 35 ~ 55 分。

【临床意义】延长。葡萄糖 -6- 磷酸脱氢酶（G-6-PD）缺乏者超过 140 分钟甚至超过 24 小时，杂合子型（女性携带者）介于正常人与患者之间。

33. 波 – 蒽茨小体计数

【单位】百分比（%）。

【正常参考值】小于 0.8%。

【临床意义】波蒽茨一小体体积增大，数量增多（大于 80%）：常见于葡萄糖 –6– 磷酸脱氢酶（G–6–PD）缺乏症。

34. 氰化物 – 抗坏血酸盐试验

氰化物 – 抗坏血酸盐试验，主要用以检出红细胞葡萄糖 –6– 磷酸脱氢酶缺乏女性杂合子，是葡萄糖 –6– 磷酸脱氢酶缺陷性贫血的一种敏感度高而准确的筛选法。

【正常参考值】阴性。

【临床意义】阳性。常见于葡萄糖 –6– 磷酸脱氢酶缺陷性贫血。

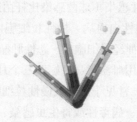

第八章　血细胞化学染色

1. 过氧化物酶染色（POX）

过氧化物酶染色是一种鉴别急性白血病类型的实验室检查。细胞中有蓝色颗粒者为阳性，大而密集者为强阳性反应，稀而细小者为弱阴性反应；细胞中无蓝色颗粒者为阴性反应。

【正常参考值】过氧化物酶主要存在于粒系细胞中，除早期原始粒细胞外，其余各阶段均呈阳性反应，细胞越成熟则反应越强。原始单核细胞阴性，幼稚单核细胞、成熟单核细胞则呈弱阳性反应。淋巴细胞系、巨核细胞系、红细胞系，均呈阴性反应。

【临床意义】

（1）多颗粒性早幼粒细胞性白血病时，呈强阳性反应。

（2）急性粒细胞性白血病时，细胞多呈阳性反应。

（3）急性单核细胞性白血病时，多呈弱阳性反应。

（4）急性淋巴细胞性白血病时，呈阴性反应；如果见阳性反应时，原幼细胞阳性率低于3%。

（5）巨核细胞性白血病时，为阴性。

2. 中性粒细胞碱性磷酸酶染色（NAP）

中性粒细胞碱性磷酸酶染色，可用于慢性粒细胞白血病与其他类型白血病、骨髓纤维化、化脓性感染时的鉴别诊断。

【正常参考值】健康人的阳性率一般低于40%，积分多在70分以下，以弱阳性为主。

【临床意义】

（1）增强。常见于化脓性感染（球菌感染比杆菌感染高）、类白血病反应、再生障碍性贫血、急性淋巴细胞性白血病、慢性粒细胞白血病急变时、恶性淋巴瘤、骨髓纤维化、多发性骨髓瘤、神经母细胞瘤、恶性肿瘤、真性红细胞增多症、垂体－肾上腺皮质激素功能亢进、应用雌激素、妊娠两三个月后等。

（2）减弱或无明显变化。常见于急性或慢性粒细胞性白血病、绿色瘤、红白血病、阵发性睡眠性血红蛋白尿、病毒性或寄生虫感染、其他类型贫血。

3. 特异性酯酶染色（SE）

特异性酯酶染色主要用于急性白血病的鉴别。

【正常参考值】出现红宝石样颗粒定位于胞浆中为阳性反应。

【临床意义】阳性反应，主要见于粒系细胞中：原粒细胞呈弱阳性反应；早幼粒细胞和中幼粒细胞呈强阳性反应，不随粒细胞成熟而增强；嗜酸性粒细胞呈阴性；

嗜碱性粒细胞、单核细胞、肥大细胞，一般呈阴性反应或呈弱阳性反应；巨核细胞、血小板、浆细胞、红细胞及淋细胞，呈阴性反应。

急性粒细胞性白血病时，原粒细胞和幼稚粒细胞均呈一定程度阳性，但成熟粒细胞酶活性下降或消失；急性单核细胞性白血病和急性淋巴细胞白血病时，一般呈阴性反应；急性淋巴细胞性白血病、巨核细胞性白血病时，各阶段细胞均呈阴性反应。

4. 非特异性酯酶染色（NSE）

血细胞中所含酯酶各不一致，但皆系作用于短链脂肪酸的酯酶，统称非特异性酯酶。非特异性酯酶染色主要用于急性单核细胞白血病与急性粒细胞白血病的鉴别。

【正常参考值】白细胞呈淡蓝色为阴性反应，呈灰黑色至棕黑色为阳性反应。单核细胞系呈阳性反应，原、幼单核细胞反应较弱，成熟阶段呈中度或强阳性反应，粒细胞及淋巴细胞，多呈阴性反应。

【临床意义】

（1）急性粒细胞性白血病时。呈阴性或弱阳性反应，不为氟化钠所抑制。

（2）急性单核细胞性白血病时。呈阳性反应，但为氟化钠所抑制。

5. 酸性磷酸酶染色（ACP）

【正常参考值】网状细胞、巨噬细胞、组织细胞、单核细胞，都呈阳性反应。

阳性结果为胞质中出现鲜红色颗粒沉淀：

（1）-：胞质无色。

（2）+：胞质出现淡红色颗粒。

（3）++：胞质布满鲜红色颗粒。

（4）+++：胞质充满深红色的颗粒。

【临床意义】

（1）鉴别戈谢细胞和尼曼-匹克细胞。戈谢细胞为阳性反应，尼曼-匹克细胞为阴性反应。

（2）鉴别T淋巴细胞和B淋巴细胞。T淋巴细胞呈阳性反应，而B淋巴细胞为阴性反应。

（3）诊断多毛细胞白血病。多毛细胞白血病时，多毛细胞的酸性磷酸酶染色为阳性反应，此酶不被L-酒石酸抑制。淋巴肉瘤细胞和慢性淋巴细胞白血病的淋巴细胞，酸性磷酸酶染色也呈阳性反应，但此酸可被L-酒石酸抑制。

6. 糖原染色（PAS）

糖原染色用于鉴别淋巴系统细胞增生的性质，鉴别红细胞系增生的性质。

【正常参考值】糖原染色阳性反应为紫红色。正常情况下，红细胞系统的原、幼红细胞和成熟红细胞，粒细胞系统的原粒细胞、原单核细胞和大多数淋巴细胞为阴性反应。自早幼粒阶段以后的粒细胞和幼单核细胞可呈弱阳性反应。

淋巴细胞糖原染色阳性率参考值小于 30%，积分参考值为 1.5 ~ 70 分（一般在 60 分以下）；正常人幼红细胞糖原染色积分参考值小于 40 分。

【临床意义】

（1）鉴别淋巴系统细胞增生的性质。淋巴细胞恶性增生性疾病，如恶性淋巴瘤、霍奇金病、慢性淋巴细胞性白血病时，淋巴细胞糖原染色积分升高；传染性单核细胞增多症时，糖原染色积分轻度升高，且阳性颗粒细小；病毒性感染时，淋巴细胞糖原染色积分多在正常范围内。

（2）鉴别幼红细胞增生的性质。溶血性贫血、再生障碍性贫血、巨幼红细胞性贫血时，幼红细胞糖原染色阳性；红白血病时，其幼红细胞的糖原染色常呈强阳性反应；骨髓增生异常综合征时，幼红细胞的糖原染色反应可为阳性。

（3）鉴别不典型巨核细胞和霍奇金细胞。巨核细胞呈强阳性反应，霍奇金细胞呈弱阳性或阴性反应。

（4）鉴别白血病细胞和腺癌骨髓转移的腺癌细胞。腺癌细胞呈阳性反应。

（5）其他。戈谢细胞糖原染色呈强阳性反应，而尼曼 – 匹克细胞一般呈阴性反应。

7. 铁粒染色

铁粒染色是诊断缺铁性贫血及指导铁剂治疗的一个方法。

【正常参考值】

（1）骨髓细胞外铁。以骨髓小粒处蓝色颗粒多少表示，常用 0 ~ ++++ 报告。

（2）细胞内铁。以幼红细胞铁粒染色阳性百分率表示，参考值范围为 19% ~ 44%。

【临床意义】

（1）鉴别缺铁性贫血与非缺铁性贫血。缺铁性贫血，细胞外铁消失，铁粒幼红细胞减少（0 ~ 10%，平均为 3%），着色浅淡；非缺铁性贫血，如巨幼红细胞性贫血、溶血性贫血，其细胞外铁及铁粒幼红细胞均增加。

（2）诊断铁粒幼红细胞性贫血。铁粒幼红细胞性贫血时，铁粒幼红细胞增多，且可见环形铁粒幼红细胞，占幼红细胞 15% 以上，细胞外铁也增多。

第九章　血液寄生虫检测

1. 疟原虫

疟原虫属是一类单细胞、寄生性的原生动物，查出疟原虫病原体即可确诊疟疾。

【正常参考值】未找到疟原虫或阴性。

【临床意义】找到疟原虫或阳性：即为感染疟原虫，为患有疟疾。

2. 微丝蚴

微丝蚴是寄生于血液内的丝虫类的幼虫，查到微丝蚴即可确诊丝虫病。

【正常参考值】未找到微丝蚴或阴性。

【临床意义】找到微丝蚴或阳性：微丝蚴感染，为患丝虫病。

3. 弓形虫

弓形虫寄生于细胞内，随血液流动，到达全身各部位，破坏大脑、心脏、眼底，致使人的免疫力下降，患各种疾病。

【正常参考值】未找到弓形虫或阴性。

【临床意义】找到弓形虫或阳性：弓形虫感染，为患弓形虫病。

4. 回归热螺旋体

回归热螺旋体分为两类，一是回归热螺旋体，以虱为传播媒介，为虱传播型回归热，亦称流行性回归热的病原体；另一个是杜通氏螺旋体，以蜱为传播媒介，为蜱传回归热，亦称地方性回归热的病原体。

【正常参考值】未找到回归热螺旋体或阴性。

【临床意义】在血片上红细胞内见到螺旋体或在血液中见到活动的螺旋体或阳性：回归热螺旋体感染，为患回归热病。

5. 黑热病利 – 朵氏体

黑热病利 – 朵氏体，是以骨髓、淋巴结、肝、脾的穿刺液或末梢血直接涂片来检验黑热病的方法。

【正常参考值】未找到黑热病利 – 朵氏体或阴性。

【临床意义】找到黑热病利 – 朵氏体或阳性：黑热病利 – 朵氏体感染，为患上黑热病。

第十章 血气分析和酸碱度测定

1. 动脉血酸碱度（pH 值）

动脉血酸碱度，是指动脉血中氢离子浓度的负对数值。当血液 pH 值大于 7.7、小于 6.9 时，就会发生生命危险。

【正常参考值】7.35 ~ 7.45。

【临床意义】血钾每升高 0.5 毫摩 / 升（mmol/L），则 pH 值降低 0.1。

（1）升高

① pH 值为 7.45 ~ 7.50：轻度碱中毒。

② pH 值为 7.51 ~ 7.60：中度碱中毒。

③ pH 值大于 7.60：重度碱中毒，常见于未代偿或代偿不全的原发性呼吸性或代谢性碱中毒。

（2）降低

① pH 值为 7.30 ~ 7.35：轻度酸中毒。

② pH 值为 7.25 ~ 7.29：中度酸中毒。

③ pH 值小于 7.25：重度酸中毒。

④ pH 值小于 6.8：极度酸中毒，常见于未代偿或代偿不全的原发性呼吸性或代谢性酸中毒。

（3）正常

①正常人。

②存在轻度酸碱平衡紊乱，但机体可自动调节回正常水平，临床上称为代偿型酸（碱）中毒。

③存在强度相等的酸中毒和碱中毒，作用相互抵消。

2. 二氧化碳总量（TCO_2）

二氧化碳总量，是指血浆中所有以各种形式存在的二氧化碳（CO_2）的总含量，其中大部分（95%）是结合形式的。

【单位】毫摩 / 升（mmol/L）。

【正常参考值】血清测定为，成人 23 ~ 31 毫摩 / 升；婴儿与儿童为 20 ~ 28 毫摩 / 升；新生儿为 17 ~ 24 毫摩 / 升；脐带血为 14 ~ 22 毫摩 / 升。

【临床意义】

（1）升高。常见于呼吸性酸中毒，如肺气肿、肺纤维化、呼吸肌麻痹、支气管扩张、气胸、呼吸道阻塞等；代谢性碱中毒，如呕吐、肾上腺皮质功能亢进、缺钾及服碱性药物过多等；以及代谢性碱中毒并发呼吸性酸中毒。

（2）降低。常见于代谢性酸中毒，如尿毒症、休克、糖尿病性酮症酸中毒、严重腹泻及脱水；呼吸性碱中毒，如呼吸中枢兴奋及呼吸加快等；以及代谢性酸中毒并发呼吸性碱中毒。

3. 二氧化碳结合力（CO_2CP）

二氧化碳结合力，是在厌氧条件下取静脉血分离血浆再与正常人的肺泡气平衡后的血浆 CO_2 含量，主要用来了解血中碳酸氢钠的含量，判断有无酸碱平衡失调及其程度，测定肾脏调节酸碱平衡的功能。

【单位】毫摩 / 升（mmol/L）。

【正常参考值】

（1）微量滴定法：23 ~ 30 毫摩 / 升。

（2）量气法：成人为 22 ~ 31 毫摩 / 升；儿童为 18 ~ 27 毫摩 / 升。

【临床意义】

（1）升高。提示碱储备过剩，常见于代谢性碱中毒，如幽门梗阻、急性胃炎、妊娠呕吐、肾上腺皮质功能亢进、低钾、服用碱性药物过多、服用地塞米松类药物过多等引起；代偿后的呼吸性酸中毒，如慢性支气管炎、阻塞性肺气肿、肺心病、支气管哮喘持续状态、支气管扩张、广泛性肺纤维化、肺实变、肺气肿等。

（2）降低。提示碱储备不足，常见于代谢性酸中毒，如重度脱水、流行性出血热、感染性休克、严重腹泻、糖尿病酮症、尿毒症、肾衰竭、肠道瘘管等；呼吸性碱中毒，如呼吸中枢兴奋、呼吸增快、换气过度等；以及服用过量水杨酸钠等酸性药物。

4. 血氧含量（O_2CT）

血氧含量，是指血液与空气隔绝条件下血液中的氧气含量。人体内的血氧都是有一定的饱和度的，过低会造成机体供氧不足，过高会导致体内细胞老化。

【单位】毫摩 / 升（mmol/L）。

【正常参考值】动脉血 6.7 ~ 10.3 毫摩 / 升，静脉血 4.9 ~ 8.0 毫摩 / 升。

【临床意义】

（1）升高。常见于原发性或继发性红细胞增多症、溶血性疾患、动静脉瘘、巨肢症。

（2）降低。常见于缺氧性低氧血症，如高空条件下空气稀薄、呼吸道受压或阻塞、肺炎、肺气肿等所致，以及贫血性低氧血症、右向左分流的先天性心脏病、局部血液瘀滞、休克、心力衰竭、组织中毒缺氧血症等。

5. 动脉血氧分压（PaO_2）

动脉血氧分压，是指动脉血中物理溶解的氧分子所产生的压力，随年龄增长而降低，是缺氧的指标。

【单位】千帕（kPa）。

【正常参考值】血气分析（电极法：新生儿为 8.0 ～ 12.0 千帕，成人为 10.6 ～ 13.3 千帕）。

【临床意义】

（1）升高。常见于吸入高氧气体（吸氧治疗过度）。

（2）降低。常见于肺泡通气功能障碍，如黏膜肿胀、分泌物增多、支气管哮喘、慢性阻塞性肺气肿等；肺部换气功能障碍，如肺泡周围毛细血管痉挛、血管栓塞、炎症、肺泡组织纤维化、肺不张、肺萎缩等；以及一氧化碳中毒、麻醉、呼吸窘迫综合征、肺肿瘤等。

注意，低于 7.98 千帕为缺氧，低于 6.65 千帕为呼吸衰竭，低于 3.9 千帕将危及生命。

6. 50% 血氧饱和度时的氧分压

50% 血氧饱和度时的氧分压，可反映血液运输氧的能力以及血红蛋白对氧的亲和力。

【单位】千帕（kPa）。

【正常参考值】计算法：（3.5 ± 0.2）千帕。

【临床意义】

（1）升高。氧离曲线右移，有利于氧的释放，从而有利于组织供氧，常见于酸中毒、高碳酸血症、高热、高浓度的 2，3-DPG（2，3- 二磷酸甘油酯）及异常血红蛋白存在。

（2）降低。氧离曲线左移，氧释放困难，从而使组织缺氧，常见于急性碱中毒，低热、低浓度的 2，3- 二磷酸甘油酸（2，3-DPG）、血液碳氧血红蛋白（COHb）和高铁血红蛋白（MetHb）增加，或异常血红蛋白。

7. 血氧饱和度（SAT）

血氧饱和度，是血液中被氧结合的氧合血红蛋白（HbO2）的容量占全部可结合的血红蛋白（Hb）容量的百分比，即血液中血氧的浓度，是呼吸循环的重要生理参数。

【正常参考值】动脉血为 0.9 ～ 1.0（90% ～ 100%），静脉血为 0.64 ～ 0.88（64% ～ 88%）。

【临床意义】

（1）升高。常见于原发性或继发性红细胞增多症、血液浓缩、氧中毒（高压氧治疗）。

（2）降低。常见于缺氧性缺氧血症，如肺气肿、肺瘀血等；贫血性缺氧血症，如贫血、碳氧血红蛋白血症等；停滞性缺氧血症，如心功能不全代偿期等；以及组织中毒性缺氧血症，如酒精中毒、氰化物中毒等。

8. 动脉血二氧化碳分压（PaCO₂）

动脉血二氧化碳分压，是指溶解在血液中的二氧化碳分子产生的压力，其高低直接受呼吸作用的调节，其值的大小则影响血液的 pH 值，因此测定二氧化碳分压可反映呼吸功能对酸碱平衡的调节能力。

【单位】千帕（kPa）。

【正常参考值】血气分析仪：男性为 4.7 ~ 6.4 千帕；女性为 4.1 ~ 5.6 千帕；婴儿为 3.5 ~ 5.5 千帕。

【临床意义】

（1）升高。提示肺泡通气不足，常见于呼吸性酸中毒或代谢性碱中毒的呼吸代偿，如慢性支气管炎、大面积肺不张、肺气肿、肺水肿、肺心病、严重哮喘发作、胸廓胸膜疾病等。

（2）降低。提示肺泡通气过度，常见于呼吸性碱中毒或代谢性酸中毒的呼吸代偿，如肺炎、肺梗死、哮喘等；各种原因所致的肺泡通气量增加，如人工呼吸机通气过度、体外循环人工心肺机通气过度、水杨酸盐中毒、肝性脑病、流行性出血热等。

9. 肺泡 – 动脉氧分压差（PA–aCO₂）

肺泡 – 动脉氧分压差是判断换气功能正常与否的一个依据，是心肺复苏中反映预后的一项重要指标。

【单位】千帕（kPa）。

【正常参考值】吸空气时不高于 2.66 千帕，吸纯氧时不高于 6.6 千帕，儿童为 0.66 千帕，正常年轻人平均为 1.06 千帕，60 ~ 80 岁可达 3.2 千帕，一般小于 4.0 千帕。

【临床意义】

（1）显著升高。提示肺的氧合功能障碍。同时，氧分压明显减小，常低于 60 毫米汞柱，一般由肺内短路所致，如肺不张和成人型呼吸窘迫综合征，吸纯氧不能纠正。

（2）中度升高。此类低氧血症，一般吸入纯氧可获得纠正，如慢性阻塞性肺部疾病。

（3）正常。由于通气不足造成的低氧血症，若肺泡 – 动脉氧分压差正常，则提示基础病因多半不在肺，很可能为中枢神经系统或神经 – 肌肉病变引起的肺泡通气不足。

10. 血浆标准碳酸氢盐（SB）和血浆实际碳酸氢盐（AB）

血浆标准碳酸氢盐，是指动脉血液标本在温度 37℃时和血红蛋白完全氧合（SaO₂达 100%）的条件下，用 PCO₂ 为 5.33 千帕的气体平衡后所测得的血浆碳酸氢根（HCO₃⁻）浓度。血浆实际碳酸氢盐，是指未经气体平衡处理的人体血浆（即隔绝空气的血液标本）中的碳酸氢根的真实含量。二者都是反映酸碱平衡代谢因素的指标。

【单位】毫摩/升（mmol/L）。

【正常参考值】

（1）血浆实际碳酸氢盐：（25±3）毫摩/升。

（2）血浆标准碳酸氢盐：成人为22～28毫摩/升，儿童为21～25毫摩/升。

【临床意义】

AB与SB的差值，反映呼吸因素对血浆碳酸氢盐（HCO_3^-）影响的程度：

（1）升高：呼吸性酸中毒时，受肾脏代偿调节作用影响，HCO_3^-增加，AB高于SB；呼吸性碱中毒时，AB低于SB。

（2）降低：代谢性酸中毒时，HCO_3^-减少，AB等于SB，但低于正常参考值；代谢性碱中毒时HCO_3^-增加，AB等于SB但高于正常参考值。

11. 阴离子间隙（AG）

阴离子间隙，是指血浆中未测定的阴离子（UA）与未测定的阳离子（UC）浓度间的差值，即AG=UA－UC，是反映代谢性酸碱中毒的指标之一。

【单位】毫摩/升（mmol/L）。

【正常参考值】血浆测定：7～16毫摩/升。

【临床意义】

（1）升高。常见于代谢性酸中毒、酮症酸中毒、乳酸酸中毒及肾功能不全、尿毒症。

（2）降低。常见于低蛋白血症等。

（3）阴离子间隙正常。常见于正常人，或代谢性酸中毒人群，如高血氯性代谢性酸中毒。

12. 缓冲碱（BB）

缓冲碱是血液中具有缓冲作用的碱之总和，包括HCO_3^-、HPO_4^-、血红蛋白、血浆蛋白，不受呼吸因素和二氧化碳改变的影响，能反映机体对酸碱平衡紊乱时总的缓冲能力。

【单位】毫摩/升（mmol/L）。

【正常参考值】动脉血：45～55毫摩/升，平均值50毫摩/升。

【临床意义】

（1）升高。常见于代谢性碱中毒。

（2）降低。常见于代谢性酸中毒，如果实际碳酸氢盐正常，有可能为贫血或血浆蛋白降低。

13. 剩余碱（BE 或 BD）

剩余碱是判断代谢性酸、碱中毒的重要指标。加酸者表示血中有多余的碱，剩余碱为正值；相反，加碱者表明血中碱缺失，剩余碱为负值。

【单位】毫摩 / 升（mmol/L）。

【正常参考值】血气分析仪：新生儿为 –10 ~ –2 毫摩 / 升；婴儿为 –7 ~ –1 毫摩 / 升；儿童为 –4 ~ 2 毫摩 / 升；成人为 –3 ~ 3 毫摩 / 升。

【临床意义】

（1）升高（剩余碱大于 3）。常见于代谢性碱中毒。

（2）减少（剩余碱小于 –3）。常见于代谢性酸中毒。

14. 血液一氧化碳（CO）定性检查

【正常参考值】阴性。

【临床意义】阳性。常见于一氧化碳中毒。

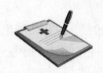

第十一章　血液无机物（或电解质）的检查

1. 血清总钙（Ca）

血清总钙，是指血浆中钙离子浓度，其含量虽少但在维持正常的神经肌肉应激性、腺体分泌以及一些酶系统的活性特别是在血凝过程中起着重要作用。

【单位】毫摩 / 升（mmol/L）。

【正常参考值】

（1）甲基麝香草酚蓝比色法：儿童为 2.5 ~ 3.0 毫摩 / 升；成人为 2.1 ~ 2.8 毫摩 / 升。

（2）原子吸收分光光度法：（2.2±2.6）毫摩 / 升。

（3）邻甲酚酞络合剂直接比色法：2.18 ~ 2.78 毫摩 / 升。

【临床意义】

（1）升高。常见于维生素 D 中毒、原发性甲状旁腺功能亢进、肾上腺皮质功能减退、骨髓炎、多发性骨肿瘤、急性骨萎缩、白血病和红细胞增多症等。

（2）降低。常见于维生素 D 缺乏症、长期低钙饮食、小肠吸收不良综合征、乳糜泻、佝偻病、骨质软化症、甲状旁腺功能减退、妊娠期、急性或慢性肾衰竭、急性坏死胰腺炎等。

2. 血清离子钙（Ca）

【单位】毫摩 / 升（mmol/L）。

【正常参考值】离子选择电极法：1.375 ~ 1.75 毫摩 / 升。

【临床意义】

（1）升高。常见于甲状旁腺功能亢进、异位高甲状旁腺（PTH）瘤等。

（2）降低。常见于维生素 D 缺乏、镁不足、甲状旁腺功能减退、碱血症等。

3. 血清钠（Na）

血清钠，是指血清中钠离子浓度，对保持细胞外液容量、调节酸碱平衡、维持正常渗透压和细胞生理功能有重要意义，有助于脱水的治疗。

【单位】毫摩 / 升（mmol/L）。

【正常参考值】离子电极法：135 ~ 145 毫摩 / 升。

【临床意义】

（1）血清钠高于 145 毫摩 / 升，即为高钠血症。常见于脱水，如发汗的增加（发热、高温环境、灼伤等呼吸道感染），肾性排水量增加（肾性尿崩症、渗透性利尿），下视丘功能障碍（中枢性尿崩症、原发性高钠血症）；钠负荷过剩，如输入过多高渗氯化钠、碳酸氢钠溶液和摄取钠过剩；钠潴留，如原发性醛固酮增多症、库欣综合征。

（2）血清钠低于 135 毫摩 / 升，即为低钠血症。常见于并发细胞外流量减少的低钠血症，如肾性丢失钠（艾迪生病、失盐性肾炎、利尿剂、渗透性利尿），肾外性丢失钠（从消化道丢失、严重灼伤）；并发细胞外液量增加的低钠血症，如心功能不全、肝硬化、肾病综合征、慢性和急性肾功能不全；细胞外液量正常（或轻度增加）的低钠血症，如抗利尿激素分泌、异常综合征、尿崩症、黏液性水肿、脑垂体功能不全。

4. 血清钾（K）

血清钾，是指血清中钾离子浓度，钾有维持细胞新陈代谢、调节体液渗透压、维持酸碱平衡的作用。

【单位】毫摩 / 升（mmol/L）。

【正常参考值】3.5 ～ 5.5 毫摩 / 升。

【临床意义】

（1）升高。常见于过度应用含钾药物及螺内酯、氨苯蝶啶等潴钾利尿剂；尿排泄障碍，如肾衰竭、肾上腺皮质功能减退等；钾流入细胞外液，如严重溶血及感染、烧伤组织破坏、胰岛功能破坏、挤压综合征；组织缺氧，如心功能不全、呼吸障碍、休克；以及输入大量库存血、酸中毒等。

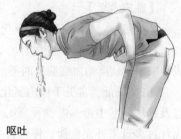

呕吐

因人体内的钾主要来源于食物，如果人频繁呕吐会影响对钾的吸收，而导致血清钾浓度降低。

（2）降低。常见于钾摄入减少，如长期禁食、饮食低钾、胃肠手术后、食管狭窄、严重感染或肿瘤晚期等；消化道钾丢失，如频繁呕吐、腹泻、消化道内瘘管、胃肠道引流；尿钾丧失，如肾小管性酸中毒；钾移入细胞内液，如碱中毒及使用胰岛素后等；以及周期性瘫痪、血液透析等。

5. 血清铁（Fe）

血清铁就是指在血液中与转铁蛋白结合了的那些铁，是和转铁蛋白结合形成的复合物，用于鉴别缺铁性以及非缺铁性的贫血。

【单位】微摩 / 升（μmol/L）。

【正常参考值】

（1）双吡啶比色法：儿童为 8.95 ～ 32.23 微摩 / 升（μmol/L）；成年男性为 13.60 ～ 28.28 微摩 / 升；成年女性为 10.74 ～ 30.97 微摩 / 升；老年人为 7.16 ～ 14.32 微摩 / 升。

（2）亚铁嗪比色法：新生儿为 18 ～ 45 微摩 / 升；婴儿为 7 ～ 18 微摩 / 升；儿童为 9 ～ 22 微摩 / 升；成年男性为 9 ～ 29 微摩 / 升；成年女性为 7 ～ 27 微摩 / 升。

【临床意义】

（1）升高。常见于利用障碍，如铁粒幼细胞性贫血、再生障碍性贫血、铅中毒；释放增多，如溶血性贫血、急性肝炎、慢性活动性肝炎；铁蛋白增多，如白血病、含铁血黄素沉着症、反复输血；铁摄入过多，如铁剂治疗过量时；以及维生素 B_6 缺乏症。

（2）降低。常见于摄入不足，如长期缺铁饮食，或是生长发育期的婴幼儿、青少年，以及生育期、妊娠及哺乳期的妇女；铁缺乏，如缺铁性贫血；慢性失血，如月经过多、消化性溃疡、慢性炎症、恶性肿瘤、肝硬化等。

6. 血清氯（Cl）

血清氯，是指血清中氯离子浓度，在调节人体酸碱平衡、渗透压和水分布方面起重要作用。

【单位】毫摩 / 升（mmol/L）。

【正常参考值】离子电极法：96 ~ 108 毫摩 / 升。

【临床意义】

（1）升高。常见于体内氯化物排出减少，如泌尿道阻塞、急性肾小球肾炎无尿者；肾血流量减少，如充血性心力衰竭；以及摄入氯化物过多、换气过度所致的呼吸性碱中毒、高钠血症脱水时等。

（2）降低。常见于体内氯化物丢失过多，如严重的呕吐、腹泻、胃肠道引流，以及糖尿病酸中毒、慢性肾衰竭、失盐性肾炎、阿狄森氏病；摄入氯化物过少，如出汗过多且未补充食盐、慢性肾炎且长期忌盐饮食后、心力衰竭且长期限盐并大量利尿后。

7. 血清镁（Mg）

血清镁的含量很少，且血清中的镁 50% 左右为离子形式存在。

【单位】毫摩 / 升（mmol/L）。

【正常参考值】原子吸收法：0.8 ~ 1.2 毫摩 / 升。

【临床意义】

（1）升高。常见于肾脏疾病，如慢性肾炎少尿期、尿毒症、急性或慢性肾衰竭等；内分泌疾病，如甲状腺功能减退症（黏液性水肿）、甲状旁腺功能减退症、阿狄森氏病、未治疗的糖尿病昏迷（治疗后迅速下降）等；以及多发性骨髓瘤、严重脱水症、关节炎、急性病毒性肝炎、阿米巴肝脓肿、草酸中毒、用镁制剂治疗不当引起中毒等。

（2）降低。常见于消化道丢失，如慢性腹泻、吸收不良综合征、手术后的肠道瘘管或胆道瘘管、长期吸引胃液后，乙醇中毒严重呕吐者等；内分泌疾病，如甲状腺功能亢进症、甲状旁腺功能亢进症、糖尿病酸中毒纠正后、原发性醛固酮增多症以及长期使用皮质激素治疗后；以及急性胰腺炎、晚期肝硬化、低白蛋白血症、急性心肌梗死、急性乙醇中毒以及新生儿肝炎、婴儿肠切除后等；或是长期服用利尿剂、肾小管性酸中毒、原发性醛固酮增多症、皮质醇增多症、糖尿病治疗后期、甲状旁腺功能亢进症、皮质激素治疗及肿瘤骨转移。

8. 血清铜（Cu）

血浆中的铜大部分与球蛋白结合形成铜蓝蛋白，对红细胞的生成具有重要作用。测定血清铜可知体内是否缺铜。

【单位】微摩 / 升（μmol/L）。

【正常参考值】原子吸收法：新生儿为 2.5 ~ 10 微摩 / 升；儿童为 5.0 ~ 29.8 微摩 / 升；成年男性为 11 ~ 22 微摩 / 升；成年女性为 12.6 ~ 24.3 微摩 / 升。

【临床意义】

（1）升高。常见于内分泌疾病，如生长激素缺乏症、艾迪生病、使用雌激素等；精神、神经疾病，如抗痉挛剂健康搜索的使用、偏食症（Pica）等；骨肌肉疾病，如骨形成不全症、风湿性关节炎等；消化系统疾病，如肝疾病、胆道闭锁症、原发性硬化性胆管炎、毛细胆管性肝炎、原发性胆汁性肝硬化等；血液及恶性肿瘤疾病，如白血病、恶性淋巴瘤、骨肉瘤、镰状细胞性贫血、卵巢癌等；以及感染性疾病、妊娠、口服避孕药、糙皮病、急性心肌梗死、原发性肺动脉高压症、老年性黄斑变性症等。

（2）降低。常见于摄取不足，如动物性蛋白质缺乏的饮食食品加工中铜丢失（粉乳）、苯丙氨酸牛奶治疗中苯丙酮酸尿症、完全静脉高营养法（不含铜）、精神性厌食症等；吸收障碍，如先天性铜吸收障碍（鬈发综合征）、脂肪泻、慢性腹泻、蛋白漏出性胃肠症、儿童脂肪泻；过度丧失，如肾病综合征、库欣综合征、使用类固酮等；以及先天性肝脏铜代谢异常（肝豆状核变性综合征）、服用锌剂。

9. 血清锌（Zn）

血清锌，是指血清中锌离子浓度。锌参与许多辅酶的构成，在生长、智力发育和维持机体免疫功能方面具有重要作用。

【单位】微摩 / 升（μmol/L）。

【正常参考值】原子吸收法：7.7 ~ 21.4 微摩 / 升。

【临床意义】

（1）升高。常见于血液疾病，如溶血性贫血、红细胞增多症、嗜酸性细胞增多症等；内分泌疾病，如甲状腺功能亢进；循环系统疾病，如原发性高血压病；以及 X 线照射后、口服锌、锌中毒等。

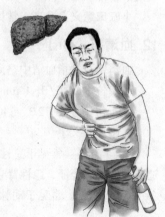

肝硬化

血清锌含量检测在肝脏疾病中意义重大，其含量的高低会预示着不同的肝脏疾病，如肝硬化。

（2）降低。常见于肝胆疾病，如肝硬化、急慢性肝炎、阻塞性黄疸等；血液疾病，如多种贫血（恶性贫血、再生障碍性贫血、缺铁性贫血等）、白血病（ALL 或 CLL）、多发性骨髓瘤等；消化道疾病，如炎症性肠疾病，胃溃疡、直肠溃疡、肠瘘等；肾脏疾病，如肾病综合征、慢性肾功能不全等；神经系疾病，如重症肌无力症、多发性神经炎、中枢神经变性疾病等；以及药物（可的松、抗癌剂、抗生素、避孕药等）、静脉高营养、妊娠、外科创伤、褥疮、烧伤、低锌饮食等。

10. 血清硒（Se）

血清硒，是指血清中硒离子浓度。硒在体内主要是谷胱甘肽过氧化酶的成分，具有抗氧化作用，维持心、脑、肝、肌肉及免疫的生理功能。

【单位】微摩 / 升（μmol/L）。

【正常参考值】原子吸收法：1.02 ~ 2.29 微摩 / 升。

【临床意义】

（1）升高。常见于硒中毒（某些职业环境可造成血硒浓度升高）。

（2）降低。常见于克山病、大骨节病、溶血性贫血、高血压、缺血性心脏病、心肾型心脏病、乳腺癌、肝硬化等。

11. 血清铅（Pb）

血清铅，是指血清中铅离子浓度，易受环境污染，以及尿量，肾功能的影响，因而波动比较大。

【单位】微摩 / 升（μmol/L）。

【正常参考值】氨基酚儿童低于 1.45 微摩 / 升，成人低于 1.93 微摩 / 升，等于或大于 4.83 微摩 / 升为中毒。

【临床意义】升高。常见于慢性铅中毒，如误服大量含铅中成药。

12. 血清铬（Cr）

血清铬，是指血清中铬离子浓度，有助于诊断铬中毒等疾病。

【单位】微摩 / 升（μmol/L）。

【正常参考值】2.3 ~ 40.3 微摩 / 升。

【临床意义】

（1）升高。常见于急性铬中毒及从事铬作业人员的慢性铬中毒，并由于铬中毒造成的胃肠综合征、急性肾衰竭、肺炎、肺癌等。

（2）降低。常见于动脉粥样硬化、冠心病、糖尿病、原发性血色病等。

第十二章　血液维生素的检查

1. 血清 β - 胡萝卜素（β-Car）

【单位】微摩 / 升（μmol/L）。

【正常参考值】0.93 ~ 3.7 微摩 / 升。

【临床意义】

（1）增多。常见于大量摄入胡萝卜素、黏液性水肿、糖尿病、慢性肾炎。

（2）减少。常见于肝硬化。

2. 血清维生素 A（VA）

【单位】微摩 / 升（μmol/L）。

【正常参考值】0.5 ~ 2.1 微摩 / 升。

【临床意义】

（1）升高。常见于维生素 A 过多症、甲状腺功能减退、肾功能不全等。

（2）降低。常见于维生素 A 缺乏症，如夜盲症、角膜软化病；以及脂类吸收不良等。

3. 维生素 A（VA）耐量试验

【单位】微摩 / 升（μmol/L）。

【正常参考值】7 ~ 21 微摩 / 升。

【临床意义】降低。常见于维生素 A 吸收不良、消化不良、肝病、肝硬化等。

4. 血清维生素 B_1（VB_1）

【单位】皮摩 / 升（pmol/L）。

【正常参考值】94 ~ 271 皮摩 / 升。

【临床意义】降低。常见于脚气病。

5. 血清维生素 B_2（VB_2）

【单位】皮摩 / 升（pmol/L）。

【正常参考值】0.27 ~ 1.33 皮摩 / 升。

【临床意义】减少。常见于维生素 B_2 缺乏症，如因摄入不足、吸收障碍、维生素 B_2 活性化障碍、肠内细菌合成减少导致的舌炎、口角炎、阴囊炎等。

6. 血清维生素 B_6（VB_6）

【单位】纳摩 / 升（nmol/L）。

【正常参考值】14.6 ~ 72.9 纳摩 / 升。

【临床意义】降低：常见于维生素 B_6 缺乏症，如摄入不足、吸收障碍、使用抗生素致肠内菌群失调而合成障碍；以及妊娠、发热等。

7. 血清维生素 B_{12}（VB_{12}）

【单位】皮摩 / 升（pmol/L）。

【正常参考值】70 ~ 590 皮摩 / 升。

【临床意义】

（1）升高。常见于蛋白质营养不良、急性或慢性白血病、肝脏疾病等。

（2）降低。吸收障碍，如内因子缺乏、小肠病变等；利用障碍，如肝损害；需要量增加，如妊娠、恶性肿瘤等；以及常见于未经治疗的维生素 B_{12} 缺乏症、巨幼细胞性贫血、神经系统病变。

8. 血清维生素 C（VC）

【单位】微摩 / 升（μmol/L）。

【正常参考值】23 ~ 91 微摩 / 升。

【临床意义】降低：常见于营养吸收障碍、维生素 C 缺乏病（坏血病）、血液透析、贫血、妊娠、脂肪泻、酒精中毒、甲状腺功能亢进、过敏、克山病、心源性休克、心肌炎及慢性肝炎等。

9. 血清维生素 E（VE）

【单位】微摩 / 升（μmol/L）。

【正常参考值】11.6 ~ 46.4 微摩 / 升。

【临床意义】

（1）增加。常见于高脂血症、肾炎、妊娠期。

（2）减少。常见于营养吸收不良、脂肪泻、红细胞增多症、溶血性贫血、胆管阻塞等。

第十三章　血液氨基酸及非蛋白氮类检查

1. 血清亮氨酸（Leu）

【单位】微摩/升（μmol/L）。

【正常参考值】1 ~ 3 个月为（104±30）微摩/升；9 个月 ~ 2 岁为 45 ~ 155 微摩/升；3 ~ 10 岁为 56 ~ 178 微摩/升；6 ~ 18 岁为 79 ~ 144 微摩/升；成人为 75 ~ 175 微摩/升。

【临床意义】升高。常见于糖尿病、痛风等。

2. 血清异亮氨酸（Ile）

【单位】微摩/升（μmol/L）。

【正常参考值】9 个月 ~ 2 岁为 26 ~ 94 微摩/升；3 ~ 10 岁为 28 ~ 84 微摩/升；6 ~ 18 岁为 38 ~ 95 微摩/升；成人为 37 ~ 98 微摩/升。

【临床意义】

（1）升高。常见于糖尿病、痛风。

（2）降低。常见于婴儿胃肠炎、慢性肾炎、类癌综合征。

3. 血清甘氨酸（GIY）

【单位】微摩/升（μmol/L）。

【正常参考值】早产儿为 275 ~ 460 微摩/升；新生儿为 224 ~ 514 微摩/升；1 ~ 3 个月为（164±29）微摩/升；9 个月 ~ 2 岁为 56 ~ 308 微摩/升；2 ~ 6 岁为 175 ~ 296 微摩/升；3 ~ 10 岁为 117 ~ 223 微摩/升；10 ~ 18 岁为 158 ~ 302 微摩/升；成人为 120 ~ 554 微摩/升。

【临床意义】

（1）升高。常见于败血症、Ⅰ型高氨血症、高甘氨酸血症等。

（2）降低。常见于痛风等。

4. 血清组氨酸（His）

【单位】微摩/升（μmol/L）

【正常参考值】1 ~ 3 个月为（63±10）微摩/升；3 ~ 6 个月为 96 ~ 139 微摩/升；9 个月 ~ 2 岁为 24 ~ 112 微摩/升；3 岁 ~ 10 岁为 24 ~ 85 微摩/升；成人为 32 ~ 107 微摩/升。

【临床意义】

（1）升高。常见于组氨酸血症、急性病毒性肝炎等。

（2）降低。常见于类风湿关节炎等。

5. 血清赖氨酸（Lys）

【单位】微摩/升（μmol/L）。

【正常参考值】1～3个月为（103±33）微摩/升；9个月～2岁为45～144微摩/升；3～10岁为71～151微摩/升；6～18岁为108～233微摩/升；成人为83～238微摩/升。

【临床意义】

（1）升高。常见于高赖氨酸血症。

（2）降低。常见于类癌综合征。

6. 血清丝氨酸（Ser）

【单位】微摩/升（mol/L）。

【正常参考值】1～3个月为（114±19）微摩/升；9个月～2岁为33～128微摩/升；3～10岁为79～112微摩/升；6～18岁为71～181微摩/升；成人为65～193微摩/升。

【临床意义】

（1）升高。常见于婴儿胃肠炎、痛风等。

（2）降低。常见于糖尿病等。

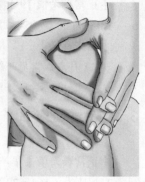

痛风

血清丝氨酸检测是确定痛风的依据之一。

7. 血清苏氨酸（Thr）

【单位】微摩/升（μmol/L）。

【正常参考值】1～3个月为（144±40）微摩/升；4～6个月为191～384微摩/升；3～10岁为42～95微摩/升；10～18岁为74～202微摩/升；成人为74～234微摩/升。

【临床意义】降低。常见于婴儿肠胃炎、糖尿病等。

8. 血清缬氨酸（Val）

【单位】微摩/升（μmol/L）。

【正常参考值】1～3个月为（194±49）微摩/升；9个月～2岁为57～262微摩/升；3～10岁为128～383微摩/升；10～18岁为156～288微摩/升；成人为141～317微摩/升。

【临床意义】

（1）升高。常见于糖尿病、高缬氨酸血症等。

（2）减低。常见于蛋白质营养不良、婴儿胃肠炎、慢性肾衰竭、类癌综合征等。

9. 血清羟脯氨酸（Pro）

【单位】微摩/升（μmol/L）。

【正常参考值】6～8岁男童为0～50微摩/升；6～8岁女童为0～44

微摩 / 升；成人男性为 0 ～ 42 微摩 / 升；成人女性为 0 ～ 32 微摩 / 升。

【临床意义】升高。常见于甲状腺功能亢进、高羟脯氨酸血症、霍奇金病等。

10. 血清苯丙氨酸（Phe）及其负荷试验

【单位】微摩 / 升（$\mu mol/L$）。

【正常参考值】

（1）血清苯丙氨酸：成人为 0 ～ 120 微摩 / 升；新生儿为 73 ～ 212 微摩 / 升。

（2）苯丙氨酸负荷试验：口服苯丙氨酸 100 毫克 / 千克体重，正常儿童 1 小时为 84.75 微摩 / 升；2 小时为 544.86 微摩 / 升；4 小时为 302.7 微摩 / 升。

【临床意义】

（1）苯丙氨酸检查。对苯丙酮尿症的确诊有帮助。

（2）苯丙氨酸负荷试验。有遗传基因缺陷但无症状的儿童升高，且下降滞后。

11. 血氨（BA 或 NH₃）

【单位】微摩 / 升（$\mu mol/L$）。

【正常参考值】

（1）纳氏试剂显色法：5.9 ～ 35.2 微摩 / 升。

（2）酚一次氯酸盐法：27.02 ～ 81.6 微摩 / 升。

【临床意义】升高。常见于肝性脑病前期、慢性活动期肝炎、急性病毒性肝炎、肝性脑病（超过 117.8 微摩 / 升）。

血型遗传规律表

防治血氨高的措施
1. 避免诱发或加重肝病的因素，例如控制身体感染，维持身体里的水、电解质和酸碱平衡
2. 及时使用降氨药物，如谷氨酸钾和谷氨酸纳
3. 减少肠道毒素的生成和吸收，如口服甲硝唑抑制肠内的细菌生长

12. 血浆氨氮（AN）

【单位】微摩 / 升（$\mu mol/L$）。

【正常参考值】20 ～ 70 微摩 / 升。

【临床意义】升高。常见于出血性休克、肝性脑病、急性重型肝炎、肝硬化等。

13. 血浆（清）α－氨基酸氮（AAN）

【单位】毫摩 / 升（mmol/L）。

【正常参考值】2.6 ～ 5 毫摩 / 升。

【临床意义】

（1）升高。常见于白血病、坏死性肝炎、尿毒症等。

（2）减低。常见于胰岛素治疗时。

14. 血清还原型谷胱甘肽（GSH）

【单位】微摩 / 升（μmol/L）。

【正常参考值】（0.57±1.04）微摩 / 升。

【临床意义】

（1）升高。常见于骨髓纤维化、嘧啶 -5- 核苷酸酶缺乏。

（2）减低。常见于葡萄糖 -6- 磷酸脱氢酶（G-6-PD）、磷酸葡萄糖异构酶缺陷所致的不稳定血红蛋白的存在。

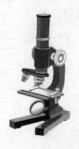

第十四章　血液蛋白质（PRO）的检查

1. 血清总蛋白（TP 或 TP0）

血清总蛋白是各种蛋白的复杂混合物。临床上用各种方法检测血浆蛋白的含量来协助诊断肝脏疾患。

【单位】克/升（g/L）。

【正常参考值】双缩脲法：早产儿为 36 ~ 60 克/升；新生儿为 46 ~ 70 克/升；1 周为 44 ~ 76 克/升；7 个月 ~ 1 岁为 51 ~ 73 克/升；1 ~ 2 岁为 56 ~ 75 克/升；成人为 60 ~ 80 克/升；60 岁以上老年人为可降低约 20 克。

【临床意义】

（1）升高。常见于血液浓缩，导致总蛋白浓度相对增高，如严重腹泻、呕吐、高热时急剧失水、休克、慢性肾上腺皮质功能减退；血浆蛋白质合成增加（主要见于球蛋白合成增加），如多发性骨髓瘤、巨球蛋白症、系统性红斑狼疮、中毒等。

（2）降低。常见于蛋白质合成障碍，如慢性肝炎、急性干细胞坏死、肝硬化等；血液稀释，导致总蛋白浓度相对降低，如静脉注射过多低渗溶液或因各种原因引起的钠、水潴留；摄入不足和消耗增加，如长期营养不良、食物中长期缺乏蛋白质或慢性胃肠道疾病所引起的消化吸收不良、大失血、严重结核病、甲状腺功能亢进、肾病综合征、恶性肿瘤等；蛋白质丢失，如严重烧伤、肾病综合征、溃疡性结肠炎。

2. 人血白蛋白（ALB 或 A）

人血白蛋白是血浆中含量最丰富的蛋白质，具有结合和运输内源性与外源性物质，维持血液胶体渗透压，清除自由基，抑制血小板聚集和抗凝血等生理功能。

【单位】克/升（g/L）。

【正常参考值】BCG 法：35 ~ 55 克/升。

【临床意义】

（1）升高。常见于严重失水所致血浆浓缩，如严重脱水、休克、严重烧伤、急性出血、慢性肾上腺皮质功能降低症；以及静脉输注白蛋白过多。

（2）降低。常见于肝硬化合并腹水及其他肝功能严重损害（如急性重型肝炎、中毒性肝炎等）、营养不良、慢性消耗性疾病、糖尿病、严重出血、肾病综合征、先天性白蛋白缺乏症。

3. 血清球蛋白（GLB 或 G）

血清球蛋白含有健康人群血清所具有的各种抗体，因而有增强机体抵抗力以预防感染的作用。

【单位】克／升（g/L）。

【正常参考值】计算法：20 ~ 30 克／升。

【临床意义】

（1）升高。常见于生理性升高，如血清水分减少、血液浓缩；感染引起机体免疫反应增强，如慢性病毒性肝炎、活动性结核病、黑热病、血吸虫病、疟疾、亚急性细菌性心内膜炎等；自身免疫性疾病时的机体免疫功能亢进，如系统性红斑狼疮（SLE）、硬皮病、风湿热、类风湿性关节炎、肝硬化等；以及肾病综合征、过敏反应、肺炎、丝虫病、骨髓瘤、淋巴瘤、白血病、部分恶性肿瘤等。

（2）降低。常见于合成减少，如肾上腺皮质功能亢进如库欣综合征、使用肾上腺皮质激素或其他免疫抑制剂等；先天性免疫功能缺陷，如 γ－球蛋白缺乏症；以及肾上腺皮质功能亢进、放射治疗后或氮芥中毒、生理性低球蛋白血症（婴幼儿）、正常婴儿出生后至 3 岁等。

4. 血清蛋白电泳（SPE）

血清蛋白电泳，是指用电泳方法测定血清中各类蛋白占总蛋白的百分比，主要用于肝、肾疾病和多发性骨髓瘤的诊断。

【单位】百分比（％）。

【正常参考值】白蛋白（A）为 0.60 ~ 0.70（60% ~ 70%）；α_1－球蛋白（α_1-G）为 0.017 ~ 0.05（1.7% ~ 5%）；α_2－球蛋白（α_2-G）为 0.067 ~ 0.125（6.7% ~ 12.5%）；β－球蛋白（β-G）为 0.083 ~ 0.163（8.3% ~ 16.3%）；γ－球蛋白（γ-G）为 0.107 ~ 0.200（10.7% ~ 20%）。

【临床意义】

（1）升高

① 白蛋白（A）升高，常见于严重失水等。

② α_1－球蛋白升高，常见于肝癌、肝硬化、肾病综合征、营养不良等。

③ α_2－球蛋白升高，常见于肝脓肿、肾病综合征、胆汁性肝硬化、营养不良、病毒性肝炎等。

④ β－球蛋白升高，常见于阻塞性黄疸、高脂血症、胆汁性肝硬化、脂肪肝、高脂血症、肾病综合征、糖尿病并发高胆固醇血症、恶性肿瘤等。

⑤ γ－球蛋白升高，常见于慢性感染、慢性肝炎、肝硬化、肿瘤、多发性骨髓瘤、血吸虫病、结缔组织病等。

（2）减低

① 白蛋白（A）减低，常见于肝脏、肾脏疾病。

② α_1－球蛋白减低，常见于重型肝炎、肝硬化、肝性脑病、严重肝功能衰竭。

③ α_2－球蛋白减低，常见于亚急性肝炎和急性重型肝炎、失代偿期肝硬化。

④ β－球蛋白减低，常见于急性或慢性肝炎、肝硬化（尤其是失代偿期肝硬化

和坏死肝硬化）。

⑤ γ - 球蛋白减低，常见于肾病综合征、慢性肾炎、丙种球蛋白缺乏症、部分化疗患者等。

5. 血清黏蛋白（SM）

测定血清黏蛋白对肝肾疾病的诊断和某些疾病的动态观察、病程转归有一定的参考意义。

【单位】毫克 / 升（mg/L）。

【正常参考值】改良 Harr 法：20 ~ 40 毫克 / 升。

【临床意义】

（1）升高。常见于急性或慢性炎症，如肺炎、肺结核、胸膜炎、亚急性细菌性心内膜炎等；结缔组织疾病，如系统性红斑狼疮、风湿热、风湿性关节炎、痛风等；恶性肿瘤，尤其是女性生殖器肿瘤；以及阻塞性黄疸、糖尿病、烧伤、妊娠期等。

（2）降低。常见于肝实质性病变，如病毒性肝炎、中毒性肝炎、肝细胞性黄疸、肝硬化等；甲状腺功能亢进或减退、垂体及慢性肾上腺及垂体功能减退、肾上腺皮质功能减退、肾病综合征、内脏退化、血管退化等。

6. 血清 α₁- 微球蛋白（α₁-MG）

血清中 α₁- 微球蛋白的测定可作为反映肾小管重吸收功能受损的一项灵敏指标，对诊断肾脏疾病以及评价肾功能有一定的意义。

【单位】毫克 / 升（mg/L）。

【正常参考值】RIA、EIA 法：10.2 ~ 24.2 毫克 / 升。

【临床意义】

（1）升高。常见于各种肾病导致的肾功能不全，如肾小球损伤早期、原发性肾小球肾炎、间质性肾炎、糖尿病肾病、狼疮肾、急慢性肾衰竭等；以及白血病、肝硬化、糖尿病、慢性肾炎、IgA 型骨髓瘤、肝癌、女性妊娠末期（比妊娠初期升高 3 ~ 4 毫克 / 升）等。

（2）降低。常见于急性胰腺炎、肝炎、晚期肾小球肾炎等。

7. 血清 β₂- 微球蛋白（β₂-MG）

β₂- 微球蛋白检测被认为是衡量糖尿病患者轻度肾功能减退和疗效观察的一项简便、精确而又敏感的方法。

【单位】毫克 / 升（mg/L）。

【正常参考值】免疫散射比浊法：0.91 ~ 2.2 毫克 / 升。

【临床意义】升高。常见于肾脏疾病，如肾功能不全、肾小球疾病、急性或慢性肾盂肾炎、急性肾衰竭、尿毒症；某些恶性肿瘤，如原发性肝癌、肺癌、多发性骨髓瘤、恶性淋巴肉瘤、非何杰金氏淋巴瘤；自身免疫性疾病，如系统性红斑狼疮、溶血性贫血；以及真性红细胞增多症、球蛋白生成障碍性贫血、脾功能亢进、传染性单核细胞增多症、炎症活动期、脏器移植排斥反应、慢性淋巴细胞性白血病等。

8. 血清 α_2- 巨球蛋白（α_2-MG 或 AMG）

测定血液中 α_2- 巨球蛋白对诊断肝、肾疾病有一定意义。

【单位】毫克 / 升（mg/L）。

【正常参考值】免疫散射比浊法：1500 ~ 3500 毫克 / 升。

【临床意义】

（1）升高。常见于炎症、慢性肝炎活动期、肝硬化、肾病综合征、慢性肾炎、糖尿病、恶性肿瘤妊娠期、口服避孕药等。

（2）降低。常见于重症肝炎、慢性肝炎、类风湿性肝炎、急性肾小球肾炎、急性胰腺炎、胃溃疡、肺气肿、糖尿病、甲状腺功能亢进症、弥散性血管内凝血（DIC）、肝硬化、恶性肿瘤晚期及进行期、类风湿关节炎、多发性骨髓瘤、抗纤维蛋白溶解治疗、心脏手术、营养不良等。

9. 血清 α_1- 酸性糖蛋白（α_1-AG 或 AAG）

【单位】毫克 / 升（mg/L）。

【正常参考值】免疫散射比浊法：550 ~ 1400 毫克 / 升。

【临床意义】

（1）升高。常见于急性炎症、系统性红斑狼疮、类风湿关节炎、急性心肌梗死、恶性肿瘤、外伤、烧伤、手术等。

（2）降低。常见于营养不良、妊娠期、严重肝损害、肝细胞病变晚期、肾病综合征、服用 17α- 羟基雄激素等。

10. 血清 α_1- 抗胰蛋白酶（α_1-AT）

α_1- 抗胰蛋白酶是血清中最主要的蛋白酶抑制剂，对凝血酶、尿激酶等其他酶也有抑制作用，对急性炎性疾病也有一定限制作用。

【单位】毫克 / 升（mg/L）。

【正常参考值】免疫散射比浊法：780 ~ 2000 毫克 / 升。

【临床意义】

（1）升高。常见于感染和炎症；组织损伤，如心肌梗死、外伤；结缔组织病，如系统性红斑狼疮、类风湿关节炎；服用药物，如雌激素、口服避孕药、肾上腺类固醇、前列腺素等；以及恶性肿瘤、妊娠、外科手术、斑疹伤寒等。

（2）降低。遗传性 α_1- 抗胰蛋白酶缺乏症；后天性见于新生儿呼吸窘迫综合征、重症肝炎、肾病综合征、蛋白丧失性胃肠症、营养不良、未成熟儿、肾移植早期排斥反应等。

11. 全血高铁血红蛋白（MetHb）

测定血浆中高铁血红蛋白的含量，有助于诊断高铁血红蛋白血症。

【单位】微摩 / 升（μmol/L）。

【正常参考值】9.3 ~ 37.2 微摩 / 升。

【临床意义】升高。常见于先天性高铁血红蛋白血症、中毒性高铁血红蛋白血症（获得性症状，一般有服用某些药物的病史）、出血性胰腺炎、各种溶血性疾病及有机磷中毒等。

12. 血清酸溶性蛋白（ASP）

酸溶性蛋白是指在低浓度的过氯酸或磺基水杨酸等酸性溶液中可溶的含糖较多的复合蛋白质，与肝脏功能及机体防御功能有关。

【单位】毫克 / 升（mg/L）。

【正常参考值】比色法：男性，（1150±250）毫克 / 升，女性，（1130±230）毫克 / 升。

【临床意义】

（1）升高。常见于呼吸系统疾病，如肺部各种疾病的急性感染期、肺结核排菌活动期、肺癌等；儿科疾病，如败血症、新生儿肺炎、小儿肠炎等；恶性肿瘤，如鼻咽癌、肝癌等。

（2）降低。常见于肝病，如急性或慢性肝炎、肝硬化、肝癌。

13. 血清 C- 反应蛋白

C- 反应蛋白是在感染和组织损伤时血浆浓度快速急剧升高的主要的急性期蛋白，是心血管疾病最强有力的预示因子与危险因子。

【单位】毫克 / 升（mg/L）。

【正常参考值】

（1）沉淀法：阴性。

（2）环状免疫单向扩散法：低于 10 毫克 / 升。

【临床意义】阳性或升高。常见于缺血性心脑血管疾病，如心肌梗死、冠心病、脑梗死、高血压等；严重创伤性疾病，如严重创伤、烧伤、化脓性炎症、败血症、白血病、大手术等；以及急性风湿病、类风湿性关节炎急性期、病毒性肝炎、结核病活动期淋巴瘤、乳腺癌等。

14. 血浆纤维蛋白原（FIB）

测定血浆纤维蛋白原，有助于了解凝血机能状态。

【单位】克 / 升（g/L）。

【正常参考值】2.0 ~ 4.0 克 / 升。

【临床意义】

（1）升高。常见于感染，如肺炎、胆囊炎等；血栓前状态和血栓性疾病，如急性心肌梗死、脑血栓、糖尿病、妊娠高血压症、动脉粥样硬化、恶性肿瘤等；蛋白合成增多，如结缔组织病、多发性骨髓瘤等；反应性增多，如急性感染、急性肾炎、烧伤、休克、大手术及放疗后等；以及月经期和妊娠期、剧烈运动后。

（2）降低。常见于大量失血、弥散性血管内凝血（DIC）、原发性纤溶亢进症、先天性纤维蛋白原缺乏症、异常纤维蛋白原血症、重症肝炎、肝硬化、新生儿、早产儿等。

15. 血清纤维结合蛋白（Fn）

血清纤维结合蛋白的检测，有助于鉴别乙肝患者是急性乙型肝炎还是慢性乙肝急性发作，也助于鉴别脑血栓与脑出血。

【单位】毫克/升（mg/L）。

【正常参考值】单向免疫扩散法：190～280毫克/升。

【临床意义】

（1）升高。常见于肝病，如急性肝炎、慢性肝炎、慢性活动性肝炎和早期肝硬化患者；以及类风湿性关节炎、系统性红斑狼疮、妊娠期。

（2）降低。常见于暴发性肝衰竭、早期肝硬化、失代偿性肝硬化、肝癌转移、脑血栓、肺心病急性期、急性小儿肺炎、肾移植发生急性排斥反应时、骨髓纤维化、严重感染、败血症、烧伤、伤寒、严重营养不良等。

16. 铜蓝蛋白（CER）

铜蓝蛋白测定对某些肝、胆、肾等疾病的诊断有一定意义。

【单位】毫克/升（mg/L）。

【正常参考值】

（1）免疫散射比浊法：200～500毫克/升。

（2）免疫扩散法：1～12岁为300～650毫克/升；成人为150～600毫克/升。

【临床意义】

（1）升高。常见于重症感染，如炎症、肝炎、骨膜炎、肾盂肾炎、结核病、尘肺等；胆汁瘀滞，如原发性胆汁瘀滞型肝硬化、肝外阻塞性黄疸、急性肝炎、慢性肝炎、酒精性肝硬化等；恶性肿瘤，如白血病、恶性淋巴瘤、各种癌等；以及甲状腺功能亢进、风湿病、类风湿性关节炎、再生障碍性贫血、心肌梗死、手术后、急性精神分裂症、震颤性谵妄、高胱氨酸尿症、妊娠、口服避孕药等。

（2）降低。常见于营养不良，如肾病综合征、吸收不良综合征、蛋白漏出性胃肠症、肾病综合征、低蛋白血症等；以及原发性胆汁性肝硬化、原发性胆道闭锁症、严重肝病、严重低蛋白血症、肾病综合征、肝豆状核变性、新生儿、未成熟儿等。

17. 糖化血红蛋白 A1c（HbA1c）

【单位】百分数（%）。

【正常参考值】微柱层析法：HbA1c 为 4% ~ 6%。

【临床意义】

（1）升高。常见于病情未控制的糖尿病患者、珠蛋白生成障碍性贫血、白血病，以及用含葡萄糖的透析液作血透的慢性肾衰竭、地中海贫血、白血病患者等。

（2）降低。常见于溶血性贫血、失血性贫血、慢性肾衰竭、低血糖症、慢性持续性症等。

18. 糖化血清蛋白（GSP）

血液中的葡萄糖与白蛋白和其他蛋白分子 N 末端发生非酶促糖化反应，形成糖化血清蛋白。

【单位】毫摩 / 升（mmol/L）。

【正常参考值】硝酸四氮唑蓝（NBT）法：1.65 ~ 2.15 毫摩 / 升。

【临床意义】糖化血清蛋白测定可有效反映患者过去 1 ~ 2 周内平均血糖水平，而且不受当时血糖浓度的影响，是糖尿病病人血糖控制非常适宜的良好指标。

19. 视黄醇结合蛋白（RBP）

测定视黄醇结合蛋白能早期发现肾小管的功能损害，并能灵敏反映肾近曲小管的损害程度，还可作为肝功能早期损害和监护治疗的指标。

【单位】毫克 / 升（mg/L）。

【正常参考值】免疫散射比浊法：30 ~ 60 毫克 / 升。

【临床意义】

（1）升高。常见于肾功能不全、营养过剩性脂肪肝、各类肾脏疾病引起肾小球滤过率降低等。

（2）降低。常见于维生素 A 缺乏、吸收不良综合征、低蛋白血症、肝脏功能损害、阻塞性黄疸、肝硬化、重症感染、甲状腺功能亢进、外伤等。

20. 层粘连蛋白（LN）

【单位】微克 / 升（μg/L）。

【正常参考值】45 ~ 175 微克 / 升。

【临床意义】

（1）升高。常见于肺心病、慢性阻塞性肺病、肝脏慢性损害、肝纤维化、肝硬化、恶性肿瘤、糖尿病、先兆子痫孕妇等。

（2）降低。常见于多脏器衰竭、严重感染、重症肝炎、肝癌转移、严重营养不良等。

第十五章　血清酶检查

1. 淀粉酶（AMY）

血清淀粉酶测定，主要用于诊断急性胰腺炎等胰腺疾病。

【单位】单位／升（U/L）。

【正常参考值】

（1）PNP法：少于90单位／升。

（2）碘－淀粉比色法：800～1800单位／升。

（3）BMD法：成人，25～125单位／升，大于70岁，20～160单位／升。

【临床意义】

（1）升高。常见于胰腺疾病，如急性胰腺炎、胰腺肿瘤引起的胰腺导管阻塞、胰腺脓肿、胰腺损伤、胰腺癌；以及肠梗阻、胃溃疡穿孔、急性阑尾炎、流行性腮腺炎、唾液腺化脓、腹膜炎、胆管疾病、胆囊炎、消化性溃疡穿孔、肾衰竭或肾功能不全、输卵管炎、创伤性休克、大手术后、肺炎、肺癌、急性酒精中毒、吗啡注射后等。

（2）减低。常见于肝硬化、肝炎、肝癌、急性或慢性胆囊炎等。

2. 血清脂肪酶（LPS）

脂肪酶是一组特异性较低的脂肪水解酶类，主要来源于胰腺，其次为胃及小肠，是测定急性胰腺炎的重要依据。

【单位】单位／升（U/L）。

【正常参考值】

（1）速率法：低于40单位／升。

（2）比浊法：低于190单位／升。

【临床意义】

（1）升高。常见于急性胰腺炎、慢性胰腺炎、胰腺囊肿、胰腺癌、胆管癌、胆石症、胃穿孔、穿孔性腹膜炎、肝硬化、肠梗阻、十二指肠溃疡、乳腺癌、软组织损伤、急性或慢性肾脏疾病等。

（2）降低。常见于胰腺炎晚期等。

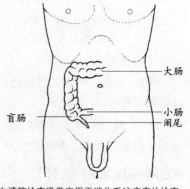

血清酶检查通常应用于消化系统疾病的检查。

3. 血清胰蛋白酶（Try）

测定血清中胰蛋白酶的数量也有助于胰腺炎的诊断。

【单位】微克／毫升（μg/ml）。

【正常参考值】150 ~ 600 微克 / 毫升。

【临床意义】

（1）升高。常见于急性胰腺炎、慢性胰腺炎（复发期）、胰腺囊肿性纤维化、胰腺癌、糖尿病、肾功能不全等。

（2）降低。常见于胰腺外分泌功能不全（慢性胰腺炎后期）。

4. 血清胃蛋白酶原（PG）

测定血清胃蛋白酶原，是胃部感染、萎缩性胃炎、胃癌的良好诊断指标。

【单位】微克 / 毫升（μg/ml）。

【正常参考值】总活性 188 ~ 474 微克 / 毫升。

【临床意义】

（1）升高。常见于饮食或药物刺激、幽门螺旋杆菌感染、胃溃疡、十二指肠溃疡等。

（2）减低。提示胃体、胃底黏膜萎缩或受损，常见于浅表性胃炎、萎缩性胃炎、胃癌、胰腺癌、肝胆疾病、恶性贫血等。

5. 铜蓝蛋白氧化酶（CP）

【单位】单位 / 升（U/L）。

【正常参考值】52.9 ~ 167.7 单位 / 升。

【临床意义】

（1）升高。常见于胆管阻塞、白血病、缺铁性贫血、霍奇金病等。

（2）减低。常见于肝豆状核变性、肾病综合征等。

6. 血清醛缩酶（ALD）

测定血清中的醛缩酶主要用于诊断肝脏与肌肉的疾病。

【单位】单位 / 升（U/L）。

【正常参考值】1.3 ~ 8.2 单位 / 升。

【临床意义】

（1）明显上升。常见于多发性肌炎、进行性肌营养不良、先天型肌营养不良、骨骼肌广泛损伤、闭塞性动、静脉炎、急性出血性胰腺炎、肺梗死、发热、重度烫伤、一氧化碳中毒、心肌梗死伴心力衰竭、前列腺癌、使用可的松或促肾上腺皮质激素治疗等。

（2）中、轻度上升。常见于肌营养不良症火罐网的肢带型、颜面肩胛上腕型、肌紧张型、甲状腺功能亢进症以及减低症、原发性或继发性肝癌、白血病（白血病时 FDP/FIP 比值升高）、肌萎缩性综合征、慢性肝炎、脑血管障碍等。

（3）降低。常见于果糖不耐症、大脑黄斑变性综合征。

7. 血清异柠檬酸脱氢酶（ICD）

血清异柠檬酸脱氢酶测定，对诊断肝病有一定意义，尤其是恶性肿瘤病人血清异枸橼酸脱氢酶升高，往往是肝脏转移的信号。

【单位】微摩 /（秒·升）（μmol/s·L）。

【正常参考值】

（1）比色法：0.066 ~ 0.191 微摩 /（秒·升）。

（2）紫外法：0.008 ~ 0.117 微摩 /（秒·升）。

【临床意义】

（1）升高。常见于急性病毒性肝炎、慢性肝炎、肝内胆汁淤积性肝炎、肝硬化、原发性肝细胞癌、肝转移癌、胆石症、胆囊炎、胆道阻塞、胰腺炎、右心功能不全、肺梗死、新生儿黄疸、溶血性疾病等。

（2）降低。常见于大面积肝细胞坏死。

8. 血清苹果酸脱氢酶（MDH）

【单位】微摩 /（秒·升）（μmol/s·L）。

【正常参考值】0.21 ~ 0.83 微摩 /（秒·升）。

【临床意义】升高。常见于心肌梗死、溶血性疾病、镰状红细胞贫血、巨细胞贫血、病毒性肝炎发病初期和病情极期（疾病症状最为明显的时期）、急性肝炎发生坏死时、全身转移性癌、创伤性休克、肾脏疾病、类风湿性关节炎及血液系统各种疾病。

9. 谷氨酸脱氢酶

谷氨酸脱氢酶是测试肝功能的一项指标。

【单位】纳摩 /（秒·升）（nmol/s·L）。

【正常参考值】小于 13 纳摩 /（秒·升）。

【临床意义】升高：常见于急性病毒性肝炎、慢性肝炎、肝硬化等。

10. 血清乙醇脱氢酶（ADH）

测定血清中的乙醇脱氢酶对诊断肝脏疾病有一定的意义。

【单位】单位 / 升（U/L）。

【正常参考值】0 ~ 5 单位 / 升。

【临床意义】升高。常见于病毒性肝炎、中毒性肝炎、急性肝损伤等。

11. 血清山梨醇脱氢酶（SD）

检测血清山梨醇脱氢酶在反映肝损伤方面较具特异性。

【单位】单位 / 升（U/L）。

【正常参考值】0 ~ 2.5 单位 / 升。

【临床意义】升高。常见于急性肝炎、肝细胞黄疸、阻塞性黄疸、肝硬化、肺梗死、内毒素休克导致低氧血症和肝脏缺血时等。

12. 血清单胺氧化酶（MAO）

血清单胺氧化酶测定，主要用于诊断肝硬化。

【单位】纳摩 /（秒·升）（nmol/s·L）。

【正常参考值】酶法：3.3 ~ 15.1 纳摩 /（秒·升）。

【临床意义】升高。常见于急性与慢性肝炎、爆发性肝炎、大面积肝坏死、肝硬化、原发性肝癌、肢端肥大症、阻塞性黄疸、甲状腺功能亢进、糖尿病、心功能不全、各种胶原病等。

13. 血清 5'- 核苷酸酶（5'-NT）

血清 5'- 核苷酸酶广泛存在于肝脏和各种组织中，所以血清 5'- 核苷酸酶测定对肝胆胰系统疾病及某些恶性肿瘤有较特异的诊断价值。

【单位】单位 / 升（U/L）。

【正常参考值】2 ~ 17 单位 / 升。

【临床意义】升高。常见于肝胆胰系统疾病及某些恶性肿瘤，如肝癌（原发性、转移性）、肝内结石、胆道癌、胆管炎、良性胆道梗阻、胰腺癌、原发性乳腺癌、卵巢浆液性腺瘤、肝内胆汁瘀滞、药物性肝损害、急性肝炎、慢性活动性肝炎、肝硬化、原发性胆汁性肝硬化、传染性单核细胞增多症等。

14. 血清精氨酸代琥珀酸裂解酶（ASAL）

【单位】单位（U）。

【正常参考值】0 ~ 5 单位。

【临床意义】升高。常见于肝实质细胞病变、阻塞性黄疸、胆石症、传染性单核细胞增多症、淋巴肉芽肿、肝移植出现排斥反应时。

15. 血清脯氨酰羟化酶（PH）

【单位】微克 / 升（μg/L）。

【正常参考值】27.6 ~ 40.4 微克 / 升。

【临床意义】升高。常见于急性肝炎、慢性肝炎活动期、酒精性肝炎、肝纤维化、原发性肝癌、阻塞性黄疸、转移性肝癌及某感染性疾病等。

16. 血清超氧化物歧化酶（SOD）

【单位】微克 / 克（μg/g）。

【正常参考值】555 ~ 663 微克 / 毫升。

【临床意义】减低。常见于急性或慢性肝炎、肝硬化、肾病综合征、冠心病、脑梗死、脑瘫、白血病、胶质细胞瘤、各种肿瘤等。

17. 血浆纤溶酶（PL）

【单位】单位（U）。

【正常参考值】21.1 ~ 48.9 单位。

【临床意义】

（1）升高。常见于各种原因导致的纤溶亢进症、肝炎、肝硬化、急性心肌梗死、肺梗死、深静脉血栓、外科手术、白血病、肿瘤、前置胎盘、胎盘早期剥离、羊水栓塞等。

（2）减低。常见于血栓前状态和血栓性疾病，如心肌梗死、心绞痛、脑血管病变、糖尿病、妊娠高血压症、深静脉血栓形成、肾病综合征等。

18. 血清丙酮酸激酶（PK）

血清丙酮酸激酶的测定可用于诊断心肌梗死。

【单位】单位 / 升（U/L）。

【正常参考值】33 ~ 83 单位 / 升。

【临床意义】

（1）升高。常见于急性心肌梗死（丙酮酸激酶出现异常时间早、上升达高峰快、峰值持续时间短，为心肌梗死早期指标）、子宫颈癌、淋巴肉瘤、粒细胞白血病、霍奇金病等。

（2）减低。常见于先天性溶血性贫血、非球形红细胞溶血性贫血、急性白血病、红细胞性白血病、再生障碍性贫血、治疗无效性贫血、阵发性夜间血红蛋白尿、先天性发育不全性贫血、遗传性和获得性红细胞丙酮酸激酶缺乏症等。

19. 血管紧张素转化酶（ACE）

血管紧张素转化酶测定主要同于肺部疾病的诊断，对其他系统疾病的诊疗也有一定价值。

【单位】单位 / 升（U/L）。

【正常参考值】分光光度法：7 ~ 25 单位 / 升。

【临床意义】

（1）升高。常见于肝硬化、急性肝炎、慢性肝炎、肝硬化、肺类肉瘤、肺结核、糖尿病、甲状腺功能亢进症、虹膜炎、免疫母细胞肉瘤等。

（2）降低。常见于哮喘发作、急性心源性肺水肿、慢性阻塞性肺疾患、自发性气胸、肺纤维化、成人呼吸窘迫综合征、肺癌、高血压、结肠炎等。

20. 血清溶菌酶（LYSO）

血清溶菌酶测定对白血病疗效观察是一项较好指标。

【单位】毫克 / 升（mg/L）。

【正常参考值】比浊法：4 ~ 20 毫克 / 升。

【临床意义】

（1）升高。常见于急性或慢性单核细胞性白血病（显著升高）、急性粒细胞性白血病（中度升高）、先天性白细胞颗粒异常综合征、真性红细胞增多症、霍奇金病、恶性淋巴瘤、多发性骨髓瘤、肺癌、结核病、肾功能不全、肾病、肾移植排斥反应、局限性肠炎、矽肺、细菌性脑膜炎、泌尿系感染等。

（2）降低。常见于毛细胞性白血病、急性淋巴细胞性白血病、恶性组织细胞增生症、中性粒细胞减少伴骨髓增生功能低下等。

21. 血清葡萄糖 –6– 磷酸脱氢酶（G–6–PDH）

测定血清葡萄糖 –6– 磷酸脱氢酶，主要用于诊断有关的溶血性贫血。

【单位】单位 / 升（U/L）。

【正常参考值】16 ~ 50 单位 / 升。

【临床意义】

（1）升高。常见于急性心肌梗死、宫颈癌、淋巴肉瘤、髓性白血病、霍奇金病、假肥大型肌营养不良、非球形细胞溶血性贫血；以及服用磺胺、阿司匹林等药物。

（2）降低。常见于先天性溶血性贫血、白细胞功能异常等。

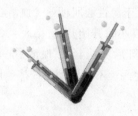

第十六章　心肌蛋白和心肌酶检查

1.血清肌红蛋白（Mb）

血清肌红蛋白是急性心肌梗死（AMI）病人升高的最早标志物之一。

【单位】微克/升（μg/L）。

【正常参考值】6.3～70.9微克/升。

【临床意义】升高。常见于急性心肌梗死（发病后1～3小时，血清肌红蛋白开始升高，4～12小时达到高峰值，72小时恢复正常）、急性骨骼肌损害（挤压综合征）、急性肾衰竭、心功能衰竭、多发性皮肌炎、假性肥大型肌病、急性皮肌炎、肌内注射、进行性肌萎缩、甲状腺功能减退、手术创伤、休克、高热、心导管术、酒精中毒等。

2.心肌肌球蛋白（Ms）

【单位】微克/升（μg/L）。

【正常参考值】小于0.1微克/升。

【临床意义】升高。常见于心肌肥厚、急性心肌梗死、心力衰竭等。

3.心肌肌钙蛋白（Tn）

心肌肌钙蛋白是心肌肌肉收缩的调节蛋白，由肌钙蛋白T(TnT)、肌钙蛋白I(TnI)及肌钙蛋白C（TnC）三种亚单位组成。血清心肌肌钙蛋白测定，有助于早期及中后期急性心肌梗死的诊断，尤其对于微小的、小灶性心肌梗死的诊断更有价值。

【单位】微克/升（μg/L）。

【正常参考值】免疫散射比浊法：心肌肌钙蛋白T（TnT），小于0.5微克/升；心肌肌钙蛋白I（TnI），小于0.03微克/升。

【临床意义】升高。常见于急性心肌梗死（血清心肌肌钙蛋白T（TnT）及心肌肌钙蛋白I（TnI）在2.7～4.9小时开始升高，5.8～29小时达到高峰值，83～168小时恢复正常；在急性心肌梗死后1～4天，血清中心肌肌钙蛋白I（TnI）浓度之比，可作为溶栓是否成功的指标之一、不稳定型心绞痛、围手术期心肌损害及其他心肌损害、心脏及瓣膜手术等。

4.脂肪酸结合蛋白（FABP）

【单位】微克/升（μg/L）。

【正常参考值】低于5微克/升。

【临床意义】升高：常见于急性心肌梗死、骨骼肌损害、肾衰竭等。

5. 超敏 C- 反应蛋白（hs-CRP）

超敏 C- 反应蛋白的测定，是对冠心病、不稳定性心绞痛进行动态监控，以预测心肌梗死的危险性。

【单位】毫克 / 升（mg/L）。

【正常参考值】免疫散射比值法：低于 2 毫克 / 升。

【临床意义】升高。常见于急性心肌梗死、冠心病、动脉粥样硬化、不稳定性心绞痛、高血压并发心脏病、急性脑梗死等。

超敏 C- 反应蛋白高于 2.1 毫克 / 升：初发心肌梗死危险度增加 3 倍、发生出血卒中危险度增加 2 倍、发生严重外周动脉血管性疾病危险度增加 4 倍。

6. 血清精氨酸酶（ARG）

血清精氨酸酶测定对肝病和心脏病的诊断有一定价值。

【单位】单位 / 升（U/L）。

【正常参考值】测鸟氨酸法：成人 0 ~ 6.05 单位 / 升，儿童 0 ~ 3.79 单位 / 升。

【临床意义】

（1）升高。常见于急性心肌梗死（急性心肌梗死发病后 4 ~ 6 小时，血清精氨酸酶活性即可升高，30 ~ 72 小时达峰值，3 ~ 5 天逐渐下降，一周内恢复正常）、风湿性或病毒性心肌炎、病毒性肝炎及中毒性肝炎、肝硬化、早期肝癌、脂肪肝、巨幼红细胞性贫血、重型地中海贫血、儿童伤寒、烫伤等。

（2）降低。常见于精氨酸氨过多。

7. 血清 α- 羟丁酸脱氢酶（HBD）

测定血清 α- 羟丁酸脱氢酶，反映的是乳酸脱氢酶同工酶 LDH1 和 LDH2 的活性，对诊断心肌疾病和肝病有一定意义。

【单位】单位 / 升（U/L）。

【正常参考值】70 ~ 190 单位 / 升。

【临床意义】

（1）明显升高。常见于急性心肌梗死时，且升高维持时间较长，可达 2 周左右。

（2）升高。常见于肌营养不良、叶酸或维生素 B_{12} 缺乏、恶性贫血、溶血性贫血、畸胎瘤、白血病、性淋巴瘤、传染性单核细胞增多症等。

（3）降低。常见于服用免疫抑制剂、抗癌剂，以及遗传性变异的 LDH-H 亚型欠缺症。

8. 血清天门冬氨酸氨基转移酶（AST）

血清天门冬氨酸氨基转移酶的测定，有助于了解组织损伤程度，以及心肌、肝、肾病变。

【单位】单位 / 升（U/L）。

【正常参考值】

（1）速率法：5 ~ 40 单位 / 升。

（2）比色法：8 ~ 28 单位 / 升。

【临床意义】

（1）显著升高。常见于心肌梗死、心脏手术后、急性肝炎、药物性肝细胞坏死等。

（2）中度升高。常见于各种乙肝、脂肪肝、酒精肝、肝硬化、慢性肝炎、肝癌、心肌炎等。

（3）轻度升高。常见于肾病、胸膜炎、肺炎、多发性肌炎、疟疾、流行性出血热、传染性单核细胞增多症、肌营养不良、急性胰腺炎、饮酒、熬夜等。

9. 血清肌酸激酶及同工酶（CK–MB）

血清肌酸激酶，为急性心肌梗死早期诊断指标之一，升高程度与心肌损伤程度基本一致。

【单位】单位 / 升（U/L）

【正常参考值】速率法：CK 总活性为 24 ~ 200 单位 / 升（U/L）；CK–BB 为 0；CK–MM 为 0.94 ~ 0.96；CK–MB 为 0 ~ 0.05。

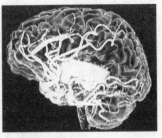

出血的大脑

血清肌酸激酶及同工酶检测是诊断脑部疾病的重要指标。这幅三维立体的血管造影照片显示了因出血或者脑内流血导致中风的大脑情况。

【临床意义】CK–MB 升高，为急性心肌梗死的重要指标；CK–BB 升高，为脑部疾病的重要指标；CK–MM 升高，为骨骼肌损伤所致。

升高。常见于急性心肌梗死（心肌梗死 4 ~ 8 小时，肌酸激酶开始上升，16 ~ 36 小时达峰值，2 ~ 4 天可恢复正常。溶栓治疗出现再灌注时，肌酸激酶达峰值时间提前）；各种肌肉疾病，如进行性肌营养不良、多发性肌炎、严重肌肉创伤（如挤压综合征）、肌内注射；心肌损伤，如惊厥、心绞痛、心肌炎、心包炎、慢性心房颤动、安装心脏起搏器等；急性脑外伤、癫痫、甲状腺功能减退出现黏液性水肿、手术后、心导管、冠状动脉造影、运动试验、反复肌注、剧烈运动等。

10. 血清乳酸脱氢酶及同工酶（LDH）

乳酸脱氢酶同工酶 LDH1，主要存在于心肌中，如 LDH1>LDH2，则表示有心肌梗死。乳酸脱氢酶及其同工酶检测，对某些心电图诊断作用不大，而对发病后较迟就医的急性心肌梗死患者的诊断，有较大的意义。

【单位】单位 / 升（U/L）

【正常参考值】

（1）LDH-P 速率质小于 400 单位 / 升（U/L），LDH-L 速率法 114 ~ 240 单位 / 升。

（2）乳酸脱氢酶同工酶醋酸纤维素膜法：LDH1 为 0.24 ～ 0.34；LDH2 为 0.35 ～ 0.44；LDH3 为 0.19 ～ 0.27；LDH4 为 0 ～ 0.05，LDH5 为 0 ～ 0.02。

【临床意义】升高。常见于急性心肌梗死（在急性心肌梗死后 8 ～ 18 小时乳酸脱氢酶开始升高，24 ～ 72 小时达高峰，持续 4 ～ 16 天恢复正常，平均 10 天，峰值可高达正常水平的 10 倍）、急性或慢性肝炎、急性肾小管坏死、慢性肾盂肾炎、慢性肾小球肾炎、肾移植排异时、肺脓肿、胚胎细胞瘤等。

11. 糖原磷酸化酶同工酶 BB（GPBB）

糖原磷酸化酶同工酶 BB 不仅是一种高度灵敏的 AMI 诊断指标，而且对不稳定心绞痛的鉴别诊断、病情发展和预后判断均有重要意义。

【单位】微克 / 升（μg/L）。

【正常参考值】0 ～ 7.0 微克 / 升。

【临床意义】升高。常见于急性心肌梗死、不稳定性心绞痛、冠状动脉搭桥术。

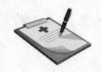

第十七章　血糖检查

1. 血清（浆）葡萄糖（GLU 或 BG）

血清（浆）葡萄糖是指血液中葡萄糖浓度，临床通过监测空腹和餐后血糖值的异常变化来诊断、治疗糖尿病。

【单位】毫摩 / 升（mmol/L）。

【正常参考值】脐带血为 2.5 ~ 5.3 毫摩 / 升；早产儿为 1.1 ~ 3.3 毫摩 / 升；儿童为 3.5 ~ 5.6 毫摩 / 升；成人为 3.9 ~ 6.1 毫摩 / 升。

【临床意义】

（1）病理性升高。常见于胰岛素分泌不足时，如糖尿病；高血糖激素分泌过多，如甲状腺功能亢进、垂体前叶功能亢进、肾上腺皮质功能亢进、嗜铬细胞瘤、皮质醇增多症等；颅内压升高，如颅外伤、脑膜炎等；以及脱水等。

（2）生理性或暂时性升高。饱食、摄入高糖食物、注射葡萄糖或肾上腺素后、情绪激动、剧烈运动、胃颠倒综合征。

（3）病理性降低。常见于特发性低血糖、胰岛素分泌过多、皮质糖类激素分泌减少、糖原累积病、垂体前叶功能减退、肾上腺皮质功能减退、甲状腺功能减退、重型肝炎、肝硬化、肝癌、胰岛 β 细胞瘤等。

（4）生理性或暂时性降低。常见于口服降糖药过多、剧烈运动后（血糖损失过多）、严重饥饿时（血糖来源减少）、妊娠期等。

2. 葡萄糖耐量试验（GTT）

葡萄糖耐量试验是一种葡萄糖负荷试验，用以了解胰岛 β 细胞功能和机体对血糖的调节能力，是诊断糖尿病的确诊试验。

【单位】毫摩 / 升（mmol/L）。

【正常参考值】空腹葡萄糖为 3.6 ~ 6.1 毫摩 / 升；餐后 1 小时葡萄糖为低于 11.1 毫摩 / 升；餐后 2 小时葡萄糖为低于 7.8 毫摩 / 升；餐后 3 小时葡萄糖为 3.6 ~ 6.1 毫摩 / 升。

【临床意义】

（1）升高。血糖长时间维持在较低水平，称为糖耐量升高，常见于内分泌功能低下，如甲状腺功能减退、肾上腺皮质功能减退、脑垂体前叶功能低下、脑炎、腹泻等。

（2）减低。血糖长时间维持较高水平，称为糖耐量降低，常见于糖尿病、肥胖症、甲状腺功能亢进、肾上腺皮质功能亢进、脑垂体前叶功能亢进、慢性肝炎、心肌梗死的急性期、急性胃肠功能紊乱、肺炎、结核性脑膜炎、败血症等。

3. 餐后 2 小时血葡萄糖（2HPG，PBG）

餐后 2 小时血葡萄糖对于诊断隐匿型糖尿病有重要临床意义。

【单位】毫摩 / 升（mmol/L）。

【正常参考值】不高于 6.7 毫摩 / 升。

【临床意义】。

（1）餐后 2 小时血葡萄糖浓度高于 7 毫摩 / 升，但低于 11 毫摩 / 升，可怀疑为糖耐量异常，应进行葡萄糖耐量试验。

（2）空腹血糖正常，而餐后 2 小时血糖高于 11 毫摩 / 升，可诊断为糖尿病。

4. 血清（浆）乳酸（LA）

血液中的乳酸浓度主要取决于肝脏及肾脏的合成速度和代谢率。检查血清乳酸水平，主要用于诊断糖尿病乳酸酸中毒。

【单位】毫摩 / 升（mmol/L）。

【正常参考值】静脉血为 0.5 ~ 2.0 毫摩 / 升；动脉血为 0.5 ~ 1.6 毫摩 / 升。

【临床意义】

（1）病理性升高。常见于糖尿病乳酸酸中毒、休克不可逆期、心肺功能失代偿期、左心室衰竭、严重贫血、白血病、肺痉挛、肝功能衰竭、B 族维生素缺乏症，以及服用甲醇、乙醇、阿司匹等药物中毒等。

（2）生理性升高。常见于剧烈运动后、脱水。

5. 血清（浆）丙酮酸（PYR）

【单位】微摩 / 升（μmol/L）。

【正常参考值】30 ~ 100 微摩 / 升。

【临床意义】升高。常见于缺氧，如循环不全、高血压、肺病、休克、情绪激动等；以及糖尿病、严重肝病、充血性心力衰竭、冠状动脉硬化、严重贫血、慢性高乳酸血症、酮酸中毒、酒精中毒、维生素 B_1 缺乏症、严重腹泻、细菌感染等。

6. 血清（浆）酮体（KET）

【正常参考值】阴性。

【临床意义】阳性。常见于糖尿病酮症酸中毒；非糖尿病性酮症，如败血症、感染性疾病肺炎、伤寒、结核等发热期、严重腹泻、呕吐、饥饿、禁食过久、全身麻醉后等。

第十八章　血脂检查

1. 总胆固醇（TC）

总胆固醇是指血液中所有脂蛋白所含胆固醇之总和，可作为脂代谢的指标。

【单位】毫摩 / 升（mmol/L）。

【正常参考值】男性为 3.2 ~ 7 毫摩 / 升；女性为 3.2 ~ 6.3 毫摩 / 升。

【临床意义】

（1）生理性升高。妊娠 7 ~ 9 个月升高 45%，40 ~ 50 岁妇女升高 10%，绝经期妇女升高 10%，慢性饮酒者升高 10%，富含饱和脂肪酸饮食者升高 6%，吸烟者升高 4%。

（2）病理性升高。常见于Ⅱ型高脂蛋白血症、甲状腺功能低下、糖尿病、胰腺炎、类脂性肾病、砷中毒性肝炎、胆管梗阻、动脉粥样硬化、心肌局部缺血、阻塞性黄疸、肾病综合征；以及摄入维生素 A、维生素 D 避孕药、β - 受体阻滞药、肾上腺素等药物。

（3）生理性降低。新生儿降低 50%，月经黄体期可降低 20%，素食者降低 5%，B 型血比 O 型血低 5%。

（4）病理性降低。常见于营养不良、甲状腺功能亢进、甲状腺炎、肝硬化、慢性中毒性肝炎、病毒性肝炎、严重贫血、急性感染、败血症、消耗性疾病、低 β - 脂蛋白血症、股骨头的骨软化病、肺结核；以及摄入对氨基水杨酸、卡那霉素、维生素 C、肝素等药物。

2. 血清胆固醇酯（CE）

血清胆固醇酯主要在肝脏形成，占总胆固醇含量的 60% ~ 80%，其变化与总胆固醇基本一致。

【单位】毫摩 / 升（mmol/L）。

【正常参考值】2.34 ~ 3.38 毫摩 / 升，

【临床意义】降低。严重的肝实质性病变时，如急症肝炎、重症肝硬化、肝炎等。

3. 血清总脂（TL）

血清总脂是血清各种脂质组分的总称。血清总脂测定虽不属常规检测，但对于静脉高营养治疗等临床病人则为常测项目。

【单位】克 / 升（g/L）

【正常参考值】比色法：成人，4 ~ 7 克 / 升；儿童，3 ~ 6 克 / 升。

【临床意义】

（1）升高。常见于动脉粥样硬化、高脂血症、甲状腺功能减退、慢性肾炎、肾病综合征、糖原贮积症、糖尿病等。

（2）降低。常见于重症肝病疾患、甲状腺功能亢进、吸收不良综合征等。

4. 血清三酰甘油（TG 或 STG）

三酰甘油又称甘油三酯，测定三酰甘油对了解血脂代谢、肝功能（肝脏是合成甘油三酯器官之一）以及动脉粥样硬化引起的疾病的诊断都有帮助。

【单位】毫摩 / 升（mmol/L）。

【正常参考值】酶法：低于 1.69 毫摩 / 升。

动脉粥样硬化
血清三酰甘油可以帮助检测动脉粥样硬化。

【临床意义】

（1）升高。三酰甘油高于 2.26 毫摩 / 升为升高，三酰甘油高于 5.56 毫摩 / 升为严重高三酰甘油血症，常见于原发性甘油三酯血症、动脉粥样硬化、冠心病、心肌硬化、肾病综合征、肥胖症、糖尿病、甲状腺功能减退、严重贫血、急性胰腺炎、阻塞性黄疸、胆道梗阻等。

（2）降低。常见于甲状腺功能亢进、肾上腺皮质功能低下、肝实质性病变、慢性阻塞性肺病、原发性 β 脂蛋白缺乏及吸收不良、癌症晚期等。

5. 血清磷脂（PL）

【单位】克 / 升（g/L）。

【正常参考值】PLD–COD 酶法：1.45 ~ 2.57 克 / 升。

【临床意义】

（1）升高。常见于磷脂（PL）合成亢进、高脂血症、阻塞性黄疸及肾病综合征、原发性胆汁性肝硬化、原发性硬化性胆管炎、糖原累积病、肥胖症、糖尿病、急慢性胰腺炎、甲状腺功能减低症、脂肪肝、脂肪营养不良、妊娠、口服避孕药等。

（2）降低。常见于磷脂（PL）合成低下、急性感染、重症肝炎、失代偿肝硬化、丹吉尔（Tangier）病、甲状腺功能亢进症、吸收不良综合征、骨髓增殖性疾病、多发性骨髓瘤、Wolman 病、多发性硬化症等。

6. 血清高密度脂蛋白 – 胆固醇（HDL–C）

血清高密度脂蛋白 – 胆固醇被认为是抗动脉硬化的脂蛋白，冠状动脉的保护因子，其水平与动脉管腔狭窄程度，冠心病发率呈显著负相关。

【单位】毫摩 / 升（mmol/L）。

【正常参考值】酶法：男性，高于 1.03 毫摩 / 升，女性，高于 1.16 毫摩 / 升。

【临床意义】当成年男性高密度脂蛋白 – 胆固醇低于 1.03 毫摩 / 升，成年女性低于 1.16 毫摩 / 升时，为偏低。当成年男性低于 0.91 毫摩 / 升，成年女性低于 1.03 毫摩 / 升时，为明显偏低。

（1）生理性升高。常见于运动（如运动员一般 HDL-C 较高）、吸烟、饮酒、女性服用避孕药、一些降胆固醇药物（如诺衡）等。

（2）病理性升高。常见于慢性肝病、慢性中毒性疾病、遗传性高密度脂蛋白血症。

（3）生理性降低。常见于少运动的人、应激反应后。

（4）病理性降低。常见于脑血管病、冠心病、高甘油三酯血症、急性或慢性肝炎、肝硬化、糖尿病、慢性肾功能不全、营养不良、长期吸烟等。

7. 血清高密度脂蛋白亚类 – 胆固醇（HDL2–C 或 HDL3–C）

【单位】毫摩 / 升（mmol/L）。

【正常参考值】（1）血清高密度脂蛋白亚类 – 胆固醇（HDL2–C）：男性为（0.53±0.16）毫摩 / 升；女性为（0.58±0.15）毫摩 / 升。

（2）血清高密度脂蛋白亚类 – 胆固醇（HDL3–C）：男性为（0.7±0.14）毫摩 / 升；女性为（0.69±0.12）毫摩 / 升。

【临床意义】

（1）血清高密度脂蛋白亚类 – 胆固醇（HDL2–C）下降。常见于动脉硬化、心肌梗死、糖尿病、脑卒中等。

（2）血清高密度脂蛋白亚类 – 胆固醇（HDL3–C）下降。常见于肝功能不良。

8. 血清低密度脂蛋白 – 胆固醇（LDL–C）

【单位】毫摩 / 升（mmol/L）。

【正常参考值】各年龄组低密度脂蛋白 – 胆固醇（LDL–C）参考值：

（1）1～9岁：男性为1.99毫摩 / 升；女性为2.10毫摩 / 升。

（2）10～19岁：男性为1.61毫摩 / 升；女性为1.63毫摩 / 升。

（3）20～29岁：男性为2.37毫摩 / 升；女性为2.18毫摩 / 升。

（4）30～39岁：男性为2.67毫摩 / 升；女性为2.3毫摩 / 升。

（5）40～49岁：男性为2.93毫摩 / 升；女性为2.62毫摩 / 升。

（6）50～59岁：男性为3.03毫摩 / 升；女性3.16为毫摩 / 升。

（7）60～69岁：男性为2.98毫摩 / 升；女性3.28为毫摩 / 升。

（8）70～79岁：男性为2.98毫摩 / 升；女性3.24为毫摩 / 升。

（9）80～89岁：男性为3.00毫摩 / 升；女性3.28为毫摩 / 升。

【临床意义】

（1）升高。常见于心脑血管疾病发病前、遗传性高脂蛋白血症、冠心病、肾病综合征、慢性肾衰竭、甲状腺功能减退、肝病、糖尿病、神经性厌食、妊娠期等。

（2）减低。常见于营养不良、甲状腺功能亢进、慢性贫血、骨髓瘤、急性心肌梗死、创伤、严重肝病、恶性肿瘤等。

9. 血清过氧化脂质（LPO）

过氧化脂质是不饱和脂肪酸经自由基作用所形成的过氧化物，可抑制免疫功能，并与肿瘤有关，与产生某些变性的蛋白质有关，可增强血小板聚集性。

【单位】纳摩 / 升（nmol/L）。

【正常参考值】荧光法：1.6 ~ 5.2 纳摩 / 升。

【临床意义】

（1）升高。常见于动脉硬化、急性肝炎、脂肪肝、肝癌、肝硬化、酒精或药物性肝损害等。

（2）降低。常见于慢性关节炎。

10. 血清游离脂肪酸（FFA）

脂肪酸是脂肪水解的产物，测定血清游离脂肪酸可以了解脂肪代谢的情况，升高代表脂肪分解增加。

【单位】毫摩 / 升（mmol/L）。

【正常参考值】ACS–ACOD 法：0.3 ~ 0.9 毫摩 / 升。

【临床意义】

（1）生理性升高。常见于饥饿、运动、情绪激动时升高。

（2）病理性升高。常见于甲状腺功能亢进、肢端肥大症、糖尿病、糖原累积病、心肌梗死、严重肝病、褐色细胞瘤、库欣综合征、心肌梗死、阻塞性黄疸、血色病、妊娠后期；注射肾上腺素或去甲肾上腺素及生长激素后；服用药物，如咖啡因、磺胺丁脲、乙醇、肝素、烟酸、避孕药等。

（3）病理性降低。常见于甲状腺功能低下、艾迪生病、脑下垂体功能不全；用胰岛素或葡萄糖后的短时间内；服用某些药物，如阿司匹林、盐酸普萘洛尔片等。

11. 脂蛋白（a）[LP（a）]

脂蛋白（a）是动脉粥样硬化性疾病（心脑血管病、周围动脉硬化）的独立危险因素，故可作为冠心病的预后指标。

【单位】纳摩 / 升（nmol/L）。

【正常参考值】10 ~ 140 纳摩 / 升。

【临床意义】

（1）升高。常见于动脉粥样硬化性心脑血管疾病、急性心肌梗死、家族性高胆固醇血症、糖尿病、大动脉瘤、某些癌症、外科手术、急性炎症、创伤等。

（2）减低。常见于肝脏疾病、酗酒、摄入新霉素等药物后。

12. 血清脂蛋白电泳（LPE）

血清脂蛋白电泳主要用于高脂蛋白血症分型，也有助于了解冠心病的血脂状态，更好地指导临床诊疗工作。

【单位】百分比（％）。

【正常参考值】

（1）醋酸纤维素膜电泳法。β-脂蛋白为50.8%±10.3%，前β-脂蛋白为26.1%±7.1%，α-脂蛋白为23.1%±9.8%。

（2）预染脂蛋白琼脂糖凝胶电泳法。β-脂蛋白为51.69%±9.17%，前β-脂蛋白为16.39%±5.19%，α-脂蛋白为32.46%±12.0%。

【临床意义】

（1）升高（高脂蛋白血症）。血清脂蛋白结合甘油三酯（TG）、总胆固醇（TC）测定，与临床资料进行综合分析，有助于对高脂蛋白血症进行分型。

① Ⅰ型（罕见）。乳糜微粒升高，伴三酰甘油升高。

② Ⅱ型。可分为两个亚型，即Ⅱa型为β-脂蛋白升高伴有胆固醇升高，Ⅱb型为β脂蛋白升高伴有胆固醇和三酰甘油升高。

③ Ⅲ型。宽β脂蛋白带伴胆固醇及三酰甘油升高。

④ Ⅳ型。前β-脂蛋白升高伴三酰甘油升高，胆固醇正常或升高。

⑤ Ⅴ型。乳糜微粒阳性，前β-脂蛋白升高伴胆固醇和三酰甘油大量升高。

（2）降低（低脂蛋白血症）。家族性的有a-脂蛋白缺乏症、p脂蛋白缺乏症、低p脂蛋白血症等；继发性的有甲状腺功能亢进、脑垂体功能减退、重症肝实质损害、重症贫血、白血病、营养障碍等。

13. 血清载脂蛋白 A Ⅰ（ApoA Ⅰ）

血清载脂蛋白 AI 值反映了高密度脂蛋白的含量，其减低被认为是心脑血管疾病的危险因素。

【单位】克/升（g/L）。

【正常参考值】1.10～1.58克/升。

【临床意义】

（1）升高。常见于酒精性肝炎、高α-脂蛋白血症等。

（2）减低。常见于冠心病、动脉硬化性疾病、未控制的糖尿病、肾病综合征、营养不良、活动性肝炎或急性肝炎、慢性肝炎、肝硬化、肝外胆管阻塞、人工透析等。

14. 血清载脂蛋白 B（ApoB）

载脂蛋白 B 是低密度脂蛋白的结构蛋白，主要代表低密度脂蛋白-胆固醇（LDL-C）的水平。

【单位】克/升（g/L）。

【正常参考值】免疫比浊法：成人为1.0克/升。

【临床意义】

（1）升高。常见于Ⅱa或Ⅱb型高脂血症、冠心病、脑血管病、糖尿病、胆汁梗阻、脂肪肝、肾病综合征、慢性肾炎、银屑病、血液透析。

（2）降低。常见于Ⅰ型高脂蛋白血症、肝实质性病变、肝硬化、感染、锻炼、服用雌激素等。

15. 血清载脂蛋白 A Ⅰ /B 比值（ApoA Ⅰ /B）

【正常参考值】1.0 ~ 2.0。

【临床意义】血清载脂蛋白 AI（apoAI）/ 血清载脂蛋白 B（apoB）比值，随年龄增长而降低。在高脂血症、冠心病时，比值明显降低，故可作为心血管疾病的诊断指标。

16. 血清载脂蛋白 B100

【单位】单位 / 升（U/L）。

【正常参考值】0.75 ~ 0.85 单位 / 升。

【临床意义】升高。常见于Ⅱ型高脂血症、冠心病发病前、动脉粥样硬化性疾病、肾病综合征、活动性肝炎、肝实质损害、胆汁淤积、甲状腺功能低下、糖尿病、营养不良等。

17. 血清载脂蛋白 AⅡ、血清载脂蛋白 CⅡ、血清载脂蛋白 CⅢ、血清载脂蛋白 E（ApoAⅡ、ApoCⅡ、ApoCⅢ、ApoE）

【单位】克 / 升（g/L）。

【正常参考值】免疫比浊法: 血清载脂蛋白 AⅡ为 0.3 ~ 0.4 克 / 升; CⅡ为 0.03 ~ 0.05 克 / 升; CⅢ为 0.08 ~ 0.12 克 / 升; E 为 0.03 ~ 0.06 克 / 升。

【临床意义】载脂蛋白的变化与疾病的关系见下表。

载脂蛋白的变化与疾病的关系表

疾病种类	AⅡ	CⅡ	CⅢ	E
高脂血症Ⅰ型	降低	显著升高	显著升高	显著升高
高脂血症Ⅱa型	正常	正常	正常	正常或升高
高脂血症Ⅱb型	正常	升高	升高	正常或升高
高脂血症Ⅲ型	正常	显著升高	显著升高	显著升高
高脂血症Ⅳ型	正常	显著升高	显著升高	升高
高脂血症Ⅴ型	正常	显著升高	显著升高	显著升高
急性肝炎	降低	正常	降低	显著升高
肝硬化	降低	降低	降低	不定
急性心肌梗死	降低	正常	正常	正常
阻塞性黄疸	明显降低	升高	升高	明显升高

第十九章　唾液及泪液检查

1.唾液钠（Na）

【单位】毫摩/升（mmol/L）。

【正常参考值】未刺激为 5 ~ 20 毫摩/升；刺激后为 44 毫摩/升。

【临床意义】

（1）升高。常见于囊性纤维变性、类风湿性关节炎、腮腺炎等。

（2）降低。常见于醛固酮增多症、充血性心力衰竭、肾上腺皮质功能亢进等。

2.唾液钾（K）

【单位】毫摩/升（mmol/L）。

【正常参考值】未刺激为 19 ~ 23 毫摩/升；刺激后为 18 ~ 19 毫摩/升。

【临床意义】升高。常见于囊性纤维变性症、原发性醛固酮增多症、洋地黄中毒等。

3.唾液氯（CL）

【单位】毫摩/升（mmol/L）。

【正常参考值】未刺激：19 ~ 23 毫摩/升；刺激后：18 ~ 19 毫摩/升。

【临床意义】

（1）升高。常见于囊性纤维变性症、腮腺炎、口眼干燥综合征等。

（2）降低。常见于充血性心力衰竭、肾上腺皮质功能亢进（库欣综合征）等。

4.唾液白蛋白（A）

【单位】毫克/升（mg/L）。

【正常参考值】未刺激：小于 10 毫克/升。

【临床意义】升高。常见于口眼干燥综合征、唾液腺患炎症、肿瘤等。

5.唾液分泌型免疫球蛋白 A（IgA）

【单位】毫克/升（mg/L）。

【正常参考值】30 ~ 260 毫克/升。

【临床意义】

（1）升高。常见于口眼干燥综合征、口腔黏膜白斑、扁平苔藓、类风湿性关节炎、急性肠道感染恢复期等。

（2）减低。常见于慢性肠炎、慢性口腔疾病、慢性呼吸系统疾病等。

6.唾液溶菌酶（LZM）

唾液溶菌酶具有抗菌抗炎作用，同时也是机体固有免疫的重要组成部分。

【单位】毫克/升（mg/L）。

【正常参考值】（1.7±0.2）毫克/升。

【临床意义】升高。常见于口眼干燥综合征等。

7. 唾液尿素氮（BUN）

唾液尿素氮测定，可作为肾功能的一个指标。

【单位】毫摩/升（mmol/L）。

【正常参考值】（5.7±1.6）毫摩/升。

【临床意义】与血清尿素氮平行，唾液尿素氮/血清尿素氮约为1.03。

（1）升高。常见于尿素排泄障碍，如肾功能不全（肾小球功能减低）、脱水、水肿、梗阻性尿路疾病、服用利尿剂；尿素生成过剩，如高蛋白饮食、绝食、发热、感染症、糖尿病、癌、甲状腺功能亢进症、外科手术、使用类固醇激素、化道出血等。

（2）降低。常见于尿素生成减少，如肝硬化、重症肝炎、中毒、低蛋白饮食、妊娠后期、婴幼儿期、合成代谢类固醇、生长激素；尿素排泄过剩，如多尿、尿崩症等。

8. 泪液酸碱度（pH 值）

【正常参考值】7.317～7.800。

【临床意义】

（1）升高。常见于干性角结膜炎、角膜损伤、春季结膜炎等。

（2）下降。常见于春季卡他性角膜炎等。

9. 泪液电解质检查

【单位】毫摩/升（mmol/L）。

【正常参考值】

（1）钠：10～40毫摩/升。

（2）钾：9毫摩/升。

（3）氯化物：4～60毫摩/升。

【临床意义】

（1）升高。常见于泪腺囊性纤维性变、胰腺囊性纤维化、未治疗的艾迪生病（阿狄森病）、糖原累积症、葡萄糖-6-磷酸酶缺乏症、血管加压素低阻性尿崩症等。

（2）减低。翼状胬肉、单纯疱疹病毒性角膜炎、慢性结膜炎、单纯疱疹病毒性角膜炎等。

10. 泪液溶菌酶（LZM）

【单位】克/升（g/L）。

【正常参考值】（1.4±0.5）克/升。

【临床意义】降低。常见于疱疹性角膜炎、干性角膜炎等。

11. 泪液乳铁蛋白（LF）

【单位】克 / 升（g/L）。

【正常参考值】1.04 ~ 2.23 克 / 升。

【临床意义】降低。常见于干性角膜炎、各种类型的肝炎症。

12. 泪液分泌型免疫球蛋白 A（IgA）

【单位】毫克 / 升（mg/L）。

【正常参考值】（342±207）毫克 / 升。

【临床意义】降低。常见于单纯疱疹性角膜炎（HSK）等。

13. 泪液活化第三补体成分（C3）

【单位】毫克 / 升（mg/L）。

【正常参考值】小于 20 毫克 / 升。

【临床意义】

（1）升高。常见于急性病毒性角膜炎。

（2）降低。常见于虹膜炎。

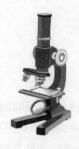

第二十章 痰液检查

1. 痰液量

痰液量是检测呼吸系统疾病的重要指标之一。

【正常参考值】无痰或仅有少量稀薄的痰液。

【临床意义】

（1）一般增多。常见于支气管扩张、支气管胸膜瘘并脓胸、支气管哮喘、老年慢性支气管炎、支气管哮喘、早期肺炎、肺结核等。

（2）大量增多。常见于肺脓疡、肺结核空洞、支气管扩张、肺水肿、肺坏疽、肝脓疡破入支气管时等。

注意痰量逐渐增多，表示病情加重；痰量逐渐减少，则表示病情好转。

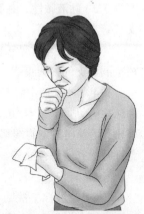

患者也可以根据痰液量的多少推测病情，如痰液由多逐渐变少，提示病情趋向好转。

2. 痰液颜色

正常人偶有少量的白色或灰白色黏痰，病理情况下常见黄色脓性痰、白色泡沫痰、红色痰、铁锈痰等。

【正常参考值】无色透明或白色、灰白色。

【临床意义】

（1）黄色或淡黄色。常见于肺部化脓性感染（脓性痰）。

（2）黄绿色。常见于黄疸、大叶性肺炎消散期、肺部绿脓杆菌感染、肺癌、支气管扩张、肺脓疡、进行性肺结核、支气管炎、干酪性肺炎。

（3）绿色。常见于肺部绿脓杆菌感染。

（4）粉红色或鲜红色。常见于肺水肿、肺结核、支气管扩张、肺癌、肺吸虫病、肺鼠疫、肺炎、肺梗死、肺脓肿、肺出血型钩端螺旋体病、呼吸道外伤和溃疡、急性肺水肿（粉红色泡沫状）、出血性疾病、肺癌等。

（5）铁锈色。常见于大叶性肺炎或肺坏死。

（6）砖红色胶冻样。常见于肺炎杆菌性肺炎。

（7）黑褐色。常见于矽肺、心力衰竭等。

（8）巧克力色。阿米巴肝脓疡穿过横膈与肺相通、肺吸虫病。

（9）灰色或黑色。肺尘埃沉着症（炭末、煤末、铁末、石粉、石棉粉等）。

3. 痰液性状

正常人痰液呈泡沫状或黏液状，呼吸病变时痰可呈黏液性、浆液性、脓性、黏液脓性或血性等多种性状，有助于临床诊断。

【正常参考值】一般无色、无味，呈泡沫状或黏液状。

【临床意义】

（1）黏液性。常见于支气管炎、支气管哮喘、大叶性肺炎的初期。

（2）黏液脓性。由于痰中脓细胞含量不同，可呈不同程度黄色，常见于肺结核、支气管炎恢复期等。

（3）脓性。常见于支气管扩张继发感染、肺脓肿、肺坏疽、穿透性脓胸、肺结核空洞、支气管胸膜瘘、肺结核并发感染等。

（4）血性。痰中混有血液，常见于肺结核、肺吸虫、支气管炎、支气管扩张、肺炎、肺脓疡、肺肿瘤、肺外伤、风湿性心脏病二尖瓣狭窄合并肺瘀血、肺水肿、肺动脉高压、肺梗死、肺出血型钩端螺旋体病、大叶性肺炎、流行性出血热并发肺水肿、白血病、急性呼吸窘迫综合征等

（5）乳白色。常见于白色念珠菌感染。

（6）浆液性。常见于肺水肿、肺瘀血、慢性支气管炎等。

（7）分层痰。上层为黏液、中层为浆液、下层为脓液，常见于支气管扩张、肺脓疡、肺坏疽、肺结核空洞。

4. 痰液气味

【正常参考值】无特殊臭味。

【临床意义】

（1）血腥味。常见于晚期肺结核、晚期肺癌、肺脓肿等。

（2）粪臭味。常见于膈下脓肿和肺相连。

（3）恶臭味。常见于厌氧菌感染、肺脓肿等。

5. 痰中异常物质

【正常参考值】没有异常物质。

【临床意义】

（1）支气管管型。由纤维蛋白和黏液在支气管内形成灰白色树枝状，常见于肺炎、慢性支气管炎等。

（2）痰液柯什曼（Curschmann）螺旋体。常见于支气管哮喘、急性或慢性支气管炎。

（3）肺石。痰液中的一种钙化小体，见于肺结核患者的肺内异物经钙化随痰液咳出。

6. 痰液中的细胞分类

痰液中的细胞分类是用显微镜观察痰中的白细胞、红细胞、上皮细胞和尘细胞等，有助于提示呼吸系统某些特征性疾病的诊断。

【正常参考值】正常人痰液有少量白细胞、上皮细胞及尘埃，无红细胞。

【临床意义】

（1）红细胞。脓性或黏液脓性痰中可见少量红细胞；红细胞大量出现，常见于肺或气管出血。

（2）白细胞。中性粒细胞增多，常见于呼吸道炎症，如支气管炎、肺炎等；嗜酸粒细胞增多，常见于慢性支气管哮喘、过敏性支气管炎、肺吸虫病、热带嗜酸粒细胞增多症。

（3）上皮细胞。鳞形上皮细胞增多，常见于急性喉炎、咽炎；纤毛柱状上皮细胞增多，常见于支气管哮喘、急性支气管炎；圆形上皮细胞增多，常见于肺部炎症。

（4）嗜酸性细胞增多。常见于过敏性支气管哮喘、肺吸虫病、热带嗜酸性细胞增多症及肺结核恢复期。

（5）脓细胞。大量出现，常见于呼吸道化脓性感染。

（6）色素细胞。较常见的有"心力衰竭细胞"，常见于心力衰竭、肺炎、肺气肿和肺出血。

（7）肿瘤细胞。常见于呼吸道癌。

7. 痰液中的结晶体

痰液中的结晶体常与嗜酸性粒细胞及什曼螺旋体共存，在嗜酸性粒细胞堆中易找见。

【正常参考值】未找到结晶体。

【临床意义】

（1）脂酸结晶。常见于肺坏疽、支气管炎、慢性肺结核等。

（2）胆固醇结晶。常见于肺脓肿、脓胸、肺结核、肿瘤、肝脓疡穿入支管内等。

（3）胆红素结晶。常见于支气管扩张、肺脓肿等。

（4）夏科－雷登结晶。常与嗜酸性粒细胞、痰液柯什曼螺旋体并存，常见于各种过敏性疾病、支气管哮喘、肺吸虫病等。

8. 痰液中的寄生虫

正常人痰液中无寄生虫和虫卵，痰液的显微镜检查是用显微镜观察痰中的寄生虫和虫卵，有助于临床疾病的诊断。

【正常参考值】未找到寄生虫和虫卵。

【临床意义】

（1）痰液中找到肺吸虫卵，可确诊肺吸虫病。

（2）痰液中找到包囊虫的棘球蚴钩肺棘球蚴病，可确诊肺包虫病。

（3）痰液中找到阿米巴滋养体，可确诊阿米巴肝脓肿。

（4）痰液中找到钩虫卵，可确诊钩虫病。

（5）痰液中找到蛔虫卵，可确诊蛔虫病。

9.痰液细菌涂片检查

痰涂片细菌染色检查，常作革兰染色和抗酸染色，是呼吸道疾病细菌检查重要的手段，检出肺炎链球菌、葡萄球菌、肺炎杆菌或抗酸杆菌，对诊断相应的疾病较有意义。

【正常参考值】未找到致病菌。

【临床意义】

（1）痰液中发现大量葡萄球菌、肺炎双球菌、革兰阴性细菌，是抗生素治疗的指征。

（2）痰液中发现抗酸杆菌，在未获得培养结果前，就可做抗结核治疗。

（3）痰液中发现结核杆菌，可确诊为呼吸道结核病。

（4）痰液中发现白色念珠菌，可确诊为肺念珠菌病、真菌感染性口炎（鹅口疮）。

（5）由于痰液中混入的杂菌较多，检获细菌不一定与疾病有关，判断病原菌意义常以优势细菌为依据，但须做细菌培养鉴定。

10.痰液细菌培养

人体的肺部或支气管发生细菌性感染时，痰液量明显增加，痰液细菌培养，分离出病原菌，有助于对下呼吸道感染性疾病的诊断和治疗。

【正常参考值】正常人下呼吸道是无菌的，应未检出病原菌、真菌、结核杆菌。

【临床意义】通过细菌培养检验，如结核分枝杆菌培养、厌氧菌培养、真菌培养(白色假丝酵母菌、熏烟曲霉菌等)结果，不仅能明确诊断，还能针对不同细菌治疗。

痰液培养常见的致病菌分为两类：

（1）革兰阳性菌。有肺炎链球菌、金黄色葡萄球菌、结核分枝杆菌、放线菌、奴卡菌、厌氧球菌、白喉棒状杆菌等。

（2）革兰阴性菌。卡他布兰汉菌、脑膜炎奈瑟菌、流感嗜血杆菌、肺炎克雷伯菌、肠杆菌、假单胞菌、军团菌等。

第二十一章　关节腔液（滑膜液）检查

1. 关节腔液外观

【正常参考值】正常关节腔液为黄色或无色、清晰透明，有一定的黏稠度，放置不会自然凝固。

【临床意义】

（1）黄色混浊。常见于化脓性或非化脓性炎症；非炎性关节液内含有滑膜液也可显示浑浊不透明，如关节液内含有结晶体、纤维蛋白、类淀粉物、软骨碎屑或米粒样体等。

（2）黏稠性增加。常见于甲状腺功能减退的渗漏液和腱鞘囊肿，其黏稠性与透明质酸的浓度和质量有关。

（3）米粒样体。是由滑膜增生、变性脱落在关节腔，经长期关节活动，滑膜冲击所形成的，其含量有胶原、细菌碎屑和纤维蛋白等。

（4）乳白色或假乳糜色。常见于结核性关节炎、慢性类风湿性关节炎、急性痛风性关节炎等。

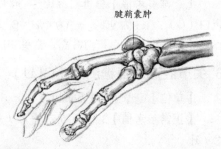

腱鞘囊肿

腱鞘囊肿

腕部是腱鞘囊肿最为好发的部位。囊肿可以小至豌豆粒，大至高尔夫球大小。

（5）绿色。常见于慢性类风湿性关节炎、痛风引起滑膜炎的急性发作期、流感嗜血杆菌化脓性关节炎。

（6）血性液或橘红色、不凝固。常见于损伤性关节炎、关节肿瘤、穿破关节的骨折、固作用不全、血管瘤或色素沉着绒毛结节性滑膜炎等情况，感染性滑膜液可呈灰色或血样。

2. 关节腔液白细胞（WBC）计数

【单位】个/升（个/L）。

【正常参考值】少于 200×10^6/升。

【临床意义】升高。常见于关节的感染性炎症或非感染性炎症，如退行性关节炎、创伤性关节炎、剥脱性关节炎、滑膜性软骨瘤病、夏科氏（Charcot）关节炎、类风湿性关节炎、脓性关节炎等。

3. 关节腔液白细胞分类计数（DC）

【单位】百分比（%）。

【正常参考值】粒细胞低于有核细胞总数的25%。

【临床意义】

（1）粒细胞高于 50%。常见于类风湿性关节炎。

（2）粒细胞高于 90%。常见于化脓性关节炎。

4. 关节腔液黏红蛋白凝块试验

【正常参考值】凝块形成良好。

【临床意义】凝块形成不良：常见于化脓性关节炎、痛风性关节炎、结核性关节炎、类风湿性关节炎等各种炎症。

5. 关节腔液总蛋白及蛋白电泳

【单位】克/升（g/L）。

【正常参考值】总蛋白：10 ~ 30 克/升（g/L）。其中白蛋白（A）：60%；球蛋白（G）：α_1 为 9%、α_2 为 4%、β 为 10%、γ 为 11%。

【临床意义】总蛋白升高。常见于因炎症或肿瘤引起的滑膜选择性渗透性破坏。

6. 关节腔液葡萄糖测定（GLU）

【单位】毫摩/升（mmol/L）。

【正常参考值】3.33 ~ 5.55 毫摩/升。关节腔液葡萄糖比血液葡萄糖低 0.65 毫摩/升。

【临床意义】降低。常见于化脓性关节炎、类风湿性关节炎、结核性关节炎，以化脓性关节炎减低最明显。

7. 关节腔液类风湿因子（RF）测定

【正常参考值】阴性。

【临床意义】阳性。常见于类风湿性关节炎（关节液 RF 阳性率可达 80% ~ 90%，且在血清阳性之前出现），或是个别化脓性关节炎。

8. 关节腔液结晶监测

关节腔液结晶检测主要用于鉴别痛风和假性痛风。

【正常参考值】未找到关节腔液结晶。

【临床意义】

关节腔积液中常见结晶的特点和临床意义见下表。

关节腔积液结晶的特点和临床意义

结晶	折光性	形状	大小（μm）	临床意义
尿酸盐结晶	强	细针状或杆状	5 ~ 20	痛风
焦磷酸钙结晶	弱	棒状或菱形	1 ~ 20	软骨石灰沉着病骨性关节炎

续表

羟磷酸钙结晶	无	单个六边形或成簇光亮钱币形	3～65	急性或慢性关节炎，骨性关节炎
胆固醇结晶	弱	针状或菱形	5～40	类风湿性、结核性、骨性关节炎
草酸钙结晶	弱	菱形或四边形	2～10	慢性肾衰竭、先天性草酸盐代谢障碍所致关节炎
类固醇结晶	强	针状或菱形	1～40	注射类固醇制剂引起的急性滑膜炎
滑石粉结晶	强	十字架	5～10	手术残留滑石粉引起的慢性关节炎

9. 关节腔液感染程度分类判断

关节腔液感染程度分类判断

区分	正常	非炎性（Ⅰ型）	轻度炎性（Ⅱ型）	严重炎性（Ⅲ型）	脓毒性感染（Ⅳ型）
外观	透明、黄色	透明、黄色	透明至轻度浑浊、黄色	浑浊	浑浊至脓性
黏稠度	高	高	减低	减低	减低
黏蛋白凝块	良好	良好	良好至中等	中等至不良	不良
血与滑液葡萄糖浓度差（毫摩/升）	0～0.6	0～0.6	0～1.1	0～2.2	1.1～5.6
白细胞记数（×10⁶/升）	0～200	0～5000	0～10000	500～50000	500～200000
中性粒细胞（％）	0～25	0～25	0～50	0～90	400～900
临床病患		常见于骨关节炎、创伤性关节炎、神经源性关节性病；偶见于轻型风湿热、系统性红斑狼疮或细菌感染时	常见于风湿热、系统性红斑狼疮、细菌性感染等疾病的早期阶段；亦可见于局限性回肠炎、牛皮癣伴发关节炎时	常见于类风湿性关节炎、痛风、假痛风等	常见于细菌性脓毒症

第二十二章　脑脊液（CSF）测定

1. 脑脊液颜色

【正常参考值】无色水样液体。

【临床意义】

（1）红色。常见于脑出血、蛛网膜下腔出血、穿刺损伤（若脑脊液先红色后又转为无色清晰，为穿刺损伤性出血）、硬膜下血肿等。

（2）黄色。常见于脑肿瘤、脑脓肿（未破溃）、椎管内肿瘤（脊髓）瘤、脑栓塞、脑血栓形成、脑膜粘连、陈旧性出血、包裹性硬膜下血肿、化脓性脑膜炎、重度黄疸、心功能不全、含铁血黄素沉着症、高胡萝卜素血症、早产儿等。

（3）乳白色。常见于各种化脓性脑膜炎（细菌性、真菌性）。

（4）微绿色。常见于铜绿假单胞菌（绿脓杆菌）及甲型链球菌性脑膜炎等。

（5）黑褐色。常见于中枢神经系统恶性黑色素瘤。

（6）灰色。常见于肺炎双球菌或链球菌所致脑膜炎。

2. 脑脊液透明度

【正常参考值】清晰透明。

【临床意义】

（1）微微浑浊。常见于流行性乙型脑炎、脊髓灰质炎、脑脓肿（未破溃）等。

（2）米汤样（脓性）。常见于化脓性脑膜炎。

（3）毛玻璃状。常见于散发性病毒性脑炎、病毒性脑膜炎、流行性乙型脑炎、真菌性脑膜炎、结核性脑膜炎等。

（4）凝块。常见于麻痹性痴呆、脑脊髓灰质炎、化脓性脑膜炎、结核性脑膜炎等。

（5）黄色凝块。常见于脊髓肿瘤晚期。

（6）凝固。常见于蛛网膜下腔阻塞，如肿瘤、椎骨脓肿、炎症性粘连等。

3. 脑脊液比重

【正常参考值】

（1）成人：脑室液为 1.002 ~ 1.004，脑池液为 1.004 ~ 1.008，腰椎液为 1.006 ~ 1.008。

（2）小儿：1.005 ~ 1.009。

【临床意义】升高：常见于脑膜炎、尿毒症、糖尿病。

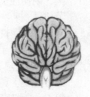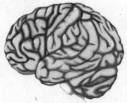

大脑结构

脑脊液的测定可以检测出多种脑部疾病。

4. 脑脊液压力

【单位】千帕（kPa）。

【正常参考值】成人压力为 3.43 ~ 4.41 千帕；成人侧卧位为 0.69 ~ 1.37 千帕，最高为 1.76 千帕；儿童为 0.49 ~ 0.98 千帕；新生儿为 0.37 ~ 0.78 千帕。（脑脊液由穿刺针滴出速度为每分钟少于 60 滴）

【临床意义】

（1）升高。常见于颅内各种炎症，如化脓性脑膜炎、结核性脑膜炎、真菌性脑膜炎、病毒性脑膜炎、流行性乙型脑炎、脊髓灰质炎、耳源性脑膜炎、脑脓肿（未破溃者）等；颅内非炎症，如脑肿瘤、脑出血、蛛网膜下腔出血、硬膜下血肿、硬脑膜外血肿、颅内静脉窦血栓形成、脑积水、脑损伤、脑猪囊尾蚴病（脑囊虫病）、脑包虫病、脑积水（脑水肿）、麻痹性痴呆、脑膜血管梅毒、癫痫大发作等；颅外疾病，如高血压、尿毒症、脑动脉硬化症、铅中毒、肝衰竭（暴发型肝炎）、某些眼病、头部局部瘀血或全身瘀血性疾病等；以及大量服用黄体酮、维生素 A、胸腹压升高时。

（2）降低。常见于脑脊液循环受阻，如枕大区的阻塞、脊髓压迫症、脊髓蛛网膜下腔粘连、硬膜下血肿；脑脊液流失过多，如颅脑损伤致脑脊液漏、持续性脑室引流、短期内多次放脑脊液；慢性消耗或衰竭，如虚脱、重症脱水、慢性衰竭、精神分裂症、麻痹性痴呆、小儿中毒性消化不良晚期；以及脑脊液分泌减少、良性低颅压综合征、穿刺针头未完全进入椎管内等。

5. 脑脊液酸碱度（pH 值）

【正常参考值】7.25 ~ 7.42，终池较脑池约低 0.02。

【临床意义】pH 值降低。常见于脑血管意外、脑外伤、脑缺氧、脑缺血、急性脑炎、化脓性脑膜炎、急性脑梗死伴意识障碍、新生儿窒息、心搏骤停等，也可见于糖尿病酮症酸中毒、慢性肾功能不全等。

6. 脑脊液脂类测定

【正常参考值】总脂类：0.01 ~ 0.02 克 / 升（g/L）；总胆固醇：0.01 毫摩 / 升（mmol/L）；磷脂：0.004 克 / 升；中性脂肪：4 毫克 / 升（mg/L），脂肪酸含量极低。

【临床意义】

（1）总脂肪升高。常见于细菌性脑膜炎、脑瘤、组织损伤、变性、脱髓鞘疾病等。

（2）磷脂总量升高。常见于中枢神经系统炎症、肿瘤、脑血管病等。

（3）脑磷脂升高。常见于黑蒙性痴呆等。

（4）脂肪酸升高。常见于多发性硬化、急性脑膜炎等。

7. 脑脊液氯化物测定

【单位】毫摩/升（mmol/L）。

【正常参考值】比色法：婴儿为110～122毫摩/升；儿童为117～127毫摩/升；成人为119～129毫摩/升。

【临床意义】

（1）升高。常见于脑炎、脊髓炎、尿毒症、高氯性酸中毒、糖尿病等。

（2）降低。常见于结核性脑膜炎、化脓性脑膜炎、真菌性脑膜炎、神经梅毒、风湿性脑病、小脑肿瘤、急性感染性疾病等。

8. 脑脊液葡萄糖（GLU）测定

【单位】毫摩/升（mmol/L）。

【正常参考值】酶法：婴儿为3.9～5.0毫摩/升；儿童为2.8～4.4毫摩/升；成人为2.5～4.4毫摩/升。

【临床意义】

（1）升高。常见于病毒性脑炎、乙型脑炎、脊髓灰质炎、蛛网膜下腔出血、脑出血、脑肿瘤、脑水肿、糖尿病、静脉输入葡萄糖后等。

（2）降低。常见于流行性脑脊髓膜炎、化脓性脑膜炎、结核性脑膜炎、真菌性脑膜炎、脑脓肿、神经梅毒、脑膜多发性恶性肿瘤转移、低血糖症（胰岛素瘤、糖原累积病等）等。

9. 脑脊液红细胞（RBC）计数

【单位】个/升（个/L）。

【正常参考值】不含红细胞。

【临床意义】脑脊液含红细胞。常见于脑出血（发病6小时后80%以上脑脊液呈血性，一般起病初期脑脊液中可无红细胞，但数小时后复查脊液仍不含血者仅占10%左右）、蛛网膜下腔出血（外观呈血性，镜检可见大量红细胞存在，如出血时间已久则多数红细胞呈皱缩状）、单纯疱疹病毒脑炎、急性出血坏死脑白质病。

10. 脑脊液白细胞（WBC）计数

【单位】个/升（个/L）。

【正常参考值】婴儿为（10～20）×10^6/升；儿童为（0～10）×10^6升；成人为（0～8）×10^6升。

【临床意义】白细胞高于10×10^6/升（个/L）为病理指征。

（1）轻度增加。（13～30）×10^6/升，常见于浆液性脑膜炎、脑水肿等。

（2）中度增加。（31～200）×10^6/升，常见于结核性脑膜炎。

（3）极度增加。（200～500）×10^6/升（最高可达1000×10^6/升），常见于化脓性、流行性脑脊髓膜炎。

11. 脑脊液白细胞分类计数（DC）

脑脊液的细胞分类计数有助于中枢神经系统疾病的诊断和鉴别诊断。

【正常参考值】脑脊液白细胞分类计数

细胞分类	新生儿（%）	成人（%）
嗜酸性粒细胞	罕见	罕见
嗜中性粒细胞	3±5	2±5
淋巴细胞	20±18	62±34
软膜、蛛网膜间皮细胞、单核细胞	72±22	36±20
组织细胞	5±4	罕见
室管膜细胞	罕见	罕见

【临床意义】

（1）嗜酸性粒细胞出现。常见于寄生虫性和真菌性感染、急性多发性神经炎、过敏性反应、脑淋巴细胞白血病等。

（2）嗜中性粒细胞增多。常见于细菌性化脓性脑膜炎、中枢神经系统出血后、反复腰椎穿刺、蛛网膜下腔注射异物、慢性粒细胞白血病、中枢神经系统转移性肿瘤等。

（3）淋巴细胞增多。常见于病毒性脑炎、梅毒性脑膜脑炎、结核性或真菌性脑膜炎、寄生虫病、多发性硬化症、多发性神经炎等。

（4）单核细胞增多。常见于淋巴细胞、浆细胞增多。

12. 脑脊液嗜酸性粒细胞（E）直接计数

【正常参考值】无。

【临床意义】升高。常见于中枢神经系统寄生虫感染及部分肺炎球菌性脑膜炎等，可能与变态反应有关。

13. 脑脊液细胞学检查

脑脊液细胞学检查，是在腰椎（或其他部位）穿刺后获取标本，用显微镜观察脑脊液中有无恶性肿瘤细胞。

【正常参考值】未找到肿瘤细胞。

【临床意义】找到肿瘤细胞。常见于中枢神经系统肿瘤，以转移性肿瘤多见，如肺癌、乳腺癌、胃癌、淋巴瘤、黑色素瘤等；偶见于原发肿瘤，如髓母细胞瘤、星形胶质细胞瘤、室管膜瘤、松果体瘤、脉络丛乳头状瘤等。

14. 脑脊液蛋白（PRO）定性试验

脑脊液蛋白定性试验可反映中枢神经系统的疾病状态，但无特异性。

【正常参考值】

（1）潘氏法：阴性或弱阳性。

（2）罗琼法：阴性。

【临床意义】阳性。提示血脑屏障受破坏，常见于脑、脊髓及腰膜炎症，以及肿瘤、出血、脑软化、脑退化性疾病、神经根病变、脑脊液循环梗阻、Froin综合征（脑脊液凝固综合征）等。

15. 脑脊液蛋白（PRO）定量检测

【单位】毫克/升（mg/L）。

【正常参考值】成人腰池为150～450毫克/升，小脑延脑池150～250毫克/升，脑室内50～150毫克/升；儿童腰池为200～400毫克/升，小脑延脑池100～250毫克/升；新生儿腰池为400～1200毫克/升；老年人腰池为300～600毫克/升。

【临床意义】脑脊液蛋白质含量升高，可提示不同类型的中枢神经系统疾病。

各类中枢神经系统疾病的脑脊液蛋白质含量表

疾病名称	蛋白质含量（mg/L）
脑炎	150～1000
细菌性脑膜炎	800～5000
病毒性脑膜炎	300～1000
结核性脑膜炎	500～3000
隐球菌性脑膜炎	250～2000
脊髓病后炎症反应	轻度增加
神经梅毒	500～1500
多发性硬化症	250～500
脑出血	300～1500
脑脓肿	200～1200
肿瘤	150～2000（多正常）
脊髓肿瘤	1000～2000

16. 脑脊液免疫球蛋白（Ig）测定

【单位】毫克/升（mg/L）。

【正常参考值】免疫法：免疫球蛋白 A（IgA），0～6毫克/升；免疫球蛋白 G（IgG），10～40毫克/升；免疫球蛋白 M（IgM），0～13毫克/升。

【临床意义】

（1）升高。免疫球蛋白 A（IgA）升高，常见于结核性脑膜炎、脑血管病、变性疾患、化脓性及神经性梅毒等；免疫球蛋白 G（IgG）升高，常见于亚急性硬化性全脑炎、多发性硬化症、急性化脓性脑膜炎、结核性脑膜炎、种痘后脑炎、麻疹脑炎、神经梅毒、急性病毒性脑膜炎、脊髓腔梗阻、系统性红斑狼疮、巨人症、Arnold-chian 畸形等；免疫球蛋白 M（IgM）升高：常见于中枢神经系统感染，如 >30毫克/升表示为细菌性脑膜炎而非病毒性脑膜炎，或是多发性硬化症、肿瘤、血管通透性改变、锥虫病等。

（2）降低。免疫球蛋白 A（IgA）降低，常见于支原体脑脊髓膜炎、小脑性共济失调、癫痫等；免疫球蛋白 G（IgG）降低，常见于癫痫、X 射线照射、变性疾病、服类固醇药物等。

17. 脑脊液蛋白电泳检测

脑脊液蛋白电泳检测，主要用于多发性硬化症，神经梅毒及亚急性硬化性全脑炎等的诊断。

【单位】百分比（%）。

【正常参考值】前白蛋白为 0.03～0.07（3%～7%）；白蛋白为 0.51～0.63（51%～63%）；α_1-球蛋白为 0.06～0.08（6%～8%）；α_2-球蛋白为 0.06～0.10（6%～10%）；β-球蛋白为 0.14～0.19（14%～19%）；γ-球蛋白为 0.06～0.10（6%～10%）。

【临床意义】一般来讲，脑脊液蛋白质较高者，前白蛋白则较低；如蛋白质较低者，前白蛋白则较高。凡引起脑脊液蛋白质升高的神经系统疾病，常伴有脑脊液白蛋白升高，白、球蛋白比值降低。

（1）白蛋白升高。常见于椎管梗阻、脑肿瘤、部分血管性疾病等。

（2）α_1 球蛋白升高。常见于脑部感染、急性细菌性脑膜炎、脊髓灰质炎。

（3）α_1 球蛋白降低。常见于脑外伤急性期。

（4）α_2 球蛋白升高。常见于脑部转移瘤、癌性脑膜炎、胶质瘤等。

（5）β 球蛋白升高。常见于多发性硬化症、亚急性硬化性全脑炎、震颤性麻痹、脑萎缩、阿尔茨海默病、手足徐动症、肌萎缩侧索硬化症、多发性神经根炎、面神经麻痹、糖尿病性周围神经炎、脑瘤（胶质瘤）、癫痫、假性脑瘤等。

（6）γ 球蛋白升高。常见于多发性硬化症、亚急性硬化性全脑炎、病毒性脑炎、脑脓肿、多发性神经根炎、酒精中毒性周围神经炎、浆细胞瘤、胶质瘤、脑桥小脑角肿瘤、脑外伤、结节病、血清 γ 球蛋白升高（肝硬化、结缔组织疾病、多发性骨髓瘤）等。

18. 脑脊液涂片检查及细菌培养

脑脊液细菌培养检查，将有助于对各种脑膜炎的鉴别诊断。

【正常参考值】正常人脑脊液培养无细菌生长或阴性，但有时可见到一些污染菌，如枯草杆菌、葡萄球菌和类白喉杆菌等。

【临床意义】从脑脊液中查出细菌，而又非污染或误入，均应视为病原菌，对神经系统的细菌或真菌感染有诊断意义，而对中枢神经系统的病毒性疾患无诊断意义。

病理性脑脊液标本（常见于脑脊髓膜炎症）中可能出现的细菌可分为两类：

（1）革兰阳性菌。肺炎双球菌、金黄色葡萄球菌、溶血性链球菌、消化链球菌、A群链球菌、B群链球菌、肺炎链球菌、炭疽杆菌、四联球菌、结核分枝杆菌、炭疽芽孢杆菌、新型隐球菌、白色念珠菌、单核细胞增多性李氏杆菌等。

（2）革兰阴性菌。脑膜炎奈瑟菌、卡他布兰汉菌、流感嗜血杆菌、沙门菌、大肠杆菌、产气肠杆菌、脑膜败血性黄杆菌、变形杆菌、假单胞杆菌、无色杆菌等。

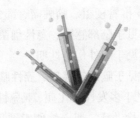

第二十三章　浆膜腔液检查

1. 浆膜腔液量

【单位】毫升（m1）。

【正常参考值】胸膜液少于30毫升；腹膜液少于100毫升；心包膜液为10～50毫升。

【临床意义】正常情况下，浆膜腔内只含上述少量液体，以起到润滑作用。在病理情况下，可发生不同程度的积液，这些积液因部位不同而被分别称为胸膜积液（胸水）、腹膜积液（腹水）、心包积液等，通过穿刺做进一步检查，即可做出诊断。临床上将浆膜液分为漏出液和渗出液两类，漏出液为非炎症所致，渗出液为炎症、肿瘤所致。

2. 浆膜腔液颜色

【正常参考值】正常为淡黄色、透明。

【临床意义】

（1）淡红色、红色、深红色。常见于急性结核、腹膜炎、出血性疾病、恶性肿瘤，穿刺损伤、肝破裂、脾破裂、出血性动脉瘤等。

（2）黄色。常见于黄疸、肺炎双球菌感染、葡萄球菌感染、大肠杆菌感染等。

（3）黄色脓性或脓血性。常见于化脓性细菌感染如葡萄球菌性肺炎合并脓胸时。

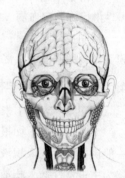

浆膜腔液

浆膜腔液就是人体的浆膜腔如脑腔、腹腔等在正常情况下仅有的少量液体。

（4）乳白色。常见于丝虫病、淋巴管堵塞、肿瘤、肾病变、肝硬化、腹膜癌、胸导管堵塞等。

（5）乳酪色。可能为大量脓细胞所致。

（6）绿色。常见于铜绿假单胞菌（绿脓杆菌）感染。

（7）黑色。常见于胸膜曲霉菌感染。

（8）黏稠样积液。常见于恶性间皮瘤。

（9）含"碎屑"样积液。常见于类风湿性病变。

（10）混浊性积液。常见于结核性胸、腹膜炎、阑尾炎穿孔、肠梗阻等引起的腹膜炎等。

3. 浆膜腔液细胞计数及分类

【正常参考值】正常人无积液，故无此项参考值。

【单位】个/升（个/L）

【临床意义】漏出液与渗出液的鉴别。

细胞数量少于 $100 \times 10^6/$ 升（10^6/L）为漏出液，细胞数量多于 $500 \times 10^6/$ 升为渗出液。

（1）红细胞数增多。红细胞数多于 $0.1 \times 10^{12}/$ 升（$\times 10^{12}$/L），常见于肿瘤、肺栓塞、创伤等。

（2）白细胞数增多。白细胞数多于 $200 \times 10^6/$ 升，常见于结核病、肿瘤等；如超过 $1000 \times 10^6/$ 升，可见于化脓性细菌感染等。

（3）细胞分类变化。

①嗜中性粒细胞数升高。常见于急性化脓性细菌感染（化脓性渗出液）、结核早期感染（结核性腹膜炎早期）。

②嗜酸性粒细胞升高。常见于过敏性疾病、寄生虫病、结核病吸收期、系统性红斑狼疮、气胸、脓胸、肺梗死、充血性心力衰竭、霍奇金病、真菌感染、肿瘤（间皮瘤）、手术后积液、多次穿刺刺激等。

③淋巴细胞升高。提示慢性炎症，常见于结核病、系统性红斑狼疮、梅毒、肿瘤、慢性淋巴细胞白血病、乳糜胸、骨髓瘤、慢性非结核性胸膜炎等。

④间皮细胞通常占 15% ~ 20%，多出现在漏出液中，也可见于渗出液，表示浆膜受到刺激或损伤，常见于肿瘤性积液时。

4. 浆膜腔液细胞学检查

【正常参考值】未找到肿瘤细胞。

【临床意义】如报告"找到肿瘤细胞"，提示为肿瘤，约 95% 为转移性肿瘤。一般讲，男性病人积液中的肿瘤细胞以由肺癌、淋巴癌、胃癌、大肠癌、肝癌等转移为主；女性病人积液中的肿瘤细胞以乳腺癌、肺癌、卵巢癌、淋巴瘤、胃癌、大肠癌等转移来为主。

（1）胸水中找到肿瘤细胞。常见由肺癌、乳腺癌、间皮瘤转移来。

（2）腹水中找到肿瘤细胞。常见由胃癌、大肠癌、卵巢癌、肝癌、胆囊癌、胆管癌、淋巴瘤等转移来。

（3）心包积液中找到肿瘤细胞。常见由肺癌、乳腺癌转移来。

5. 浆膜腔液的病原体检查

【正常参考值】漏出液无病原体，渗出液可见病原体。

【临床意义】根据积液中查到的病原体种类，可明确诊断为何种病原体感染的炎症渗出。渗出液多见于细菌感染和寄生虫感染，如胸膜炎、腹膜炎、心包炎所致。

6. 浆膜腔液蛋白（PRO）定量检测

浆膜腔积液蛋白定量检测，是指检测积液中的蛋白质含量，主要用以区别漏出液与渗出液。

【单位】克 / 升（g/L）。

【正常参考值】正常人无积液，故无此参考值。

【临床意义】

（1）漏出液。蛋白质含量多小于 30 克 / 升，主要成分为白蛋白，球蛋白含量较少，没有纤维蛋白。一般来说，充血性心力衰竭病人的积液中蛋白质含量为 1 ~ 10 克 / 升；肝硬化病人积液中，蛋白质含量为 5 ~ 20 克 / 升。

（2）渗出液。蛋白质含量多大于 30 克 / 升，由白蛋白、球蛋白、纤维蛋白等组成。一般来说，肿瘤病人的积液中，蛋白质含量多为 20 ~ 40 克 / 升；化脓性细菌感染、结核病人的积液中，蛋白质含量多大于 40 克 / 升。

7. 浆膜腔液葡萄糖（GLU）定量检测

浆膜腔液葡萄糖定量检测，是指检测积液中的葡萄糖含量，用以区别漏出液和渗出液。

【正常参考值】正常人无积液，故无此正常值。

【临床意义】

（1）漏出液。因肾脏病、营养不良、晚期肝硬化、严重贫血、充血性心力衰竭、丝虫病等引起的积液，其葡萄糖含量多大于 3.3 毫摩 / 升（mmol/L）。

（2）渗出液。因化脓性细菌感染、结核病、肿瘤、类风湿病等引起的积液，其葡萄糖含量多小于 3.3 毫摩 / 升。结核病病人积液中葡萄糖与血液中葡萄糖含量的比值可为 0.25 ~ 0.93 ：1；肝硬化病人积液中葡萄糖与血液中葡萄糖含量的比值可为 1.00 ~ 3.68 ：1。

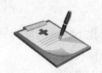

第二十四章　胃液及十二指肠引流液检查

1. 胃液量

胃液主要是从胃壁细胞分泌出来的液体，数量比较稳定，测定胃液数量能够协助诊断肠胃疾病。

【单位】毫升（ml）

【正常参考值】空腹胃液量约 50 毫升（ml）。

【临床意义】

（1）增多。空腹胃液量超过 100 毫升，常见于十二指肠溃疡、胃泌素瘤、胃蠕动功能减慢、幽门梗阻、痉挛等。

（2）减少。空腹胃液量不足 20 毫升，常见于胃蠕动亢进症。

2. 胃液颜色

【正常颜色】无色透明。

【临床意义】

（1）黄色或黄绿色。说明胃液中含有十二指肠回流的胆汁，若存在大量胆汁时，可提示有胆囊病变或肠梗阻。

（2）浅红色。说明胃液中含有少量新鲜血液时，系胃黏膜损伤或病理性出血，如溃疡病出血、浅表性胃炎胃黏膜出血、十二指肠憩室出血、食管胃底静脉曲张及其破裂出血等。

（3）棕色或咖啡色。多为陈旧性出血，常见于胃癌。

（4）灰白色混浊。常见于慢性胃炎。

3. 胃液气味

【正常气味】无特殊气味，有时略带酸味。

【临床意义】

（1）发酵味。常见于严重消化不良或明显的胃内停留食物过久。

（2）粪臭味。常见于小肠低位梗阻。

（3）明显恶臭味。常见于晚期胃癌。

（4）氨臭味。常见于尿毒症、肝性脑病。

4. 食物残渣

【正常参考值】空腹 10 小时以上的胃液中，应无食物残渣。

【临床意义】空腹 10 小时以上的胃液中仍有食物残渣：提示胃蠕动功能减低，常见于胃扩张、胃下垂、幽门梗阻，或是由幽门附近的溃疡或肿瘤压迫所致。

5. 胃液黏液

【正常参考值】可见少量黏液。

【临床意义】胃液中有大量黏液，常见于慢性胃炎等。

6. 胃液酸度（pH 值）

【正常参考值】正常胃液的 pH 值为 0.9 ~ 1.8，pH 值低于 0.9 为酸度过高，pH 值为 3.5 ~ 7.0 为低酸，pH 值大于 7.0 为无酸。

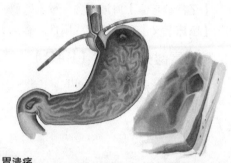

胃溃疡
消化性胃溃疡会扰乱胃液分泌，导致胃液酸度降低。

【临床意义】

（1）胃液酸度升高。常见于十二指肠球部溃疡、卓一艾综合征、幽门梗阻、慢性胆囊炎、十二指肠液反流等。

（2）胃液酸度减低。常见于十二指肠液反流、萎缩性胃炎、慢性胃炎、胃溃疡、胃扩张、胃癌、甲状腺功能亢进、继发性缺铁性贫血、恶性贫血等。胃酸度减低见于胃溃疡、胃癌、萎缩性胃炎、慢性胃炎、恶性贫血等。

7. 胃液隐血试验（OB）

【正常参考值】阴性。

【临床意义】阳性。常见于十二指肠溃疡、急性胃炎、胃癌胃黏膜出血，以及服解热止痛剂、水杨酸钠药品等。

8. 胃液细胞

【正常参考值】胃液中无红细胞（RBC），可有少量白细胞（WBC）、上皮细胞和食物碎屑等。

【临床意义】

（1）胃液中存在红细胞。常见于溃疡病或慢性胃炎活动期、胃黏膜糜烂、损伤和胃癌等。

（2）胃液中白细胞增多或成堆出现。常见于胃部化脓性炎症，或由咽下的痰液及鼻咽部分泌物所致。

（3）胃液中胃壁柱状细胞增多。常见于胃炎。

（4）胃液中有组织碎片。常见于胃溃疡或胃癌。

9. 胃液细菌

【正常参考值】胃液中无细菌，或仅有少量酵母菌。

【临床意义】

（1）胃液中酵母菌增多。常见于食滞。

（2）胃液中有八叠球菌、乳酸杆菌。常见于消化性溃疡、幽门梗阻、胃癌。

（3）胃液中有结核杆菌。常见于胃结核或肺结核者痰咽入胃中所致。

10. 胃液乳酸

【正常参考值】胃液中含少量乳酸或阴性。

【临床意义】乳酸增加或阳性。常见于萎缩性胃炎、胃癌、幽门梗阻等。

11. 基础胃酸分泌试验（BAO）

【单位】毫摩 / 升（mmol/L）。

【正常参考值】（3.9±2.0）毫摩 / 升。

【临床意义】

（1）基础胃酸分泌升高。常见于十二指肠溃疡、幽门梗阻、慢性胆囊炎等。

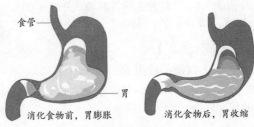

食管 —

胃 —

消化食物前，胃膨胀　　消化食物后，胃收缩

胃的消化过程

（2）基础胃酸分泌减低。常见于少数正常人、胃扩张、萎缩性胃炎、胃癌、继发性缺铁性贫血等。

12. 五肽胃泌素试验

【单位】毫摩 / 升（mmol/L）。

【正常参考值】

（1）最大分泌量（MAO）。男性为 17 ~ 23 毫摩 / 升；女性为 10 ~ 16 毫摩 / 升。

（2）高峰分泌量（PAO）。（21±9.5）毫摩 / 升。

【临床意义】

（1）十二指肠球部溃疡。高峰分泌量显著升高，如 MAO 和 PAO 皆高于参考值上限，亦有上消化道出血等临床症状。

（2）胃泌素瘤。当基础胃酸分泌试验（BAO）超过 15 毫摩 / 升（mmol/L），基础胃液量超过 200 毫升 / 小时（ml/h），基础胃酸分泌试验，高峰分泌量（BAO：PAO）大于 60% 时。

（3）进行性胃癌。高峰分泌量（PAO）较正常低；胃溃疡并伴有 PAO 明显降低者，应考虑溃疡性胃癌。

（4）严重的恶性贫血、阿狄森氏病、西蒙氏病等，亦可使胃酸不同程度地减低。

13. 胃内因子测定

【单位】单位 / 小时（U/h）。

【正常参考值】VB$_{12}$ 法：大于 700 单位 / 小时。

【临床意义】内因子可降到 600 单位 / 小时以下。常见于萎缩性胃炎。

14. 胃蛋白酶

胃蛋白酶测试，可作为萎缩性胃炎的一种追查指标和早期发现胃癌的筛选方法。

【单位】毫克酪氨酸 / 小时。

【正常参考值】Anson 法：基础胃液胃蛋白酶分泌量，（84.4±9.72）毫克酪氨酸 / 小时；最高胃蛋白酶分泌量，（190.29±15.31）毫克酪氨酸 / 小时。

【临床意义】

（1）升高。常见于十二指肠溃疡等。

（2）降低。常见于慢性胃炎、慢性胃扩张、慢性十二指肠炎、恶性贫血等。

15. 胃液免疫球蛋白 A、胃液免疫球蛋白 G（IgA 或 IgG）

【单位】毫克 / 升（mg/L）。

【正常参考值】单向扩散法：免疫球蛋白 A 低于 50 毫克 / 升，免疫球蛋白 G 底于 200 毫克 / 升。

【临床意义】免疫球蛋白 A 高于 50 毫克 / 升，免疫球蛋白 G 高于 200 毫克 / 升，均为阳性。常见于胃癌病人，其阳性率分别为 87% 和 93.6%。

16. 十二指肠引流液一般性状

十二指肠引流液是指空腹时用十二指肠管进行引流术得到的十二指肠液（D 管）、胆总管液（A 管）、胆囊液（B 管）、肝胆管液（C 管）的总称，主要用于了解肝胆疾病情况和胰腺外分泌功能。

【正常参考值】

十二指肠引流液一般性状

	D	A	B	C
量（ml）	10～20	10～20	36～60	不定
颜色	淡黄色	金黄色	深褐色	柠檬黄色
透明度	透明或微浊	透明	透明	透明
黏稠度	较黏稠	略黏稠	黏稠度较大	略黏稠
pH 值	7.6	7.0	6.8	7.4
比重	不定	1.009～1.013	1.026～1.032	1.007～1.010

注：D 为十二指肠引流液；A、B、C 分别为第一管胆液、第二管胆液、第三管胆液。

【临床意义】

（1）颜色

①十二指肠引流液 D 管呈血色：常见于十二指肠炎、消化性溃疡出血、胰头癌等。

②胆汁内有肉眼血色：常见于胆管肿瘤及出血性胆管炎。

③如胆汁久置后呈浑浊的绿色：说明胆汁混入较多胃液。

（2）透明度

①因胃液混入致浑浊时，加碱后仍可变清，如不变清：应考虑有细菌、细胞、脓或黏液存在，常见于十二指肠炎、胆道感染。

②无胆汁排出（排除引流失败外）：常见于胆总管梗阻，如结石、狭窄等。

③无 B 胆汁排出：常见于胆囊收缩不良、胆总管梗阻、胆囊切除。

④使用硫酸镁之前，B 胆汁已排出：常见于胆管扩张伴感染或胆囊胆汁郁积时，其胆汁多呈黑褐色或绿色。

⑤排出异常黏稠浓厚的胆汁：常见于胆囊液郁积，如胆石症。

⑥排出异常稀薄的胆汁：常见于胆囊浓缩功能降低，如慢性胆囊炎。

⑦胆汁内有颗粒性沉淀或胆砂：常见于胆石症。

⑧胆汁混有血液：常见于急性十二指肠炎、肿瘤。

17. 十二指肠引流液的细胞学检查

【正常参考值】无红细胞（RBC），白细胞（WBC）偶见，上皮细胞、胆固醇结晶少量，无胆红素结晶。

【临床意义】

（1）红细胞。少量出现，多因引流管擦伤所致；大量出现，常见于十二指肠、肝、胆、胰等出血性炎症、消化性溃疡、结石或癌症。

（2）白细胞。大量出现，且常被染成淡黄色，常见于十二指肠炎和胆道感染；A、B、C 胆汁中均可见白细胞增多，常见于胆管炎、胆石症及急性肝炎等；白细胞经染色后，可见小淋巴细胞和浆细胞慢性或病毒性肝胆病。

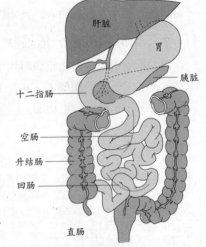

十二指肠的位置

（3）上皮细胞。常见于十二指肠炎、胆管炎。

（4）结晶。如见胆固醇、胆红素，同时伴红细胞存在，提示为胆管结石。

18. 十二指肠引流液细菌和寄生虫检查

【正常参考值】无细菌、无寄生虫。

【临床意义】如疑有细菌存在，最好将标本离心沉淀后进行染色镜检，检出率更高，有时可发现化脓性球菌或革兰阴性杆菌等。

（1）如各部位引流液均出现同一种细菌，提示十二指肠或胆道系统存在炎症。

（2）在引流液中，尤其是胆汁中发现虫卵，如钩虫卵、蛔虫卵或兰氏贾第鞭毛虫滋养体，则提示相应的寄生虫病的存在。

第二十五章　精液和前列腺液检查

1. 精液量

【单位】毫升（ml）。

【正常参考值】正常人一次排精量可因节欲时间而异，一般为 3 ~ 5 毫升，少于 1.5 毫升或大于 8 毫升视为异常。

【临床意义】一次射精量与射精频度呈负相关。若禁欲 5 ~ 7 天射精量仍少于 2 毫升，视为精液减少；若不射精，称为无精液症。

（1）增多。常见于因垂体前叶促性腺素的分泌功能亢进，使雄激素的水平升高所致；亦可见于禁欲时间过长者。

（2）减少。常见于前列腺和精囊有病变时，尤其是结核性疾患时（精液可减少至 1 ~ 2 滴，甚至完全无精液排出，而只有成堆的脓细胞，亦可见大量红细胞）；先天发育不全或炎性引起的排泄管道梗阻；以及精液潴留有余地于异常部位，如尿道憩室和逆行排精等。

2. 精液颜色

【正常参考值】正常人刚射出后的精液为灰白色或乳白色；10 日以上未射者，可射出略带淡黄色的精液。

【临床意义】

（1）精液呈鲜红或暗红色。常见于生殖系统的炎症、结核、结石、肿瘤等。

（2）精液呈黄色、棕色。常见于精囊炎、前列腺炎等。

（3）精液呈米汤水样。常见于先天性无精囊、精囊液流出管道堵塞等。

3. 精液气味

【正常气味】正常精液具有一种特有的腥臭味，该气味由前列腺分泌的精氨酸所产生。

【临床意义】当精液缺乏特有的腥臭味：常见于前列腺功能损害或由于前列腺炎症造成了该分泌物缺乏。

4. 精液黏稠度

精液黏稠度，是指液化后的精液黏稠度。

【正常参考值】正常人最初排出的精液是乳白色黏稠胶样半流体（胶冻状），放置 30 分钟至 1 小时后，可自行液化（个别人的精液要经 24 小时才液化），变成半透明，混浊的稀薄黏液。

【临床意义】

（1）如液化迟缓或根本无液化现象，可抑制精子的活动而影响生育力，也可能是间接影响不孕的因素。

（2）精液稀薄，黏稠度下降。常见于精子密度太低、先天性无精囊、精囊液流出管道阻塞等。

5. 精子形态

精子形态检查是将液化后的精液涂片后染色，在显微镜下观察精子的形态特征，计算正常形态精子的百分率，主要用于男性不育症的诊断。

【正常形态】正常精子的形态如蝌蚪状，前端膨大为头部，其后方为体部，体后面连接一条长 50 ~ 60 微米（μm）的尾巴，即尾部。正常形态精子超过30%。

【临床意义】异形精子，可分为头部、体部和尾部畸形三种，其中头部形态最为重要。如正常形态精子数少于30%，称为畸形精子症，常见于精索静脉曲张、生殖系统感染、激素水平异常和药物影响；如畸形精子在10%以下时，对生育无影响；在20%以下，仍有生育的可能；如畸形精子超过20%，可考虑与不孕有关。

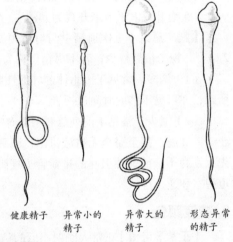

健康精子　异常小的　异常大的　形态异常
　　　　　　精子　　　精子　　　的精子

异常精子

所有男性都有一些不能使卵子受精的精子。异常的精子可以太小、太大或形态异常。健康的精子数量达一半以上时才具有生育能力。（上图中所有的图片都是经过放大的。）

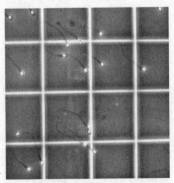

方格缩放法显示了一个低水平非正常数量人类精子的视野。屏幕行协助精子计数。此图中，每毫升射出的精液中含有 6000 万个精子，但正常水平应为每毫升 1.13 亿个精子。

6. 精子计数

精子计数是在显微镜下计算一次排出的精液中精子的数量。将精子计数值乘以精液量，就可得出一次射精的量。

【正常参考值】每毫升精液含精子 0.6 ~ 1.5 亿，多时可达 2 亿；一次射精的精子总数为 4 ~ 6 亿。

【临床意义】

（1）每毫升精液含精子数少于 0.6 亿，或一次射精精子总数少于 0.9 亿，均应视为异常，表示生育机会减少。一般认为，每毫升精液中精子数少于 0.2 亿时，则不能生育；完全无精子，称为无精症。

（2）精子计数减低。常见于精索静脉曲张、放射线损害、先天性或后天性睾丸畸形、结核病、淋病、睾丸炎症、睾丸萎缩、输精管缺陷和精囊缺陷等。

7. 精子活动率

精子活动率是检查新鲜排出的精液在 60 分钟内活精子的数量。

【正常参考值】射精后 60 分钟，精子活动率大于 75%。

【临床意义】若有活力精子低于 40% 为异常，精子活动率低下，也称弱精症。常见于精索静脉曲张、前列腺炎、生殖系统的非异常感染、垂体功能低下、甲状腺功能低下、阴囊局部高温或暴露于放射线后、结核病、尿毒症、肝硬化等。若精子完全无活动率为死精子症。

8. 精子活动力

精子的活动力直接影响着精子的质量，从而对男性的生育能力产生影响。

【正常参考值】新鲜精液中 80% ~ 90% 的精子有活动力，离体 2 ~ 3 小时后的精子 50% ~ 60% 仍能活动，或其活动力应持续 3 ~ 6 小时。

【临床意义】

（1）精子无活动能力或活动能力不强的精子，提示为不育原因之一。

（2）精子活动力下降。常见于精索静脉曲张，由于静脉血回流不畅，导致阴囊内温度升高及睾丸组织缺氧，使精子活动力下降；非特异性生殖道感染以及使用某些抗代谢药、抗疟药、雌激素、氮氮芥等时。

9. 精子运动速度

【正常参考值】正常精子运动速度每秒超过 30 微米，纤毛运动速度每分钟为 1 ~ 7 毫米，鞭毛运动频率每秒为 14 ~ 16 次（32℃），在宫颈中的运动速度每分钟为 0.2 ~ 3.1 毫米。

【临床意义】精子的活动力与年龄有关，男性 40 岁以后便明显降低。精液的环境是精子运动的

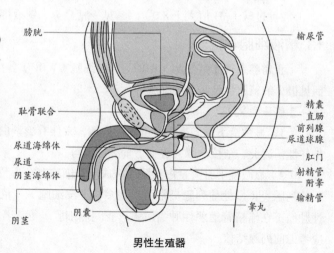

男性生殖器

条件，在精液不能液化、黏稠度太大或精子被凝集抗体所凝集等情况时，精子便不能正常运动，这是不育的原因之一。

10. 精子活动持续时间

【正常参考值】正常精子活动（37℃）持续时间应在 4 ~ 8 小时（h），在阴道中活动精子存活时间为 12 小时，在宫颈中活动精子存活时间为 2 ~ 8 日，在子宫和输卵管中活动精子存活时间为 2 ~ 2.5 日。

【临床意义】基本同精子运动速度。但精子活动持续时间还与女性阴道、宫颈、子宫和输卵管的环境正常与否有关，环境异常（如炎症等），便可影响存活时间，为不育的原因之一。

11. 精子爬高试验

精子爬高试验是测定精子活动速度的一项试验，能客观地反映精子的活动力，对判断男性生育能力很有帮助。

【正常参考值】1 小时后于直径 1.2 毫米塑料管的 5 厘米处，正常精子多于 10 个。

【临床意义】精子爬高试验异常降低。常见于精子数量过少、形态异常及活动力不良等，均可致不孕症。

12. 精液酸碱度（pH 值）

精液酸度是指精液的酸碱值。

【正常参考值】正常精液偏碱性，pH 值为 7.7 ~ 8.5。

【临床意义】精子在酸性环境下活动减弱，pH 降低可能是慢性炎症所致，pH 值低于 6 时，即可导致精子死亡。

（1）过酸（pH 值小于 7.0）。常见于射精管阻塞，精液标本被尿污染。

（2）过碱（pH 值大于 8.0）。常见于精囊炎、精液待检时间过长。

13. 精液细胞学检查

【正常参考值】红细胞（RBC）和白细胞（WBC）各少于 5 个 / 高倍镜（HP），偶见极少的精原细胞和上皮细胞等。

【临床意义】

（1）显微镜下见满视野红细胞为血精，常伴有少量白细胞，常见于血精症、非特异性精囊炎、结核、睾丸肿瘤、前列腺癌等。

（2）显微镜下有大量白细胞或有成堆脓细胞存在为脓精，可伴有红细胞，常见于前列腺炎（慢性前列腺炎常可出现多核上皮细胞）、精囊病变、生殖道炎症、恶性肿瘤（在输精管道恶性肿瘤时，可查到癌细胞）等，若同时见到较多的淋巴细胞应考虑前列腺结核。

14. 精液中果糖

精液中的果糖是血糖通过酶促转化而产生，由精囊腺所分泌，精子活动的能源。由于精囊腺对雄激素的刺激十分敏感，并且果糖的分泌受雄激素的控制，因此精液果糖浓度作为间接衡量睾酮活性的指标,果糖测定也可以用来鉴别是否存在输精管堵塞问题。

【单位】毫摩 / 升(mmol/L)。

【正常参考值】大于 2.78 毫摩 / 升。

【临床意义】

(1)精液中果糖浓度明显降低。常见于慢性附件炎,如精囊损伤严重时。

(2)精液中无果糖。常见于先天性双输精管完全阻塞及精囊缺如时。

15. 精液中柠檬酸

精液中的柠檬酸来自前列腺,其作用是络和钙离子,通过与钙离子结合,而调节精液钙离子的浓度,并影响射精后精液凝固与液化过程,具有前列腺酸性磷酸酶激活剂的作用从而影响精子的活力。

【单位】克 / 升(g/L)。

【正常参考值】超过 2.0 克 / 升。

【临床意义】精液中柠檬酸含量显著减少:常见于前列腺炎。

16. 精液中酸性磷酸酶(ACP)

酸性磷酸酶存在于全身各组织细胞中,以前列腺含量最为丰富。在正常男性血清中,酸性磷酸酶有 2/3 来自前列腺。精浆中酸性磷酸酶几乎均来自前列腺。因此测定精浆中的酸性磷酸酶有助于了解前列腺功能和对前列腺疾病的诊断。

【单位】单位 / 升(U/L)。

【正常参考值】King 法:大于 300 单位 / 升。

【临床意义】酸性磷酸酶有促进精子活动的作用。精浆中酸性磷酸酶减低,精子活动力减弱,可使受精率下降。

(1)精液中酸性磷酸酶升高。常见于前列腺肥大、前列腺梗阻或早期前列腺癌。

(2)精液中酸性磷酸酶降低。常见于前列腺慢性炎症。

17. 精液抗精子抗体(ASA)测定

男性体内的血生精小管屏障可使精子与免疫系统隔离,但当此种屏障因疾病或创伤受损时,精子或其可溶性膜抗原逸出,可导致机体产生抗精子自身抗体,从而抑制精子的活动与受精,造成男性不育。因此精液抗精子抗体测定可以作为不育症患者临床治疗及预后判断的重要指标。

【正常参考值】

(1)精子凝集试验:阴性。

(2)精子制动试验:小于 2。

(3)免疫珠试验:阴性。

(4)混合免疫球蛋白试验:阴性。

接上表

【临床意义】25% ~ 30% 不育症病人的抗精子抗体试验为阳性，但男性有效生育能力的判断还需结合其他精液检查。

18. 精液检查生殖力判断表

【正常参考值】精液检查生殖力判断指标表

项目	不良	尚可	最佳	备注
量（ml）	<1	1.1 ~ 3	>3.1	主要指标
活动率（%）	<40	40 ~ 60	>60	主要指标
活动力	不良	尚可	良好	主要指标
计数（/L）	（0 ~ 10）$\times 10^9$	（11 ~ 30）$\times 10^9$	（31 ~ 60）$\times 10^9$	主要指标
异形精子（%）	>30	11 ~ 30	<10	主要指标
液化时间（min）	>60	30 ~ 60	<30	辅助指标
pH 值	<7.4	7.5 ~ 8.0	>8.0	辅助指标
精子总数	<0.9 $\times 10^8$	（1 ~ 3）$\times 10^8$	>3 $\times 10^8$	辅助指标
运动速度（μm/s）	<10	11 ~ 30	>30	参考指标
精子爬高（个）	0	1 ~ 9	>10	参考指标

注：ml（毫升），min（分），μm/s（微米/秒），/L（升）。

【临床意义】

（1）如果有两项主要指标，一项辅助指标，或一项主要指标，两项以上辅助指标属不良，则可考虑为男性不育症。

（2）如果属于表中尚可或界于不良与尚可之间者，为生殖力较低，但经治疗、矫正后，仍具有生殖力。

（3）如果属于表中最佳者，为具备生殖能力。

19. 前列腺液量

【正常参考值】数滴 ~ 1毫升（ml）。

【临床意义】前列腺液排泄量增加，常见于前列腺炎。

20. 前列腺液颜色

【正常参考值】为淡乳白色稀薄液体。

【临床意义】

（1）黄色黏稠液体。常见于前列腺炎、精囊炎。

（2）脓性或血性黏稠液体。常见于慢性前列腺炎、前列腺脓肿等。

（3）血性液体。常见于前列腺癌、精囊炎、结核病等。

21. 前列腺液细胞学检查

【单位】个 / 高倍镜（个 /HP）。

【正常参考值】白细胞少于 10 个 /HP，红细胞少于 5 个 /HP，偶见颗粒细胞，有少量上皮细胞，没有肿瘤细胞。

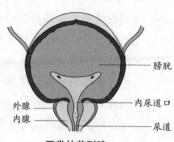

正常的前列腺

【临床意义】

（1）白细胞增多，可成堆出现。常见于前列腺炎。

（2）红细胞增多。常见于按摩前列腺过重、精囊炎、前列腺化脓性炎症、前列腺癌。

（3）上皮细胞增多。常见于前列腺病变。

（4）颗粒细胞增多。常见于前列腺炎和老年人。

（5）找到肿瘤细胞。常见于前列腺癌，且以腺癌多见，未分化癌较少见。

22. 前列腺液中的滴虫

【正常参考值】无滴虫。

【临床意义】

前列腺液中有滴虫。常见于滴虫性前列腺炎。

23. 前列腺液病原体检查

【正常参考值】正常人无病原体。

【临床意义】前列腺液细菌定位检查：

（1）当后段尿细菌数显著高于前段尿、菌落数超过 5000 个 / 毫升，则可诊断为前列腺炎。

（2）如前段和后段尿细菌数接近，而前列腺液培养阳性，也可诊断为前列腺炎。

（3）如若中段尿无菌，前段尿细菌数多于后段尿 10 倍以上，可诊断为尿道炎。

24. 前列腺液中的卵磷脂小体

卵磷脂小体是濡养精子的，是青壮年男性前列腺液中的正常成分，既可作为诊断慢性前列腺炎的参考指标，又可作为判断性功能状态的客观指标。

【正常参考值】镜下可见多量大小不等的卵磷脂小体，且分布均匀。

【临床意义】

（1）当卵磷脂小体少于正常值的 50% 时或消失，且分布不均匀，有成堆的倾向，常见于前列腺充血、增生或发生炎症等。

（2）卵磷脂还能反映出男性性功能的状况，如卵磷脂小体少于正常值的 50%，可有不同程度的男性性功能异常；少于30%，则肯定有性功能障碍，常见的是早泄、阳痿等。

25. 前列腺液中的淀粉样体和精子

前列腺液中的淀粉样体的中心常含碳酸钙沉淀物，其数量随年龄升高而增多，一般无临床意义，但淀粉样小体与胆固醇结合，可形成前列腺结石。前列腺液中偶尔会出现精子，但与疾病无关。

【正常参考值】淀粉样体少见，精子偶尔可见。

【临床意义】淀粉样体老年人多见，但与疾病无明显关系。如前列腺液采样按摩时，压迫精囊可出现精子，但与疾病无关。

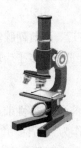

第二十六章　羊水及阴道分泌物检查

1. 羊水量

羊水是胚胎早期羊膜腔内的液体，妊娠早期主要为母体血浆通过胎膜进入羊膜的漏出液，中期可能是胎儿尿为主要来源，在整个妊娠期具有保护胎儿、保护母体的作用。羊水量可以反映胎儿在宫内的生长情况、成熟程度、性别，以及帮助某些遗传性疾病的诊断。

【单位】毫升（ml）。

【正常参考值】早期妊娠为 450 ~ 1200 毫升，足月妊娠为 500 ~ 1400 毫升。

【临床意义】

（1）超过 1500 毫升，为羊水过多。常见于胎儿先天性异常，如无脑儿（由于脑发育不全而致抗利尿激素分泌减少之故）、食管闭锁及肠闭锁（由于胎儿吞噬羊水功能障碍所致）等；母体疾病，如糖尿病，可能由于高血糖导致了胎儿的高血糖，增加了胎儿的利尿，当母体血糖控制后羊水量可减少。

（2）少于 500 毫升，为羊水过少。常见于胎儿先天性畸形，肾发育不全和肺发育不全及羊膜发育不良。

2. 羊水颜色

【正常颜色】羊水在早期妊娠期为透明色或淡黄色样，在足月妊娠期为透明或乳白色。

【临床意义】

（1）黄绿色或深绿色。常见于胎儿窘迫现象（羊水内混有胎粪）。

（2）棕红色或褐色。常见于死胎。

（3）金黄色。常见于羊水胆红素过高，如母子血型不合。

（4）黏稠拉丝状黄色。常见于过期妊娠、胎盘功能减退。

（5）脓性或有臭味。常见于子宫内感染。

3. 羊水肌酐（Cr）

羊水肌酐检查可以反映胎儿肾脏成熟程度。

【单位】微摩 / 升（μmol/L）。

【正常参考值】早期妊娠为 70.7 ~ 97.2 微摩 / 升；足月妊娠为 159.1 ~ 353.6 微摩 / 升。

【临床意义】妊娠后期，如羊水肌酐大于 176.8 微摩 / 升，表示胎儿肌肉、肾脏已成熟（有功能的肾小球已有一百万）；如羊水肌酐降低，胎儿虽成熟，但出生后体重会过低。注意，孕妇患肾脏病或妊高征时，羊水肌酐可伪增，故亦应检查孕妇的血清肌酐。

4. 羊水胆红素（BIL）

在有溶血性疾病时，羊水胆红素检查可作为观察指标，以决定是否继续观察、宫内输血、引产。

【单位】微摩 / 升（μmol/L）。

【正常参考值】早期妊娠为小于 1.28 微摩 / 升；足月妊娠为大于 0.43 微摩 / 升。

【临床意义】妊娠后期羊水胆红素继续升高，表示胎儿有胎内溶血，可能为 Rh 或 ABO 血型不合。当孕妇患有血胆红素升高（肝炎、溶血性贫血、胆汁淤积）或服用某些药物（酚噻嗪）时，则可出现羊水胆红素伪增。

5. 羊水白细胞（WBC）

羊水白细胞检查对确诊为羊膜绒毛膜炎有一定意义，临床上常需要羊水细菌检查共同进行。

【正常参考值】无白细胞或阴性。

【临床意义】有白细胞或阳性，常见于羊膜绒毛膜炎。

6. 羊水细菌检查

【正常参考值】阴性。

【临床意义】阳性。常见于羊膜绒毛膜炎。

7. 羊水甲胎蛋白（AFP）

羊水甲胎蛋白测定，是指测定血液中用甲胎蛋白水平，可发现神经缺损、脊柱裂、肾脏和肝脏疾病等。

【单位】微克 / 升（μg/L）。

【正常参考值】在妊娠 13 周已达高峰，均值为 26.303 微克 / 升（26303ng / ml）；妊娠 19 周下降最快，直至足月妊娠时，均值为 1.266 微克 / 升（1266ng / ml）。

【临床意义】

（1）羊水 AFP 高于均值，常见于患无脑儿或脊柱裂的胎儿；亦见于其他多种畸形，如先天性肾病、食道或肠闭锁、脐疝、囊性水瘤、骶尾部畸胎瘤、Rh 血型不合、先天愚型、先天性性腺发育不全等。

（2）严重胎儿窘迫或有宫内死亡可能时，羊水 AFP 含量亦较正常高数倍。

（3）如羊水甲胎蛋白高出正常值 10 倍，表示胎儿有开放性神经管异常或为无脑儿。

8. 羊水肌酸激酶（CK）

羊水肌酸激酶活性测定，是诊断死胎易行而又准确的方法。

【单位】单位 / 升（U/L）。

【正常参考值】0 ~ 30 单位 / 升。

【临床意义】死胎，羊水肌酸激酶活性与死亡后时间长短呈正相关。

死亡后 1 ~ 2 日，羊水肌酸激酶为 10 ~ 40 单位 / 升；死亡后 4 ~ 5 日，羊水肌酸激酶为 1000 ~ 5300 单位 / 升；死亡后 10 日，羊水肌酸激酶大于 8000 单位 / 升；死亡后 20 ~ 30 日，羊水肌酸激酶大于 10000 单位 / 升。

9. 羊水卵磷脂 / 鞘磷脂（L/S）比值

羊水卵磷脂 / 鞘磷脂（L/S）比值检查，可帮助高危妊娠需提前终止妊娠者了解胎儿肺的成熟程度，对防治 RDS、降低围生儿死亡率有重要意义。

【正常参考值】早期妊娠 <1 ∶ 1，足月妊娠 >2 ∶ 1。

【临床意义】

（1）卵磷脂 / 鞘磷脂大于 2，表示肺成熟，胎儿不出现呼吸窘迫综合征。

（2）卵磷脂 / 鞘磷脂小于 1.5，表示肺不成熟，相当多的胎儿可出现呼吸窘迫综合征。

（3）卵磷脂 / 鞘磷脂在 1.5 ~ 1.9，属中间型，少数胎儿可发生呼吸窘迫综合征。

10. 白带一般性状检查

【正常参考值】正常白带为白色稀糊状、无气味、量多少不等。白带的性状与雌激素水平及生殖器充血情况有关。临近排卵期，白带量多，清澈透明，稀薄似蛋清；排卵期 2 ~ 3 天后，白带混浊黏稠、量少；行经前，量又增加；妊娠期，白带量较多。

【临床意义】

（1）无色透明黏性白带。外观与正常白带基本相似，但量多，常见于应用雌激素药物后，及卵巢颗粒细胞瘤时。

（2）脓性白带。黄色或黄绿色有臭味，多为滴虫或化脓性细菌性感染引起的。一般来说，泡沫状脓性白带，常见于滴虫性阴道炎；其他脓性白带见于慢性宫颈炎、老年性阴道炎、子宫内膜炎、宫腔积脓、阴道异物等。

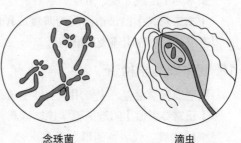

念珠菌　　　　滴虫

（3）豆腐渣样白带。呈豆腐渣样或凝乳状小碎块，为念珠菌阴道炎所特有，常伴有外阴瘙痒，常见于真菌性阴道炎。

（4）血性白带。内混有血液，血量多少不定，有特殊臭味，常见于宫颈息肉、子宫黏膜下肌瘤、老年性阴道炎、重度慢性宫颈炎、宫内节育器引起的副反应、宫颈癌和宫体癌等。

（5）黄色水样白带。由于病变组织的变性、坏死所致，常见于子宫黏膜下肌瘤、子宫颈癌、子宫体癌、输卵管癌等。

11. 阴道分泌物（或白带）清洁度检查

在生理情况下，女性生殖系统具有自然保护功能，因为阴道中存在阴道杆菌，它能保持阴道处于酸性的环境，在此环境下其他细菌不能生存，故阴道具有自净作用。阴道分泌物（或白带）清洁度检查，就是将阴道分泌物涂片，在显微镜下观察其中的上皮细胞、白细胞、阴道杆菌和其他细菌，根据这些成分的分布情况来判断是否生病。

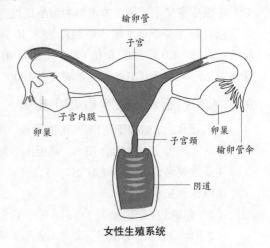

女性生殖系统

【正常参考值】白带清洁度一般分为四度：

（1）Ⅰ度。涂片中见到大量的阴道杆菌和上皮细胞，白细胞 0 ~ 5 个 / 高倍镜视野，有或无其他细菌。

（2）Ⅱ度。涂片中见到中等数量的阴道杆菌和上皮细胞，白细胞 10 ~ 15 个 / 高倍镜视野，有少量其他细菌。

（3）Ⅲ度。涂片中见到少量阴道杆菌和上皮细胞，白细胞 15 ~ 30 个 / 高倍镜视野，其他细菌较多见。

（4）Ⅳ度。涂片中没有阴道杆菌，只有少量上皮细胞，白细胞大于 30 个 / 高倍镜视野，有大量其他细菌。

正常为Ⅰ度或Ⅱ度，Ⅲ度提示有炎症，Ⅳ度提示有严重的阴道炎。

【临床意义】白带清洁度为Ⅲ度或Ⅳ度，常见于阴道存在炎症或感染，如滴虫性阴道炎、真菌性阴道炎或淋病等。

12. 阴道细胞学检查

阴道细胞学检查，主要用于女性生殖系统恶性肿瘤的普查。

【正常参考值】阴道细胞学检查诊断，通常以分级法报告结果，一般分为五级：

（1）1 级。代表细胞形态正常。

（2）2 级。代表有轻度至中度核异质形态的细胞，但属良性病变。

（3）3 级。代表有癌细胞可能。

（4）4 级。代表有癌细胞，但形态不够典型。

（5）5 级。代表有典型的癌细胞。

正常情况下，未找到肿瘤细胞，或细胞学检查为 1 级或 2 级。

【临床意义】

（1）找到肿瘤细胞，或细胞学检查为 5 级。说明为恶性肿瘤，如为宫颈癌、卵巢癌、阴道癌和子宫癌等。一般宫颈癌、阴道癌以鳞状上皮细胞癌（简称鳞癌）为主，而卵巢癌和子宫癌以腺癌为主。

（2）细胞学检查为 4 级。说明病人应做活组织检查。

（3）细胞学检查 3 级。说明病人应继续随访，并定期做细胞学检查。

13. 线索细胞检查

线索细胞是指阴道脱落上皮细胞上黏附大量加特纳杆菌等厌氧菌的一种形态表现，于细胞边缘贴附大量颗粒状物即加德纳尔菌，且细菌边缘不清。

【正常参考值】正常情况下，用涂片法在显微镜下观察，阴道分泌物无线索细胞或是检查结果呈阴性。

【临床意义】出现线索细胞或是检查结果呈阳性：常见于加德纳菌性阴道炎。

14. 阴道滴虫检查

【正常参考值】无滴虫。

【临床意义】发现滴虫：常见于滴虫性阴道炎、滴虫性尿道炎。

15. 宫腔细菌培养

女性外生殖器与尿道口等接触体表的部位，均有正常菌群和条件致病菌存在，它们对维持生殖系统内环境的稳定起着重要作用。但当机体抵抗力下降时，这些条件致病菌可以引起感染，发生生殖系统疾病。因此，生殖系统分泌物进行细菌培养，对生殖道疾病诊断有重要价值。

【正常参考值】无细菌生长或阴性。

【临床意义】发现细菌或阳性：常见于宫腔感染，多数为乙型溶血性链球菌感染、厌氧链球菌、大肠杆菌、金黄色葡萄球菌。

第二十七章　骨髓检查

1. 骨髓有核细胞总数

【单位】个／升（个／L）。

【正常参考值】（10～180）×10⁹／升。

【临床意义】

（1）增多。常见于骨髓增生，如脾功能亢进、白血病、溶血性贫血等。

（2）减少。常见于造血组织功能减退，如再生障碍性贫血。

2. 骨髓增生程度的判断

骨髓增生程度的判断

骨髓增生程度	红细胞与有核细胞之比（既往实际病例分析结果）	红细胞与有核细胞之比（日常工作中可按以下比例粗略估计）	常见原因
增生极度活跃	0.56～1.67：1	1：1	各类典型的急性白血病、慢性白血病和各种骨髓增生性疾病，以及受检者接受某些生物活性制剂治疗等
增生明显活跃	5.3～12.2：1	10：1	各类型增生性贫血，如缺铁性贫血、溶血性贫血、巨幼细胞贫血和急性失血等、药物或生物制剂引起的骨髓反应、细菌感染、不典型的急性或慢性白血病、骨髓增生性疾病、脾功能亢进（脾功能亢进可以造成脾对血液细胞吞噬功能增强，使血细胞减少进而导致骨髓细胞增生）等
增生活跃	15.9～32.3：1	20：1	健康人、非原发于造血系统的疾病及早期淋巴瘤、多发性骨髓瘤、尚未出现造血系统紊乱的血液病，以及少数不典型的白血病、贫血、细菌感染
增生减低	37.4～70.4：1	50：1	再生障碍性贫血和极少数低增生性白血病，以及肿瘤、白血病等化疗过程中骨髓被抑制时
增生极度减低	199～999：1	300：1	典型的再生障碍性贫血

3. 骨髓增生程度与有核细胞数量的关系

骨髓增生程度与有核细胞数量的关系

增生程度	范围（×10⁹/L）	均值（×10⁹/L）
增生极度活跃	220 ~ 1000	682.75
增生明显活跃	36 ~ 573	219
增生活跃	36 ~ 124	66.2
增生减低	6.6 ~ 62	24
增生极度减低	5.1 ~ 15	9.22

4. 骨髓红细胞系统

骨髓红细胞系统是骨髓细胞学检查的一个项目，骨髓细胞学检查对诊断造血系统疾病最有价值，同时对诊断其他非造血系统疾病、不明原因发热、恶病质、原因不明的肝脾肿大也有鉴别诊断意义。

【正常参考值】骨髓红细胞系统正常范围

红细胞系统	正常范围百分比（%）	平均值百分比（%）
原始红细胞	0 ~ 1.9	0.57
早幼红细胞	0.2 ~ 2.6	0.92
中幼红细胞	2.6 ~ 10.7	7.41
晚幼红细胞	5.2 ~ 17.5	10.75
早巨幼红细胞	0	0
中巨幼红细胞	0	0
晚巨幼红细胞	0	0

【临床意义】

（1）增多

①原始红细胞和早幼红细胞增多。常见于红血病、红白血病、骨髓增生异常综合征（MDS）等。

②中幼红细胞和晚幼红细胞增多。常见于各种增生性贫血、原发性血小板减少性紫癜急性发作期、黑热病等。

③晚幼红细胞增多。常见于缺铁性贫血、再生障碍性贫血等。

（2）红细胞减少

粒系及巨核细胞均不减少，则常见于纯红细胞再生障碍性贫血、溶血性贫血、营养性贫血等。

5. 骨髓粒细胞系统

【正常参考值】骨髓粒细胞系统正常范围

分类	粒细胞系统	正常范围（%）	平均值（%）
嗜中性	原始粒细胞	0 ~ 1.8	0.64
嗜中性	早幼粒细胞	0.4 ~ 3.9	1.57
嗜中性	中幼粒细胞	2.2 ~ 12.2	6.49
嗜中性	晚幼粒细胞	3.5 ~ 13.2	7.90
嗜中性	杆状核粒细胞	16.4 ~ 32.1	23.72
嗜中性	分叶核粒细胞	4.2 ~ 21.2	9.44
嗜酸性	中幼粒细胞	0 ~ 1.4	0.38
嗜酸性	晚幼粒细胞	0 ~ 1.8	0.49
嗜酸性	杆状核粒细胞	0.2 ~ 3.9	1.25
嗜酸性	分叶核粒细胞	0 ~ 4.2	0.86
嗜碱性	中幼粒细胞	0 ~ 0.2	0.02
嗜碱性	晚幼粒细胞	0 ~ 0.3	0.06
嗜碱性	杆状核粒细胞	0 ~ 0.4	0.10
嗜碱性	分叶核粒细胞	0 ~ 0.2	0.10

【临床意义】

（1）原粒细胞和早幼细胞增多。占 20% ~ 90%，常见于急性粒细胞型白血病、慢性粒细胞型白血病（简称慢粒）急性变。

（2）中性中幼粒细胞增多。占 20% ~ 50%，常见于亚急性粒细胞型白血病、急性早幼粒细胞型白血病。

（3）中性晚幼粒细胞和杆状核细胞增多。常见于各种急性感染，如细菌、螺旋体、原虫；代谢障碍，如尿毒症、糖尿病、酸中毒、痛风；摄入药物或毒物，如汞、注射异种蛋白；以及严重烧伤、急性失血、大手术后、恶性肿瘤、慢性粒细胞增多症等。

（4）嗜酸性粒细胞增多。常见于过敏性疾病，如哮喘、热带嗜酸性粒细胞增多症等；寄生虫感染，如血吸虫等；某些白血病，如慢粒、霍奇金病等。

（5）嗜碱性粒细胞增多。常见于慢性粒细胞增多症、嗜碱性粒细胞型白血病等。

（6）粒细胞减少。常见于各种化学、物理因素所致，以及严重病毒感染。

6. 骨髓粒细胞与有核红细胞比值（M/E）

【正常参考值】1.28 ~ 5.95。

【临床意义】

（1）比值正常。常见于正常骨髓、血小板减少性紫癜、缺铁性贫血、再生障碍性贫血、骨髓硬化症、真性红细胞增多症等。

（2）比值增大。常见于粒细胞系统增生，如感染、粒细胞性白血病、类白血病反应；红细胞系统减少，如单纯红细胞再生障碍性贫血。

（3）比值减小（或倒置）。常见于粒细胞系统减少，如粒细胞缺乏症、放射病、慢性苯中毒等；红细胞增生，如幼红细胞增生的失血性贫血、缺铁性贫血、溶血性贫血、地中海贫血，以及巨幼红细胞增生的恶性贫血、巨幼细胞性贫血（胃肠切除、营养性、婴儿性、妊娠期）、二叶裂头虫病等。

7. 骨髓单核细胞系统

【单位】百分比（%）。

【正常参考值】原始单核细胞：0 ~ 0.04（0 ~ 4%）；幼单核细胞：0 ~ 0.021（0 ~ 2.1%）；单核细胞：0.01 ~ 0.062（1.0% ~ 6.2%）。

【临床意义】增多。常见于急性或慢性单核细胞型白血病（急性以原始和幼稚型为主，慢性以成熟型为主）、慢性感染等。

8. 骨髓巨核细胞及分类

【正常参考值】

（1）总数：7 ~ 35 个 /1.5cm × 3cm。

（2）分类：原始型，0（0%）；早幼型，0 ~ 0.05（0 ~ 5%）；中幼型，0.10 ~ 0.27（10% ~ 27%）；晚幼型，0.44 ~ 0.60（44% ~ 60%）；裸型，0.08 ~ 0.30（8% ~ 30%）；变性，0.02（2%）。

【临床意义】

（1）增多。常见于慢性粒细胞型白血病、真性红细胞增多症、原发性血小板增多症、骨髓纤维化症、脾功能亢进、急性大出血等。

（2）减少。常见于急性或慢性再生障碍性贫血、各种急性白血病、血小板减少性紫癜、阵发性睡眠性血红蛋白尿等。

9. 骨髓浆细胞系统

【单位】百分比（%）。

【正常参考值】原始浆细胞：0 ~ 0.001（0 ~ 0.1%），幼浆细胞：0 ~ 0.007（0 ~ 0.7%），浆细胞：0 ~ 0.021（0 ~ 2.1%）。

【临床意义】增多。常见于多发性骨髓瘤、再生障碍性贫血、浆细胞白血病等。

10. 骨髓其他细胞

【单位】百分比（%）。

【正常参考值】

（1）巨核细胞：0 ~ 0.003（0 ~ 0.3%，平均0.03%）。

（2）网状细胞：0.001 ~ 0.01（0.1% ~ 1.0%，平均0.16%）。

（3）内皮细胞：0 ~ 0.004（0 ~ 0.4%，平均0.05%）。

（4）巨噬细胞：0 ~ 0.004（0 ~ 0.4%，平均0.05%）。

（5）组织嗜碱细胞：0 ~ 0.005（0 ~ 0.5%，平均0.03%）。

（6）组织嗜酸细胞：0 ~ 0.002（0 ~ 0.2%，平均0.004%）。

（7）脂肪细胞：0 ~ 0.001（0 ~ 0.1%，平均0.003%）。

（8）分类不明细胞：0 ~ 0.001（0 ~ 0.1%，平均0.015%）。

【临床意义】

（1）网状细胞、浆细胞、组织嗜碱细胞增多。常见于急性或慢性再生障碍性贫血及放射病等。

（2）网状细胞增。常见于某些感染，如黑热病。

（3）网状细胞增多，且形态异常。常见于恶性组织细胞病。

11. 骨髓异常细胞和寄生虫

【正常参考值】阴性。

【临床意义】

（1）异常细胞。Reed–Sternberg细胞、戈谢细胞、尼曼－匹克细胞、转移癌细胞等。

（2）寄生虫。疟原虫、利杜小体即黑热病小体（Leishmanin-DonouaniDbody）。

12. 骨髓细菌培养

骨髓细菌培养对诊断败血症，菌血症最有价值，对不明原因发热、恶病质、原因不明的肝脾肿大有鉴别诊断意义。

【正常参考值】阴性。

【临床意义】阳性。常见于败血症或菌血症时，可培养出致病菌或条件致病菌；伤寒病时，骨髓培养阳性率也较高。

13. 骨髓象分析

骨髓象分析是指综合分析骨髓细胞增生程度、骨髓细胞计数、粒细胞比例等项目检查后，得出的最后的骨髓象报告及结论是一份综合性的报告。

【正常参考值】骨髓增生活跃，各系统、各阶段造血细胞比例正常，无各种异常细胞和寄生虫。

【临床意义】

（1）原始细胞比例超过30%。可作为急性白血病的主要诊断标准。如果这些细胞过氧化物酶染色（POX）阳性，则考虑为急性非淋巴细胞白血病，包括粒细胞、单核细胞和粒一单核细胞白血病等；如果这些原始细胞过氧化物酶阴性，而糖原染色（PAS）阳性，则考虑为急性淋巴细胞白血病、红白血病或巨核细胞白血病。

（2）粒细胞异常增多。以成熟阶段为主，如嗜中性粒细胞碱性磷酸酶染色阳性值高，考虑为感染引起的类白血病反应（一种强烈的炎症反应），不是白血病；阳性值低或为阴性，则被认为是慢性粒细胞白血病。

（3）红细胞系统增生明显。多为增生性贫血。其中红细胞颜色变浅、体积变小的，往往提示为缺铁性贫血；体积增大、早期红细胞增多的，可考虑为巨幼红细胞性贫血；红细胞大小不等而且伴有各种异常形态的，往往为溶血性贫血。

（4）粒细胞、红细胞均减少，巨核细胞也减少，而淋巴细胞比例升高，可能是再生障碍性贫血；单纯某一个系统的血细胞减少，往往是单纯性单个血细胞系统的再生障碍。

14. 铁染色

铁染色主要用于贫血的鉴别诊断缺铁性贫血，细胞外铁明显降低或消失，红细胞阳性率为0～30%（粒小、色淡、胞浆内颗粒为1～2个）；非缺铁性贫血，细胞外铁常为++～+++，细胞内铁阳性率为50%～90%（粒大、色深、胞浆内颗粒数常为30个左右）。

【正常参考值】阳性反应。胞浆中有蓝色颗粒，根据颗粒多少、大小和染色深浅，用（+）表示阳性强弱。正常人细胞外铁+～++；细胞内铁（铁幼粒细胞）阳性率为19%～44%，常为1～5个颗粒。

【临床意义】

（1）升高。常见于铁粒幼细胞贫血、骨髓增生异常综合征（铁粒幼细胞难治性贫血）、溶血性贫血、营养性巨幼细胞贫血、再生障碍性贫血和白血病、感染、肝硬化、慢性肾炎、尿毒症、多次输血、血色病等。

（2）降低。常见于缺铁性贫血。缺铁性贫血时骨髓细胞外铁明显降低，甚至消失，铁粒幼细胞降低。经铁剂治疗后，细胞外铁增多。铁粒染色可作为诊断缺铁性贫血及指导铁剂治疗的一个方法。

15. 糖原染色（PAS）

【正常参考值】阳性反应。胞浆内可见红色颗粒或团块状。

正常情况下，红细胞系统的原、幼红细胞和成熟红细胞；粒细胞系统的原粒细胞、原单核细胞和大多数淋巴细胞为阴性反应。自早幼粒阶段以后的粒细胞和幼单核细胞可呈弱阳性反应。正常淋巴细胞内阳性率低于30%，积分小于60分，幼红细胞积分小于 40 分。

【临床意义】

（1）鉴别血液疾病，急性淋巴细胞白血病、淋巴组织恶性增生性疾病、红白血病、戈谢病的原始细胞呈强阳性反应或阳性反应；缺铁性贫血、珠蛋白生成障碍、骨髓增生异常综合征亦可呈阳性反应；急性粒细胞白血病、急性单核细胞白血病、良性淋巴细胞增多症、尼曼－皮克细胞呈阴性反应或弱阳性反应；巨幼细胞性贫血、溶血性贫血、再生障碍性贫血等，幼红细胞为阴性反应，偶有个别幼红细胞呈阳性反应。

（2）帮助鉴别不典型巨核细胞和霍奇金细胞，巨核细胞呈强阳性反应；霍奇金细胞呈弱阳性或阴性反应。

（3）帮助鉴别白血病细胞和腺癌骨髓转移的腺癌细胞，腺癌细胞呈阳性反应。

16. 过氧化酶染色（POX）

过氧化酶染色有助于急性白血病的鉴别诊断。

【正常参考值】

（1）阳性。细胞质内见到蓝绿色颗粒，根据颗粒多少可分为强阳性（常见于早幼粒细胞以下各期细胞及嗜酸性粒细胞）、阳性（常见于少数巨噬细胞）、弱阳性（常见于幼稚及成熟单核细胞）。

（2）阴性。胞浆内无蓝绿色颗粒的细胞。

【临床意义】

（1）急性粒细胞白血病一般为强阳性，阳性反应的幼稚细胞可达 50% 以上。

（2）早幼粒细胞白血病呈强阳性反应。

（3）急性非淋巴细胞白血病呈阳性反应。

（4）急性单核细胞白血病，其幼稚和成熟单核细胞均呈弱阳性．

（5）急性淋巴细胞白血病的各阶段细胞均呈阴性。

（6）组织细胞白血病常为阴性反应。

17. 酸性磷酸酶（ACP）染色

【正常参考值】

（1）阳性反应：胞浆内胞质中出现鲜红色颗粒沉淀。

①（－）胞质无色。

②（＋）胞质出现淡红色颗粒。

③（＋＋）胞质布满鲜红色颗粒。

④（＋＋＋）胞质充满深红色颗粒。

（2）正常血细胞的染色反应。粒细胞、单核细胞、淋巴细胞、巨核细胞、血小板、浆细胞、巨噬细胞呈阳性。

【临床意义】毛细胞白血病时，ACP呈阳性反应，且不为左旋酒石酸所抑制；急性单核细胞白血病和组织细胞白血病可呈阳性；戈谢细胞呈阳性反应。

（1）帮助鉴别戈谢细胞和尼曼－匹克细胞，前者酸性磷酸酶染色为阳性反应，后者为阴性。

（2）帮助诊断多毛细胞白血病，多毛细胞白血病时多毛细胞的酸性磷酸酶染色为阳性反应，此酶不被L-酒石酸所抑制。

（3）帮助鉴别T淋巴细胞和B淋巴细胞，T淋巴细胞呈阳性反应，而B淋巴细胞为阴性反应。

18. 嗜中性粒细胞碱性磷酸酶染色（NAP）

嗜中性粒细胞碱性磷酸酶染色主要用于慢性粒细胞性白血病与其他类白血病、骨髓纤维化及化脓性感染等的鉴别诊断。

【正常参考值】

（1）阴性反应：胞浆呈淡红色，无颗粒。正常人嗜中性粒细胞碱性磷酸酶积分值一般多在80分以下。

（2）阳性反应：胞浆呈棕黄色至黑色，根据颗粒大小、多少和染色程度可分为：（+）浅黄色、（++）棕黄色、（+++）棕黑色、（++++）黑色。成人NAP阳性率10%～40%；积分值40～80分。

嗜中性粒细胞碱性磷酸酶评分标准

0分	阴性反应。
1分	胞浆1／2以下的区域出现灰黑色到棕黑色沉淀。
2分	胞浆1／2～3／4的区域出现灰黑色至棕黑色沉淀。
3分	胞浆全部区域出现棕黑色或棕黑色沉淀（颗粒状或片块状），但密度较低，约占3／4的区域。
4分	胞浆全部皆被深黑色团块状沉淀所充满，密度甚高，甚至遮盖胞核。

【临床意义】

（1）急性化脓性感染时NAP活性明显升高，病毒性感染时其活性在正常范围或略低，因此NAP可用于细菌和病毒感染的鉴别。

（2）慢性粒细胞白血病的NAP活性明显减低，积分值常为0；而类白血病反应的NAP活性极度升高，故可作为慢性粒细胞白血病鉴别的一个重要指标。

（3）急性粒细胞白血病时NAP积分值差错；急性淋巴细胞白血病的NAP积分值多升高；急性单核细胞白血病时一般正常或减低，故可作为急性白血病的鉴别方法之一。

（4）再生障碍性贫血时NAP活性升高；阵发性睡眠性血红蛋白尿时活性减低，

因此也可作两者鉴别的参考。

（5）其他血液病。恶性淋巴瘤、慢性淋巴细胞白血病、骨髓增殖性疾病如真性红细胞增多症、原发性血小板增多症、骨纤维化症 NAP 活性中度升高，恶性组织细胞病时 NAP 活性降低。

（6）腺垂体或肾上腺皮质功能亢进时，应用肾上腺皮质激素、ACTH、雌激素等 NAP 积分值可升高。

19. 非特异性酯酶染色（NSE）

非特异性酯酶又称单核细胞酯酶，主要存在于单核细胞和组织细胞内，正常单核细胞各阶段均呈阳性，且可被氟化钠抑制。

【正常参考值】阳性反应：细胞质内有灰黑色絮状沉淀，根据沉淀情况可分强阳性（深黑色）、中度阳性（棕黑色）、弱阳性（灰黑色）。

【临床意义】非特异性酯酶染色可用来鉴别急性单核细胞白血病与其他类型白血病：急性粒细胞白血病可呈阳性或弱阳性，急性早幼粒细胞白血病细胞呈强阳性，但不被氟化钠抑制；急性淋巴细胞白血病一般为阴性。

20. 特异性酯酶（氯醋酸酯酶 AS–D）染色

【正常参考值】阳性反应：胞浆中可见红色颗粒。

【临床意义】阳性反应。主要见于粒系细胞，原始粒细胞呈弱阳性，早幼粒细胞呈强阳性反应，单核细胞一般呈阴性反应或弱阳性反应。因此，特异性酯酶（氯醋酸酯酶 AS–D）染色可鉴别急性粒细胞型白血病和急性单核细胞白血病。

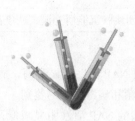

第二十八章　肝胆功能检查

1. 丙氨酸氨基转移酶（ALT 或 GPT）

【单位】单位 / 升（U/L）。

【正常参考值】速率法（酶法）：5 ~ 40 单位 / 升。

【临床意义】升高。常见于肝脏疾病，如传染性肝炎、肝癌、肝硬化活动期、中毒性肝炎、药物中毒性肝炎、脂肪肝、阻塞性黄疸；胆道疾病，如胆管炎、胆囊炎；心血管疾病（心肌梗死、心肌炎、心力衰竭）时的肝脏瘀血；内分泌疾病，如胰腺疾患、重症糖尿病、甲状腺功能亢进；以及传染性单核细胞增多症、疟疾、流行性感冒、外伤、严重烧伤、休克、药物中毒（如氯丙嗪、异烟肼、奎宁、水杨酸制剂、乙醇、铅、汞、四氯化碳或有机磷等）、早期妊娠和剧烈运动。

2. 碱性磷酸酶（ALP 或 AKP）

【单位】单位 / 升（U/L）。

【正常参考值】动态法：婴儿为 50 ~ 240 单位 / 升；儿童为 20 ~ 220 单位 / 升；成人为 20 ~ 110 单位 / 升。

【临床意义】

（1）升高。常见于肝硬化、阻塞性黄疸、肝细胞性黄疸、急性与慢性黄疸型肝炎、胆汁淤积性肝炎、原发性肝癌、继发性肝癌、肾病、严重性贫血、甲状腺机能不全、白血病、骨折修复期、变形性骨炎、佝偻病、骨上肿瘤、软骨病、骨细胞瘤、骨转移癌、儿童骨骼发育期、孕妇、骨折愈合期等。

（2）减低。常见于营养不良、遗传性低磷酸酶血症、重症慢性肾炎、乳糜泻、贫血、恶病质、儿童甲状腺功能不全或减退、坏血病、呆小症等。

3. γ- 谷氨酰转氨酶（γ-GT）

【单位】国际单位 / 升（IU/L）。

【正常参考值】速率法：0 ~ 40 国际单位 / 升。

【临床意义】升高。常见于急性肝炎、慢性肝炎活动期、肝硬化、酒精性肝炎、药物性肝炎、脂肪肝、原发性和转移性肝癌、胆道感染、急性胰腺炎、胰腺肿瘤、前列腺肿瘤、心力衰竭、心肌梗死等。

4. 亮氨酸氨基肽酶（LAP）

【单位】国际单位 / 升（IU/L）。

【正常参考值】男性为 18.3 ~ 36.7 国际单位 / 升；女性为 13.6 ~ 29.2 国际单位 / 升。

【临床意义】升高。常见于阻塞性黄疸、酒精和药物性肝损害、病毒性肝炎、急性肝炎、肝坏疽、肝硬化、肝肿瘤、原发性肝癌、胆管梗阻、胆道结石、胆道癌、胰腺癌、子宫内膜癌、卵巢癌、乳腺癌、淋巴肉瘤、恶性淋巴瘤、妊娠2个月以上等。

5. 血清胆碱酯酶（CHE）

【正常参考值】

（1）pH法：0.8 ~ 1.0。

（2）酶法：782 ~ 1494 单位 / 升（U/L）。

【临床意义】

（1）升高。常见于肾病综合征、肾衰竭、脂肪肝、甲状腺功能亢进、支气管哮喘、糖尿病、高血压、高脂血症、神经系统疾病等。

（2）降低。常见于肝脏疾病，如急性肝炎、肝硬化代偿期、肝性脑病、阿米巴肝脓肿、转移性肝癌等；肝外疾患，如全身营养不良、肌肉损伤、重度贫血、有机磷中毒、癌症晚期、血吸虫病、败血症、急性感染、心肌梗死、肺梗死、重症肺结

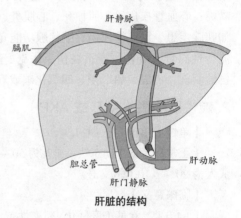

肝脏的结构

核等；以及摄入雌激素、皮质醇、奎宁、吗啡、可待因、可可碱、氨茶碱、巴比妥等药物。

6. 血清总胆红素（TBIL）

总胆红素是直接胆红素和间接胆红素二者的总和，主要用来诊断是否有肝脏疾病或胆道是否发生异常。

【单位】微摩 / 升（μmol/L）。

【正常参考值】成人为 5.13 ~ 18.81 微摩 / 升，新生儿可达 250 微摩 / 升。

【临床意义】升高。常见于溶血性黄疸、新生儿生理性黄疸、先天性非溶血性黄疸、中毒性或病毒性肝炎、恶性贫血、阵发性血红蛋白尿症、红细胞增多症、内出血、输血后溶血性黄疸、急性黄色肝萎缩、先天性胆红素代谢异常（克里格勒 - 纳亚综合征、体质性肝功能不良性黄疸、慢性特发性黄疸）、果糖不耐受等；以及摄入水杨酸类、红霉素、利福平、孕激素、安乃近等药物等。

7. 结合胆红素（CB）

结合胆红素是指未结合胆红素在肝细胞内转化，与葡萄糖醛酸结合形成结合胆红素，主要用于鉴别黄疸的类型。

【单位】微摩 / 升（μmol/L）。

【正常参考值】<3.4 微摩 / 升。

【临床意义】升高。提示经肝细胞处理和处理后胆红素从胆道的排泄发生障碍，常见于肝细胞性黄疸、阻塞性黄疸、新生儿高胆红素血症、慢性特发性黄疸、Rotor综合征（RS）等。

8. 非结合胆红素（UCB）

非结合胆红素是指不与葡萄糖醛酸结合的胆红素。

【单位】微摩 / 升（μmol/L）。

【正常参考值】<19 微摩 / 升。

【临床意义】升高。多与各种溶血性疾病有关，常见于血型不合输血、败血症、恶性贫血、珠蛋白生成障碍性贫血、新生儿生理性黄疸、体质性黄疸、哺乳性黄疸、药物性黄疸、疟疾、严重烫伤、铅中毒、脾功能亢进等。

9. 血清直接胆红素（DBIL）

【单位】微摩 / 升（μmol/L）。

【正常参考值】0 ~ 3.4 微摩 / 升。

【临床意义】升高。常见于阻塞性黄疸、肝细胞性黄疸、先天性非溶血性黄疸（直接胆红素升高Ⅰ型、直接胆红素升高Ⅱ型）等。

10. 间接胆红素（IBIL）

【单位】微摩 / 升（μmol/L）。

【正常参考值】1.71 ~ 13.68 微摩 / 升。

【临床意义】升高。常见于先天性非溶血性黄疸（间接胆红素增高症）、溶血性黄疸、肝细胞性黄疸、肝炎后间接胆红素过高血症等。

11. 总胆汁酸（TBA）

肝胆疾病时，总胆汁酸（TBA）明显升高，是一种很灵敏的肝胆功能试验。

【单位】微摩 / 升（μmol/L）。

【正常参考值】（3.89±2.96）微摩 / 升。

【临床意义】显著升高：常见于急性肝炎、慢性活动性肝炎、酒精性肝脏疾病、肝硬化、原发性肝癌、急性肝内胆汁郁积、妊娠性胆汁淤积、原发性胆汁性肝硬化、肝外阻塞性黄疸等。

12. 鹅去氧胆酸（DCA）

鹅去氧胆酸（CDCA）主要作用是降低胆汁内胆固醇的饱和度。

【单位】纳摩 / 升（nmol/L）。

【正常参考值】25 ~ 204 纳摩 / 升。

【临床意义】血清与胆汁中鹅去氧胆酸减少：常见于肝实质损害，尤其是肝硬化时；以及胆固醇性胆结石症、对胆色素性结石、混合性结石。

13. 透明质酸（HA）

【单位】微摩 / 升（/zmol/L）。

【正常参考值】放射免疫分析法：（382±182）微摩 / 升。

【临床意义】升高。常见于肝硬化、伴肝硬化的肝癌患者、结缔组织病、尿毒症等。

14. 血清前白蛋白（PAB 或 PA）

血清前白蛋白对肝病的早期诊断有一定价值，可用于慢性活动性肝炎与慢性迁延性肝炎的鉴别。

【单位】毫克 / 升（mg/L）。

【正常参考值】免疫散射比浊法：200 ～ 400 毫克 / 升。

【临床意义】

（1）轻度升高。常见于肾病综合征患者在蛋白食物充足时。

（2）降低。常见于急性肝炎、慢性活动性肝炎、肝硬化、肝癌，其中以肝硬化降低最为突出，早期肝炎和急性重症肝炎时其减低早于其他血清蛋白；以及营养不良、慢性感染、恶性肿瘤晚期。

15. 人血白蛋白 / 球蛋白比值（A/G）

人血白蛋白 / 球蛋白比值，为人血白蛋白的测定值除以血清球蛋白的值，该项检查结果有助于肝脏疾病的诊断。

【正常参考值】1.5 ～ 2.5 ： 1。

【临床意义】

（1）人血白蛋白 / 球蛋白比值 >2.5。主要见于低球蛋白血症或先天性无 γ 球蛋白血症。

（2）人血白蛋白 / 球蛋白（A/G）比值 <1。常见于肝硬化、慢性活动性肝炎、肾病综合征、类脂质肾病、低蛋白血症、巨球蛋白血症等。

（3）人血白蛋白 / 球蛋白比值 <1.25。常见于多发性骨髓瘤、黑热病、系统性红斑狼疮、亚急性细菌性心内膜炎等。

16. 血清脂蛋白 X（LPX）

血清脂蛋白 X 常用于阻塞性与非阻塞性黄疸的鉴别诊断。

【正常参考值】阴性。

【临床意义】阳性。常见于原发性胆汁性肝硬化、肝内胆汁积滞、胆道疾病、先天性胆道闭锁不全、急性肝炎早期、肝癌、肝外阻塞性黄疸、肝内阻塞性黄疸、肝细胞性黄疸、恶性阻塞性黄疸、胆管结石、家族性 LCAT（卵磷脂胆固醇酰基转移酶）

缺乏等。

17. 黄疸指数（Ⅱ）

【单位】单位（U）。

【正常参考值】2 ~ 6 单位。

【临床意义】

（1）升高。常见于溶血性黄疸，如先天性红细胞内在缺陷引起的各种溶血性疾病，以及各种物理、药物、感染、免疫因素导致的溶血；肝细胞性黄疸，如传染病、代谢疾病、肿瘤及药物、毒物等引起的肝细胞损害（肝炎、肝硬化、肝癌）；阻塞性黄疸，如肿瘤、胆囊炎、胆石症、胆管狭窄或梗阻等；胆红素代谢功能缺陷性黄疸；以及输血错误等。

（2）减低。常见于再生障碍性贫血、萎黄病、继发性低色素性小细胞性贫血等。

18. 靛青绿滞留试验（ICG）

靛青绿滞留试验对病毒性肝炎的早期诊断、治疗后病情的观察及预后的判断有一定的意义。

【单位】百分数（%）。

【正常参考值】0 ~ 10%，老年人可稍高。

【临床意义】升高。常见于肝实质性损伤或肝间质细胞增生、滞留，中毒性肝炎、病毒性肝炎、脂肪肝变性、肝硬化、肝脏恶性肿瘤等。

19. 甲型肝炎病毒抗体（HAVAb）

甲型肝炎病毒抗体化验，是判断是否患有或曾经患有甲型肝炎的指标。

【正常参考值】电泳免疫测定（EIA）法：阴性。

【临床意义】血清中 HAVAb 含有多种组分，其中主要为 IgM 型和 IgG 型。

（1）HAVAb-IgM 呈阳性，表明患者为 HAV 近期感染。

①表示患者是一个甲型肝炎患者。

②在 HAV 原发性感染的早期，血清中 HAVAb-IgM 通常持续 3 个月左右，然后逐渐为 HAVAb-IgG 所取代，以后即使再暴露于 HAV，通常也不能激发 HAVAb-IgM 的上升。

（2）HAVAb-IgG 呈阳性：表明患者曾经被 HAV 感染，对 HAV 已产生免疫力，目前体内已无 HAV。

① HAVAb-IgG 是一种保护性抗体，能中和 HAV 的感染性。

② HAVAb-IgG 可以长期存在，甚至终生能检出。

20. 甲型肝炎病毒抗原（HAVAg）

甲型肝炎病毒抗原是一种能够引发甲型肝炎病毒抗体产生的物质，主要用于甲型肝炎的辅助诊断。

【正常参考值】EIA 法：阴性。

【临床意义】阳性：急性甲型肝炎在发病前 2 周，粪便中甲型肝炎病毒抗原（HAVAg）为阳性，阳性率达 80% 以上；发病后 1 周内，甲型肝炎病毒抗原阳性率为 43%，1～2 周阳性率明显下降，2 周后基本正常。

21. 乙型肝炎两对半测定

乙型肝炎两对半测定是国内医院最常用的乙肝病毒（HBV）感染检测血清标志物，用于检查是否感染乙肝及感染的具体情况，区分大三阳、小三阳。

【正常参考值】ElA 法：乙型肝炎表面抗原（HBsAg）、乙型肝炎表面抗体（HBsAb）、乙型肝炎 e 抗原（HBeAg）、乙型肝炎 e 抗体（HBeAb）、乙型肝炎核心抗体（HBcAb），均为阴性。

【临床意义】在乙肝两对半定性检查中，检查结果通常用"+"或"-"号来表示，"+"号表示阳性，"-"号表示阴性。乙肝两对半正常值是"-"阴性，说明血清中检测不到这项乙肝病毒标志物。

乙型肝炎病毒抗原抗体检测的临床意义

临床意义	ABsAg	HBsAb	HBeAg	HBeAb	HBcAb
急性乙肝病毒感染潜伏期后期	+	-	-	-	-
急性乙肝早期，传染性强	+	-	+	-	-
急性和慢性乙肝，病毒复制活跃，传染性强	+	-	+	-	+
急、慢性乙肝	+	-	-	-	+
急、慢性乙肝，传染性弱	+	-	-	+	+
乙肝病毒隐性携带者，窗口期，有乙肝病毒既往感染史	-	-	-	-	+
急性乙肝病毒感染恢复期或既往感染史	-	-	-	+	+
乙肝恢复期，已有免疫力	-	+	-	+	+
接种乙肝疫苗后或乙肝病毒感染后康复，已有免疫力	-	+	-	-	-

22. 乙型肝炎病毒前 S1（PreS1）蛋白与抗 – 前 S1 抗体检测

【正常参考值】阴性。

【临床意义】

（1）乙型肝炎病毒前 S1 蛋白阳性。说明乙型肝炎病毒复制活跃，具有较强的传染性。

（2）抗－前S1抗体阳性。常见于急性乙型肝炎恢复早期，常表示乙型肝炎病毒正在或已经被清除，是观察乙型肝炎病情、了解预后及乙型肝炎疫苗接种后是否有效的指标。

23. 乙型肝炎病毒前S2抗原检测

【正常参考值】阴性。

【临床意义】

（1）前S2蛋白阳性，提示乙型肝炎病毒复制活跃，并具有较强的传染性。

（2）抗－前S2抗体是乙型肝炎病毒的中和抗体，能阻止乙型肝炎病毒入侵肝细胞。患者体内出现此抗体，表明病情好转，趋向痊愈。

24. 乙型肝炎病毒DHA（HBVDNA）

乙型肝炎病毒DNA是直接反映乙型肝炎病毒复制状态及传染性的最佳指标，可用于观察免疫受损病人的乙型肝炎病毒感染的情况。

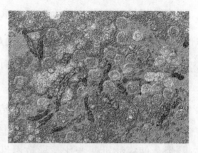

现已确知，感染乙肝病毒是诱发肝硬化的病因之一。

【正常参考值】阴性。

【临床意义】由于乙型肝炎病毒DNA检测方法灵敏，故许多乙型肝炎病毒表面抗原、乙型肝炎病毒e抗原阴性病人的血清，乙型肝炎病毒DNA可为阳性。乙型肝炎病毒e抗体阳性病人，血清乙型肝炎病毒DNA持续阳性，常提示肝损害严重。50%以上乙型肝炎病毒e抗体阳性的慢性活动性肝炎病人，平均4.5年发展为肝硬化，常与乙型肝炎病毒DNA持续阳性有关。

25. 乙型肝炎病毒免疫复合物（HBVCIC）

【正常参考值】EIA法：阴性。

【临床意义】乙型肝炎急性期，乙型肝炎病毒免疫复合物滴度低，但病毒仍在肝细胞内复制，易转变为慢性；如滴度很高，则说明已为慢性活动性乙型肝炎。

26. 丙型肝炎病毒抗体（HCVAb）

【正常参考值】电泳免疫测定（EIA）法：阴性。

【临床意义】阳性。表示患有HCV感染或曾患有HCV感染，常见于急性自限型丙肝、慢性丙肝。

27. 抗丙型肝炎病毒免疫球蛋白M（抗HCV·IgM）

【正常参考值】阴性。

【临床意义】阳性。常见于急性丙型肝炎病毒感染，是诊断丙型肝炎的早期敏感指标；丙型肝炎患者有传染性，是丙型肝炎病毒传染的指标。注意，如果持续阳性，在急性丙型肝炎中，预示着疾病的慢性化趋势；在慢性丙型肝炎时，表示病变活动。

28. 抗丙型肝炎病毒免疫球蛋白 G（抗 HCV·IgG）

【正常参考值】阴性。

【临床意义】抗丙型肝炎病毒免疫球蛋白 G 出现晚于抗 HCVIgM，阳性表示体内有丙型肝炎病毒感染，但不能作为丙型肝炎病毒感染的早期指标。在疾病早期，抗 HCVIgG 阴性不能排除丙型肝炎病毒感染，必要时，可做丙型肝炎病毒 RNA 检测。

29. 丙型肝炎病毒 RNA（HCVRNA）

丙型肝炎病毒 RNA，为丙型肝炎早期诊断的最有效方法。

【正常参考值】阴性。

【临床意义】在急性丙型肝炎时，血清丙型肝炎病毒 RNA 可以从阳性转为阴性；而多数慢性感染者，其丙型肝炎病毒 RNA 可持续阳性。

30. 丁型肝炎病毒抗原（HDAg）

丁型肝炎病毒抗原是诊断急性丁型肝炎病毒感染的最佳指标。

【正常参考值】阴性。

【临床意义】阳性。表示有传染性，且患者肝脏内丁型病毒（HDV）复制活跃，并对肝脏有直接的损伤作用；机体被感染，在乙型肝炎的基础了又合并感染了丁型肝炎，使疾病迅速变化，导致慢性肝炎或肝硬化。

31. 抗丁型肝炎病毒免疫球蛋白 M（抗 HDV·IgM）

抗丁型肝炎病毒免疫球蛋白 M 可用于丁型肝炎的早期诊断。

【正常参考值】阴性。

【临床意义】抗 HDVIgM 阳性。常见于急性丁型肝类病毒感染。

32. 抗丁型肝炎病毒免疫球蛋白 G（抗 HDV·IgG）

抗丁型肝炎病毒免疫球蛋白 G，是诊断慢性丁型肝炎的可靠血清学指标。

【正常参考值】阴性。

【临床意义】抗 HDVIgG 阳性。只能在乙型肝炎表面抗原（HBsAg）阳性中测得。

33. 抗戊型肝炎病毒免疫球蛋白 M（抗 HEV·IgM）

【正常参考值】阴性。

【临床意义】抗 HEVIgM 阳性。常见于戊型肝炎病毒感染，多为早期急性期。

34. 抗戊型肝炎病毒免疫球蛋白 G（抗 HEV·IgG）

【正常参考值】阴性。

【临床意义】抗 HEVIgG 阳性。提示有过既往感染史或戊型肝炎恢复期。

35. 抗庚型肝炎病毒免疫球蛋白 M（抗 HGV · IgM）

【正常参考值】阴性。

【临床意义】抗 HGVIgM 阳性。常见于庚型肝炎病毒感染，多为急性期早期。

36. 抗庚型肝炎病毒免疫球蛋白 G（抗 HGV · IgG）

【正常参考值】阴性。

【临床意义】抗 HGVIgG 阳性。常见于庚型肝炎恢复期。

37. 磺溴酞钠试验（BSP）

【正常参考值】45 分钟磺溴酞钠（BSP）滞留量低于 0.05（5%）。

【临床意义】磺溴酞钠试验滞留量升高。常见于病毒性肝炎、肝硬化、脂肪肝、肝癌等。

（1）磺溴酞钠试验滞留量超过 0.06（6%）。为肝实质性损害。

（2）滞留量超过 0.10（10%）。为肝细胞损害。

（3）滞留量超过 0.90（90%）。为肝实质严重损害。

38. 麝香草酚浊度试验（TTT）

【单位】单位（U）。

【正常参考值】0 ~ 6 单位。

【临床意义】

（1）轻、中度升高。常见于肝脓肿、肝癌、疟疾、血吸虫、系统性红斑狼疮、各种亚急性或慢性细菌感染等。

（2）显著升高。常见于急性肝炎（病毒性、中毒性）、慢性肝炎伴进行性肝损害、肝硬化、脂肪肝、系统性红斑狼疮、高脂血症等。

39. 麝香草酚絮状试验（TFT）

【正常参考值】（-）~（+）。

【临床意义】同麝香草酚浊度试验。

40. 硫酸锌浊度试验（ZnTT）

【单位】单位（U）。

【正常参考值】2 ~ 12 单位。

【临床意义】

（1）显著升高。常见于肝脏疾病，如肝硬化、急性肝炎、慢性肝炎、肝细胞癌、自身免疫性肝炎；非肝脏疾病，如慢性炎症、结缔组织病、结核、类肉瘤病、多发性骨髓瘤、恶性肿瘤等。

（2）显著降低。常见于肝内和肝外胆汁瘀滞、伴高度蛋白尿的疾病、多发性骨髓瘤、长期使用肾上腺皮质激素和免疫抑制剂及抗肿瘤药物等。

第二十九章　肾功能检查

1. 尿素氮（BUN）

尿素氮（BUN）测定是肾功能损害程度及疗效观察的指标。

【单位】毫摩/升（mmol/L）。

【正常参考值】

（1）二乙酰－肟法：2.86 ~ 7.14毫摩/升。

（2）脲酶钠试剂显色法：3.21 ~ 6.07毫摩/升。

【临床意义】

（1）升高。常见于肾小球疾病，如急、慢性肾小球肾炎；导致肾血流量减少的非肾性疾病，如充血性心力衰竭、休克、严重脱水、严重烧伤等；尿路阻塞性疾病，如前列腺肥大、输尿管结石等；以及严重腹膜炎、高热、上消化道出血、白血病等。

（2）降低。常见于急性黄色肝萎缩、严重中毒性肝炎、肝硬化等。

2. 非蛋白氮（NPN）

【单位】毫摩/升（mmol/L）。

【正常参考值】纳氏试剂显色法：14.28 ~ 21.4毫摩/升。

【临床意义】

（1）升高。常见于急性和慢性肾小球肾炎、充血性心力衰竭、休克、严重脱水、严重烧伤、前列腺肥大、输尿管结石等。

（2）降低。常见于急性黄色肝萎缩、肝硬化等。

3. 血尿素（Urea）

血尿素，是指血液中尿素的含量，是肾功能变化的一项重要指标，可用于检查排尿功能是否正常。

【单位】毫摩/升（mmol/L）。

【正常参考值】2.5 ~ 7.1毫摩/升。

【临床意义】

（1）升高。常见于肾前性疾病，如剧烈呕吐、肠梗阻、长期腹泻等导致的失水；肾性疾病，如急性或慢性肾小球肾炎、肾衰竭、肾结核、肾淀粉样变、重症肾盂肾炎、肾上腺皮质功能减退症；肾后性疾病，如前列腺肥大、尿路阻塞、尿路结石、膀胱肿瘤；以及长期发热、使用肾上腺皮质激素类药物、消化道溃疡出血、心力衰竭、休克、酸中毒、烧伤、腹水、高血压、高蛋白质饮食等。

（2）减低。常见于重症肝病（肝炎并发广泛肝坏死）、蛋白质摄入不足、营养不良、妊娠后期等。

4. 尿素清除率（UCL）

【单位】毫升·秒 –1/1.73 平方米（ml·s–1/1.73m²）。

【正常参考值】标准尿素清除率为 0.7 ~ 1.1 毫升·秒 –1/1.73 平方米，最大尿素清除率为 1.0 ~ 1.6 毫升·秒 –1/1.73 平方米。

【临床意义】

（1）增加。常见于心排血量增多的各种情况，如高热、甲亢、妊娠；以及烧伤、一氧化碳中毒、高蛋白饮食、糖尿病肾病早期等。

（2）降低。常见于肾脏疾病，如急性或慢性肾炎、肾动脉硬化、肾血管痉挛、急性或慢性肾衰竭、肾病综合征、肾盂肾炎、肾淀粉样变性、急性肾小管病变、肾脏畸形等；以及充血性心力衰竭、慢性阻塞性肺病、肝功能衰竭、高血压晚期、输尿管阻塞、多发性骨髓瘤，肾上腺皮质功能减退，肝豆状核变性，维生素 D 抵抗性佝偻病、休克、出血、失水等。

①最大尿素清除率 0.7 ~ 1.0 毫升·秒 –1/1.73 平方米。表示肾功能轻度损害。

②最大尿素清除率为 0.3 ~ 0.7 毫升·秒 –1/1.73 平方米。表示肾功能中度损害。

③最大尿素清除率为 0.08 ~ 0.3 毫升·秒 –1/1.73 平方米。表示肾功能重度损害。

④最大尿素清除率低于 0.08 毫升·秒 –1/1.73 平方米。表示肾功能严重损害。

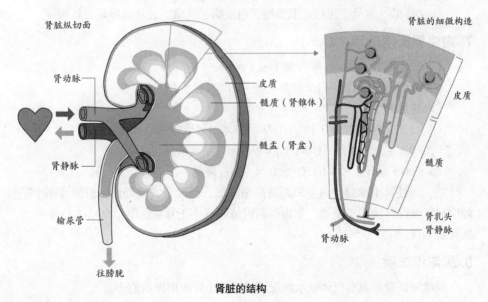

肾脏的结构

5. 血尿酸（UA）

尿酸为体内核酸中嘌呤代谢的终末产物。血中尿酸除小部分被肝脏破坏外，大部分被肾小球过滤，因而血尿酸是检测肾脏功能的重要指标。

【单位】毫摩/升（mmol/L）。

【正常参考值】磷钨酸 – 碳酸钠法：血清（浆），男性为 0.24 ~ 0.42 毫摩/升，女性为 0.09 ~ 0.36 毫摩/升。

【临床意义】

（1）升高。常见于急性或慢性肾小球肾炎、肾结核、肾盂积水、肾衰竭、尿毒症肾炎、肝脏疾患、甲状腺功能减低、痛风、子痫、慢性白血病、多发性骨髓瘤、真性红细胞增多症、妊娠反应红细胞增多症、摄入过多含核蛋白食物、氯仿和铅中毒等。

（2）降低。常见于乳糜泻、恶性贫血复发期、范可尼综合征、使用阿司匹林、先天性黄嘌呤氧化酶、嘌呤核苷磷酸化酶缺乏等。

6. 血肌酐（Cr）

【单位】微摩/升（μmol/L）。

【正常参考值】碱性苦味酸法：血清（浆），男性为 79.56 ~ 132.60 微摩/升，女性为 70.72 ~ 106.88 微摩/升。

【临床意义】

（1）升高。常见于肢端肥大症、巨人症、各种肾病、急性或慢性肾衰竭、尿毒症、重度充血性心力衰竭、心肌炎、肌肉损伤等。

（2）降低。常见于进行性肌萎缩、白血病、贫血、肝功能障碍、妊娠等。

7. 内生肌酐清除率（Ccr）

【单位】毫升·秒 –1/平方米（ml·s–1/m²）。

【正常参考值】1.3 ~ 1.7 毫升·秒 –1/1.73 平方米。

【临床意义】

（1）1.2 ~ 0.85 毫升·秒 –1/1.73 平方米。轻度降低。

（2）0.8 ~ 0.5 毫升·秒 –1/1.73 平方米。中度降低。

（3）<0.5 毫升·秒 –1/1.73 平方米。重度降低。

急、慢性肾小球肾炎内生肌酐清除率降低，慢性肾炎晚期内生肌酐清除率降低较明显；慢性肾功能不全者，如内生肌酐清除率小于 0.3 毫升·秒 –1/1.73 平方米，则预后不良。

8. 尿浓缩试验

尿浓缩试验是观察机体缺水情况下，远端小管浓缩尿的能力。

【正常参考值】三份尿标本中，至少有一份比重大于 1.025。

【临床意义】

（1）尿最高比重为 1.010。表示肾功能极度损害。

（2）尿比重为 1.010 ~ 1.012。常见于尿毒症。

（3）尿最高比重 <1.025。常见于肾小球肾炎、肾盂肾炎、低血钾和高血钾肾病及原发性高血压。

9. 尿比重 3 小时试验

【正常参考值】昼尿占全天尿量 2/3 ～ 3/4，夜尿比重 >1.018，日尿量最高与最低比重之差 >0.009。

【临床意义】

各次尿比重相差越大，表示肾功能越好：

（1）尿比重超过 1.025。表示肾浓缩功能良好。

（2）尿比重达 1.003。表示肾稀释功能良好。

（3）尿比重可固定在 1.010 左右。表示肾功能严重损害，常见于慢性肾炎、肾动脉硬化症、高血压病等疾病的晚期。

10. 中分子物质（MMS）

中分子物质是用于判断肾脏功能的一项指标，在早期肾功能损害监测方面，中分子物质优于肌酐（Cr）和尿素。

【单位】单位 / 分升（U/dl）。

【正常参考值】（246.5±32.5）单位 / 分升。

【临床意义】升高。常见于尿毒症、慢性肾炎代偿期。

11. 刚果红试验

【正常参考值】静注 1 小时，滞留率 >60%。

【临床意义】

（1）血清滞留率 <40%，且尿中无刚果红排出时，常见于肾淀粉样变性、多发性骨髓炎、长期慢性感染性疾病、巨球蛋白血症等。

（2）血清滞留率为 40% ～ 60%，尿中有大量刚果红，表示可能有肾小管脂肪性病变或类似病变。

（3）肾病综合征呈假性滞留率减低，因尿中蛋白可吸附该无毒染料一起排出，故尿呈红色为其特征。

12. 菊粉清除率（Cin）

菊粉清除率试验已成为临床检查肾小球滤过功能的标准方法。

【单位】毫升 / 分（ml/min）。

【正常参考值】按体表面积 1.73 平方米计算，为 120 ～ 140 毫升 / 分，成年男性平均为 125 毫升 / 分，女性为 118 毫升 / 分。

【临床意义】

（1）升高。常见于心排血量增多的各种情况，如高热、甲亢、妊娠；以及烧伤、一氧化碳中毒、高蛋白饮食、糖尿病肾病早期。

（2）降低。常见于休克、出血、失水、急性或慢性肾小球肾炎、肾盂肾炎、肾淀粉样变性、急性肾小管病变、急性或慢性肾衰竭、肾病综合征、肾动脉硬化、肾上腺皮质功能减退、高血压晚期、心功能不全、充血性心衰、输尿管阻塞、多发性骨髓瘤、肝豆状核变性、维生素 D 抵抗性佝偻病、慢性阻塞性肺病、肝功能衰竭等。

13. 血浆对氨马尿酸清除值（CPAH）

【单位】毫升 / 分（ml/min）。

【正常参考值】男性为（519.1±7.1）毫升 / 分；女性为（496.0±10.2）毫升 / 分。

【临床意义】

（1）升高。常见于急性肾小球肾炎早期、发热及应用多巴胺等扩张肾动脉药物时。

（2）降低。常见于心排出量减少及血压降低，如心肌梗死、充血性心力衰竭及各种休克等；肾动脉狭窄、肾动脉硬化、结节性动脉周围炎等致的肾血管器质性病变；肾功能组织减少，如肾发育不全、慢性肾小球肾炎、肾结核、肾硬化、肾盂肾炎、肾肿瘤、多囊肾等；以及早期原发性高血压等。

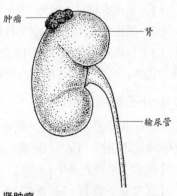

肾肿瘤

肾肿瘤可以生长许多年，而不引起任何症状。诊断性影像技术如X线、超声、CT、CPAH 可以检测到体格检查不能发现的肾肿瘤。

14. 肾小管葡萄糖最大重吸收量（TMG）

肾小管葡萄糖最大重吸收量其值的高低，可反映有效肾单位的数量和功能，是测定近端小管重吸收功能的指标之一。

【单位】毫摩 / 分（mmol/min）。

【正常参考值】男性为 1.67 ~ 2.5 毫摩 / 分；女性为 1.39 ~ 1.94 毫摩 / 分。

【临床意义】明显降低。常见于严重的急性肾小球肾炎和慢性肾小球肾炎。

15. 半胱氨酸蛋白酶抑制蛋白 C

血液中半胱氨酸蛋白酶抑制蛋白 C 水平是反映肾小球滤过功能的可靠内源性标志物，在判断肾小球滤过功能上灵敏度高，肾功能轻度损害时即可出现升高，故有可能取代血肌酐、尿素的检测。

【单位】毫克 / 升（mg/L）。

【正常参考值】免疫散射比浊法：男性为 0.57 ~ 0.96 毫克 / 升；女性为 0.50 ~ 0.96 毫克 / 升。

【临床意义】升高。常见于各种原因引起的肾实质损害、尿路梗阻等。

第三十章　肾上腺激素检查

1. 皮质醇

皮质醇，也称"氢化可的松"，是肾上腺在应激反应里产生的一种类激素。皮质醇在操纵情绪和健康、免疫细胞和炎症、血管和血压间联系，以及维护缔结组织（例如骨骼、肌肉和皮肤）等方面具有特别重要的功效。

【单位】纳摩/升（nmol/L）。

【正常参考值】RIA法：一日24小时内变化较大，上午8~9时为210~342纳摩/升；下午3~4时为77~181纳摩/升；午夜0时为64~130纳摩/升。

【临床意义】

（1）升高。常见于皮质醇增多症（库欣综合征）、肾上腺皮质增生、肾上腺皮质肿瘤、垂体前叶机能亢进、燕麦细胞型肺癌、皮质激素肿瘤、胰腺炎、妊娠中毒症、甲状腺功能减退、肝病、哮喘危象、男子女性化、高山病早期、意外的体温过低、某些精神病患者，不平衡性糖尿病等。

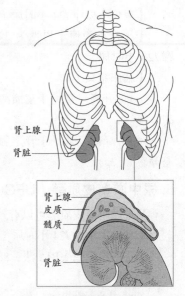

肾上腺的位置和结构

（2）降低。常见于慢性肾上腺皮质功能减退症（艾迪生病）、垂体功能减退症、肾上腺切除术后、长期使用肾上腺皮质激素等。

2. 11- 脱氧皮质醇（或血浆化合物）

11- 脱氧皮质醇是胆固醇转化为皮质醇的中间产物。

【单位】纳摩/升（nmol/L）。

【正常参考值】纸层析、RIA法：1.74~4.86纳摩/升；血浆化合物值为（2.66±1.03）纳摩/升。

【临床意义】血浆化合物显著增加。常见于先天性肾上腺皮质增生症。

3. 18- 羟 -11- 脱氧皮质醇（18-OH-11-DOC）

【单位】纳克/升（ng/L）。

【正常参考值】RIA（gU浆）：普食36~168纳克/升，成人上午8时（钠钾平衡饮食）36~105纳克/升。

【临床意义】

（1）升高。常见于原发性高血压、原发性醛固酮增多症、库欣综合征等。

（2）降低。常见于艾迪生病、垂体前叶功能减退症等。

4. 皮质醇分泌率（CSR）

皮质醇分泌率，是指受试者口服或静脉注入一定量的 3H 标记的皮质醇后，测定 24 小时尿中标记皮质醇的代谢产物四氟化合物的比活性，计算 CSR。

【单位】微摩 /24 小时尿（μmol/24h 尿）。

【正常参考值】男性为 29.0 ~ 60.4 微摩 /24 小时尿；女性为 23.6 ~ 55.2 微摩 /24 小时尿。

【临床意义】

（1）升高。常见于皮质醇增多症（库欣综合征）、甲状腺功能亢进（轻度升高）等。

（2）降低。常见于肾上腺皮质功能减退症、垂体功能减低症、甲状腺功能减退等。

5. 尿中游离皮质醇（UFC）

测定尿游离皮质醇可以有效、正确地反映肾上腺皮质的功能状态。

【单位】纳摩 /24 小时尿（nmol/24h 尿）。

【正常参考值】RIA 法：88.3 ~ 257.9 纳摩 /24 小时尿。

【临床意义】

（1）升高。常见于异位产生 ACTH（促肾上腺皮质激素）的肿瘤，如燕麦型肺癌、胰、甲状腺、甲状旁腺、卵巢、睾丸、大肠、胆囊、乳腺以及纵隔瘤等这种癌肿组织；皮质醇增多症（库欣综合征）、甲状腺功能亢进、先天性肾上腺增生症、部分单纯肥胖者等。

（2）降低。常见于肾上腺皮质功能减退症、垂体前叶功能减退症、甲状腺功能减退、全身消耗性疾病、恶病质、肝硬化、长期使用类固醇激素等。

6. 皮质酮

皮质酮由肾上腺的皮质产生出来的一种激素，可直接反映肾上腺皮质的分泌功能。

【单位】纳摩 / 升（nmol/L）。

【正常参考值】RIA 法：3.75 ~ 66.4 纳摩 / 升。

【临床意义】升高。常见于先天性肾上腺皮质增生、库欣综合征、醛固酮瘤、肾上腺皮质肿瘤等。

7. 醛固酮（A1do）

醛固酮（A1do）是由肾上腺皮质球状带细胞合成和分泌的一种盐皮质激素。主要作用于肾脏远曲小管和肾皮质集合管，增加对钠离子的重吸收和促进钾离子的排泄，也作用于髓质集合管，促进氢离子的排泄，酸化尿液。

【单位】皮摩（或纳摩）/24 小时尿 [pmol（或 nmol）/24h 尿]

【正常参考值】RIA 法：正常值随体位、血钠浓度不同而不同。

（1）普食血浆：卧位为 72.1 ～ 399 皮摩 / 升；立位 111 ～ 888 皮摩 / 升。

（2）低钠饮食血浆：卧位为 266 ～ 1012 皮摩 / 升；立位为 472 ～ 2219 皮摩 / 升；尿液为 13.9 ～ 55.5 纳摩 /24 小时尿。

【临床意义】

（1）升高。常见于原发性醛固酮增多症、肾性高血压、巴特综合征、充血性心力衰竭、肝硬化并发腹水、肾病综合征、巴特综合征、特发性水肿、肝硬化腹水、妊娠毒血症，摄入血管紧张素、呋塞米（速尿）、口服避孕药等药物，以及异常钠丢失、限制钠或钾的饮食等。

（2）减低。常见于艾迪生病、醛固酮减少症、垂体前叶功能减退、18 －羟化酶缺乏、急性乙醇中毒，以及摄入抗惊厥药、去氧皮质酮、普萘洛尔（心得安）等药物。

8.17- 酮类固醇（17-KS）

17- 酮类固醇主要是肾上腺及睾丸雄激素的代谢产物，男性 2/3 来自肾上腺，1/3 来自睾丸，女性则主要来自肾上腺。尿 17- 酮类固醇可反应肾上腺皮质激素、糖皮质激素及性腺分泌的总的情况，对于评价肾上腺分泌雄激素的功能具有较大的价值。

【单位】微摩 /24 小时尿（μmol/24h 尿）。

【正常参考值】成人男性为 27.8 ～ 76.3 微摩 /24 小时尿；成人女性为 20.8 ～ 52.0 微摩 /24 小时尿。

【临床意义】

（1）升高。常见于男性性早熟、睾丸间质细胞瘤、多毛症、多数卵巢肿瘤、肾上腺腺瘤、库欣综合征、肢端肥大症、男子女性化，以及使用雄激素、皮质激素以及 ACTH（促肾上腺皮质激素）等药物等。

（2）降低。常见于肾上腺皮质功能减退症、垂体功能减退症、垂体肿瘤后期、垂体幼稚症、艾迪生病、睾丸功能减退症、甲状腺功能减退、肝硬化，以及糖尿病、肺结核、高度营养不良等慢性消耗性疾病。

9.17- 生酮类固醇（17-KGS）

17- 生酮类固醇的测定可间接反映肾上腺皮质功能，对某些特殊肾上腺皮质增生者有一定的诊断价值。

【单位】微摩 /24 小时尿（μmol/24h 尿）。

【正常参考值】

（1）硼酸钠还原过碘酸氧化法：男性为 41.6 ～ 69.3 微摩 /24 小时尿；女性为

27.7 ～ 52.0 微摩 /24 小时尿。

（2）硼酸钾还原铋酸钠氧化法：男性为 25.5 ～ 47.7 微摩 /24 小时尿；女性为 20.5 ～ 41.3 微摩 /24 小时尿。

【临床意义】

（1）排出增多。常见于先天性 21- 羟化酶缺乏病、库欣综合征（皮质醇增多症）、女子男性化、源于肾上腺的早熟、先天性肾上腺增生症、肾上腺腺瘤、肾上腺癌、甲状腺功能亢进症、单纯性肥胖、ACTH 治疗、应激状态等。

（2）排出量减少。常见原发性肾上腺皮质功能减退症（艾迪生病）、垂体功能减退症、甲状腺功能减退症、肝硬化、全身消耗性疾病、皮质类固醇治疗停止时等。

10. 尿 17- 羟皮质类固醇（17-OHCS）

尿 17- 羟皮质类固醇（17-OHCS）为肾上腺糖皮质激素和盐皮质激素的代谢产物，因平时盐皮质激素分泌量很少，尿中浓度很低，故尿 17- 羟皮质类固醇水平主要反映糖皮质激素的分泌水平，有助于某些内分泌疾病的诊断。

【单位】微摩 /24 小时尿（μ mol/24h 尿）。

【正常参考值】男性：21.0 ～ 34.6 微摩 /24 小时尿，女性：19.4 ～ 28.6 微摩 /24 小时尿，老人、儿童稍低。

【临床意义】与血浆皮质醇同。

（1）升高。常见于肾上腺皮质增生症（肿瘤或增生引起）、库欣综合征、肾上腺皮质瘤、异位 ACTH 综合征、脑垂体功能亢进、甲状腺功能亢进症、胰腺炎、妊娠中毒症、手术、肥胖症、严重刺激或创伤、急性病或大量激素（可的松）治疗过程中、女子男性化等。

（2）降低。常见于原发性或继发性肾上腺皮质功能减退症、肾上腺皮质结核或萎缩、艾迪生病、垂体功能减退症、双侧肾上腺切除术后、甲状腺功能减退、营养不良、慢性肝病、肝硬化、结核病及某些慢性消耗性疾病等。

11. 心钠素（ANF）

心钠素，又称心房钠尿肽或心房利钠因子，具有抑制血管升压素和血管紧张素的作用，并可调节垂体激素的释放与儿茶酚胺的代谢，有利尿、排钠、扩张血管、降低血压等作用，是参与机体水、盐代谢调节的物质。

【单位】皮摩 / 升（pmol/L）。

【正常参考值】血浆 RIA 法：成人为（28.8±1.38）皮摩 / 升；儿童为（19.2±8.9）皮摩 / 升。

【临床意义】

（1）升高。常见于原发性醛固酮增多症、冠心病、心肌梗死、充血性心力衰竭、心脏期前收缩、室上性心动过速、脑梗死、脑出血、原发性高血压、肝硬化、肾功能不全、慢性肾衰竭等。

（2）降低。常见于甲状腺功能亢进症、心房纤维性颤动、尿毒症透析后等。

12. 肾上腺素（E）

肾上腺素是由肾上腺髓质分泌的一种儿茶酚胺激素，在应激状态、内脏神经刺激和低血糖等情况下，释放入血液循环，促进糖原分解并升高血糖，促进脂肪分解，引起心跳加快。

【单位】皮摩 / 升（pmol/L）。

【正常参考值】

（1）RIA 法：170 ~ 520 皮摩 / 升。

（2）荧光法：（1146+164）皮摩 / 升。

【临床意义】

（1）升高。常见于慢性肾功能不全、甲状腺功能减退、原发性高血压、心肌梗死、嗜铬细胞瘤、交感神经母细胞瘤等。

（2）减低。常见于甲状腺功能亢进、艾迪生病等。

13. 血管紧张素 II（AT–II）

血循环中肾素主要来自肾脏，它可把主要来源于肝脏的血管紧张素原转化为血管紧张素 I，再在血管紧张素转化酶的作用下转化为血管紧张素 II，它不仅是造成高血压的原因，也是造成心、脑、肾等器官损害的直接原因。

【单位】纳克 / 升（ng/L）。

【正常参考值】血浆 RIA 测定：成人普通钠饮食，卧位为 9 ~ 39 纳克 / 升，立位（站立 2 小时）；加速尿激发为 10 ~ 90 纳克 / 升。

【临床意义】

（1）升高。常见于原发性和其他类型的高血压、分泌肾素的肾球旁器增生症或肿瘤。

（2）降低。常见于原发性醛固酮增多症（Conn 综合征）、晚期肾衰竭。

14. 血浆黑素细胞刺激素（β–MSH）

【单位】纳克 / 升（ng/L）。

【正常参考值】RIA 法：20 ~ 110 纳克 / 升。

【临床意义】

（1）升高。常见于增生型皮质醇增多症。

（2）减少。常见于垂体前叶功能减退、肾上腺皮质肿瘤所致库欣综合征等。

15. 亮氨酸脑啡肽（LEP）

亮氨酸脑啡肽（LEP）测定是诊断嗜铬细胞瘤的首要指标。

【单位】纳克 / 升（ng/L）。

【正常参考值】血浆 RIA 法：（127.9±5.4）纳克 / 升。

【临床意义】升高：常见于脑血栓形成、帕金森氏病、癫痫、嗜铬细胞瘤等。

16. 尿 3- 甲氧 -4- 羟苦杏仁酸（VMA）

尿 3- 甲氧 -4- 羟苦杏仁酸（VMA），又称香草苦杏仁酸，是肾上腺素和去甲肾上腺素经单胺氧化酶（MAO）和儿茶酚胺 -0- 甲基转移酶（COMT）的作用下，甲基化和脱氨基而产生的降解产物，主要是从尿中排出，是判断神经母细胞瘤、神经节瘤和嗜铬细胞瘤的重要指标。

【单位】微摩 /24 小时尿（μmol/24h 尿）。

【正常参考值】

（1）铁氰化钾氧化法：10 ~ 30 微摩 /24 小时尿。

（2）碘酸钠氧化法：9.1 ~ 35.8 微摩 /24 小时尿。

（3）2，4- 二硝基苯肼显色法：（42.7±18.3）微摩 /24 小时尿。

（4）对硝基苯胺显色法：18.0 ~ 96.6 微摩 /24 小时尿。

【临床意义】尿 3- 甲氧 -4- 羟苦杏仁酸（VMA）显著升高。常见于嗜铬细胞瘤、神经母细胞瘤及神经节细胞瘤等。

第三十一章　下丘脑－垂体激素检查

1. 血清促甲状腺激素（TSH）

血清促甲状腺激素是由脑垂体分泌的激素，可以促进甲状腺合成、分泌甲状腺激素，因此血清促甲状腺激素试验是判断甲状腺功能紊乱原因及病变部位的重要指标。

【单位】毫国际单位／升（mIU/L）。

【正常参考值】RIA 法：脐带为 3 ~ 12 毫国际单位／升；儿童为（4.5±3.6）毫国际单位／升；成人为 2 ~ 10 毫国际单位／升；60 岁以上男性为 2.0 ~ 7.3 毫国际单位／升；60 岁以上女性为 2.0 ~ 16.8 毫国际单位／升。

【临床意义】

（1）升高。常见于原发性甲状腺功能低下、地方性缺碘性或高碘性甲状腺肿、单纯性弥漫性甲状腺肿。

（2）降低。常见于甲状腺功能亢进症；甲状腺本身的疾病引起的原发性甲亢（甲状腺激素升高伴 TSH 降低），如弥漫性甲状腺肿、甲状腺腺瘤等；下丘脑－垂体功能受损引起的继发性甲减（甲状腺激素降低，TSH 也降低）。

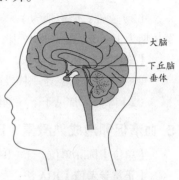

大脑
下丘脑
垂体

下丘脑和垂体的位置

2. 血浆促甲状腺激素释放激素（TRH）

血浆促甲状腺激素释放激素（TRH）是检测下丘脑功能的指标。

【单位】皮摩／升（pmol/L）。

【正常参考值】RIA 法：14 ~ 168 皮摩／升。

【临床意义】

（1）升高。常见于各类甲状腺功能减低，原发性甲状腺功能减退（TRH 及 TSH 都升高，重症时血浆 TRH 可达 970 皮摩／升）、继发性甲状腺功能减退，如席汉综合征（TRH 升高，TSH 减少），此为垂体性甲状腺功能减退；亚急性甲状腺炎（早期血中 TRH 正常，后期甲状腺功能减退时，血中 TRH 升高）；以及服用中枢神经系统的兴奋药。

（2）降低。常见于甲状腺功能亢进、先天性单纯 TRH 缺乏症、脑外伤、服用作用于中枢神经系统的镇静剂如巴比妥类药。

3. 促肾上腺皮质激素（ACTH）

【单位】纳克／升（ng/L）。

【正常参考值】放射受体法：早上为55（10～80）纳克／升；晚上为35纳克／升。

【临床意义】

（1）升高。常见于应激状态、原发性艾迪生病、原发性肾上腺功能不全、先天性肾上腺增生、肾上腺性变态综合征、库欣综合征、纳尔逊（Nelson）综合征、肾上腺癌、垂体促肾上腺皮质激素细胞瘤等。

（2）降低。常见于垂体功能减退、肾上腺皮质肿瘤、垂体瘤、垂体前叶受损、席汉综合征等。

4. 血浆促黄体生成激素（LH）

【单位】单位／升（IU/L）。

【正常参考值】RIA 法：

（1）男性：1～8国际单位／升。

（2）女性：卵泡期为1～12国际单位／升；排卵期为16～104国际单位／升；黄体期为1～12国际单位／升；绝经期为16～66国际单位／升。

【临床意义】

（1）升高。常见于垂体性闭经、继发性睾丸功能低下。

（2）降低。常见于下丘脑性闭经、原发性睾丸功能低下。

5. 血清促卵泡成熟激素（FSH）

【单位】国际单位／升（IU/L）。

【正常参考值】RIA 法：

（1）男性：1～7国际单位／升。

（2）女性：卵泡期为1～9国际单位／升；排卵期为6～26国际单位／升；黄体期为1～9国际单位／升；绝经期为30～118国际单位／升。

【临床意义】

（1）升高。常见于睾丸精原细胞瘤、先天性曲细精管发育不全、先天性卵巢发育不全、原发性闭经、原发性性腺功能减退、早期垂体前叶功能亢进症等，以及摄入氯米芬、左旋多巴等药物。

（2）降低。常见于用雌激素及黄体酮治疗、继发性性腺功能减退、席汉综合征、晚期垂体功能低下，以及摄入口服避孕药、性激素等药物等。

6. 人血清催乳激素（PRL）

催乳激素（LTH）又称生乳素、黄体营养素、促黄体素，具有促进乳腺发育生长、刺激并维持泌乳、刺激卵泡 LH 受体生成等作用。

【单位】微克／升（μg/L）。

【正常参考值】RIA 法：

（1）男性：<20微克／升。

（2）女性：卵泡期，小于 23 微克 / 升；黄体期，5 ～ 40 微克 / 升；妊娠头 3 个月，<80 微克 / 升；妊娠中期 3 个月，<160 微克 / 升；妊娠末期 3 个月，<400 微克 / 升。

【临床意义】

（1）生理性升高。常见于活动过度、性交、吸吮、产后、新生儿期、夜间睡眠、妊娠、应激状态、月经周期中的分泌期、哺乳期，以及使用氯丙嗪及其他吩噻嗪类药物、氟哌啶醇、三环抗抑制药、大剂量的雌激素、一般麻醉剂、精氨酸、某些抗组织胺药物、α - 甲基多巴、合成的促甲状腺素释放激素（TRH）等。

（2）病理性升高。常见于垂体性肿瘤、非功能性肿瘤、柯兴氏综合征、下丘脑紊乱、肉瘤、脑膜炎、闭经溢乳综合征、肢端肥大症、肾衰竭、肾上腺机能减退、原发性甲状腺减退合并促甲状腺释放激素（TRH）增加、纳尔逊氏综合征、胸壁损伤、外科手术、创伤、带状疱疹等。

（3）病理性减少。常见于乳腺癌切除垂体后。

7. 催产素（OT）

催产素又称缩宫素，具有刺激乳腺分泌和子宫收缩的双重作用，主要用于引产。

【单位】毫国际单位 / 升（mIU/L）。

【正常参考值】血清 RIA 法：<3.2 毫国际单位 / 升。

【临床意义】升高。常见于先兆流产、妊娠毒血症、妊娠高血压综合征；偶见于急性或慢性病毒性肝炎。

8. 抗利尿激素（ADH）

抗利尿激素主要作用是增加肾远曲小管及集合管对水的重吸收作用，直接影响尿量。

【单位】纳克 / 升（ng/L）。

【正常参考值】1.0 ～ 1.5 纳克 / 升。

【临床意义】

（1）生理性升高。常见于吸烟、夜间站立体位、疼痛、渗透压降低、低血压等。

（2）病理性升高。常见于甲状腺激素、糖皮质激素及胰岛素缺乏\抗利尿激素分泌异常综合征、肺结核、脑外伤、充血性心力衰竭、恶性肿瘤、中枢神经系统疾病，以及摄入镇静剂、降糖药。

（3）生理性降低。常见于寒冷、饮酒等。

（4）病理性降低。常见于原发性或因感染、损伤、肿瘤等引起的垂体尿崩症；肾病综合征，以及摄入锂盐及四环素等药物。

9. 生长激素（GH）

血清生长激素测定有助于巨人症、肢端肥大症、遗传性生长激素生成缺陷所致的生长激素缺乏症诊断。

【单位】微克/升（μg/L）。

【正常参考值】RIA 法：脐带为 10 ~ 50 微克/升；新生儿为 15 ~ 40 微克/升；儿童为 <20 微克/升；成年男性为 <2 微克/升；成年女性为 <10 微克/升。

【临床意义】

（1）生理性升高。常见于活动、睡眠、蛋白餐后、使用胰岛素及 L- 多巴等。

（2）病理性升高。常见于垂体肿瘤，如肢端肥大症、脑垂体性巨人症等；非垂体肿瘤，如急性烧伤、外科手术、低血糖、糖尿病、部分肝病、肾功能不全、溴隐亭治疗失败、胰腺癌等。

（3）生理性降低。常见于休息、肥胖、使用皮质激素过量。

（4）病理性降低。常见于垂体性侏儒症、其他原因所致的垂体前叶功能减低症；或是非垂体疾病，如肝硬化、垂体附近的脑肿瘤等。

10. 生长激素释放激素（GRH）

【单位】纳克/升（ng/L）。

【正常参考值】

（1）血浆放射免疫法。成人为（10.3 ± 4.1）纳克/升。

（2）左旋多巴刺激试验。正常人口服 0.5 克左旋多巴 40 ~ 80 分钟后，血浆生长激素释放激素（GRH）升高 2 ~ 3 倍，生长激素也随之释放。

【临床意义】

（1）原发性垂体侏儒症，治疗前生长激素释放激素（GRH）水平极低，提示主要病变在下丘脑部位，而不在垂体。

（2）肢端肥大症和巨人症，血浆生长激素释放激素水平正常或低于正常。

11. 生长介素 C（SMC）

【单位】国际单位/升（IU/L）。

【正常参考值】放射免疫法：0.76 ~ 2.24 国际单位/升。

【临床意义】

（1）升高。常见于垂体生长激素瘤，如肢端肥大症、巨人症或肢端肥大巨人症等；以及某些生长激素缺乏性侏儒症、骨折愈合期、妊娠等。

（2）降低。常见于甲状腺功能减退、混合型地方克汀病（聋哑、体小、甲状腺肿和甲低）、家族性侏儒症、特发性垂体性侏儒症、生长激素分泌过多型侏儒症、严重肝肾功能不全、遗传性生长介素 C 缺乏症等。

第三十二章　甲状腺和甲状旁腺及功能检查

1. 基础代谢率（BMR）

基础代谢率是对甲状腺及垂体疾病的诊断具有重要意义的指标。因基础代谢生理波动较大，故一定要注意准确测定。

【单位】百分数（%）。

【正常参考值】-10% ~ +15%。

【临床意义】

（1）升高。常见于甲状腺功能亢进、甲状腺炎、垂体肿瘤、尿崩症、发热、妊娠等。

（2）降低。常见于甲状腺功能减退、克汀病、营养不良、严重水肿、慢性肾上腺皮质功能减退、垂体功能减退等。

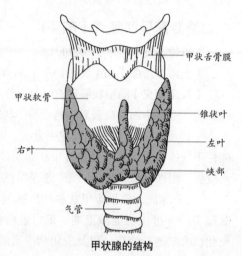

甲状腺的结构

2. 甲状腺摄 131 碘率

【单位】百分数（%）。

【正常参考值】2 小时吸碘率为 10% ~ 32%；4 小时为 17% ~ 42%；24 小时为 25% ~ 62%。

【临床意义】

（1）升高。常见于甲状腺功能亢进、地方性甲状腺肿、甲状腺性呆小症、肾病综合征等。

（2）降低。常见于甲状腺功能减退、亚急性甲状腺炎、非甲状腺性呆小症、应激状态、吸收不良综合征、腹泻等。

3. 血清甲状腺素（T4）

血清甲状腺素（T4）是体内主要的甲状腺激素，新生儿血中浓度最高，随着年龄的增长而逐渐降低。

【单位】纳摩 / 升（nmol/L）。

【正常参考值】RIA 法：新生儿，129 ~ 271 纳摩 / 升；儿童（1 ~ 10 岁），83 ~ 194 纳摩 / 升；成人，65 ~ 155 纳摩 / 升；老年男性，65 ~ 129 纳摩 / 升；老年女性，71 ~ 135 纳摩 / 升。

【临床意义】

（1）升高。常见于甲状腺功能亢进、亚急性甲状腺炎早期、无痛性甲状腺炎、甲状腺激素不敏感综合征、垂体促甲状腺激素肿瘤、先天性甲状腺结合球蛋白增多症、原发性胆汁性肝硬化、家族性异常白蛋白血症等。

（2）降低。常见于甲状腺功能减退、慢性淋巴细胞性甲状腺炎、缺碘性甲状腺肿、甲状腺次全切除术、地方性甲状腺肿病、亚急性甲状腺炎后期、先天性甲状腺结核球蛋白减少症、肾衰竭等。

4. 血清游离甲状腺素（FT4）

【单位】皮摩/升（pmol/L）。

【正常参考值】RIA 法：10.3 ~ 31.0 皮摩/升。

【临床意义】同甲状腺素，但由于游离甲状腺素不受甲状腺结合球蛋白（TBG）的影响，故对孕妇、口服避孕药者的甲状腺功能具有特殊的诊断价值。

（1）升高。常见于甲状腺中毒症、甲状腺危象、突眼性甲状腺功能亢进症、无痛性甲状腺炎伴甲亢、亚急性甲状腺炎伴甲亢、甲状腺制剂服用过量、甲状腺受体不应症、慢性甲状腺炎伴甲亢、多结节性甲状腺肿等。

（2）降低。常见于甲状腺功能减退、（原发性）垂体性或者无痛性亚急性甲状腺炎的一过性功能减退期、低白蛋白血症、应用甲状腺药物、肾病综合征、肝硬化、人工透析治疗；以及应用糖皮质激素、睾酮、水杨酸、苯妥英钠、多巴胺、肝素等药物。

5. 游离甲状腺素指数（FT4I）

【正常参考值】7.58 ± 1.94。

【临床意义】

（1）升高。常见于甲状腺功能亢进，以及应用甲状腺激素、肝素等药物。

（2）降低。常见于甲状腺功能减退。

6. 血清三碘甲状腺原氨酸（T3）

三碘甲状腺原氨酸是诊断甲状腺功能亢进的灵敏指标。

【单位】纳摩/升（nmol/L）。

【正常参考值】RIA 法：新生儿为 1.2 ~ 4.0 纳摩/升；儿童（1 ~ 10 岁）为 1.4 ~ 4.0 纳摩/升；成人为 1.8 ~ 2.9 纳摩/升；老年男性为 1.6 ~ 2.1 纳摩/升；老年女性为 1.7 ~ 3.2 纳摩/升。

【临床意义】

（1）升高。常见于甲状腺功能亢进症、三碘甲状腺原氨酸型甲状腺功能亢进危象早期、缺碘性甲状腺肿、高甲状腺结合球蛋白血症。

（2）降低。常见于甲状腺功能减退症、低甲状腺素结合球蛋白血症、低 T3 综合征、恶性贫血、急性心肌梗死、肝硬化、尿毒症、慢性消耗性疾病等。

7. 血清游离三碘甲状腺原氨酸（FT3）

血清游离三碘甲状腺原氨酸是研究低三碘甲状腺原氨酸综合征和甲状腺激素代谢的重要手段，是诊断甲状腺功能亢进最灵敏的指标。

【单位】皮摩 / 升（pmol/L）。

【正常参考值】RIA 法：6.0 ~ 11.4 皮摩 / 升。

【临床意义】

（1）升高。常见于甲状腺功能亢进、三碘甲状腺原氨酸（T3）型甲亢、甲状腺激素不敏感综合征、多发性甲状腺结节性肿大、功能亢进性甲状腺瘤等。

（2）减低。常见于甲状腺功能减退症、低 T3 综合征、恶性贫血、急性心肌梗死、慢性活动性肝炎、原发性胆汁性肝硬化、尿毒症、应用糖皮质激素等。

8. 游离三碘甲状腺原氨酸指数（FT3I）

【正常参考值】血清放射免疫法：16 ~ 50 岁为 124.22 ± 37.45；超过 50 岁为 139.51 ± 21.89；孕妇为 140.86 ± 14.66。

【临床意义】

（1）升高。常见于未经治疗的甲状腺功能亢进、三碘甲状腺原氨酸型甲状腺功能亢进，以及应用甲状腺激素、肝素等药物。

（2）降低。常见于甲状腺功能减退、肝硬化、肾病综合征等。

9. 三碘甲状腺原氨酸（T3）抑制试验

【正常参考值】正常人服三碘甲状腺原氨酸（T3）后，甲状腺摄 131I 率受到明显抑制，抑制率大于 50%。

【临床意义】

（1）抑制率 >50%。常见于甲状腺功能亢进、三碘甲状腺原氨酸型甲状腺功能亢进危象早期、单纯性甲状腺肿、缺碘性甲状腺肿、高甲状腺结合球蛋白血症、非甲状腺原因引起的突眼症等。

（2）抑制率 <50%。常见于甲状腺功能减退、弥漫性甲状腺肿伴甲状腺功能亢进、甲状腺肿大较显著的单纯性甲状腺肿、浸润性突眼症、低甲状腺素结合球蛋白血症等。

10. 血清反三碘甲状腺原氨酸（rT3）

【单位】纳摩 / 升（nmol/L）。

【正常参考值】RIA 法：0.15 ~ 0.62 纳摩 / 升。

【临床意义】

（1）升高。常见于甲状腺功能亢进、急性心肌梗死、慢性肝炎、肝硬化、肾衰竭、糖尿病、急性热病、饥饿、心衰竭、大手术后、老年人，以及服用胺碘酮等抗心律失常药、糖皮质激素、胆道造影剂等药物时。

（2）降低。常见于甲状腺功能减退、慢性淋巴细胞性甲状腺炎等。

注意，甲亢治疗时，若 rT3、T3 低于正常，说明用药过量；甲减治疗时，若血清反三碘甲状腺原氨酸、三碘甲状腺原氨酸高于正常，则说明用药过量。

11. 125I–T3 树脂摄取比值

【正常参考值】1.00 ± 0.05。

【临床意义】

（1）比值大于 1。常见于甲状腺功能亢进、肾病综合征、严重肝病等。

（2）比值小于 1。常见于甲状腺功能减退、妊娠等。

12. 血清蛋白结合碘（PBI）

【单位】微摩 / 升（μmol/L）。

【正常参考值】0.32 ～ 0.63 微摩 / 升。

【临床意义】

（1）升高。常见于甲状腺功能亢进、亚急性甲状腺炎、家族性甲状腺素结合球蛋白增多症、病毒性肝炎妊娠期、应用含碘药物等。

（2）降低。常见于甲状腺功能减退、垂体前叶功能减退症、甲状腺摘除术后、家族性甲状腺素结合蛋白减少症、垂体前叶功能不全、慢性肾上腺皮质功能减退症、肾病综合征、肝硬化、蛋白质 – 能量营养不良（营养不良）、药物性（ACTH、硫氧嘧啶、苯妥英钠、睾丸素、水杨酸盐、氯丙嗪、汞利尿剂）等。

13. 丁醇提取碘（BEI）

【单位】微摩 / 升（μmol/L）。

【正常参考值】0.28 ～ 0.51 微摩 / 升。

【临床意义】同血清蛋白结合碘，高于正常值上限为甲状腺功能亢进，低于正常值下限为甲状腺功能减退，但丁醇提取碘（BEI）较血清蛋白结合碘特异性高。

（1）升高。常见于甲状腺功能亢进症、急性甲状腺炎、家族性甲状腺素结合球蛋白增多症、病毒性肝炎、妊娠、药物影响（含碘药物）。

（2）降低。常见于甲状腺功能减退症，甲状腺摘除术后、家族性甲状腺素结合蛋白减少症、垂体前叶功能不全、慢性肾上腺皮质功能减退症、肾病综合征、肝硬化、营养不良、药物性（ACTH、硫氧嘧啶、苯妥英钠、睾丸素、水杨酸盐、氯丙嗪、汞利尿剂）。

14. 降钙素（CT）

降钙素对起源于滤泡旁细胞的甲状腺髓样癌的诊断、判断手术疗效和观察术后复发等有重要意义。

【单位】纳克 / 升（ng/L）。

【正常参考值】RIA 法：男性低于 100 纳克 / 升（血浆）；女性为男性的 1/4（妊

娠期升高）。

【临床意义】

（1）升高。常见于升高恶性肿瘤，如甲状腺 C 细胞瘤、甲状腺髓样瘤、某些肺癌、燕麦细胞癌、小细胞肺癌、胰腺癌、结肠癌、乳腺癌、子宫癌、前列腺癌等；以及某些异位内分泌综合征、严重骨病、肾脏疾病、嗜铬细胞瘤、急性或慢性肾衰竭、恶性贫血、高钙血症等。

（2）减低。常见于甲状腺发育不全、甲状腺手术切除、重度甲状腺功能亢进等。

15. 血清甲状旁腺激素（PTH）

【单位】纳克 / 升（ng/L）。

【正常参考值】氨基端 8 ~ 24 纳克 / 升，羟基端 50 ~ 330 纳克 / 升。

【临床意义】

（1）升高。常见于原发性甲状旁腺功能亢进、异位性甲状旁腺功能亢进、继发于肾病的甲状旁腺功能亢进、假性甲状旁腺功能减退、三发性甲状腺旁腺功能亢进等。

（2）降低。常见于甲状腺手术切除所致的甲状旁腺功能减退症、肾衰竭、维生素 D 中毒和甲状腺功能亢进所致的非甲状旁腺性高血钙症、特发性甲状旁腺功能减退症、继发性甲状旁腺功能减退症、低镁血症、甲状旁腺功能减退症等。

16. 钙耐量试验

血清钙含量直接影响甲状旁腺功能。

【正常参考值】当静脉滴入钙剂后，血磷明显增加，尿磷可减少 20% 以上，提示甲状旁腺功能正常。

【临床意义】

（1）静脉滴钙后，血磷升高，尿磷减少不如正常人明显，提示为甲状旁腺功能亢进。

（2）静脉滴钙后，血磷、尿磷不引起变化，甚至 24 小时后尿磷反而升高，提示为甲状旁腺功能减退。

17. 磷清除率

磷清除率试验主要用于诊断甲状旁腺功能减退症。

【单位】毫升 / 分（ml/min）。

【正常参考值】空腹，血浆为 6.3 ~ 15.5 毫升 / 分。

【临床意义】

（1）升高。常见于甲状旁腺功能亢进。

（2）降低。常见于甲状旁腺功能减退。

第三十三章　胃肠和胰腺激素检查

1. 胃泌素（促胃液素）

胃泌素，是由胃窦部及十二指肠近端黏膜中 G 细胞分泌的一种胃肠激素，主要刺激壁细胞分泌盐酸，还能刺激胰液和胆汁的分泌，也有轻微地刺激主细胞分泌胃蛋白酶原等作用。

【单位】纳克/升（ng/L）。

【正常参考值】放射免疫分析法：空腹血浆为15 ~ 105 纳克/升。

【临床意义】

（1）升高。常见于高胃酸性高胃泌素血症，如胃泌素瘤、胃窦黏膜过度形成、残留旷置胃窦、慢性肾功能不全等；低胃酸性或无酸性高胃泌素血症，如胃和十二指肠溃疡、A 性萎缩性胃炎、迷走神经切除术、甲状腺功能亢进；以及胃次全切除术后残留胃窦、慢性肾衰竭等。

（2）减低。常见于见于胃食管反流、B 性萎缩性胃炎、甲状腺功能减低、胃窦癌等。

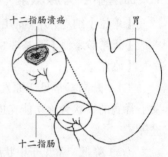

十二指肠溃疡

十二指肠溃疡是指发生于小肠起始段的由于十二指肠黏膜受侵蚀而引起的溃疡。其会导致胃泌素升高。

2. 胃动素（MTL）

【单位】纳克/升（ng/L）。

【正常参考值】放射免疫分析法：空腹血浆含量为 5 ~ 300 纳克/升。

【临床意义】

（1）明显升高。常见于各种恶性肿瘤、胰性霍乱、胃泌素瘤、克罗恩病、溃疡性结肠炎、小肠切除术后、肝硬化、肾病综合征等。

（2）轻度升高。常见于乳糜泻慢性胰腺炎、摄入脂肪等。

（3）反馈性升高。常见于低血钠时，胃肠运动迟缓。

（4）降低。常见于妊娠期。

3. 抑胃肽（GZP）

抑胃肽，是由小肠黏膜的 K 细胞所产生的一种重要的代谢激素，具有抑制胃酸分泌、抑制胃蛋白酶分泌、刺激胰岛素释放、抑制胃的蠕动和排空、刺激小肠液的分泌、刺激胰高血糖素的分泌等作用。

【单位】纳克/升（ng/L）。

【正常参考值】放射免疫分析法：空腹血浆含量为（349±18）纳克/升。

【临床意义】

（1）升高。常见于糖尿病（尤其是未治疗的幼年糖尿病和非胰岛素依赖性肥胖型）、尿毒症、肝硬化、肥胖症且内服葡萄糖耐量试验不正常者、胰性霍乱、十二指肠内脂肪、酸性物质、氨基酸和单糖等。

（2）减低。常见于乳糜泻、慢性胰腺炎、部分高胃酸的十二指肠溃疡患者。

4. 肠高血糖素（EG）

肠高血糖素是小肠中的一种或一类肽，其作用与胰高血糖素相似，但强度较弱。

【单位】纳克/升（ng/L）。

【正常参考值】放射免疫分析法：356～392纳克/升。

【临床意义】升高。常见于肠腔内给予糖和脂类、糖尿病、肠胰高血糖素瘤、胃切除、迷走神经切断、空肠旁路手术、全胰及十二指肠切除、热带吸收不良、成人乳糜泻和感染性腹泻等。

5. 血管活性肠多肽（VIP）

血管活性肠多肽，是在胃肠道发现的一种二十八肽，在体内分布广泛，具有舒张血管、增加心脏输出、促进糖原分解、抑制胃液分泌、刺激肠液分泌和脂解的作用。

【单位】纳克/升（ng/L）。

【正常参考值】放射免疫分析法：空腹血浆含量为20～53纳克/升。

【临床意义】

（1）显著升高（可达1000纳克/升以上）。常见于血管活性肠多肽瘤、WDHA综合征（水泻低血钾症伴胰岛细胞腺瘤综合征）、水样泻、低血钾和无胃酸综合征、胰性霍乱、尿毒症等。

（2）明显高于正常值（在30～90纳克/升）。常见于短肠综合征。

（3）升高。常见于胰岛素瘤、神经系统肿瘤、结合性脊柱炎、肝硬化、弥漫性硬化症、脑萎缩等。

6. 缩胆囊素（胆囊收缩素或CCK）

缩胆囊素（CCK）是由小肠黏膜 I 细胞释放的一种肽类激素，其主要作用是促进胰腺腺泡分泌各种消化酶，促胆囊收缩，排出胆汁，对水和 HCO_3^- 的促分泌作用较弱。

【单位】纳克/升（ng/L）。

【正常参考值】放射免疫分析法：空腹血浆含量为30～300纳克/升。

【临床意义】

（1）升高。常见于胆囊收缩素腹泻综合征、胰腺分泌功能下降、结肠过敏综合征、结肠功能紊乱、功能性消化不良、胃切除后综合征、胰岛素瘤、胃泌素瘤、精神分裂症、帕金森病、肝硬化等。

（2）减低。乳糜泻者病变在小肠上部时。

7. 生长抑素

生长抑素是指存在于胃黏膜、胰岛、胃肠道神经、垂体后叶和中枢神经系统中的肽激素，可抑制胃分泌和蠕动，以及在下丘脑/垂体中抑制促生长素的释放。

【单位】纳克/升（ng/L）。

【正常参考值】RIA（血浆）法：（10.1±7.2）纳克/升。

【临床意义】升高。常见于胰腺肿瘤。

8. 胰岛素（IRI）

胰岛素是由胰岛 β 细胞受内源性或外源性物质如葡萄糖、乳糖、核糖、精氨酸、胰高血糖素等的刺激而分泌的一种蛋白质激素，是机体内唯一降低血糖的激素，同时促进糖原、脂肪、蛋白质合成。外源性胰岛素主要用于糖尿病治疗。

【单位】毫单位/升（mU/L）。

【正常参考值】

（1）放射免疫法：空腹为 4 ~ 15.6 毫单位/升。

（2）微粒酶免疫分析法：空腹为 8.5 ~ 22.7 毫单位/升。

（3）磁酶免疫法：4.03 ~ 23.46 毫单位/升。

【临床意义】

（1）升高。常见于肝硬化、Ⅱ型糖尿病、胰岛素瘤、甲状腺功能亢进、肢端肥大症、营养不良型肌强直、胰腺增生导致的低糖血症；以及服用部分氨基酸、胰高血糖素、睾酮、生长激素及口服避孕药等。

（2）减低。见于Ⅰ型糖尿病、部分Ⅱ型糖尿病、垂体功能低下症、肾上腺皮质功能低下、继发性胰腺损伤、慢性胰腺炎，以及服用儿茶酚胺、B受体阻滞剂及利尿剂等药物。

9. 胰岛素原

胰岛素原由胰岛 β 细胞合成和分泌，主要在肾脏分解代谢。生理情况下，只有极少量的胰岛素原释放入血，在病理情况下，胰岛 β 细胞释放胰岛素原增多，血中胰岛素原水平升高。

【单位】微克/升（μg/L）。

【正常参考值】RIA 法：空腹 <0.2 微克/升。

【临床意义】升高。常见于甲状腺功能亢进、胰岛瘤、家族性胰岛素原血症、胰岛素非依赖性糖尿病、慢性肾衰竭、胰岛素自身免疫综合征、肝硬化、低钠血症等。

10. 胰岛素释放试验

胰岛素释放试验，就是令病人口服葡萄糖或用馒头餐来刺激胰岛 β 细胞释放胰岛素，通过测定空腹及服糖后 1 小时、2 小时、3 小时的血浆胰岛素水平，来了解胰岛 β 细胞的储备功能，也有助于糖尿病的分型及指导治疗。

【正常参考值】正常的胰岛素释放试验曲线呈典型的反"S"形。

【临床意义】糖尿病患者的胰岛素释放试验曲线可分以下 3 种类型：

（1）胰岛素分泌不足型。试验曲线呈低水平状态，表示胰岛功能衰竭或遭到严重破坏，说明胰岛素分泌绝对不足，见于胰岛素依赖型糖尿病，需终身胰岛素治疗。

（2）胰岛素分泌增多型。患者空腹胰岛素水平正常或高于正常，刺激后曲线上升迟缓，高峰在 2 小时或 3 小时，多数在 2 小时达到高峰，其峰值明显高于正常值，提示胰岛素分泌相对不足，多见于非胰岛素依赖型肥胖者。该型患者经严格控制饮食、增加运动、减轻体重或服用降血糖药物，常可获得良好控制。

（3）胰岛素释放障碍型。空腹胰岛素水平略低于正常或稍高，刺激后呈迟缓反应，峰值低于正常。多见于成年起病，体型消瘦或正常的糖尿病患者。该型患者应用磺脲类药物治疗有效。

11. 胰岛素耐量试验

【正常参考值】正常人，于静脉注射胰岛素（0.1U/ 千克体重）15 ～ 30 分钟后，其血糖浓度比空腹时下降 50%，在 60 ～ 90 分钟内，应恢复到空腹血糖水平。

【临床意义】

（1）注射胰岛素后，血糖值比空腹时无下降或下降很少，甚至下降迟缓；常见于肾上腺皮质功能亢进、垂体前叶功能亢进、糖尿病等。

（2）注射胰岛素后，血糖值比空腹时下降 50% 以上，且恢复至空腹血糖值较缓慢；常见于艾迪生病、席汉综合征、垂体性黏液水肿、生长激素缺乏性侏儒症（垂体侏儒症）、甲状腺功能不全等。

12. 胰高血糖素（GLC）

胰高血糖素，也称胰增血糖素或抗胰岛素或胰岛素 B，是伴随胰岛素由胰脏的胰岛 α 细胞分泌的一种激素，可与胰岛素的作用相拮抗，通过刺激糖原分解提高血糖水平，有助于诊断糖尿病、胰高血糖素瘤。

【单位】纳克 / 升（ng/L）。

【正常参考值】空腹为 50 ～ 150 纳克 / 升。

【临床意义】

（1）分泌过多。常见于禁食时间过长、胰高血糖素瘤、低血糖症、慢性胰腺炎伴钙化、糖尿病酮症酸中毒、高血脂、急性心肌梗死、严重心力衰竭、肝硬化、肾功能不全、创伤、休克、使用糖皮质激素；以及疼痛、紧张、剧烈运动后、精神刺激等应激状态。

（2）分泌过少。常见于先天性胰岛细胞功能缺陷、特发性胰高血糖素缺乏症、慢性胰腺炎、胰腺切除、部分高脂血症、低血糖症等。

13.胰高血糖素耐量试验

【单位】纳克 / 升（ng/L）。

【正常参考值】餐后 15 ~ 30 分钟：胰高血糖素小于 400 纳克 / 升；餐后 31 ~ 60 分钟：胰高血糖素为 300 ~ 900 纳克 / 升；餐后 3 小时：恢复到空腹水平。

【临床意义】胰高血糖素耐量试验（空腹注射胰高血糖素 1 毫克后）：

（1）胰岛素瘤患者，血糖高峰可提前出现，1 小时后迅速下降，并出现低血糖反应。

（2）肝硬化、糖原累积症，血糖升高幅度低于正常人。

（3）糖尿病患者，血糖升高幅度高于正常人，并持久不恢复正常。

14.胰多肽（PP）

胰多肽是由胰腺的 PP 细胞分泌的一种直链多肽激素，具有抑制胆囊收缩素和胰酶的排放、抑制餐后胰液和胆汁分泌、抑制五肽胃泌素引起的胃酸分泌、抑制血浆胃动素的分泌的作用。

【单位】皮摩 / 升（pmol/L）。

【正常参考值】血清 RIA：20 ~ 29 岁为（12.9 ± 1.0）皮摩 / 升；30 ~ 39 岁为（27.4 ± 2.9）皮摩 / 升；40 ~ 49 岁为（39.3 ± 3.1）皮摩 / 升；50 ~ 59 岁为（43.1 ± 6.7）皮摩 / 升；60 ~ 69 岁为（49.3 ± 6.7）皮摩 / 升。

【临床意义】

（1）升高。常见于糖尿病、有分泌功能的胰腺肿瘤、十二指肠溃疡、慢性肾脏疾病、心肌梗死、严重心力衰竭、心源性休克等。

（2）降低。常见于胰腺切除后、慢性胰腺炎等。

15.促胰液素（胰泌素）

促胰液素，是十二指肠分泌的一种二十七肽激素，能调节肠、胰、肝、胆管的水盐代谢，促进胃酸分泌、促胃液素释放和胃肠运动。

【单位】纳克 / 升（ng/L）。

【正常参考值】放射免疫分析法：空腹血浆含量为 5 ~ 10 纳克 / 升。

【临床意义】

（1）升高。常见于高基础胃酸者、胃泌素瘤、慢性胰腺炎、胰腺瘤、饮酒等。

（2）减低。常见于部分十二指肠溃疡、促胰激素分泌不足、乳糜泻、黏膜炎症等。

第三十四章　生殖系统检查

1. 血浆雌二醇（E2）

雌二醇卵巢分泌的类固醇激素，是主要的雌激素，主要负责调节女性特征、附属性器官的成熟和月经排卵周期，促进乳腺导管系统的产生。

【单位】皮摩/升（pmol/L）。

【正常参考值】

（1）青春发育期：卵泡期为（132.1±22.8）皮摩/升；排卵期为（216.5±55.1）皮摩/升；黄体期为（242.2±26.8）皮摩/升。

（2）成年女性：卵泡期为（176.2±33.0）皮摩/升；排卵期为（1963.5±664.3）皮摩/升；黄体期为（847.8±286.3）皮摩/升；绝经期为（124.0±8.8）皮摩/升。

（3）男性：儿童为（84.4±66.1）皮摩/升；成年人为（183.5±55.1）皮摩/升；老年人为（91.8±18.4）皮摩/升。

【临床意义】

（1）升高。常见于女性性早熟、男性乳房发育、双胎或多胎妊娠、糖尿病孕妇、肝硬化、卵巢癌、浆液性囊腺癌、心肌梗死、心绞痛、冠状动脉狭窄、系统性红斑狼疮、肥胖男子、男性女性化、无排卵性子宫功能出血、卵巢肿瘤、服用氯米芬等促排卵药物、肝硬化等。

（2）降低。常见于妊娠高血压综合征，重症时往往较低；特低时，提示有胎儿宫内死亡的可能，以及无脑儿、卵巢囊肿、垂体卵巢性不孕、皮质醇增多症、垂体卵巢性闭经、葡萄胎、下丘脑肿瘤、腺垂体功能减低、卵巢功能不全、卵巢切除、青春期延迟、原发性和继发性闭经、绝经、性激素结合蛋白减少、严重营养不良、口服避孕药和雌激素等。

2. 血浆雌三醇（E3）

测定24小时孕妇尿中雌三醇（E3）的含量，能够提供关于胎儿安危的信息。

【单位】纳摩/升（nmol/L）。

【正常参考值】

（1）成人男性：1.89～2.17纳摩/升。

（2）孕妇：妊娠26周为14.14～17.64纳摩/升；妊娠34周为21.53～31.61纳摩/升；从34周开始快速上升，在41～42周达高峰值为45.78～67.97纳摩/升，从43周以后又逐渐下降。

【临床意义】

（1）升高。常见于多胎妊娠、糖尿病合并妊娠、巨大儿、肾上腺皮质功能亢进症、心脏病、肝硬化等。

（2）降低。常见于胎儿宫内生长迟缓、过期妊娠、先兆子痫、胎儿肾上腺发育不良、胎儿先天畸形、葡萄胎妊娠高血压、胎盘功能不良、胎盘硫酸酯酶缺乏症、宫内死胎、糖尿病等。

3. 游离雌三醇（FE3）

雌三醇是雌二醇的代谢产物，测定孕妇血清雌三醇，是判断胎盘功能、预测胎儿状态及监护胎儿安全较可信的方法。

【单位】纳摩/升（nmol/L）。

【正常参考值】血浆放射免疫法：

（1）成人为（2.03±0.1333）纳摩/升。

（2）妊娠26周为（15.9±1.75）纳摩/升；妊娠33周为（26.6±5.0）纳摩/升；妊娠35周为（35.56±8.015）纳摩/升；妊娠39周为（54.3±8.015）纳摩/升；妊娠41～42周为（57.7±11.1）纳摩/升；妊娠43周以后逐渐下降。

【临床意义】

（1）升高。常见于过期妊娠、多胎妊娠、糖尿病合并妊娠、胎儿先天性肾上腺皮质功能亢进症、先天性肾上腺增生所致的胎儿男性化、心脏病、肝硬化等。

（2）降低。常见于胎儿宫内生长迟缓、先兆子痫、宫内死胎、胎儿先天畸形、葡萄胎、高危妊娠、妊娠中毒症、胎盘功能不全、肾上腺发育不全等。

4. 雌四醇（E4）

在高血压或先兆子痫时，血浆雌四醇水平是预测胎儿预后的有价值的指标。

【单位】纳摩/升（nmol/L）。

【正常参考值】血浆，足月妊娠为3.96纳摩/升（nmol/L）。

【临床意义】降低。常见于先兆子痫（胎儿宫内死亡）、无脑儿等。

5. 血浆雌酮（E1）

雌酮在女性主要有卵巢颗粒细胞合成，少量来自雄烯二酮转化后生成，男性雌酮主要来自雄烯二酮，少量直接由睾丸分泌而来，检测雌酮对了解卵巢的内分泌功能，判断育龄妇女有无排卵功能有重要价值。

【单位】皮摩/升（pmol/L）。

【正常参考值】RIA测定：青春期男性为41～78皮摩/升；成人期为111～240皮摩/升；青春期女性为0～296皮摩/升；女性卵泡期为74～555皮摩/升。

【临床意义】

（1）升高。常见于正常妊娠12周后、肝脏疾病、多囊卵巢综合征、肾上腺或睾丸肿瘤、卵巢颗粒细胞肿瘤、心肌梗死等。

（2）降低。常见于原发性或继发性卵巢功能减退、闭经、异常妊娠、垂体促性腺激素细胞功能低下、高催乳素症等。

6. 血清孕酮（P）

孕酮是最主要的孕激素，与雌激素协同作用，形成月经周期。测定血清孕酮是判断女性性激素紊乱疾病的常用试验，也可用于监测妇女妊娠期胎盘的功能。

【单位】纳摩／升（nmol/L）。

【正常参考值】

（1）男性：20 ~ 39 岁为（0.4±0.06）纳摩／升；55 ~ 59 岁为（0.62±0.09）纳摩／升；60 ~ 64 岁为（0.73±0.12）纳摩／升；80 岁接近 20 ~ 39 岁水平。

（2）女性卵泡前期为 0.48 ~ 3.5 纳摩／升；卵泡后期为 0.35 ~ 13.4 纳摩／升；黄体前期为 25.1 ~ 65.5 纳摩／升；黄体后期为 3.2 ~ 5.7 纳摩／升。

（3）孕妇妊娠 8 周为（75.0±25.1）纳摩／升；妊娠 9 ~ 12 周为（120.8±41.3）纳摩／升；妊娠 13 ~ 16 周为（144.7±44.5）纳摩／升；妊娠 17 ~ 20 周为（201.3±44.5）纳摩／升；妊娠 21 ~ 24 周为（352.7±113.5）纳摩／升；妊娠 25 ~ 34 周为（525.7±113.5）纳摩／升；妊娠 35 周为（642.4±149.5）纳摩／升。

【临床意义】

（1）升高。常见于双胎或多胎、葡萄胎、糖尿病孕妇、原发性高血压、先天性肾上腺增生、脂质性卵巢瘤、黄体囊肿、子宫内膜腺瘤、绒毛膜上皮细胞癌等。

（2）降低。常见于黄体功能不良、脑垂体功能减退症、排卵障碍、卵巢功能减退症、多囊卵巢综合征、无排卵性子宫出血、闭经、胎儿发育迟缓、死胎、严重的妊娠高血压综合征、艾迪生病等。

7.17- 羟孕酮（17-OHP）

17- 羟孕酮是测定肾上腺疾病的重要指标，也可用于分析男性和女性的普通痤疮、男性秃顶及一些不明原因的不育症。

【单位】纳摩／升（nmol/L）。

【正常参考值】放射免疫法：

（1）男性：青春期为 0.3 ~ 0.9 纳摩／升；成人期为 0.6 ~ 5.4 纳摩／升。

（2）女性：青春期为 0.6 ~ 1.5 纳摩／升；卵泡期为 0.6 ~ 2.4 纳摩／升；黄体期为 2.4 ~ 9.0 纳摩／升；绝经期为 0.12 ~ 1.5 纳摩／升。

【临床意义】升高。常见于先天性肾上腺皮质增生症、肾上腺皮质癌、21- 羟化酶缺乏、部分肾上腺或卵巢肿瘤病人等。

8. 尿孕二醇

尿内孕二醇是黄体酮的主要代谢产物，能正确地反映月经周期和孕期黄体酮水平。

【单位】微摩 /24 小时尿（Mmol/24h 尿）。

【正常参考值】

（1）男性：0 ~ 3.1 微摩 /24 小时尿。

（2）女性：妊娠 10 ~ 12 周为 15.6 ~ 46.8 微摩 /24 小时尿；妊娠 12 ~ 18 周为 15.6 ~ 78.0 微摩 /24 小时尿；妊娠 18 ~ 24 周为 40.6 ~ 103.0 微摩 /24 小时尿；妊娠 24 ~ 28 周为 62.4 ~ 131.0 微摩 /24 小时尿；妊娠 28 ~ 32 周为 84.2 ~ 146.6 微摩 /24 小时尿。

【临床意义】

（1）增多。常见于黄体囊肿、绒毛膜上皮癌、肾上腺皮质功能亢进、肾上腺生殖器官综合征、肾上腺皮质肿瘤、源于肾上腺的性腺功能亢进、两性畸形的"女性"型等。

（2）尿中排出量减少。常见于月经紊乱、闭经、妊娠毒血症、先兆子痫、习惯性流产、死胎等。

9. 睾酮（T）

睾酮又称睾丸素，是一种类固醇激素，由男性的睾丸或女性的卵巢分泌，肾上腺亦分泌少量睾酮，具有维持肌肉强度及质量、维持骨质密度及强度、提神及提升体能等作用。

【单位】纳摩 / 升（nmol/L）。

【正常参考值】血浆放射免疫法：男性为（200 ± 5.5）纳摩 / 升；女性为（2.1 ± 0.8）纳摩 / 升。

【临床意义】

（1）升高。常见于真性性早熟（特发性男性性早熟、家族性男性性早熟）、男性假两性畸形、库欣综合征、女性特发性多毛症、多囊卵巢综合征、卵巢雄性化肿瘤、松果体瘤、睾丸女性化、睾丸良性间质细胞瘤、先天性肾上腺皮质增生症、肾上腺皮质肿瘤（腺癌显著升高，腺瘤亦常升高）、甲状腺功能减退，以及雄激素、HCG和雌激素治疗中等。

（2）降低。常见于系统性红斑狼疮（SLE）、男性性功能低下、垂体功能低下、神经性食欲不振、原发性睾丸发育不全性幼稚症、原发性或继发性性腺功能减退症（先天性曲细精管发育不全、卡尔曼综合征等）、隐睾症、垂体前叶功能减退、垂体性矮小症、甲状腺功能减退症、皮质醇增多症、部分男性乳房发育、肝功能不全、肾衰竭、严重创伤、久病体弱、肌强直营养不、尿毒症、雄激素治疗停药后等。

10. 二氢睾酮（DHT）

二氢睾酮又称双氢睾酮，是人体内主要的雄激素，与男性第二性征的发育有关。

【单位】纳摩 / 升（nmol/L）。

【正常参考值】男性 1.03 ~ 2.75 纳摩 / 升；女性 0.10 ~ 0.41 纳摩 / 升；儿童 0.24

纳摩 / 升左右。

【临床意义】

（1）升高。常见于前列腺肥大症、女子多毛症、多囊卵巢综合征、青春痘、脱发等。

（2）降低。常见于女性外阴硬化性苔藓小阴茎、小阴囊、男性少精、精子活动减弱、输精管结扎后等。

11. 雄烯二酮（A_2）

雄烯二酮又称肾上腺雄酮，是由孕酮经雄酮生物合成睾酮的中间物，其生物活性较睾酮弱。

【单位】纳摩 / 升（nmol/L）。

【正常参考值】血浆放射免疫法：

（1）男性：（3.05±0.25）纳摩 / 升。

（2）女性：卵泡期为（5.91±0.28）纳摩 / 升；月经周期中期为（6.76±0.23）纳摩 / 升；绝经后为（2.91±0.19）纳摩 / 升；卵巢切除后为（3.49±1.13）纳摩 / 升。

【临床意义】

（1）增加。常见于女性多毛症、痤疮、先天性肾上腺皮质增生、肾上腺皮质肿瘤、多囊卵巢综合征、应用氯米芬或人绒毛膜促性腺激素时等。

（2）降低。常见于女性外阴硬化性苔藓、男性假两性畸形、骨质疏松症、肾上腺皮质功能减退症、卵巢功能减退症、镰状红细胞性贫血、男性发育延迟、侏儒症等。

12. 性激素结合球蛋白（SHBG）

性激素结合球蛋白（SHBG），又称睾酮雌二醇结合球蛋白，是运输性激素的载体，它在性激素的作用过程中以及在各种生理病理情况下都有变化和意义。

【单位】纳摩 / 升（nmol/L）。

【正常参考值】血液为（64±4）纳摩 / 升。

【临床意义】

（1）升高。常见于乳房早熟、男性性功能减退、甲状腺功能亢进、慢性肝炎、脂肪肝、肝硬化等。

（2）降低。常见于女性多毛症及男性化、多囊卵巢综合征、肥胖、甲状腺功能减退等。

13. 血清人胎盘生乳素（HPL）

母体中血清人胎盘生乳素（HPL）的浓度与胎盘的大小有关，而胎盘大小与胎儿有关，因此 HPL 可间接反映胎儿发育状况。

【单位】毫克 / 升（mg/L）。

【正常参考值】妊娠 21 ~ 22 周为（1.8±0.4）毫克 / 升；妊娠 37 ~ 38 周为

（10.0±3.99）毫克/升；妊娠39～40周为（7.03±2.6）毫克/升；妊娠41～42周为（6.6±1.88）毫克/升；妊娠42周以上为（6.6±2.09）毫克/升。

【临床意义】

（1）升高。常见于双胎妊娠、妊娠并发糖尿病、母子血型不合、过期妊娠儿综合征、巨大儿等。

（2）降低。常见于妊娠高血压综合征、胎儿宫内发育迟缓、葡萄胎、先兆流产、小胎盘和小样儿、胎盘功能减退、血胎和早产时等。

14. 人绒毛膜促性腺激素（HCG）

完整的人绒毛膜促性腺激素（HCG）检查对早期妊娠诊断有重要意义，对与妊娠相关疾病、滋养细胞肿瘤等疾病的诊断、鉴别和病程观察等有一定价值。

【单位】微克/升（pg/L）。

【正常参考值】血清<10微克/升，尿<30微克/升。

【临床意义】

（1）升高。常见于正常怀孕、早孕、绒毛膜上皮癌、葡萄胎、宫外孕、子宫颈癌、卵巢癌、畸胎肿瘤、睾丸肿瘤、胃癌、肝癌、肺癌、胰腺癌、乳腺癌、妊娠毒血症等。

（2）减低。常见于先兆流产无法保胎时等。

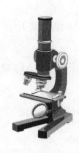

第三十五章　皮肤科及性病科检查

1. 玻片压诊

玻片压诊是皮肤病一种辅助诊断方法，是指选择透明洁净的载物玻片或透明特制的压舌板，按压于皮损处，以观察皮疹的颜色改变。

【临床意义】

（1）压之可褪色。常见于炎性红斑、毛细血管扩张等。

（2）压之不褪色。常见于紫癜、色素沉着等。

（3）压之呈苹果酱色。常见于寻常性狼疮结节等。

2. 皮肤划痕试验

皮肤划痕试验是皮肤科常用的物理检查方法，是指用消毒之钝器，在被试者背部皮肤轻压划痕数条，可用于检查过敏性皮肤病如荨麻疹、药疹、异位性皮炎等。

【正常参考值】阴性。

【临床意义】

在划痕处出现风团，称皮肤划痕症阳性，具体表现为：

（1）±。为可疑，水肿性红斑或风团直径小于 0.5 厘米。

（2）+。为弱阳性，风团有红晕，直径等于 0.5 厘米。

（3）++。为中阳性，风团红晕明显，直径为 0.5 ~ 1.0 厘米，无伪足。

（4）+++。为强阳性，风团有显著红晕及伪足，直径大于 1 厘米。

色素性荨麻疹、异位性皮炎、药物及食物过敏者皮肤划痕症可出现阳性反应。

3. 皮内试验

皮内试验，是指将致敏原或抗体注入皮内，观察其反应以判断机体免疫或过敏状态的试验。

【正常参考值】正常人为阴性。

【临床意义】同皮肤划痕试验。阳性分即刻反应和迟缓反应。即刻反应，通常于 5 ~ 30 分钟内出现反应，若产生风团，即为阳性；迟缓反应，通常于几小时至 48 小时后才出现反应，如为浸润性结节，即为阳性。

4. 刚果红皮内试验

【检查结果】有淀粉样蛋白沉着的损害染成显著红色，皮损之间皮肤呈微红色，有诊断意义。

【临床意义】呈上述反应，可诊断为皮肤淀粉样变。

5. 皮肤斑贴试验

斑贴试验是发现和确定过敏性疾病致敏原的一种检测方法，是指根据皮肤变态反应的原理，将标准化的可疑致敏物，依序贴敷于患者的背部皮肤上，经48小时取下，可诱发局部皮肤出现反应，于72小时根据局部皮肤表现判读结果。

【正常参考值】正常人为阴性（－）。

【临床意义】斑贴试验异常结果为：

（1）±。为可疑，瘙痒或轻度红肿。

（2）+。为弱阳性，单纯红斑、瘙痒。

（3）++。为中阳性，红肿、丘疹。

（4）+++。为强阳性，显著红肿、丘疹、小水疱。

（5）++++。为极强阳性，显著红肿、水泡、坏死。

阳性反应表示患者对试验物过敏，在除去试验物后24～48小时，一般可出现增强反应。斑试阳性可见于湿疹、接触性皮炎、职业性皮肤病等。

6. 温觉检查

温觉检查，是指用两支大小相等的试管，一管装冷水，一管装热水（50℃左右），以试管下端分别在患者正常皮肤上试温，如患者回答正常，再将试管在患处接触试温。

【正常参考值】正常人能辨别出相差10℃的温度。

【临床意义】如回答不出冷热，则为温觉丧失；若回答迟缓或稍欠正确，则为温觉迟钝或减退。一般来说，麻风、末梢神经炎、皮神经炎等疾病患者，会有温觉丧失或减退；脑血管病人病灶对侧会出现温觉障碍。

7. 棘层细胞松解征检查（尼氏征检查）

棘层细胞松解征检查是皮肤科常用的体格检查方法之一，用于检查水疱和大疱的位置在表皮内还是在表皮下的一种检查方法。

【正常参考值】阴性。

【临床意义】

（1）牵拉患者破损的水疱壁时，若将角质层剥离相当长的一段距离，甚至包括外观为正常的皮肤，即为阳性。

（2）指压每个水疱中央外观正常的皮肤时，如角质层很容易擦去而露出糜烂面者，为阳性。

（3）以手指压在水疱上，如见水疱内容物随表皮隆起而向周围扩散，即为阳性。

（4）指压患者健康皮肤时，如被压部位多处发生角质层剥离者，可为阳性。

一般来说，天疱疮、大疱性表皮松解萎缩型药疹等某些大疱性皮肤病，均可为阳性。

8. 滤过紫外线检查

滤过紫外线检查，是指应用通过含氧化镍的滤片而获得的 320 ~ 400 纳米（nm）长波紫外线，检查色素异常性皮肤病、皮肤感染及卟啉病，以观察疗效一种皮肤检查方法。

【临床意义】

（1）头癣检查。暗绿色荧光，为黄癣病发；亮绿色荧光，为白癣病发。

（2）真菌、细菌检查。红色荧光，为红癣；黄绿色荧光，为绿脓杆菌感染；棕黄色荧光，为花斑癣菌感染；绿色荧光，为腋毛癣菌感染。

（3）卟啉类物质检查。红细胞生成性卟啉症的牙齿、原卟啉症的血、迟发性皮肤卟啉症的尿和粪及其部分患者的疱液，呈红色、橙红色或淡红色荧光；小腿溃疡合并细菌感染者，呈红色荧光。

（4）皮肤肿瘤检查。鳞状细胞癌，呈鲜红色荧光；基底细胞癌，不发荧光。

（5）色素性皮肤病检查。白色糠疹、结节性硬化、花斑癣等色素减退斑，较易与正常肤色鉴别；雀斑、色素性干皮病、多发性神经纤维瘤的咖啡色斑等轻型或疑似的局限性色素增多症，使色素增多可更明显。

9. 生理盐水皮肤试验

生理盐水皮肤试验能够有效降低皮试的假阳性率并防止皮肤感染。

【正常参考值】阴性。

【临床意义】注射部位发生炎性丘疹脓疱者，为阳性，有助于眼 – 口 – 生殖器综合征的诊断。

10. 病理组织学的免疫荧光检查

【正常参考值】直接法：检查病变组织或细胞中特异丙种球蛋白的出现、分布及消退情况。

【临床意义】

（1）基底膜荧光。基底膜显示颗粒状或块状崎岖不平的、以免疫球蛋白 G（IgG）为主的荧光染色，可诊断为红斑狼疮；基底膜显示管状或线状荧光，而以免疫球蛋白 G 为主者，为类天疱疮；真皮的乳头体内显示以免疫球蛋白 A（IgA）为主的颗粒状荧光，为疱疹样皮炎。

（2）细胞间荧光。天疱疮可显示细胞间质荧光染色。

（3）血管荧光。多种脉管炎，可显示管壁或管周荧光染色。

11. 皮肤涂片显微镜检查

皮肤涂片显微镜检查是检查血、尿、脑脊液、胸膜液、心包液及腹膜液中是否有细菌存在的一种检查方法，可诊断链球菌、葡萄球菌、炭疽杆菌、麻风杆菌、结核杆菌、各种真菌感染、阿米巴、黑热病、丝虫病、疥疮、螨虫等所引起的皮肤病。

【正常参考值】阴性。

【临床意义】

（1）皮肤采得组织液涂片。疑似流行性脑脊髓膜炎者，在皮肤瘀斑划痕，取渗出组织液涂片，找脑膜炎奈瑟菌。高度疑似麻风病人，可选择最活动的皮肤损害，用刀划到真皮，刮取组织液涂片，如能查到麻风杆菌则有助诊断。

（2）咽壁涂片。疑有咽白喉时，如涂片检出白喉棒状杆菌对诊断意义很大；咽、喉结核有时涂片（用抗酸染色法）或可发现结核分枝杆菌；在发生坏疽性口炎时，涂片检到梭形杆菌亦有助于诊断。

（3）痰涂片。如遇咯血病人，弄不清是患支气管扩张还是肺结核时，做一痰液涂片，查找结核分枝杆菌，有鉴别诊断意义。

（4）鼻分泌物涂片。鼻白喉或疑为瘤型麻风伴有鼻黏膜损害时，从鼻黏膜取黏液涂片，前者可找到白喉棒状杆菌，而后者或可发现麻风杆菌。

（5）脓液涂片。以脓液作涂片或培养，找到致病菌，有助于分析细菌的致病作用和选择抗菌药物。常见的化脓性细菌有葡萄球菌、链球菌、肺炎链球菌、大肠杆菌和绿脓杆菌等。

（6）脑脊液涂片。取脑脊液涂片镜检发现致病菌，对临床诊断价值较大，常见的致病菌有脑膜炎奈瑟菌、结核分枝杆菌，革兰氏阳性球菌或阴性杆菌以及新型隐球菌等。

（7）胸腔、心包腔、腹腔和关节囊液涂片。在病理情况下，常可检到致病菌，最常见的如革兰氏阳性球菌和阴性杆菌；疑为结核性胸膜炎时，取胸水涂片或可找到结核分枝杆菌。

（8）尿沉渣涂片。可留中段尿标本，置于无菌容器内，及时检查；在膀胱炎、肾盂肾炎等疾患时，取沉渣涂片常可见革兰氏阳性球菌或阴性杆菌；疑是结核分枝杆菌感染对，可留 24 小时尿标本，取其沉渣涂片或可找到结核分枝杆菌。

（9）粪便涂片。在伪膜肠炎时，作粪便涂片，染色检查，如发现大量革兰氏阳性球菌，而革兰氏阴性杆菌明显减少或消失，可作早期诊断的参考。在肠道真菌感染时，以白色念珠菌感染最为多见，粪便涂片镜检可找到酵母样芽生孢子和假菌丝。

（10）阴道分泌物涂片。若有霉菌性阴道炎时，刮取分泌物少许，涂片、染色、镜检找霉菌菌丝、孢子，最可靠的方法是进行念珠菌培养；疑是淋病，奈瑟菌所致白带增多，应取宫颈或前庭大腺分泌物涂片、染色、镜检，如找到细胞内革兰氏阴性双球菌，很有诊断意义。

12. 血细胞及血生化检查

【临床意义】

（1）白细胞（WBC）检查。白细胞计数明显升高，常见于皮肤白血病、白血病样药物反应等；白细胞及嗜酸性粒细胞（E）百分比均升高，常见于急性荨麻疹者；白细胞减少，常见于药物反应、红斑狼疮、恶性网状细胞增生症等皮肤病。

（2）血糖（GLU）检查。血糖偏高，常可诱发多种皮肤感染，可确诊为糖尿病性皮肤病。

（3）血胆固醇（TC）检查。胆固醇升高，常见于结节性黄瘤等代谢性皮肤病。

13. 皮肤细胞学检查

【临床意义】

（1）单纯疱疹、带状疱疹、水痘等。采用疱基部组织压片或刮片法，干燥后置于95%甲醇中浸泡1分钟固定，再以姬姆萨染色，如镜检见气球状细胞，即可确诊。

（2）疱疹样皮炎。采取大疱液涂片，镜检见大量嗜酸性粒细胞，即可确诊。

（3）对于天疱疮。采用天疱疮基部涂片，在镜检中，如找见核无定型、棘突松散的天疱疮细胞，即可确诊。

（4）勒雪病。采用刮片法，镜检可见异常组织细胞，可以确诊。

（5）系统性红斑狼疮。如在血涂片镜检中找到红斑狼疮细胞，即可确诊。

14. 癣菌素试验

癣菌素试验是诊断癣菌疹及皮肤癣菌病的一种诊断方法。

【正常参考值】正常人局部反应：阴性（−），局部无红肿。

【临床意义】癣菌素试验异常结果表现为：

（1）±。为可疑，红肿直径小于0.5厘米（cm）。

（2）+。为弱阳性，红肿直径0.5～1厘米。

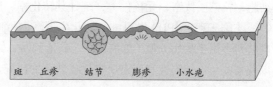

斑　丘疹　　结节　　膨疹　　小水疱

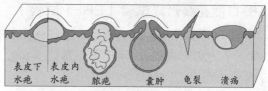

表皮下　表皮内
水疱　　水疱　　脓疱　　囊肿　　龟裂　溃疡

皮肤异常的各种表现

（3）++。为中阳性，红肿直径1～2厘米。

（4）+++。为强阳性，红肿直径2～3厘米。

（5）++++。为极强阳性，红肿直径大于3厘米，或局部有疱疹或坏死。

在注射部位出现直径1厘米浸润性红斑或结节，为阳性。阳性反应，提示过去或现在有皮肤癣菌感染，是诊断癣菌疹及皮肤癣菌病的依据之一。

15. 组胺试验

组胺试验是测定末梢神经功能的一项检查。

【正常参考值】正常皮肤组胺试验呈三联反应；而麻风病皮损处反应不完整，缺乏第二联反应。

【临床意义】组胺试验三联反应不完整，仅提示交感神经受损，麻风病仅为可能原因之一，应结合病史、临床体检，方可确诊为麻风病。

16. 毛果芸香碱出汗试验

毛果芸香碱出汗试验，是通过给一定量的毛果芸香碱后，刺激脊髓侧角细胞、交感神经节及节后纤维兴奋，观察皮肤出汗情况，有助于麻风病诊断。

【正常参考值】皮肤因排汗而使淀粉受潮，遇碘变成蓝黑色小点为正常。

【临床意义】麻风病人因神经损害或汗腺被破坏而无汗液排出，故淀粉不变色或不显现蓝黑色小点。

17. PHA 淋巴细胞转化试验

PHA 淋巴细胞转化试验是 T 淋巴细胞与有丝分裂原在体外共同培养时，受到后者的刺激可发生形态学和生物化学的变化，部分小淋巴细胞转化为不成熟的母细胞，并进行有丝分裂的试验方法。

【正常参考值】计数淋巴细胞200个，识别淋巴母细胞（超过正常淋巴细胞2～4倍，核膜清晰，核染质疏松而成细网状，核仁明显，胞浆丰富，呈嗜碱性）、过渡型淋巴细胞（体积变化不大，仅为上述明显核变化）、小淋巴细胞（体积稍大于红细胞，核染质致密，无核仁），统计其转化率。皮肤科转化率正常值大于58%。

【临床意义】PHA 淋巴细胞转化率下降，是细胞免疫功能降低的反应。此项检查，皮肤科多用于疾病分型（如麻风）、病情判断（如皮肤恶性肿瘤）、药物疗效观察，以及某些免疫缺陷性和变态反应性皮肤病的研究。

18. 自然花瓣形成试验（ERFT 试验）

【正常参考值】以油镜累计淋巴细胞和吸附3个以上羊红细胞的淋巴细胞200个；花瓣形成细胞／淋巴细胞总数×100，即为花瓣形成率。皮肤科正常值为78%±15%。

【临床意义】同 PHA 淋巴细胞转化试验。

19. 二硝基氯苯试验（DNCB 试验）

二硝基氯苯试验主要用于辅助诊断干燥综合征、咽部麻风、麻风病等疾病。

【正常参考值】正常人为阳性，正式试验后24～72小时，可出现水肿性红斑、丘疹或水疱。

【临床意义】阴性反应提示机体细胞免疫功能低下。此检查可作为皮肤肿瘤等治疗后近期疗效估价的一种指标。

（1）升高

① OT、PPD：结核病时强阳性为多。

② SK–SDDNCBPHA：强阳性为 T 淋巴细胞功能正常。

（2）降低

① OTPPD：粟粒性结核时反应减弱，也可能为阴性。未感染结核菌的健康人接种卡介苗时，阳性或阴性均为正常。

②SK-SDDNCB、KLH、PHA：先天性细胞免疫功能缺陷综合征（T细胞系统）通常是阴性；恶性肿瘤、白血病、自身免疫性疾病、结缔组织病等发生后天性细胞免疫功能缺陷（T细胞系统）时，这些皮肤反应减弱；类肉瘤病无细胞免疫功能缺陷综合征时，这些皮肤反应全部减弱为多。

20. 双链酶试验

双链酶试验，是指用从溶血性链球菌培养液中提取的链激酶（SK）及链道酶（SD）制成的抗原。

【正常参考值】注射 24 小时后，局部皮肤硬结直径 10 毫米（mm）以上者为阳性；小于 10 毫米者为阴性。

【临床意义】同二硝基氯苯试验（DNCB 试验）。

21. 分级划痕法结核菌素试验

【正常参考值】正常人局部反应为阴性（－），局部无红肿。

【临床意义】分级划痕法结核菌素试验异常结果：

（1）±。为可疑，红肿直径小于 0.5 厘米（cm）。

（2）+。为弱阳性，红肿直径 0.5 ~ 1 厘米。

（3）++。为中阳性，红肿直径 1 ~ 2 厘米。

（4）+++。为强阳性，红肿直径 2 ~ 3 厘米。

（5）++++。为极强阳性，红肿直径大于 3 厘米，或局部有疱疹或坏死。

（6）阳性。提示有结核菌接触史。皮肤结核较内脏结核反应为强，尤其是丘疹坏死性皮肤结核、硬红斑等血源性皮肤结核，常为强阳性。

22. 结节病抗原（Kveim）试验

结节病抗原试验是主要用于结节性红斑、结节性硬化、痒疹、结节性脂膜炎、结节性硬化病、结节性多动脉炎的辅助诊断。

【正常参考值】阴性。

【临床意义】注射后 2 ~ 3 周，注射部位出现红斑和硬结，且逐渐明显。6 周后切除硬结，做病理切片检查，若呈典型的结节病组织病理象，即为阳性，有助于确诊活动性结节病，75% 活动性结节病患者的试验为阳性。注意，有 2% ~ 5% 假阳性反应，可随着疾病缓解转为阴性。

23. 抗脱氧核糖核酸抗体抗 –DNA

抗脱氧核糖核酸抗体（Anti-DNA 抗体）检测，是诊断系统性红斑狼疮（SLE）的特异性较强的试验。

【正常参考值】胶乳凝集试验、对流免疫电泳、免疫荧光技术、酶联免疫染色法：均为阴性。

【临床意义】阳性。常见于系统性红斑狼疮病人（活动期系统性红斑狼疮病人，抗脱氧核糖核酸抗体阳性率为 93%，而非活动期阳性率只有 7%）。

24. 抗脱氧核糖核蛋白抗体（Anti-DNP 抗体）

抗脱氧核糖核蛋白抗体可作为 SLE（系统性红斑狼疮）初筛指标，其强阳性结果有助于病情活动状况观察及与其他 CTD（结缔组织疾病）的鉴别诊断。

【正常参考值】阴性。

【临床意义】阳性。常见于系统性红斑狼疮，活动期系统性红斑狼疮阳性率可达 90%。

25. 抗着丝点抗体（Anti-ACA）

【正常参考值】阴性。

【临床意义】阳性。常见于硬皮病（在 CREST 综合征患者中阳性率可达 98%，全身性进行性硬化症（PSS）患者中阳性率为 22% ～ 36%，在弥漫性硬皮病患者中阳性率仅为 10%）。

26. 抗硬皮病 -70 抗体（Anti-SCL-70 抗体）

抗硬皮病 -70 抗体是系统性硬皮病的标记抗体。

【正常参考值】阴性。

【临床意义】阳性。常见于系统性硬化症（PSS），抗硬皮病 -70 抗体（Anti-SCL-70 抗体）阳性率为 58.9%，特异性高达 100%。

27. 抗合成酶综合征（抗 Jo-1 抗体综合征）

【正常参考值】阴性。

【临床意义】阳性。常见于多发性肌炎、皮肌炎、多关节滑膜炎、关节痛、非侵袭性变性关节炎、腱鞘炎、肺泡纤维化、肺纤维化等。

28. 抗核仁抗体

【正常参考值】阴性。

【临床意义】阳性。常见于系统性硬化症（PSS）、系统性红斑狼疮、干燥综合征及其他风湿病。

29. 被动转移试验

被动转移试验是属于免疫疾病的免疫功能试验中过敏性测定部分。

【正常参考值】

（1）皮内注射法。注射后 5 ～ 30 分钟出现红斑、风团样反应，即为阳性，对照处为阴性。

（2）内服法。在口服后数分钟或数小时间，皮肤出现上述反应，即为阳性。

【临床意义】阳性反应表示患者对试验的物质过敏。故此试验可作为辅助寻找血清含有特殊抗体的某些过敏性疾病的原因。

30. 肉样瘤皮肤试验

肉样瘤皮肤试验是主要用于诊断活动性肉样瘤的检查方法。

【正常参考值】阴性。

【临床意义】注射后 2 ~ 3 周，于注射部位出现红斑和硬结，且逐渐明显。6 周后，将硬结切下做病理切片，可见典型的肉样瘤结构，即为阳性反应，有助于活动性肉样瘤的确诊，其阳性率可达 75%，缓解期则为阴性反应。

31. 生殖器疱疹检测

【正常参考值】细胞学检查及血清学中和试验：均为阴性。

【临床意义】如病灶物涂片在多核巨细胞内见到病毒包涵体，或血清学中和试验阳性，即可诊断为单纯疱疹病毒感染的生殖器疱疹。

32. 淋球菌抗体检测

淋球菌抗体检测，是用淋球菌抗原固相硝酸纤维素膜，应用渗滤式间接法原理，检测血清中淋球菌抗体。

【正常参考值】阴性。

【临床意义】阳性。常见于淋球菌感染，比如淋病。

33. 淋球菌免疫学检测

淋球菌免疫学检测，是用淋球菌的主要抗原位点外膜蛋白 Por I 的单克隆抗体进行荧光标记。

【正常参考值】免疫荧光染色法：阴性。

【临床意义】阳性。常见于淋球菌感染，比如淋病。

34. 沙眼衣原体免疫学检测

沙眼衣原体免疫学检测是诊断衣原体感染的重要依据之一。

【正常参考值】免疫荧光法：阴性。

【临床意义】阳性。常见于衣原体性尿道炎、衣原体性宫颈炎、衣原体性眼结合膜炎。

35. 支原体抗体检测

支原体抗体检测主要用于支原体感染性疾病的诊断和鉴别诊断。

【正常参考值】阴性。

【临床意义】阳性。常见于支原体感染，比如非淋球菌性尿道炎、肺炎、流行性感冒、肝硬化、传染性单核细胞增多症等。

36. 人类乳头瘤病毒脱氧核糖核酸检测

【正常参考值】阴性。

【临床意义】阳性。可确诊为尖锐湿疣。

37. 杜克雷杆菌检测

杜克雷杆菌检测是诊断软下疳的重要指标之一。

【正常参考值】阴性或未找到杜克雷杆菌。

【临床意义】在病原体检查中，查找到革兰阴性短小杆菌，见到细胞外排列呈鱼群状的细菌，可确诊为软下疳。

38. 滴虫病检测

【正常参考值】湿片检查、染色检查：均为阴性。

【临床意义】阳性或找到阴道毛滴虫，即可确诊为阴道滴虫病。

39. 康氏反应（KT）

【正常参考值】阴性。

【临床意义】康氏反应（KT）阳性：常见于梅毒、神经梅毒、脊髓痨及神经软瘫。一般来说，康氏反应阳性在感染 2 周以上才出现，其中早期梅毒阳性率为 53% ~ 82.9%，二期梅毒约为 100%，三期梅毒为 58% ~ 86.4%，先天性梅毒为 80% ~ 100%。

40. 华氏反应（WT）

华氏反应（WT）是诊断第三期梅毒和神经性梅毒的血清学反应。

【正常参考值】阴性。

【临床意义】华氏反应（WT）非特异性，阳性反应也见于梅毒以外的其他疾病（如回归热、麻风病等）。一般于下疳发生 10 日以后，梅毒血清反应逐渐呈阳性；在感染梅毒后 6 周，华氏反应阳性率约为 90%；二期梅毒，于皮疹、黏膜斑或湿疣时，华氏反应阳性率可达 100%。

41. 特异性梅毒螺旋体

【正常参考值】荧光密螺抗体吸收试验（FTA-ABS）、梅毒螺旋体血凝试验（TPHA）：均为阴性。

【临床意义】梅毒螺旋体进入人体 48 小时后，血液中即可产生特异性抗体。故梅毒患者的本试验为阳性，且敏感性、特异性高。

42. 梅毒螺旋体抗原血清试验

梅毒螺旋体抗原血清试验，是用活的或死的梅毒螺旋体或其成分来做抗原测定抗螺旋体抗体。

【正常参考值】FTA-ABS、FTA-ABS-DS 法：均为阴性。

【临床意义】阳性。确诊为梅毒。

43. 非梅毒螺旋体抗原血清试验

非梅毒螺旋体抗原血清试验，是用心磷脂做抗原来测定血清中抗心磷脂抗体的试验。

【正常参考值】USR、RPP 试验法：均为阴性。

【临床意义】阳性。常见于梅毒、系统性红斑狼疮、类风湿、风疹、麻疹、活动性肺结核等。

44. 蛋白印迹试验

【正常参考值】阴性。

【临床意义】

如果蛋白印迹试验的确证试验（即重复试验）仍为阳性，多表示：

（1）感染上人类免疫缺陷病毒。

（2）将终生携带人类免疫缺陷病毒。

（3）5 年内，有 10% ~ 30% 的阳性者将成为艾滋病患者，有 90% 的人将出现不同程度的免疫缺陷。

（4）作为传染源，可随时将人类免疫缺陷病毒传染给他人。

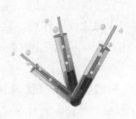

第三十六章　免疫功能检查

1. 免疫球蛋白 G（IgG）

免疫球蛋白 G（IgG）是血清中免疫球蛋白主要成分，约占血清中免疫球蛋白总含量的 75%，机体在抗原刺激下产生的大多数抗菌、抗病毒、抗毒素抗体属于 IgG。

【单位】克 / 升（g/L）。

【正常参考值】单相免疫扩散或免疫比浊法：脐带血为 7.6 ～ 17.0 克 / 升；新生儿为 7.0 ～ 14.8 克 / 升；1 ～ 6 个月为 3.0 ～ 10.0 克 / 升；6 个月 ～ 2 岁为 5.0 ～ 12.0 克 / 升；6 ～ 12 岁为 7.0 ～ 15.0 克 / 升；12 ～ 16 岁为 7.5 ～ 15.5 克 / 升；成人为 7.6 ～ 16.6 克 / 升。

【临床意义】

（1）升高。常见于免疫球蛋白 G 型多发性骨髓瘤、原发性单克隆丙种球蛋白血症；结缔组织病，如系统性红斑狼疮、类风湿性关节炎硬皮病、斯约格伦氏综合征、干燥综合征等；肝脏病，如慢性病毒性活动性肝炎、隐匿性肝硬化、狼疮样肝炎等；传染病，如结核、麻风、黑热病、传染性单核细胞增多症、性病淋巴肉芽肿、放射线菌病疟疾、锥虫病等，以及类肉瘤病、霍奇金病单核细胞性白血病白塞病、肾炎、过敏性紫癜等。

（2）降低。常见于非免疫球蛋白 G 型多巴性骨髓瘤、重链病、轻链病、肾病综合征、自身免疫性疾病、恶性淋巴瘤慢性淋巴细胞白血病、原发性无丙种球蛋白血症、继发性免疫缺陷，以及某些肿瘤等。

2. 免疫球蛋白 M（IgM）

免疫球蛋白 M（IgM）是由脾脏和淋巴结中浆细胞分泌合成，分为 IgM1 和 IgM2 两个亚型，是免疫球蛋白中相对分子质量最大的，主要分布在血液中，是机体受抗原刺激后最先产生的抗体，起"先锋免疫"作用，具有很强的细胞毒活性和细胞溶解活性，是抗血管内感染的第一线抗体，对防止败血症的发生有重要作用。

【单位】毫克 / 升（mg/L）。

【正常参考值】单相免疫扩散法或免疫比浊法：新生儿为 50 ～ 200 毫克 / 升；1 ～ 6 个月为 150 ～ 700 毫克 / 升；6 个月 ～ 2 岁为 250 ～ 1300 毫克 / 升；2 ～ 6 岁为 350 ～ 1500 毫克 / 升；6 ～ 12 岁为 400 ～ 1800 毫克 / 升；12 ～ 16 岁为 500 ～ 1800 毫克 / 升；成人为 700 ～ 2000 毫克 / 升。

【临床意义】

（1）升高。常见于类风湿性关节炎、巨球蛋白血症、系统性红斑狼疮、黑热病、硬皮病、急性或慢性肝病（病毒性肝炎、胆汁性肝硬化、隐匿性肝硬化）、恶性肿瘤、某些感染性疾病（传染性单核细胞增多症、梅毒、黑热病、锥虫病）、伤寒、弓形体病、乙型脑炎、单核细胞性白血病、霍奇金病等。

（2）脐带血 IgM 升高。常见于革兰阴性杆菌感染、梅毒、风疹、巨细胞病毒感染、单纯疱疹、弓形体等宫内感染等，

（3）降低。常见于原发性无丙种球蛋白血症、非 IgA 和 IgG 型多发性骨髓瘤、霍奇金病、慢性淋巴细胞白血病、蛋白丧失性胃肠病、继发性免疫缺陷等。

3. 免疫球蛋白 A（IgA）

免疫球蛋白 A（IgA）在正常人血清中的含量仅次于 IgG，占血清免疫球蛋白含量的 10 ～ 20%，在抗感染防御第一线中起重要作用，尤其在呼吸道和肠道，可称为"局部免疫"。

【单位】毫克 / 升（mg/L）。

【正常参考值】单相免疫扩散法或免疫比浊法：新生儿为 0 ～ 120 毫克 / 升；1 ～ 6 个月为 30 ～ 820 毫克 / 升；6 个月 ～ 2 岁为 140 ～ 1080 毫克 / 升；2 ～ 6 岁为230 ～ 1900 毫克 / 升；6 ～ 12 岁为 290 ～ 2700 毫克 / 升；12 ～ 16 岁为 500 ～ 3000毫克 / 升；成人为 710 ～ 3350 毫克 / 升。

【临床意义】

（1）升高。常见于免疫球蛋白 A（IgA）型多发性骨髓瘤、类风湿性关节炎、结节病、系统性红斑狼疮、白塞氏综合征、血小板减少症、维 – 奥二氏综合征（湿疹血小板减少多次感染）、门静脉性肝硬化、湿疹、慢支缓解期、某些感染性疾病等。

（2）脐带血 IgA 升高。常见于风疹、单纯疱疹、弓形体病、巨细胞病毒、柯萨奇病毒、革兰氏阴性杆菌宫内感染等。

（3）降低。常见于非免疫球蛋白 A（IgA）型多发性骨髓瘤、自身免疫性疾病、输血反应、遗传性毛细血管扩张症（80%）、重链病、轻链病、吸收不良综合征、原发性无丙种球蛋白血症、继发性蛋白血症、继发性无丙种球蛋白血症、继发性免疫缺陷、放射线照射、使用免疫抑制剂、反复呼吸道感染、肾病综合征、慢性淋巴细胞白血病、霍奇金病、遗传性胸腺发育不全、丙种球蛋白异常血症Ⅲ型、丙种球蛋白异常血症Ⅰ型（IgG、IgA 减低、IgM 增加）、丙种球蛋白异常血症Ⅱ型（无IgA、IgM，IgG 正常）等。

4. 免疫球蛋白 E（IgE）

免疫球蛋白 E（IgE），是参与过敏性鼻炎、过敏性哮喘和湿疹等发病机制调节的主要抗体。

【单位】毫克 / 升（mg/L）。

【正常参考值】EIA 法：成人为 0.1 ～ 0.9 毫克 / 升。

【临床意义】

（1）升高。常见于特异反应性疾病，如过敏性哮喘、过敏性鼻炎、特异反应性皮炎、过敏性支气管肺霉菌病、寄生虫感染、间质性肺炎、嗜酸细胞增多症、疱疹样皮炎等；以及免疫球蛋白E（IgE）骨髓瘤、湿疹、重链病、肝病、结节病、类风湿关节炎、药物及食物过敏等。

（2）降低。常见于某些进行性新生物、运动失调毛细血管扩张症、某些无丙种球蛋白血症、重症复合型免疫功能缺陷、类肉瘤样病、慢性淋巴细胞性白血病、长期使用免疫抑制药等。

5. 免疫球蛋白D（IgD）

免疫球蛋白D（IgD）是主要存在于某些B淋巴细胞表面的7S免疫球蛋白，含量极低，功能尚不清楚，但被证实IgD的改变与某些感染和变态反应性疾病有关。

【单位】毫克/升（mg/L）。

【正常参考值】单相免疫扩散法：成人血清免疫球蛋白D（IgD）为0～80毫克/升。

【临床意义】

（1）升高。常见于免疫球蛋白D型骨髓瘤、慢性感染、肉样瘤病、超免疫作用、肝实质性病、网状内皮系统增生、弥散性红斑狼疮、类风湿性关节炎、结节性多动脉炎、皮肌炎、过敏性疾病、血清病、获得性免疫溶血性贫血、甲状腺炎、某些肝病和少数葡萄球菌感染等。

（2）降低。常见于各种遗传性和获得性免疫缺陷病，如新生儿的一过性低 γ-球蛋白血症、婴儿无 γ-球蛋白血症、重症复合性免疫功能缺陷症（SCID）、肺出血、肾炎综合征。

6. 游离轻链

游离轻链有助于单克隆轻链病、AL-淀粉样变的早期诊断，也可用于化疗或自身外周血干细胞移植后是否复发的监测。

【单位】毫克/升（mg/L）。

【正常参考值】血清轻链低于1.0毫克/升。

【临床意义】升高。常见于肾小管疾病、单克隆性丙种球蛋白病、轻链型淀粉样变性、华氏巨球蛋白血症、非分泌性骨髓瘤（NSM）等。

7. 冷球蛋白

【正常参考值】血清为阴性。

【临床意义】冷球蛋白阳性。大量冷球蛋白常见于巨球蛋白血症、多发性骨髓瘤；少量冷球蛋白常见于慢性淋巴细胞性白血病、各种淋巴瘤、系统性红斑狼疮、类风湿关节炎、干燥综合征、血管炎、巨细胞病毒感染、传染性单核细胞增多症、肾功能不全、肾小球肾炎、黑热病、细菌性心内膜炎、疟疾、结节性多动脉炎等。

8. 循环免疫复合物（CIC）

【正常参考值】

（1）血清抗补体法：阴性。

（2）PEG 沉淀比浊法：血清浊度值 ≤ 8.3。

【临床意义】阳性或比正常值升高。常见于慢性活动性肝炎、流行性出血热、麻风、登革热、疟疾、系统性红斑狼疮、类风湿性关节炎、结节性多动脉炎、膜增殖性肾炎、急性链球菌感染后肾炎、肿瘤等。

9. 总补体溶血活性（CH50）

补体是血清中具有酶活性的一种不耐热球蛋白，血清总体活性的变化对某些疾病的诊断与治疗有极其重要的作用。

【单位】千单位 / 升（kU/L）。

【正常参考值】单扩法：75 ~ 160 千单位 / 升。

【临床意义】

（1）升高。常见于皮肌炎、心肌梗死、伤寒、多发性骨髓瘤、恶性肿瘤、硬皮病、急性组织损伤、风湿热急性期、结节性动脉炎、皮肌炎、伤寒、麻疹、黑热病、肺炎、急性心肌梗死、甲状腺炎、阻塞性黄疸、妊娠等。

（2）降低。常见于急性肾小球肾炎、膜增殖性肾炎、狼疮性肾炎、系统性红斑狼疮、类风湿关节炎、亚急性细菌性心内膜炎、急性重症肝炎、慢性活动性肝炎、肝硬化、流行性出血热、重度营养不良、遗传性补体成分缺乏、大面积烧伤、大失血等。

10. 补体成分 C_q

补体成分 C_q 是血中 11 种补体成分之一。

【单位】毫克 / 升（mg/L）。

【正常参考值】（197±40）毫克 / 升。

【临床意义】

（1）升高。常见于类风湿性关节炎、皮肌炎、痛风、过敏性紫癜、肿瘤、某些慢性感染。

（2）降低。常见于严重的联合免疫缺陷、低补体性脉管炎、低丙种球蛋白血症、混合性结缔组织病等。

11. 补体成分 C_3

补体成分 C_3 是血中 11 种补体成分之一。

【单位】克 / 升（g/L）。

【正常参考值】速率散射法：0.85 ~ 1.93 克 / 升。

【临床意义】

（1）升高。常见于急性炎症、传染病早期（如风湿热急性期、心肌炎、心肌梗死、关节炎等）、肝癌、组织损伤等。

（2）降低。常见于补体合成能力下降，如慢性活动性肝炎、肝硬化、肝坏死等；补体消耗或者丢失过多，如活动性红斑狼疮、急性肾小球肾炎早期及晚期、基底膜增生型肾小球肾炎、冷球蛋白血症、严重类风湿关节炎、大面积烧伤等；补体合成原料不足，如儿童营养不良性疾病；以及先天性补体缺乏。

12. 补体成分 C_4

补体 C_4 是一种多功能 β_1– 球蛋白，存在于血浆中，在补体活化、促进吞噬、防止免疫复合物沉着和中和病毒等方面发挥作用。测定 C_4 含量有助于系统性红斑狼疮（SLE）等自身免疫性疾病的诊断和治疗。

【单位】克 / 升（g/L）。

【正常参考值】速率散射法：0.12 ~ 0.36 克 / 升。

【临床意义】

（1）升高。常见于风湿热急性期、结节性动脉周围炎、皮肌炎、心肌梗死、反应性关节炎、肝癌、关节炎、组织损伤、多发性骨髓瘤、各种传染病等。

（2）降低。常见于系统性红斑狼疮（SLE）、慢性活动性肝炎、免疫复合物引起的肾炎、多发性硬化性全脑炎、IgA 肾病、病毒性感染、狼疮性综合征、肝硬化、肝炎、胰腺癌晚期等。

13. 补体成分 C_5

补体成分 C_5 是血中 11 种补体成分之一，测定 C_5 含量有助于系统性红斑狼疮（SLE）等自身免疫性疾病的诊断和治疗。

【单位】克 / 升（g/L）。

【正常参考值】速率散射法：0.07 ~ 0.09 克 / 升。

【临床意义】

（1）升高。常见于红斑狼疮及狼疮综合征、类风湿性关节炎、反复感染等。

（2）降低。常见于系统性红斑狼疮、严重营养不良、大量蛋白丢失（出血、烧伤）等。

14. 补体成分 C_6

补体 C_6 是血中 11 种补体成分之一，测定 C_6 含量有助于各种自身免疫性疾病的诊断和治疗。

【单位】克 / 升（g/L）。

【正常参考值】速率散射法：0.04 ~ 0.065 克 / 升。

【临床意义】

（1）升高。常见于某些慢性感染和自身免疫性疾病。

（2）降低。常见于淋病、脑膜炎双球菌感染、雷诺现象、系统性红斑狼疮、营养不良等。

15. 补体成分 C_7

补体成分 C_7 是血中 11 种补体成分之一，测定 C_7 含量有助于强直性脊柱炎等自身免疫性疾病的诊断和治疗。

【单位】克 / 升（g/L）。

【正常参考值】速率散射法：0.048 ~ 0.055 克 / 升。

【临床意义】降低：常见于强直性脊柱炎、扩散性淋球菌感染、肾脏疾病等。

16. 补体成分 C_8

补体成分 C_8 是血中 11 种补体成分之一，测定 C_8 含量有助于系统性红斑狼疮（SLE）等自身免疫性疾病的诊断和治疗。

【单位】克 / 升（g/L）。

【正常参考值】速率散射法：0.043 ~ 0.063 克 / 升。

【临床意义】降低。常见于扩散性淋球菌感染、系统性红斑狼疮等。

17. 补体成分 C_9

补体成分 C_9 是血中 11 种补体成分之一，测定 C_9 含量有助于各种自身免疫性疾病的诊断和治疗。

【单位】克 / 升（g/L）。

【正常参考值】速率散射法：0.05 ~ 0.062 克 / 升。

【临床意义】降低。常见于遗传性缺陷、肾病疾病、肝脏疾病等。

18.B 因子

B 因子为 C_3 激活剂前体，是参与补体旁路活化的重要成分，参与机体防御，在组织和细胞损伤和炎症过程中均起重要作用。

【单位】毫克 / 升（mg/L）。

【正常参考值】血清 B 因子：100 ~ 400 毫克 / 升。

【临床意义】

（1）升高。常见于急性感染、炎症、手术后、恶性肿瘤等。

（2）降低。常见于自身免疫性溶血性贫血、膜增殖性肾炎、系统性红斑狼疮（SLE）、慢性活动性肝炎、肝炎性肝硬化、重症肝炎、急性肾小球肾炎、晚期血吸虫病、流行性出血热等。

19. 备解素（P）

备解素，又称 P 因子，血清中的 P 因子与 C_3bBb 结合后发生构象改变，可使 C_3bBb 半寿期延长 10 倍，从而加强 C_3 转化酶裂解 C_3 的作用，因此对补体旁路途经具有正性调节作用。

【单位】毫克 / 升（mg/L）。

【正常参考值】血清备解素（P）：（28±4）毫克 / 升。

【临床意义】降低。常见于链球菌感染后肾炎、革兰阴性菌菌血症等。

20. 自然杀伤细胞（NK）

自然杀伤细胞（NK）是机体重要的免疫细胞，不仅与抗肿瘤、抗病毒感染和免疫调节有关，而且在某些情况下参与超敏反应和自身免疫性疾病的发生。

【单位】百分比（%）。

【正常参考值】K562 细胞 51Cr 释放法：39.49%±12.01%。

【临床意义】

（1）升高。常见于病毒感染早期、唐氏综合征、器官或骨髓移植、应用免疫增强药治疗等。

（2）降低。常见于病毒诱发的癌基因肿瘤、细胞突变，以及致癌物质诱发的新生肿瘤、再生障碍性贫血和白血病前期、慢性肝炎、酒精性肝硬化、原发性胆汁性肝硬化、获得性免疫缺陷综合征、系统性红斑狼疮（SLE）、硬皮病、多发性硬化症、应用免疫抑制药等。

21.T 淋巴细胞（CD3）

【单位】百分比（%）

【正常参考值】抗体致敏红细胞花环法或碱性磷酸酶 – 抗碱性磷酸酶（APAAP）法：71.5%±6.2%。

【临床意义】

（1）升高。常见于甲状腺功能亢进、甲状腺炎、重症肌无力和器官移植后排斥反应。

（2）降低。常见于病毒感染、变态反应性疾病、原发性细胞免疫缺陷病、胸腺发育不全综合征等。

22.T 淋巴细胞亚群（CD8）

T 淋巴细胞亚群的测定是检测机体细胞免疫功能的重要指标，且对某些疾病（如自身免疫病、免疫缺陷病、恶性肿瘤、血液病、变态反应性疾病等）的辅助诊断，分析发病机制，观察疗效及监测预后有重要意义。

【单位】百分数（%）。

【正常参考值】CD3 为 0.64 ~ 0.77（649，6 ~ 77%）；CD4 为 0.41 ~ 0.51（41% ~

51%）；CD8 为 0.23 ～ 0.33（23% ～ 33%）；CD4/CD8=1.3 ∶ 2.0。

【临床意义】

（1）CD3 升高。常见于甲状腺功能亢进、甲状腺炎、重症肌无力、器官移植后排斥反应、慢性活动性肝炎、瘤型麻风、恶性肿瘤、急性淋巴细胞性白血病、红斑狼疮等。

（2）CD3 减低。常见于麻疹后、麻疹脑炎、腮腺炎、流感、带状疱疹、皮肌炎、全身性系统性红斑狼疮等。

（3）CD4（为人体免疫系统中的一种重要免疫细胞）升高。常见于类风湿性关节炎、干燥综合征等。

（4）CD4 减低。常见于联合免疫功能缺陷、普通多样性免疫缺陷、原发性胆汁性肝硬化、慢性活动性肝炎、艾滋病等。

（5）CD8 升高。常见于乙型肝炎、传染性单核细胞增多症、麻风、艾滋病等。

（6）CD8 减低。常见于类风湿性关节炎、干燥综合征、过敏性皮炎等。

（7）CD4 和（或）CD8 升高，如 CD4 和（或）CD8 器官移植后比器官移植前明显增加，可能引发排斥反应。

（8）CD4 和（或）CD8 减低。常见于传染性单核细胞增多症、巨细胞病毒感染、病毒性肝炎、再生、障碍性贫血、血友病、艾滋病、恶性肿瘤等。

（9）CD4/CD8 比值升高。如移植后 CD4/CD8 比值较移植前明显增加，则预示可能发生排斥反应。

（10）CD4/CD8 比值减低。常见于以上 CD4 减低和 CD8 升高的疾病。

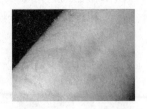

过敏性皮炎

接触到类似毒葛、毒橡树和毒漆树之类的植物，大多数人会出现严重的过敏性皮炎，尽管人们对这些植物的敏感性随着年龄的增加会逐渐降低。在接触后的 24~48 小时内出现症状，包括皮肤上出现突起的红色斑块或者水泡，如是水泡则极度瘙痒，最终会破裂并流出渗液。引起皮疹的植物体上的油能从接触部位扩散到身体的其他部位。

23.E 花环形成试验

E 花环形成试验可测知 T 细胞的数目，从而间接了解机体细胞免疫功能状态，判断疾病的预后，考核药物疗效等。

【单位】百分数（%）。

【正常参考值】65% ～ 75%。

【临床意义】

（1）升高。常见于慢性淋巴性甲状腺炎、毒性甲状腺肿、传染性单核细胞增多症、某些急性淋巴细胞性白血病、器官移植后出现超急或急性排斥反应时等。

（2）降低（低于 50% 为降低）。常见于细胞免疫缺陷病，如原发性细胞免疫性疾病、联合性免疫缺陷病；某些自身免疫性疾病，如全身性系统性红斑狼疮、皮肌炎等；某些病毒感染性疾病，如麻疹、流感、腮腺炎、带状疱疹等；以及恶性肿瘤、慢性肝病、淀粉样变性和皮质激素类药物和免疫抑制剂治疗后。

24.B 淋巴细胞花环形成

B 淋巴细胞花环形成主要用于检测外周血 B 淋巴细胞的百分率，有助于免疫缺陷病、淋巴细胞增生性疾病的病因诊断及疗效观察。

【单位】百分数（%）。

【正常参考值】13% ~ 20%。

【临床意义】

（1）升高。常见于产生大量抗体的某些自身免疫性疾病、慢性淋巴细胞性白血病、毛细胞白血病等。

（2）降低。常见于体液免疫缺陷（原发性和继发性免疫缺陷病）、恶性肿瘤等。

25. 淋巴细胞转化试验（LTT）

淋巴细胞转化试验可反应机体的细胞免疫水平。

【单位】百分比（%）。

【正常参考值】形态学方法淋巴细胞转化率（LTT）：60.1% ± 7.6%。

【临床意义】降低。常见于运动失调性毛细血管扩张症、乙型肝炎、肾综合征出血热（流行性出血热）、麻疹、巨细胞病毒感染、重症真菌病、重症结核、瘤型麻风、全身性红斑狼疮、进行性肝实质病变、免疫缺陷病、恶性肿瘤、淋巴肉芽肿、淋巴瘤、霍奇金淋巴瘤等。

26. 白细胞促凝血活性（LCAP）

【单位】秒（s）。

【正常参考值】在植物血凝抗原（PHA）的刺激下，促凝值（血浆凝固时间减少值）大于 3 秒。

【临床意义】促凝值在 1 ~ 3 秒时，为细胞免疫功能偏低；促凝值为 0 时，细胞免疫功能低下。其与疾病的关系同淋巴细胞转化试验（LTT）。

27. 中性粒细胞（N）吞噬杀菌功能

中性粒细胞的功能包括黏附、移动、吞噬杀菌等，是机体天然免疫力的重要组成部分。

【单位】百分比（%）。

【正常参考值】白色念珠菌法：37℃ 45 分钟（min），吞噬率为 91.04% ± 5.77%；杀菌率为 32.72% ± 7.83%。

【临床意义】吞噬、杀菌功能缺陷：常见于慢性肉芽肿、肌红蛋白功能不全、膜糖蛋白缺陷症、葡萄糖 –6– 磷酸脱氢酶（G–6–PD）高度缺陷症、髓过氧化物酶缺乏、反复感染及恶性肿瘤等。

28. 中性粒细胞（N）趋化功能

中性粒细胞趋化性试验常可作为临床上某些疾病患者中性粒细胞运动功能的检测指标。

【正常参考值】趋化指数：新生儿为 2.0 ~ 2.5，成人为 3.0 ~ 3.5。

【临床意义】中性粒细胞趋化性降低或缺陷。常见于血中缺乏补体 C3，常见于反复感染、齿龈炎、中耳炎及外周血中中性粒细胞减少症等；补体（C1r、C2、C4）缺陷病、先天性白细胞颗粒异常综合征、迟钝性白细胞综合征、无丙种球蛋白血症、糖尿病、类风湿性关节炎、肌动蛋白功能不全症、膜糖蛋白缺陷症、高 IgE 综合征、烧伤等。

29. 硝基四氮唑蓝还原（NBT）试验

细胞感染时硝基四氮唑蓝还原（NBT）阳性率升高，用抗生素控制后，NBT 阳性率常很快降至正常水平，因此，NBT 试验也可作为评价对细菌感染疗效的指标。NBT 阳性率病毒性感染时，一般不升高。慢性肉芽肿病和先天性丙种球蛋白缺乏症，NBT 阳性率 <5%，因此，NBT 试验也可作为鉴别病毒感染的依据。

【单位】百分比（%）。

【正常参考值】成人阳性细胞占 3% ~ 10%，正常新生儿阳性细胞多于成人。

【临床意义】

（1）升高。常见于淋巴瘤、结核，以及某些细菌、病毒、寄生虫和真菌感染。

（2）降低。常见于慢性肉芽肿。

注意，某些疾病如糖尿病、寄生虫病、真菌感染以及使用免疫抑制剂等，可出现假阳性。

30. 旧结核菌素（OT）或结核菌素纯蛋白衍化物（PPD）试验

【单位】国际单位 / 毫升（IU/m1）。

【正常参考值】注射量为旧结核菌素（OT）5 国际单位 /0.1 毫升（或 0.1 微克 PPD/0.1 毫升），72 小时测量皮丘直径，无反应，为阴性；4 毫米以下为可疑阳性；5 ~ 10 毫米，为（+）阳性；11 ~ 20 毫米，为（++）阳性；大于 20 毫米，为（+++）阳性；出现水疱或溃烂，为（++++）强阳性。

【临床意义】

（1）强阳性。常见于活动性结核病。

（2）阳性。常见于结核菌感染。

第三十七章　细胞因子检查

1. 干扰素（IFN）

干扰素是一组具有多种功能的活性蛋白质（主要是糖蛋白），具有广谱抗病毒效应，对肿瘤、感染、自身免疫及免疫缺陷等多种疾病有一定的疗效。

【正常参考值】因测定方法不同，故无统一的正常值范围。

【临床意义】降低。常见于慢性支气管哮喘。

干扰素是治疗抗肿瘤、抗感染的常用药，使用干扰素几乎可以使所有恶性肿瘤得到缓解和改善；且对慢性活动性肝炎、获得性免疫缺陷综合征、疱疹性疾病、病毒性角膜炎、巨细胞病毒感染及多种疣等感染性疾病均有一定疗效。

2. 集落刺激因子（CSF）

在进行造血细胞的体外研究中，发现一些细胞因子可刺激不同的造血干细胞在半固体培养基中形成细胞集落，这类因子被命名为集落刺激因子（CSF）。

【单位】纳克/毫升（ng/ml）。

【正常参考值】放射免疫法：0.30～0.58纳克/毫升。

【临床意义】

（1）升高。常见于严重创伤、感染、急性粒细胞性白血病、风湿关节炎、实体瘤及血小板减少性紫癜等。

（2）减低。常见于获得性免疫缺陷综合征、肿瘤化疗后、骨髓增生异常综合征、骨髓移植等。

3. 肿瘤坏死因子（TNF）

肿瘤坏死因子（TNF）可分为 TNFα 和 TNFβ 两种，前者来自单核巨噬细胞，后者由活化 T 细胞产生，是具有重要生物活性的细胞因子，具有特异性杀伤肿瘤细胞而不损伤正常细胞的作用。

【单位】纳克/毫升（ng/ml）。

【正常参考值】放射免疫法：0.74～1.54纳克/毫升。

【临床意义】升高。常见于休克、脑膜炎球菌等革兰氏阴性细菌引起的败血性休克晚期肿瘤病人发生的恶病质，以及肺、心脏和肾上腺损害。

4. 血清白细胞介素 -1（IL-1）

主要由活化的单核—巨噬细胞产生的白细胞介素 -1，又称淋巴细胞刺激因子，具有调节免疫的作用，在对抗炎症、肿瘤中起积极作用。

【正常参考值】因测定方法不同，故无统一正常值。

【临床意义】

（1）升高。常见于类风湿性关节炎、结核、风湿等。

（2）降低。常见于再生障碍性贫血、老龄人、癌症等。

5. 血清白细胞介素 –2（IL–2）

白细胞介素 –2 又称 T 细胞生长因子，具有活化 T 细胞、刺激 NK 细胞增殖、促进 B 细胞增殖和分泌抗体、激活巨噬细胞等作用，可对恶性肿瘤、心血管疾病、肝病、红斑狼疮、麻风病及获得性免疫缺陷综合征等进行诊断、疗效观察及预后判定，并用于器官移植后有无排斥反应的早期诊断。

【单位】千单位 / 升（KU/L）。

【正常参考值】5 ~ 15 千单位 / 升。

【临床意义】

（1）升高。常见于自身免疫性疾病，如系统性红斑狼疮、类风湿关节炎等，以及再生障碍性贫血、多发性骨髓瘤、移植排异反应发生后、心血管病、肿瘤、肝病等。

（2）降低。常见于免疫缺陷疾病，如重症联合免疫缺陷病、获得性免疫缺陷综合征；恶性肿瘤、胰岛素依赖糖尿病、麻风病；尖锐湿疣、艾滋病等病毒感染等。

6. 血清白细胞介素 –3（IL–3）

白细胞介素 –3 又称多集落刺激因子，其主要功能为调节多能干细胞的生长及分化，使之产生各系骨髓细胞。

【正常参考值】因测定方法不同，故无统一正常值。

【临床意义】

（1）升高。常见于淋巴细胞性白血病、毛细胞性白血病、霍奇金病、淋巴瘤、急性粒细胞性白血病、单核细胞性白血病、肾移植排斥反应。

（2）减低。常见于免疫缺陷性疾病、恶性肿瘤及应用糖皮质激素、细胞毒药物等。

7. 血清白细胞介素 –4（IL–4）

白细胞介素 –4 测定对诊断硬皮病、多发性硬化症等变态反应过敏性疾病具有重要意义。

【正常参考值】因测定方法不同，故无统一正常值。

【临床意义】升高。常见于硬皮病、多发性硬化症、自身免疫甲状腺疾病、炎性肠道疾病、支气管哮喘、特异性皮炎等变态反应过敏性疾病。

8. 血清白细胞介素 –6（IL–6）

白细胞介素 –6 测定对器官移植具有鉴别排斥、监测排斥和疗效评价等重要作用。

【单位】皮克 / 毫升（Pg/m1）。

【正常参考值】放射免疫测定法：血清为 56.37 ~ 150.33 皮克 / 毫升。

【临床意义】升高。常见于机体损伤、炎症、心脏黏膜瘤、类风湿性关节炎、多发性骨髓瘤、系统性红斑狼疮、反应性关节炎、硬皮病、银屑病、艾滋病、肝炎、酒精性肝硬化、烧伤、膜性增生性肾小球肾炎、肾脏移植排斥反应、消化道恶性肿瘤浆细胞瘤、慢性淋巴细胞白血病、急性髓样白血病、多发性骨髓瘤、霍奇金病、宫颈癌等。

9. 血清白细胞介素 –8（IL–8）

定量检测白细胞介素 –8 对于研究许多慢性炎症性疾病，如类风湿性关节炎、银屑病等疾病的发生、发展及指导治疗均有重要意义。

【单位】纳克 / 毫升（ng/m1）。

【正常参考值】放射免疫测定法：0.26 ~ 0.38 纳克 / 毫升。

【临床意义】升高。常见于感染、创伤及某些自身免疫性疾病，如类风湿性关节炎、肾病综合征、出血热等；以及肺纤维化、呼吸窘迫综合征、慢性支气管炎、支气管扩张、败血症休克、内毒素血症、输血溶血反应、酒精性肝炎、胃炎、炎症性结肠炎、急性脑膜炎球菌感染等。

10. 血清红细胞生成素（EPO）

红细胞生成素（EPO）是一种由肾脏产生的糖蛋白，是促进骨髓红系祖细胞生长、增生、分化和成熟的主要刺激因子。

【单位】纳克 / 毫升（ng/m1）。

【正常参考值】0.97 ~ 1.37 纳克 / 毫升。

【临床意义】

（1）升高。常见于肾肿瘤、肾癌、肾移植排异反应、肝细胞瘤、肝癌、脑血管细胞肿瘤、平滑肌肿瘤、发育不全性贫血、缺铁性贫血、珠蛋白生成障碍性贫血、巨幼红细胞性贫血、单纯红细胞发育不全性贫血、红细胞增多症、红细胞生成素瘤、急性白血病、脊髓发育不全综合征、嗜铬细胞瘤、大出血后、低氧血症、妊娠等。

（2）减低。常见于慢性肾衰竭、晚期肾病、慢性感染、代谢紊乱导致的贫血、自身免疫性疾病、类风湿性关节炎、获得性免疫缺陷综合征、恶病质、早产性贫血、低甲状腺功能性贫血、营养不良性贫血等。

第三十八章　自身抗体检查

1. 抗脉络膜抗体

【正常参考值】血凝法：阴性。

【临床意义】阳性。常见于脉络膜炎、交感性眼炎等。

2. 抗脑组织抗体

【正常参考值】血凝法、补体结合法：均为阴性。

【临床意义】阳性。常见于多发性神经炎、接种后及感染后脑炎等。

3. 抗甲状腺球蛋白抗体（ATGA）

抗甲状腺球蛋白抗体（ATGA）是诊断甲状腺自身免疫性疾病的一个特异性指标。

【正常参考值】

（1）滴金法：阴性。

（2）酶联免疫吸附试验：阴性。

（3）间接免疫荧光法：<1 ∶ 10 为阴性。

【临床意义】阳性。常见于慢性甲状腺炎、慢性淋巴细胞性甲状腺炎（桥本甲状腺炎）、甲状腺功能亢进、自身免疫性甲状腺疾病的早期反应、原发性甲状腺功能减退、SLE 等结缔组织病、某些肝脏病、各种结缔组织病、重症肌无力等。

4. 抗甲状腺微粒抗体（ATM）

抗甲状腺微粒体抗体（ATM），是鉴别自身免疫性甲状腺疾病的主要依据，是慢性淋巴细胞性甲状腺炎的特异性诊断指标。

【正常参考值】阴性（<15%）。

【临床意义】阳性。常见于慢性淋巴细胞性甲状腺炎（桥本甲状腺炎）、亚急性甲状腺炎、甲状腺功能亢进、原发性甲状腺功能低下、甲状腺肿瘤、系统性红斑狼疮等。

5. 抗甲状腺过氧化物酶抗体（ATPO）

抗甲状腺过氧化物酶抗体，是临床诊断和鉴别诊断自身免疫性甲状腺炎的重要依据。

【正常参考值】

（1）滴金法：阴性。

（2）酶联免疫吸附试验：阴性。

（3）间接免疫荧光法：<1 ∶ 10 为阴性。

【临床意义】阳性。常见于慢性淋巴细胞性甲状腺炎、甲状腺功能亢进、原发性甲状腺功能减低。

6. 抗肾上腺抗体

抗肾上腺抗体是一种与肾上腺皮质功能相关的自身抗体，正常人无此抗体，此项检查有助于肾上腺衰竭的鉴别诊断。

【正常参考值】荧光抗体法：阴性。

【临床意义】阳性。常见于特发性艾迪生病、结核性艾迪生病、慢性肾上腺皮质功能减退等。

7. 抗肾上腺皮质抗体

抗肾上腺皮质抗体，是肾上腺衰竭的早期信号。

【正常参考值】免疫荧光法：阴性。

【临床意义】阳性。常见于慢性肾上腺皮质功能减退、自身免疫性艾迪生病、其他自身免疫性内分泌腺疾病。

8. 抗肾小球基底膜抗体（AGBMA）

抗肾小球基底膜抗体（AGBMA）就是血清中会"攻击"基底膜的一种抗体，主要用于肾小球肾炎的分型诊断与鉴别诊断。

【正常参考值】阴性。

【临床意义】阳性。常见于自身免疫性肾炎、肾小球性肾炎、抗肾小球基底膜（GBM）抗体相关疾病、半月体形成性肾小球肾炎、增殖性肾炎、咯血综合征等。

9. 抗胆小管抗体

抗胆小管抗体，是诊断肝脏疾病的指标之一。

【正常参考值】荧光抗体法：阴性。

【临床意义】阳性。常见于肝炎、肝硬化等。

10. 抗线粒体抗体（AMA）

抗线粒体抗体（AMA）是一种自身抗体，有助于原发性胆汁性肝硬化的诊断。

【正常参考值】免疫荧光法：≤ 1 ∶ 5（阴性）。

【临床意义】阳性。常见于原发性胆汁性肝硬化（PBC）、慢性肝炎活动期、异丙烟肼诱导的肝炎、吡唑酮系列药物诱发的假红斑狼疮（PLE）综合征、自身免疫性溶血性贫血、一些原因不明的心肌病。

11. 胰岛细胞抗体（ICA）

胰岛细胞抗体出现在糖尿病发病之前，故检测胰岛细胞抗体对糖尿病及胰岛素依赖型糖尿病的早期发现及治疗有重要意义。

【正常参考值】免疫荧光法：阴性。

【临床意义】阳性。常见于新诊断的胰岛素依赖型糖尿病。

12. 抗胰岛素抗体（IAB）

接受异源性胰源素治疗的糖尿病病人，其血清中常有抗胰岛素抗体（IAB）存在，可用于监测患者的胰岛素耐量。

【正常参考值】阴性。

【临床意义】阳性。常见于胰岛素依赖性糖尿病、个别甲状腺功能亢进。

13. 抗心肌抗体（AMA）

心肌损伤和免疫异常，心肌成分在血液循环中暴露，产生对应的抗心肌抗体。因此，检测抗心肌抗体是诊断心脏病的重要指标。

【正常参考值】阴性。

【临床意义】阳性。常见于心肌炎、心脏术后综合征、心肌梗死后综合征、风湿性心脏病、细菌性心内膜炎、急性风湿热、特发性扩张性心肌病（IDCM）、全身性红斑狼疮、类风湿性关节炎、甲亢、急性肝炎、慢性肝炎等。

14. 抗心磷脂抗体（ACA）

抗心磷脂抗体（ACA），是一组针对各种带负电荷磷脂的自身抗体，可作为抗磷脂抗体综合征（包括血栓形成、自发性流产、血小板减少和中枢神经系统病变等）的诊断指标之一。

【正常参考值】阴性。

【临床意义】阳性。常见于抗心磷脂抗体综合征、复发性动静脉血栓形成、心肌梗死、脑卒中、血小板减少症、中枢神经系统病变、系统性红斑狼疮、类风湿关节炎、硬皮病、肿瘤、干燥综合征、疟疾、反复自然流产等。

15. 内因子抗体（IFA）

【正常参考值】

（1）竞争法检测Ⅰ型内因子抗体（IFA）：阴性。

（2）饱和硫酸铵沉淀法检测Ⅱ型内因子抗体：阴性。

【临床意义】内因子抗体（IFA）阳性，常见于恶性贫血（Ⅰ型IFA出现于恶性贫血前期，Ⅱ型IFA在恶性贫血胃黏膜高度萎缩的终末期出现）。

16. 抗中性粒细胞浆抗体（ANCA）

抗中性粒细胞胞浆抗体（ANCA）是一组系统性坏死性脉管炎的标志性抗体，对血管炎的诊断、分类、鉴别诊断以及预后评估都具有十分重要的意义。

【正常参考值】阴性。

【临床意义】阳性。常见于变应性肉芽肿性血管炎、白细胞破碎性皮肤性血管炎、白塞病、韦格纳肉芽肿、显微镜下多动脉炎（MPA）、特发性坏死性新月体性肾小球肾炎、结节性多动脉炎（PAN）、少数巨细胞动脉炎、过敏性紫癜、溃疡性结肠炎等。

17. 抗平滑肌抗体（ASMA）

抗平滑肌抗体（SMA）是以机体平滑肌组织为抗原的一种自身抗体，可用来诊断狼疮性肝炎。

【正常参考值】间接免疫荧光法：<1 ∶ 10 为阴性。

【临床意义】阳性。常见于狼疮性肝炎、原发性胆汁性肝硬化、慢性活动性肝炎、急性病毒性肝炎及正常中、老年人等；偶见于感染性疾病（病毒、原虫、支原体）、系统性自身免疫性疾病、炎性肠病、白塞病、心肌炎、急性肝炎、传单等。

18. 抗胃壁细胞抗体（APCA）

抗胃壁细胞抗体（APCA，）是器官及细胞特异性自身抗体，见于90%恶性贫血患者，可用于恶性贫血与其他巨细胞性贫血的鉴别诊断，还可直接与胃泌素受体结合。

【正常参考值】免疫荧光法：≤ 1 ∶ 10 为阴性。

【临床意义】阳性。常见于恶性贫血合并萎缩性胃炎、不并发恶性贫血的单纯萎缩性胃炎、胃癌、慢性低色素性贫血、甲状腺功能亢进、淋巴细胞性甲状腺炎、糖尿病等。

19.P53 抗体

测定 P53 抗体，对肠胃疾病、肿瘤的诊断有一定的借鉴意义。

【正常参考值】阴性。

【临床意义】阳性。常见于胃部疾病，如慢性胃炎、十二指肠球部溃疡、胃溃疡、胃癌以及肿瘤、肿瘤恶变和转移。

20. 抗结肠抗体

【正常参考值】血凝法：阴性。

【临床意义】阳性：常见于溃疡性结肠炎。

21. 抗精子抗体（ASA）

男性的精子、精浆，对女性来说皆属特异性抗原，接触到血液后，男女均可引起免疫反应，产生相应的抗体，即为抗精子抗体，其会阻碍精子与卵子结合而致不孕。

【正常参考值】精子凝集试验及免疫荧光法：阴性。

【临床意义】阳性。常见于男性不育，如精子自发凝集，有睾丸外伤、手术或活检史，输精管阻塞，有输精管吻合手术史，有生殖道感染史；女性不孕，如性交后试验异常、原因不明的不育、生殖道感染、有肛交或口交史、行试管婴儿多次失败。

22. 抗卵子抗体

女性在月经的周期，总会有一些卵泡变为闭锁的卵泡，如果透明带有活性，就有可能成为抗原刺激，从而产生抗透明带抗体，或者是由于感染致使透明带变性，导致刺激机体产生抗透明带抗体，导致女性自身免疫性不孕。

【正常参考值】免疫荧光法：阴性。

【临床意义】阳性。常见于妇女原发不孕症。

23. 抗骨骼肌抗体

抗骨骼肌抗体是一种能与 α-辅肌动蛋白、肌球蛋白等自身抗原的抗体，多见于重症肌无力患者血清中。

【正常参考值】免疫荧光法：阴性。

【临床意义】阳性。常见于重症肌无力、类风湿性关节炎、系统性红斑狼疮、恶性贫血、艾迪生病、胸腺瘤等。

24. 抗类风湿性关节炎相关核抗原抗体（Anti-RNAA）

测定抗类风湿性关节炎相关核抗原抗体，对类风湿关节炎和其他类型关节炎具鉴别诊断价值。

【正常参考值】阴性。

【临床意义】

（1）对于类风湿性关节炎患者，其阳性率为 40.8%，滴度明显高于正常人。

（2）在类风湿因子假阴性的类风湿性关节炎中，抗类风湿性关节炎相关核抗原抗体（Anti-RNAA）可为阳性，以弥补类风湿因子（RF）测定的不足，提高类风湿性关节炎诊断的阳性率。

25. 抗组蛋白抗体（Anti-AHA）

测定抗组蛋白抗体，是诊断系统性红斑狼疮（SLE）及类风湿性关节炎的重要依据。

【正常参考值】阴性。

【临床意义】阳性。常见于系统性红斑狼疮（阳性率为 50%，活动期可达 90%）、类风湿性关节炎（阳性率为 23.1%）。

26. 抗核糖核蛋白抗体（Anti-RNP）

测定抗核糖核蛋白抗体，是诊断结缔组织病和系统性红斑狼疮的重要依据。

【正常参考值】酶联免疫法：阴性。

【临床意义】阳性。常见于混合性结缔组织病（阳性率大于 95%，并出现高滴度）、系统性红斑狼疮（阳性率为 40% 左右）、类风湿性关节炎、进行性全身性硬化症、皮肌炎。

27. 抗核抗体（ANA）

抗核抗体（ANA）又称抗核酸抗原抗体，ANA 检测对自身免疫性疾病的诊断和鉴别具有重要意义。

【正常参考值】间接免疫荧光法：<1 ∶ 10 为阴性。

【临床意义】阳性。常见于结缔组织病，如混合性结缔组织病、系统性红斑狼疮（SLE）、药物性狼疮、多发性皮肌炎、幼年型风湿关节炎、类风湿关节炎、硬皮病、干燥综合征等；消化系统疾病，如慢性活动性肝炎、溃疡性结肠炎等；造血系统疾病，如巨球蛋白血症、淋巴瘤、特发性自身免疫性溶血性贫血、恶性贫血等；以及药物反应、重症肌无力、血管炎、结核病、恶性肿瘤等。

28. 抗双链 DNS 抗体

抗双链 DNS 抗体分抗双链 DNA 和抗单链 DNA 抗体两大类，抗 dsDNA 抗体是诊断系统性红斑狼疮的重要依据，也是疾病活动性特别是肾脏损伤的标志。

【正常参考值】阴性。

【临床意义】阳性：常见于系统性红斑狼疮、慢性活动性肝炎等肝脏疾病、肾脏损伤、青少年型类风湿性关节炎、其他结缔组织病等。

29. 可提取核抗原多肽抗体谱

【正常参考值】

（1）免疫印迹法：阴性。

（2）对流免疫电泳法：阴性。

【临床意义】可提取核抗原多肽抗体谱中有十几种抗体，现介绍其中主要十种的临床意义：

（1）抗 Sm 抗体阳性。常见于系统性红斑狼疮（阳性率为 25% ~ 40%），偶见于药物性狼疮、混合性结缔组织、系统性硬化症、多发性皮肌炎、干燥综合征等。

（2）抗 RNP 抗体阳性。常见于混合性结缔组织病（阳性率为 100%）、系统性红斑狼疮（阳性率为 26% ~ 45%）、系统性硬化症（阳性率为 10% ~ 22%）、多发性皮肌炎（阳性率为 0 ~ 20%）、干燥综合征（阳性率为 0 ~ 14%）、类风湿性关节炎（阳性率为 10%）等。

（3）抗 ss-A 抗体阳性。常见于干燥综合征（阳性率为 60% ~ 75%）、系统性红斑狼疮（阳性率为 30% ~ 40%）、类风湿关节炎（阳性率为 5% ~ 20%）、系统性硬化症（阳性率为 0 ~ 30%），偶见于混合性结缔组织病、多发性皮肌炎等。

（4）抗 ss-B 抗体阳性。常见于干燥综合征（阳性率为 50% ~ 60%）、混合性结缔组织病（阳性率为 0 ~ 20%）、系统性红斑狼疮（阳性率为 0 ~ 15%）、类风湿性关节炎（阳性率为 0 ~ 5%）、系统性硬化症（阳性率为 0 ~ 5% ~ 20%），偶见于多发性肌炎等。

（5）抗 Cl-70 抗体阳性。常见于系统性硬化症（阳性率为 30% ~ 70%）。

（6）抗 Jo-1 抗体阳性。常见于多发性肌炎（阳性率为 20% ~ 50%）和皮肌炎。

（7）抗 PM-1 抗体阳性。常见于多发性肌炎（阳性率为 30% ~ 50%）。

（8）ANA 阳性。常见于混合性结缔组织病（阳性率为 99%）、系统性红斑狼疮（阳性率 >95%）、药物性狼疮（阳性率 >95%）、干燥综合征（阳性率为 20% ~ 60%）、类风湿关节炎（阳性率为 20% ~ 50%）、系统性硬化症（阳性率为 30%）、多发性皮肌炎（阳性率为 20% ~ 30%）等。

（9）抗 DNP 抗体阳性。常见于系统性红斑狼疮（阳性率为 70%）、干燥综合征（阳性率为 5% ~ 30%）、混合性结缔组织病（阳性率为 8%），偶见于类风湿关节炎、系统性硬化症、多发性肌炎等。

（10）抗 DsDN 抗体 ANA 阳性。常见于系统性红斑狼疮（阳性率为 50% ~ 80%）、干燥综合征（阳性率为 0 ~ 29%）、类风湿性关节炎（阳性率为 3% ~ 5%），偶见于药物性狼疮、混合性结缔组织病、系统性硬化症、多发性肌炎等。

30. 抗乙酰胆碱受体抗体（AchR-Ab）

抗乙酰胆碱受体抗体是针对运动肌细胞上乙酰胆碱受体的一种自身抗体。抗乙酰胆碱受体抗体（AchR）检测，对重症肌无力有诊断意义，敏感性和特异性高。

【正常参考值】酶联免疫吸附试验：阴性或 <0.03 纳摩 / 升（nmol/L）。

【临床意义】升高或阳性。常见于重症肌无力（尤其是全身型或无胸腺瘤的全身型重症肌无力）、胆汁性肝硬化、癫痫、强直性肌营养不良、唐氏综合征等。

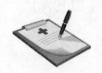

第三十九章 感染性疾病免疫学检查

1. 肥达反应（WR）

肥达反应（WR）又称伤寒杆菌凝集试验，是利用伤寒和副伤寒沙门菌菌液为抗原，检测病人血清中有无相应抗体的一种凝集试验，主要用于伤寒副伤寒的辅助诊断或用于流行病学调查。

【正常参考值】O凝集效价≤1：80，伤寒H凝集效价≤1：160，副伤寒甲、乙、丙凝集效价<1：80。

【临床意义】升高：

（1）O升高、H正常。常见于伤寒发病早期或其他沙门菌感染的交叉反应。

（2）O正常、H升高。说明不久前曾患过伤寒、副伤寒或疫苗接种后。

（3）O升高、H升高。说明伤寒可能性大。

（4）O升高，甲、乙、丙任何一项升高。可能分别为副伤寒甲、乙、丙。

2. 外斐反应（变形杆菌凝集试验，WFR）

外斐反应是一种非特异性反应，主要用以诊断某些立克次体病(流行性斑疹伤寒、恙虫病等急性传染病）。

【正常参考值】OXl9≤1：40，OX2≤1：40，OXk≤1：40。

【临床意义】一般来说，外斐反应为1：40～80为可疑，外斐反应为1：160以上者可确定诊断。

（1）OXl9效价升高。常见于斑疹伤寒、立克次体感染。

（2）OXl9效价升高。常见于流行性、地方性斑疹伤寒。

（3）OXK效价升高。常见于恙虫病。

（4）OX19和OX2同时升高。常见于洛杉矶斑疹热。

3. 腺病毒酶联免疫吸附试验（ELISA）

【正常参考值】阴性。

【临床意义】阳性。常见于急性呼吸道疾病、结膜炎、婴儿肺炎、肠系膜淋巴结炎等。

4. 呼肠弧病毒血凝抑制试验

【正常参考值】阴性。

【临床意义】阳性。常见于上呼吸道感染、胃肠炎、发疹病人等。

5. 呼吸道合胞病毒酶联免疫吸附试验（ELISA）

呼吸道合胞病毒酶联免疫吸附试验（ELISA），可用于呼吸道合胞病毒感染的临床诊断和鉴别诊断。

【正常参考值】阴性。

【临床意义】阳性。常见于婴幼儿下呼吸道感染，如细支气管炎和肺炎及成人上呼吸道感染等。

6. 冷凝集试验（CAT）

冷凝集试验（CAT）协助诊断肺炎支原体肺炎（原发性非典型肺炎），因其冷凝集素一般在发病后第2周开始出现升高。

【正常参考值】凝集效价 <1 ：16。

【临床意义】升高。常见于支原体肺炎、传染性单核细胞增多症、疟疾、骨髓瘤、雷诺病、肝硬化等。

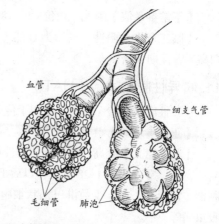

血管
细支气管
毛细管　肺泡

细支气管炎

细支气管炎的痰液一般有痰量多、颜色呈黄绿色的特点，此病常采用 ELISA 检测。

7. 结核杆菌抗体

结核杆菌抗体是诊断结核病的重要依据之一。

【正常参考值】酶联免疫吸附法：测定空 A– 空白孔 A 除以阴性孔 A 等于或大于 2 ：1 为阳性。

【临床意义】阳性。确诊为结核杆菌感染，阳性率为 84%。

8. 沙眼衣原体抗体

沙眼衣原体抗体，是指细胞内寄生的沙眼衣原体感染后产生的特异性抗体，是诊断沙眼的重要指标之一。

【正常参考值】阴性。

【临床意义】阳性。常见于沙眼、成人包涵体结膜炎、男性尿道炎、女性宫颈炎和输卵管炎、性病淋巴肉芽肿等。

9. 鲎试验（LT）

鲎试剂是从栖生于海洋的节肢动物"鲎"的蓝色血液中提取变形细胞溶解物，经低温冷冻干燥而成的生物试剂，专用于细菌内毒素检测。

【正常参考值】阴性。

【临床意义】阳性。常见于革兰阴性菌菌血症、革兰阴性菌脑膜炎、革兰阴性杆菌引起的尿路感染、药物中毒或病毒性肝炎引起暴发性肝衰竭者的血及腹水预后不佳等。

10.Q 热立克次体抗体

检测 Q 热立克次体抗体，是诊断 Q 热立克次体的重要依据。

【正常参考值】阴性：效价 <1 : 8。

【临床意义】阳性。确诊为 Q 热（发病过程中，Q 热抗体滴度不断增长，恢复期高于急性期 4 倍以上）。

11. 嗜异性凝集试验（HAT）

嗜异性凝集试验（HAT）常用于传染性单核细胞增多症的血清学诊断。

【正常参考值】<1 : 7。

【临床意义】升高。常见于传染性单核细胞增多症（1 周后开始升高，第 4 ~ 6 周达高峰，常可达 1 : 28 以上，以后下降，持续很少超过半年）、近期使用抗血清制剂（抗毒素）者、少数淋巴网状细胞瘤、单核细胞白血病、结核病、急性日本血吸虫病等。

12. 类风湿因子（RF）

类风湿因子（RF）是一种抗变性 IgG 的自身抗体，有 IgG、IgA、IgM、IgD、IgE 5 种类型，通常为 IgM 类，多出现于类风湿关节炎患者血清或滑膜液。检测 RF 对类风湿性关节炎（RA）的诊断、分型和疗效观察有重要意义。

【正常参考值】

（1）致敏胶乳凝集试验：阴性。

（2）间接血凝试验：<1 : 40。

（3）酶联免疫吸附试验：P/N<2.1。

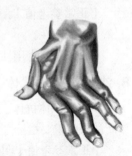

类风湿性关节炎

【临床意义】阳性。常见于类风湿性关节炎为（阳性率期 52% ~ 92%，多在 70% 左右）、恶性贫血（阳性率为 80%）、皮肌炎（阳性率为 80%）、硬皮病（阳性率为 80%）、自身免疫性溶血（阳性率为 75%）、慢性肝炎（阳性率为 60%）、正常人（阳性率为 2% ~ 5%，随年龄增长有升高趋势）。

13. 抗链球菌溶血素 "O"（ASO）

机体因咽炎、扁桃体炎、猩红热、丹毒、脓皮病、风湿热等感染 A 组链球菌后，可产生链球菌溶血素 O 抗体，对于诊断 A 族链球菌感染很有价值，效价超过 500 单位才有确定诊断价值。

【正常参考值】

（1）胶乳凝集法：阴性。

（2）Todd 法：≤ 500 单位（U）。

【临床意义】升高。常见于风湿热、活动性风湿性心脏病、风湿性关节炎、急性肾小球肾炎、结节性红斑、猩红热、急性扁桃体炎等；以及少数肝炎、结缔组织病、结核病及多发性骨髓瘤。

14. 抗链球菌激酶（ASK）

乙型溶血性链球菌能产生链激酶，此酶具有抗原性，可刺激机体产生抗链激酶（ASK）抗体。

【正常参考值】<1：80。

【临床意义】升高。常见于链球菌感染，如急性肾炎、结节性多动脉炎等；以及急性风湿热、风心病风湿活动期、接受链激酶溶栓治疗的急性心肌梗死患者等。

15. 抗链球菌透明质酸酶（AH）

抗链球菌透明质酸酶（AH），对诊断风湿类疾病有一定的意义。

【正常参考值】<1：256。

【临床意义】升高。常见于、风湿热、风湿性心脏病、关节炎患者急性活动期、链球菌感染等。

16. 布氏杆菌凝集试验（BAT）

布氏杆菌凝集试验（BAT），主要用以诊断布氏杆菌病。注意，本试验需要双份血清测定，需要第二次凝集效价比第一次上升4倍者，有诊断意义。

【正常参考值】<1：40。

【临床意义】效价升高。常见于布氏杆菌病。

17. 脑膜炎球菌多糖抗原

脑膜炎球菌多糖抗原是诊断脑膜炎球菌感染的重要指标之一。

【正常参考值】胶乳凝集试验：阴性。

【临床意义】阳性。确诊为脑膜炎球菌感染。

18. 痢疾杆菌可溶性抗原

检测痢疾杆菌可溶性抗原，是诊断痢疾杆菌感染的重要依据。

【正常参考值】SPA 协同凝集试验：粪便为阴性。

【临床意义】阳性。确诊为痢疾杆菌感染。

19. 阿米巴原虫抗原和抗体

阿米巴原虫抗原和抗体，是指检测人体肠道中的溶组织内阿米巴致病后血液中的原虫抗原和抗体，可用于多种寄生虫病的诊断。

【正常参考值】酶联免疫吸附试验、间接免疫荧光法、直接免疫荧光法，均为阴性。

【临床意义】阳性。常见于阿米巴痢疾、阿米巴肝脓肿、肠阿米巴病或带虫者。

20. 血清幽门螺杆菌抗体（抗 HP）测定

血清幽门螺杆菌抗体（抗 HP）测定，是诊断消化性溃疡、胃黏膜相关淋巴组织

（MALT）淋巴瘤、慢性活动性胃炎、胃癌等疾病的重要依据。

【正常参考值】EIA 法：阴性。

【临床意义】阳性。常见于慢性胃炎（阳性率为 80% ~ 87%）、浅表性胃炎（阳性率为 80% ~ 87%）、萎缩性胃炎（阳性率为 80% ~ 87%）、胃溃疡（阳性率为 70% ~ 80%）、十二指肠球部溃疡（阳性率为 59% ~ 96%）等。

21. 钩端螺旋体抗体

钩端螺旋体抗体是钩端螺旋体病早期诊断的可靠指标，因发病 1 周后抗体滴度开始上升，5 ~ 8 周达高峰。

【正常参考值】

（1）显微镜凝集试验：<1 ：300。

（2）间接免疫荧光试验：血清抗体滴度 <1 ：100。

（3）间接凝集试验：单份血清间接血凝滴度 <1 ：160。

（4）间接炭凝滴度：<1 ：640。

（5）乳凝滴度：<1 ：2。

（6）酶联免疫吸附试验：阴性（P/N<2 ：1）。

【临床意义】异常结果（根据不同试验方法有不同标准）：

（1）显微镜凝集试验。单份血清抗体效价 >1 ：300 或恢复期血清效价较急性期升高 4 倍以上，可确诊为钩端螺旋体病；如单份血清效价 <1 ：300，可能是感染早期、曾感染过钩端螺旋体及预防接种。

（2）间接免疫荧光试验。血清抗体滴度 >1 ：100 或恢复期血清滴度较急性期升高 4 倍以上者，可诊断为钩端螺旋体病。

（3）间接凝集试验。单份血清的间接血凝滴度 >1 ：160、间接炭凝滴度 >1 ：640、乳凝滴度 >1 ：2，或恢复期血清滴度较急性期升高 4 倍以上者，可诊断为钩端螺旋体病。

（4）酶联免疫吸附试验。单份血清 OD 值 P/N>2 ：1、双份血清呈 4 倍以上增长，可诊断为钩端螺旋体病。

22. 血吸虫抗体

血吸虫抗体，是指血吸虫感染机体后产生的特异性抗体，是诊断血吸虫病的重要指标之一。

【正常参考值】

（1）皮内试验：阴性。

（2）环卵沉淀试验：阴性。

（3）尾蚴膜反应试验：阴性。

（4）间接血凝试验：<1 ：10 为阴性。

（5）酶联免疫吸附试验：P/N<2∶1。

【临床意义】

（1）皮内试验作为一种过筛试验，血吸虫感染者的阳性率在95%以上。

（2）肺吸虫与血吸虫交叉反应为7%～15%，儿童有时出现假阳性，正常人也有2%～3%的假阳性，故阳性者应进一步检查。

（3）环卵沉淀试验阳性是宿主体内存在活虫卵的指标，也可作为疗效观察的依据，病人阳性率为97.3%。

（4）酶联免疫吸附试验，正常人有2%～3%的假阳性，粪便中虫卵阳性者的血清中抗体检出率为97%以上，不同种属寄生虫无明显交叉反应。

23. 猪囊虫抗体

猪囊虫抗体，是指猪囊虫感染机体产生的特异性抗体，是诊断猪囊虫病的重要指标之一。

【正常参考值】

（1）间接血凝试验：血清凝集滴度<1∶8，脑脊液凝集滴度<1∶2。

（2）胶乳凝集试验：阴性。

（3）酶联免疫吸附试验：阴性（P/N<2∶1）。

【临床意义】

（1）酶联免疫吸附试验阳性。可诊断为猪囊虫病，阳性率达98%，且与血吸虫病、旋毛虫病、弓形虫病及阿米巴等寄生虫病的病人血清均无交叉反应，说明灵敏度与特异性均佳。

（2）间接血凝试验，脑脊液或血清抗体滴度大于正常值上限：可诊断为脑囊虫病，阳性率为78%～91.4%。

24. 弓形虫抗体

弓形虫感染为人畜共患性疾病，可引起中枢神经系统、眼的病变，也可引起流产、先天畸形等。弓形虫抗体测定主要用于弓形虫感染的疾病。

【正常参考值】

（1）酶联免疫吸附试验：阴性。

（2）间接免疫荧光法：<1∶10。

【临床意义】

（1）IgG抗体阳性，或同时伴有IgA和（或）IgG抗体阳性。提示为弓形虫急性感染期。

（2）IgA抗体阳性或同时伴有IgG抗体阳性。提示为弓形虫亚急性感染期。

（3）仅IgG抗体阳性。提示为弓形虫慢性感染期。

（4）阳性抗体滴度升高。常见于流产、早产、死胎史的妇女和免疫缺陷者、器官移植后的病人等。

25. 疟原虫抗体和抗原

疟原虫抗体和抗原，是指检测疟原虫感染后血液中的抗原和抗体，主要用于疟疾的诊断。

【正常参考值】

（1）间接免疫荧光法：<1：20。

（2）酶联免疫吸附试验及放射免疫法：阴性。

【临床意义】阳性。确诊为疟疾。

26. 流感病毒抗体

【正常参考值】酶联免疫法：阴性。

【临床意义】阳性。确诊为流感病毒感染性感冒。

27. 柯萨奇病毒抗体

【正常参考值】酶联免疫法：阴性。

【临床意义】阳性。常见于病毒性心肌炎、无菌性脑炎、小儿肺炎、小儿腹泻、肌无力、扩张性心肌病、心包炎、肌痛、青少年糖尿病（I型），以及孕妇产期、早期流产等。

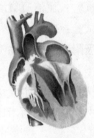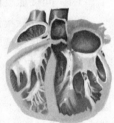

扩张性心肌病
扩张性心肌病柯萨奇病毒抗体检测呈阳性。

28. 风疹病毒抗体

风疹多发于学龄儿童和青少年，80%以上人群为此病毒抗体阳性。孕妇在妊娠20周前感染风疹病毒，胎儿致畸发生率较高。成人及儿童感染风疹病毒则会引起皮疹。

【正常参考值】阴性。

【临床意义】阳性。常见于风疹病毒感染者。

29. 艾柯病毒抗体

艾柯病毒抗体，主要用于艾柯病毒感染的诊断。

【正常参考值】阴性。

【临床意义】阳性。常见于艾柯病毒感染，如无菌性脑膜炎，在夏季流行时；有红疹的发热病（尤其是在幼年儿童身上发生）于夏季流行时；有暴发性婴儿腹泻，却不能发现致病性肠道菌时。

30. 麻疹血凝抑制试验

麻疹血凝抑制试验用于麻疹诊断，特异性强，敏感性高。

【正常参考值】阴性。

【临床意义】阳性。确诊为麻疹。一般出疹后 1～2 日即可查出抗体，2～3 周后，恢复期血清其效价升高 4 倍或以上，即可确诊。

31.轮状病毒抗体

轮状病毒抗体测定，主要用于诊断轮状病毒感染的疾病。

【正常参考值】阴性。

【临床意义】阳性。确诊为轮状病毒感染。

轮状病毒主要感染 2～6 岁的婴幼儿，可引起急性腹泻；慢性感染少见，主要发生于免疫缺陷儿童和骨髓移植后免疫抑制的病人；成人感染轮状病毒时，症状较轻。

32.狂犬病病毒抗体

狂犬病病毒抗体是诊断狂犬病的重要依据。

【正常参考值】免疫荧光法和 EIA 法：阴性。

【临床意义】阳性。常见于狂犬病病毒感染及狂犬疫苗注射后。

33.流行性出血热免疫球蛋白 M（IgM）抗体

流行性出血热免疫球蛋白 M（IgM）抗体是诊断流行性出血热的重要指标。

【正常参考值】ELISA 法：阴性。

【临床意义】阳性。确诊为流行性出血热。

34.乙脑病毒免疫球蛋白 M（IgM）抗体测定

乙脑病毒免疫球蛋白 M（IgM）抗体测定是诊断乙脑病毒感染疾病的重要指标。

【正常参考值】EIA 法：阴性。

【临床意义】阳性。确诊为乙脑病毒感染。

35.艾滋病人类免疫缺陷病毒 –I 型（HIV–I 型）抗体

艾滋病人类免疫缺陷病毒 –I 型（HIV–I 型）抗体，是诊断艾滋病的重要依据之一。

【正常参考值】明胶凝集试验、间接免疫荧光试验：均为阴性。

【临床意义】阳性。说明被检者有人类免疫缺陷病毒 –I 型病毒感染，很可能发展成为艾滋病。

36.ToRCH 测定

ToRCH 测定是指一组病原体，"To" 即刚地弓形虫，"R" 即风疹病毒，"C" 即巨细胞病毒，"H" 即单纯疱疹病毒。ToRCH 检测，常作为妇女怀孕期生殖道感染的常规检查项目。

【正常参考值】阴性，P/N<2：1。

【临床意义】

（1）弓形虫感染。妊娠期初次感染者，弓形虫可通过胎盘感染胎儿，孕早期感染者可引起流产、死胎、胚胎发育障碍；妊娠中、晚期感染者，可引起宫内胎儿生长迟缓和一系列中枢神经系统损害（如无脑儿、脑积水、小头畸形、智力障碍等）、眼损害（如无眼、单眼、小眼等）以及内脏的先天损害（如食管闭锁）等，严重威胁胎儿健康。

（2）风疹病毒感染。孕妇若在妊娠头3个月内感染风疹病毒，经胎盘垂直传播感染胎儿，除可致流产、死胎、死产、早产外，若胎儿存活出生，所生婴儿则可能发生先天性风疹综合征，表现为先天性白内障、先天性心脏病、神经性耳聋、失明、小头畸形和智力障碍等。

当风疹病毒 IgM 阳性时，提示有近期感染，必要时应终止妊娠。

（3）巨细胞病毒感染。巨细胞病毒可通过胎盘感染胎儿，引起早产、胎儿发育迟缓、新生儿畸形、黄疸、肝脾肿大、溶血性贫血、视网膜脉络膜炎等，新生儿死亡率高。

（4）单纯疱疹病毒感染。主要引起疱疹性口腔炎、疱疹性角膜结膜炎、疱疹性脑膜炎、湿疹性疱疹、疱疹性角膜结膜炎、新生儿疱疹、疱疹性外阴阴道炎等。孕早期感染单纯疱疹病毒者能破坏胚芽而导致流产，妊娠中、晚期感染者虽少发畸胎，但可引起胎儿和新生儿发病。

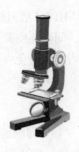

第四十章　肿瘤标志物检查

1. 多胺

多胺，是指体内含有多个氨基的链状化合物，包括腐胺（PUT）、精脒（SPD）和精胺（SPM），精液及肿瘤组织中多，有刺激细胞分裂、生长和防止衰老的作用。

【单位】纳摩／升（nmol/L）。

【正常参考值】RIA 测定：精胺，（428.2±284.8）纳摩／升；精脒，（158.8±53.4）纳摩／升。

【临床意义】升高。常见于恶性肿瘤患者（血、尿、脑脊液等体液中多胺含量高于正常人；肿瘤组织中多胺含量高于正常组织）。

2. 欧立希醛试剂反应

欧立希醛试剂反应能发现人体内极小的癌肿，可作为癌早期诊断的过筛方法。

【单位】单位（U）。

【正常参考值】（12.5±1.6）单位。

【临床意义】恶性肿瘤此值为（26.0±6.4）单位，其阳性率为94%。

3. 血清铁蛋白（SF）

血清铁蛋白测定是检查体内铁缺乏的最灵敏的指标，用于诊断缺铁性贫血、肝病等，也是恶性肿瘤的标志物之一。

【单位】微克／升（μg/L）。

【正常参考值】血清 RIA、EIA、IRMA 法：成年男性，15～200 微克／升；成年女性，12～150 微克／升。

【临床意义】升高。常见于原发性肝癌、胆管细胞癌、霍奇金病、急性粒细胞白血病、慢性粒细胞白血病急变、肺癌、肺癌有胸腔积液、乳腺癌、宫颈癌、胰腺癌、结肠癌等。

4. 异铁蛋白

【单位】微克／升（μg/L）。

【正常参考值】血清 RIA 法：成年男性，（106.2±29.3）微克／升；成年女性，（66.9±28.0）微克／升。

【临床意义】升高。常见于白血病、霍奇金病、肝癌、多发性骨髓瘤、淋巴瘤、胰腺癌、食管癌、胃癌、结肠癌、妇科恶性肿瘤、睾丸肿瘤等；如上述肿瘤有肝、脾、淋巴和骨髓转移时，血清中异铁蛋白升高更为明显。

5. γ－精浆蛋白（γ－SM）

γ－精浆蛋白（γ－SM）是精液中与前列腺有关的一种特异蛋白，早年用于法医鉴定，现用于前列腺癌的特异性测定。

【单位】微克／升（μg/L）。

【正常参考值】血清放射免疫或酶联免疫法：男性低于 3.125 微克／升，女性测不出。

【临床意义】阳性（>4 微克／升）。常见于前列腺癌（阳性率为 68%）、前列腺肥大（阳性率仅为 1%）。

6. 甲胎蛋白（AFP 或 α－FP）

甲胎蛋白是一种酸性糖蛋白，常用于原发性肝癌的普查和早期诊断，也可用于提示肝癌手术切除的疗效（即是否彻底或复发）。

【单位】微克／升（μg/L）。

【正常参考值】

（1）反向间接血凝法、对流免疫电泳法甲胎蛋白：阴性；

（2）放射火箭免疫电泳（自显影法）及 ELISA 法：<25 微克／升。

（3）放射免疫分析法（RIA）：<20 微克／升。

【临床意义】升高。常见于原发性肝癌、胃癌、胃癌肝转移、病毒性肝炎、肝硬化、胰腺癌、结肠癌、胆管细胞癌、恶性畸胎癌、卵巢胚胎性肿瘤、睾丸肿瘤等；妊娠 12～14 周；以及异常妊娠，如胎儿有脊柱裂、无脑儿、脑积水、十二指肠和食管闭锁、肾变性、胎儿宫内窒息、先兆流产和双胎等。

7. α₂－糖蛋白（α₂－GP）

【正常参考值】双向琼脂扩散法：阴性。

【临床意义】阳性。常见于胃癌，阳性率为 78%～83%。

8. 糖类抗原－15-3（CA-15-3）

糖类抗原－15-3（CA-15-3），是一种与乳腺癌等恶性肿瘤相关的抗原，对乳腺癌和卵巢癌的诊断意义较好，但对乳腺癌早期敏感性不高。

【单位】微克／升（μg/L）。

【正常参考值】酶联免疫法：<28 微克／升。

【临床意义】升高。常见于乳腺癌 I、乳腺癌 II 期（乳腺癌 IV 期阳性率可达 70%）；以及肝癌、肺癌、胰腺癌、胆管癌、结肠癌、卵巢癌、子宫颈癌等。

9. 糖类抗原 19-9（CA19-9）

糖抗原 19-9 是有助于胰、胆和壶腹癌诊断的有价值的肿瘤标志物。

【单位】微克／升（μg/L）。

【正常参考值】血清 EIA 法：<37 微克 / 升。

【临床意义】升高（血清水平高于 37 微克 / 升为阳性）。常见于胰腺癌（阳性率达 85% ~ 95%）、胆管癌和胆囊癌（阳性率达 85%）、壶腹癌和结肠癌（阳性率为 33.7%）、胃癌（阳性率为 28.5%）肝癌、食管癌、急性胰腺炎、肝炎、良性胰腺疾患（阳性率为 17.5%）。

10. 糖类抗原 −50（CA−50）

癌症时因癌细胞糖酵解不完全和酸性产物堆积，使糖类抗原 −50（CA−50）产生过多，释放于血液中。测定糖类抗原 −50（CA−50），往往是诊断结肠、直肠、肺、胰、胆囊、子宫和肝等多种肿瘤的重要指标之一。

【单位】微克 / 升（μg/L）。

【正常参考值】EIA 法：<40 微克 / 升。

【临床意义】阳性（>40 微克 / 升）。常见于胰腺癌（阳性率为 87%）、胆囊癌和胆管癌（阳性率为 80%）、原发性肝炎（阳性率为 73%）、卵巢癌（阳性率为 50%）、大肠癌（阳性率为 27%），乳腺癌和子宫癌（阳性率为 20%）、恶性胸或腹腔积液、慢性胰腺炎、结肠炎、胆囊炎、肺炎、肝硬化（阳性率达 50%）、肝炎（阳性率为 25%）、未透析的肾功能不全（阳性率为 37%），以及部分 Lewisab 的结肠癌、胰腺癌。

11. 糖类抗原 −72（CA−72）

【单位】微克 / 升（μg/L）。

【正常参考值】EIA 法：<6 微克 / 升。

【临床意义】阳性（>6 微克 / 升）。常见于卵巢癌（阳性率为 67%）、结肠癌和直肠癌（阳性率为 47%）、胃癌（阳性率为 45%）、胰腺癌（阳性率为 42%）、乳腺癌（阳性率为 41%）。

12. 糖类抗原 −72−4（CA−72−4）

动态测定血清糖抗原 −72−4 水平对恶性肿瘤的病情监测、疗效评价及复发诊断具有重要的临床意义。

【单位】单位 / 升（U/L）。

【正常参考值】<6000 单位 / 升。

【临床意义】升高。常见于恶性肿瘤，如肺癌、胃癌、大肠癌及乳腺癌等。

13. 糖类抗原 −125（CA−125）

糖抗原 −125（CA−125）常被用于卵巢癌的诊断，也用于术后有无复发的判断。

【单位】微克 / 升（μg/L）。

【正常参考值】血清 EIA 法：<35 微克 / 升。

【临床意义】女性糖抗原 –125（CA–125）高于 40 微克 / 升，其他人高于 35 微克 / 升，为阳性。常见于卵巢癌（阳性率高达97.1%）、良性卵巢瘤（阳性率为 23.1%）、宫颈癌、子宫内膜癌、输卵管癌；其他非卵巢恶性肿瘤，如乳腺癌、胰腺癌、胃癌、肺癌、结肠直肠癌、其他妇科肿瘤等；某些良性疾病，如肝硬化、慢性胰腺炎、肝炎、子宫内膜异位、子宫肌瘤、子宫肌腺症、卵巢囊肿、盆腔炎症等。

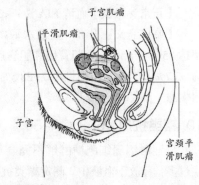

子宫肌瘤

子宫肌瘤糖抗原 –125 检测高于 40 微克 / 升，呈阳性。

14. 糖类抗原 –242（CA–242）

糖类抗原 –242（CA–242）是一种黏蛋白糖类抗原，也是一种新型的肿瘤标志物，主要用来筛检结肠癌、胰腺癌和肺癌。

【单位】千单位 / 升（kU/L）。

【正常参考值】<20 千单位 / 升。

【临床意义】升高。常见于胰腺癌和胆管癌（阳性率为 88% ~ 100%）、肺腺癌（阳性率为 76%）、直肠癌（阳性率为 79%）、食管癌和乳腺癌（阳性率为62%）、肺小细胞癌（阳性率为 50%）、卵巢癌、子宫癌、肺癌；以及胃、结肠、肝、胰腺和胆管疾病。

15. 癌胚抗原（CEA）

连续监测癌胚抗原水平可用于肿瘤治疗的疗效观察及预后判断。

【单位】微克 / 升（μg/L）。

【正常参考值】酶联免疫吸附试验（ELISA）：<5 微克 / 升。

【临床意义】升高。常见于胃癌、结肠癌、肺癌、胆管癌、硬化性胆管炎；某些良性消化道疾病如肠梗阻、胆道梗阻、胰腺炎、肝硬化、结肠息肉、溃疡性结肠炎；以及吸烟者和老年人等。

16. 胃液茚三酮反应

【正常参考值】阴性。

【临床意义】胃癌的阳性率为 87.5%，对照的阴性率为 91.8%。

17. 胃癌组织癌胚抗原

检测胃癌组织癌胚抗原，可为胃癌及胃癌前疾病的诊断、监测提供参考指标。

【单位】微克 / 升（μg/L）。

【正常参考值】胃液中含量为（148.81±113.23）微克 / 升，胃组织中的含量为

（0.25±0.14）微克/升。

【临床意义】升高。常见于胃癌、萎缩性胃炎伴肠上皮化生、不典型增生。

18. 胃癌相关抗原

【正常参考值】阴性。

【临床意义】胃癌者阳性符合率为 80% ～ 84%，非胃癌者有 6.2% ～ 11.2% 的假阳性。

19. 胚胎硫糖蛋白抗原（FSA）

【正常参考值】阴性。

【临床意义】阳性。常见于胃癌（阳性率达 96%）、消化性溃疡（阳性率达14%）。

20. 鳞癌相关抗原（SCC）

鳞癌相关抗原是扁平上皮癌的诊断指标。

【单位】微克/升（μg/L）。

【正常参考值】EIA 法：<2.6 微克/升。

【临床意义】升高。常见于食管癌（明显升高，其中Ⅰ期升高者为 30%，Ⅲ期升高者为 89%）；鳞状上皮肿瘤，如肺癌、卵巢癌、子宫内膜癌、子宫颈部扁平上皮癌、肺扁平上皮癌、口腔肿瘤等。

21. 结肠癌细胞相关抗原（CCA）

结肠癌细胞相关抗原是结肠癌、胃癌患者预后观察的指标。

【正常参考值】EIA 法：阴性。

【临床意义】阳性。常见于结肠癌和胃癌（阳性率近 50%，与癌胚抗原（CEA）无交叉免疫反应，且术后结肠癌细胞相关抗原含量可降低或转为阴性）。

22. 胰腺特异性抗原（PaA）

胰腺特异性抗原（PaA），是胰腺腺泡内合成的一种糖蛋白，胰腺癌时可明显升高，是诊断胰腺癌的一种较理想的参考指标。

【单位】微克/升（μg/L）。

【正常参考值】EIA 法：4 ～ 34 微克/升，平均为 8.2 微克/升。

【临床意义】升高。常见于胰腺炎、胰腺癌、一些非胰腺肿瘤。

23. 胰腺肿瘤抗原（POA）

【单位】千单位/升（kU/L）。

【正常参考值】血清酶联免疫吸附测定及免疫火箭电泳：<7 千单位/升。

【临床意义】升高。常见于胰腺癌、少部分慢性胰腺炎、消化道癌。

24. 组织多肽特异抗原（TPS）

组织多肽特异抗原（TPS）对于消化道肿瘤是一个非常敏感的肿瘤标志物，尤其在消化道肿瘤的早期诊断方面具有较高的敏感性。

【单位】单位/升（U/L）。

【正常参考值】酶联免疫法：<35 单位/升。

【临床意义】升高。常见于卵巢癌、肺癌、乳腺癌。

25. 鳞状上皮细胞癌抗原（SCC）

【单位】微克/升（μg/L）。

【正常参考值】放射免疫法：<1.5 微克/升。

【临床意义】升高。常见于宫颈癌、肺癌、头颈部癌、肝炎、肝硬化、肺炎、结核病等。

26. 脂类唾液酸（LSA）

脂类唾液酸（LSA），是诊断乳腺癌等各种癌症的重要指标，也被用于对癌症患者接受抗癌治疗中随访观察和治疗后有无复发的监测。

【单位】毫摩/升（mmol/L）。

【正常参考值】血清 EIA 法：<0.55 毫摩/升。

【临床意义】升高。常见于恶性肿瘤，如肝癌、卵巢癌、胃肠道癌、胰腺癌、乳腺癌、前列腺癌、肺癌、各类淋巴瘤、各类上皮性癌、大肠癌、黑色素瘤、白血病等；非肿瘤性疾病，如败血症、风湿病、系统性红斑狼疮、急性心肌梗死、慢性肾炎、肾功能不全、糖尿病、妊娠等。

27. 组织多肽抗原（TPA）

组织多肽抗原（TPA）是诊断各种恶性肿瘤和良性肿瘤的重要指标，对支气管肺癌的病程分期、监测及预后估计有较重要的价值。

【单位】单位/升（U/L）。

【正常参考值】

（1）血清血凝抑制试验：<90 单位/升；

（2）血清 RIA 法：（134+57）单位/升。

【临床意义】升高。常见于乳腺癌、卵巢癌、淋巴瘤、结肠癌、直肠癌、胰腺癌、肺癌、子宫颈癌、膀胱癌、胃癌、白血病、肉瘤、黑色素瘤、前列腺癌、急性肝炎、胰腺炎、肺炎、消化道肿瘤，以及各种良性肿瘤等。

28. 前列腺特异抗原（PSA）

前列腺特异抗原（PSA），对于前列腺癌的早期诊断、临床分期、术后疗效观察及随访具有重要的临床意义。

【单位】微克 / 升（μg/L）。

【正常参考值】血清 RIA、EIA 法：<2.5 微克 / 升。

【临床意义】升高。常见于前列腺癌、前列腺增生（BPH）、前列腺梗死、急性细菌性前列腺炎、急性尿路梗阻等。

29.EB 病毒抗体

EB 病毒抗体对诊断鼻咽癌有较高的特异性。

【正常参考值】

（1）酶联免疫法：EB 抗体为阴性。

（2）酶联免疫法：病毒壳抗体（VCA 抗体）为阴性。

【临床意义】阳性。常见于鼻咽癌（阳性率为 92.51%）、传染性单核细胞增多症、恶性淋巴瘤。

30.EB 病毒壳抗原 – 免疫球蛋白 A 抗体（EBVCA–IgA 抗体）

血清 EB 病毒壳抗原 – 免疫球蛋白 A 抗体滴度，可作为晚期鼻咽癌发展的观察指标。

【正常参考值】EB 病毒壳抗原 – 免疫球蛋白 A 抗体（EBVCA–IgA 抗体）几何平均滴度为 0.87，阳性率为 3.39%。

【临床意义】鼻咽癌患者血清中 EB 病毒壳抗原 – 免疫球蛋白 A 抗体（EBVCA–IgA 抗体）阳性率达 90% 以上，几何平均滴度为 42.47，这对鼻咽癌原发病灶不明显或活检阴性者更有诊断价值。

31. 肌酸激酶同工酶（CK–BB）

【单位】微克 / 升（μg/L）。

【正常参考值】血清 RIA 法：<10 微克 / 升。

【临床意义】升高。常见于前列腺癌未经治疗、少部分前列腺增生、小细胞肺癌晚期、急性心肌梗死等。

32. 神经元特异性烯醇化酶（NSE）

神经元特异性烯醇化酶（NSE）是神经元和神经内分泌细胞所特有的一种酸性蛋白酶，是小细胞肺癌（SCLC）最敏感最特异的肿瘤标志物。

【单位】微克 / 升（μg/L）

【正常参考值】

（1）血清 RIA：<15 微克 / 升。

（2）EIA 法：<12 微克 / 升。

【临床意义】升高。常见于肺小细胞癌、神经母细胞瘤；以及神经内分泌细胞肿瘤，如嗜铬细胞瘤、胰岛细胞瘤、黑色素瘤等。

33. 细胞角质素片段 19（Cyfra21-1）

细胞角质素片段 19 是诊断肺癌有意义的指标。

【单位】微克 / 升（μg/L）。

【正常参考值】EIA 法：<3.3 微克 / 升。

【临床意义】升高。常见于肺癌（明显升高）、胃癌、结肠癌。

34. 血清胸苷激酶

【单位】单位 / 升（U/L）。

【正常参考值】1.5 ～ 3.5 单位 / 升。

【临床意义】升高。常见于病毒性感染、白血病、霍奇金病、多发性骨髓瘤、小细胞型肺癌等。

35. 脱羧凝血酶原（DCP）

脱羧凝血酶原（DCP）为一种肝细胞癌的肿瘤标志物。

【单位】微克 / 升（μg/L）。

【正常参考值】血清 RIA 法：<300 微克 / 升。

【临床意义】升高。常见于肝癌、慢性肝炎、肝硬化、肝癌转移灶等。

36. 磷酸果糖激酶抑制试验（PFK）

磷酸果糖激酶抑制试验能发现人体内极小的癌肿，可作为癌早期诊断的过筛方法。

【单位】百分比（%）。

【正常参考值】10.0% ± 8.46%。

【临床意义】阳性。常见于肝癌（阳性率为 81.8%）、胃癌（阳性率为 68.8%）、胰腺癌（阳性率为 66.7%）、大肠癌（阳性率为 60.0%）等。

37. α-L- 岩藻糖苷酶（AFU）

α-L- 岩藻糖苷酶（AFU）是一种溶酶体酸性水解酶，其在原发性肝癌患者血清中增高，是原发性肝癌的标志物之一。

【单位】单位 / 升（U/L）。

【正常参考值】3 ～ 11 单位 / 升。

【临床意义】

（1）升高。常见于重症肝炎、肝硬化、原发性肝癌、转移性肝癌等。

（2）减低。常见于遗传性 α-L- 岩藻糖苷酶缺乏引起的遗传性岩藻糖苷酶缺乏症。

38. 弹性蛋白酶（M'TL）

弹性蛋白酶（M'TL），是催化弹性蛋白的肽键或由中性氨基酸形成的其他肽键水解的一种酶，是诊断恶性肿瘤的重要指标之一。

【单位】微克 / 升（μg/L）。

【正常参考值】1.3 ～ 4.3 微克 / 升。

【临床意义】升高。常见于恶性肿瘤，如胰腺癌等。

39. 免疫反应性弹性硬蛋白酶（IRE）

免疫反应性弹性硬蛋白酶（IRE），是用于诊断胰腺癌的重要指标之一。

【单位】微克 / 升（μg/L）。

【正常参考值】血清，低于 4.1 微克 / 升。

【临床意义】胰头癌免疫反应性弹性硬蛋白酶阳性率最高；胰体尾部癌则以糖抗原 19-9（CA19-9）阳性率高，如两者联合测定，可进一步提高胰腺癌的诊断率。

40. 亮氨酸氨基肽酶（LAP）

测定亮氨酸氨基肽酶，对肝道梗阻及胰腺癌的诊断有价值。

【单位】单位 / 升（U/L）。

【正常参考值】男性：18.3 ～ 36.7 单位 / 升，女性：16.3 ～ 29.2 单位 / 升。

【临床意义】升高。常见于胰头癌、胆管癌、胆结石等引起肝外性阻塞、药物性肝损害、病毒性肝炎、肝内胆汁瘀滞、急性肝炎、原发性肝癌、继发性肝癌、无黄疸的肝转移癌、阻塞性黄疸、恶性淋巴瘤、淋巴肉瘤、妊娠期等。

41. 肿瘤相关胰蛋白酶抑制因子（TATI）

肿瘤相关胰蛋白酶抑制因子测定，可用于长期治疗的随访。

【单位】微克 / 升（μg/L）。

【正常参考值】IRMA 法：血清浓度 <21 微克 / 升，尿中浓度 <50 微克 / 升。

【临床意义】升高。常见于卵巢癌、宫颈癌、子宫内膜恶性肿瘤、消化道恶性肿瘤、骨髓瘤、某些类型的白血病等。

42. 胎盘碱性磷酸酶（PLAP）

【单位】单位 / 升（U/L）。

【正常参考值】血清 EIA、RIA 法：0.1 单位 / 升。

【临床意义】升高。常见于精原细胞瘤、畸胎瘤、卵巢癌、宫颈癌、乳腺癌、支气管癌、肺癌等。

43. 芳香基硫酸酯酶（ARS）

芳香基硫酸酯酶（ARS）是诊断乳腺癌等各种癌症的重要指标之一。

【单位】单位 / 升（U/L）。

【正常参考值】0.56 ～ 4.77 单位 / 升。

【临床意义】升高。常见于乳腺癌、宫颈癌、前列腺癌等，以及非淋巴细胞白血病、脑白质营养不良、脂肪软骨营养不良、膀胱炎、睾丸炎等。

第四十一章　遗传相关性检查

1. 人体白细胞抗原（HLA-B27）

HLA-B27 的检测在脊柱性关节炎的诊断中有着重要意义。

【正常参考值】微量淋巴细胞毒法或流式细胞法：阴性。

【临床意义】阳性。常见于脊柱关节病，比如幼年脊柱关节炎、强直性脊柱炎，并提示其亲属有罹患脊柱性关节病的可能，便于早诊断早治疗。HLA-B27 阳性的强直性关节炎患者的 HLA-B27 基因会有 50% 的机会遗传给子女，而 HLA-B27 阳性的子女则有 20% 的机会罹患脊柱性关节病，HLA-B27 阴性的子女罹患脊柱性关节病的概率则很小。

2. HLA-DR4（基因片段）

HLA-DR4 的检测在类风湿性关节炎的诊断中有着重要意义。正常人中 HLA-DR4 基因携带者占 17.3%，而在类风湿性关节炎患者中 HLA-DR4 基因携带者高达 43.8%。

【正常参考值】微量细胞毒法：阴性。

【临床意义】阳性。常见于类风湿性关节炎，比如老年类风湿关节炎、血清阴性类风湿关节炎、回纹型风湿症、缓解性血清阴性对称性滑膜炎伴凹陷性水肿综合征等。

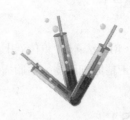

第三篇
常见疾病应做的化验检查

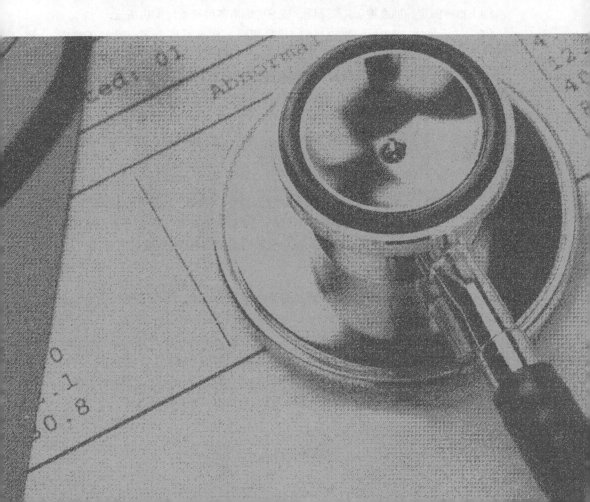

第一章 常见小症状

1. 疲乏

疲乏，表现为人体在外界条件相同的情况下无法完成原有正常的活动或工作能力。许多疾病都会引起疲乏，一般鉴别诊断疲乏需做以下化验检查：

（1）尿常规检查。如尿蛋白（PRO）呈阳性，且尿中含较多红、白细胞，提示可能是由肾炎等肾功能不全所引起的疲乏；如尿糖（GLU）呈阳性，提示疲乏可能由糖尿病引起。

（2）血常规检查。如白细胞（WBC）总数及中性粒细胞的含量均升高，疲乏由各种细菌感染性疾病引起；如红细胞（RBC）及血红蛋白（Hb）含量均降低，疲乏由各类贫血症引起。

（3）粪便常规检查。如粪便隐血（OB）试验呈阳性，疲乏可能由消化道溃疡或肿瘤引起；若粪便中红细胞、白细胞量较多，疲乏可能由消化道炎症、结核或肿瘤引起。

（4）血钾测定。如血钾（K）降低，疲乏可能由各种低血钾疾病所致。

（5）抗核抗体（ANA）测定。若结果呈阳性，疲乏可能由系统性红斑狼疮等引起。

（6）痰涂片检验。若在涂片中找到结核杆菌，疲乏可能由肺结核引起；如能找到癌细胞，疲乏可能由肺原发癌或转移癌引起。

（7）肝功能检查。如丙氨酸氨基转移酶（ALT）、天门冬氨酸氨基转移酶（AST）及麝香草酚浊度试验（TTT）等值均升高，而白蛋白（A）量降低，疲乏可能由慢性肝炎或肝硬化引起；如乙型肝炎表面抗原（HBsAg）、乙型肝炎 e 抗原（HBeAg）同时为阳性，疲乏可能由乙型肝炎引起。

（8）甲状腺功能测定。若血清三碘甲状腺原氨酸（TT3）、总甲状腺素（TT4）、游离三碘甲状腺原氨酸（FT3）、游离甲状腺素（FT4）值升高，疲乏可能由甲状腺功能亢进引起的疲乏；若以上各值均降低，疲乏可能由甲状腺功能减退引起。

2. 发热

发热指的是人的体温因各种原因而超过正常范围的现象。鉴别诊断发热情况一般有以下化验检查方法：

（1）尿常规检查。若尿中红细胞（RBC）及白细胞（WBC）较多，发热可能由泌尿系感染或肾盂肾炎、肾结核及肿瘤引起；加尿中蛋白（PRO）含量升高，同时伴有较多的红细胞、白细胞，发热可能由各种类型的肾炎及全身性红斑狼疮等引起。

（2）粪便常规检查。若粪便中红细胞、白细胞较多，发热可能由消化道炎症、结核甚至肿瘤引起；若便隐血（OB）呈阳性，发热可能为消化道肿瘤引起。

（3）外周血检查。若白细胞（WBC）总数及中性粒细胞含量明显升高，可能为化脓性感染性发热。若白细胞总数偏低，发热可能由某些病毒感染或伤寒病等引起。若白细胞总数升高，淋巴细胞百分比升高，同时伴有异形淋巴细胞，发热可能由传染性单核细胞增多症引起；若白细胞分类检查中发现幼稚细胞，发热可能由白血病引起；若红细胞（RBC）、血红蛋白（Hb）及血小板（PLT）含量均降低，发热可能由某些严重感染、结缔组织病或恶性肿瘤等引起。

（4）肝功能检查。若胆红素（BIL）值升高，发热可能由胆管感染引起；若丙氨酸氨基转移酶（ALT）、天门冬氨酸氨基转移酶（AST）及麝香草酚浊度试验（TTT）等值均升高，发热可能由肝脏损害引起。

（5）肥达反应（WR）。若结果呈阳性，发热可能由伤寒病引起。

（6）血沉（ESR）测定。若有增快，发热可能由结核病、急性感染、肿瘤或结缔组织病等引起。

（7）抗链球菌溶血素"O"测定。若结果呈阳性，发热可能由急性风湿热引起。

3. 头痛

头痛，是感冒、发热、脑部炎或肿瘤、鼻窦炎等疾病发作时的一种常见症状。鉴别诊断头痛，除了做脑电图、脑CT和脑磁共振外，还可做以下化验检查：

（1）脑脊液（CSF）检查。若红细胞（RBS）数量明显增多，头痛可能由蛛网膜下腔出血等引起。

（2）血常规检查。若白细胞显著升高，并伴有中性粒细胞百分比升高，头痛可能由流行性脑脊髓膜炎或流行性乙型脑炎引起；若白细胞（WBC）总数增加，头痛可能为感冒引起。

头皮动脉

大基底动脉

动脉收缩　　　　　　**动脉扩张**

引起头痛症状的出现，通常是因为患者情绪紧张或受到某些食物的刺激，此时，脑底部的动脉先收缩后扩张，同时释放出化学物质。动脉扩张加上释放出的化学物质，导致头痛剧烈。

（3）血清三酰甘油（TG）及胆固醇（TC）测定。如结果高于正常值，头痛可由高血压引起。

4. 瘙痒

瘙痒是许多皮肤病常见的症状，它是由各种有害刺激引起的一种皮肤不适感觉并伴有搔抓反应，常可借助以下化验检查来进行鉴别：

（1）血常规检查。若红细胞（RBC）及血红蛋白（Hb）均明显升高，瘙痒可能由真性红细胞增多症引起；若白细胞（WBC）升高且发现幼稚细胞，瘙痒可能由白血病引起。

（2）肝功能检查。若丙氨酸氨基转移酶（ALT）、麝香草酚浊度试验（TTT）等值升高，白蛋白（A）／球蛋白（G）的比值小于1，瘙痒可能由肝硬化引起；若胆红素（BIL）值升高，瘙痒可能由肝内外胆管梗阻引起。

（3）甲状腺功能检查。若血清总三碘甲状腺原氨酸（TT3）及血清总甲状腺素（TT4）值不正常，瘙痒可能由甲状腺功能亢进或减退引起。

（4）尿糖（GLU）及血糖（GLU）测定。若尿糖阳性，而血糖值升高，瘙痒可能由糖尿病引起。

（5）肾功能检查。若尿素氮（BUN）及肌酐（Cr）值升高，瘙痒可能由尿毒症引起。

5. 肥胖

肥胖，指的是体重指数大于 24 或是超过标准体重 20% 的情况。肥胖包括单纯性和继发性两种，其中继发性肥胖多由疾病引起。肥胖的鉴别诊断常借助于以下化验检查：

（1）血糖（GLU）、血胰岛素（IRI）以及 C- 肽测定。若血糖明显降低，血胰岛素及 C- 肽值明显升高，肥胖可能由胰岛 β 细胞瘤引起。

（2）甲状腺功能测定。若血清总三碘甲状腺原氨酸（TT3）及血清总甲状腺素（TT4）值下降，可能是甲状腺功能减退所引起的水肿。

（3）尿 17- 羟基固醇（17-OH）及 17- 酮类固醇（17-KS）测定。若两者的值均升高，可能是库欣综合征，即皮质醇增多症所引起的水肿。

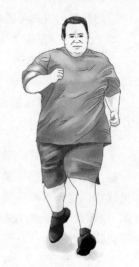

肥胖会导致多种疾病，如高血压、高脂血症等，所以人们要合理饮食，保持健康。

6. 消瘦

消瘦，指的是人的实际体重显著少于其恒定体重，或体重比正常标准减少 10% 以上。鉴别诊断消瘦常借助于以下化验检查：

（1）尿常规检查。若尿糖（GLU）呈阳性，消瘦可能由糖尿病引起；若尿中出现红细胞（RBC）、白细胞（WBC）及蛋白（PRO），消瘦可能由肾炎及肾功能不全引起。

（2）粪便常规检查。若粪便中红细胞、白细胞增多，消瘦可能由慢性肠炎、肠结核及下消化道肿瘤引起；若粪便隐血（OB）呈阳性，消瘦可能由消化道溃疡或肿瘤引起；若粪便中发现寄生虫卵，消瘦可能由肠道寄生虫病引起；若粪便中脂肪颗粒较多，消瘦可能由慢性胰腺炎引起。

（3）肝功能检查。若乙型肝炎表面抗原（HBsAg）及乙型肝炎 e 抗原（HBeAg）均为阳性，消瘦可能由乙型肝炎引起；若白蛋白（A）降低，γ-球蛋白升高，A／G 的值小于 1，消瘦可能由肝硬化等引起；若丙氨酸氨基转移酶（ALT）和麝香草酚浊度试验（TTT）值升高，消瘦可能由慢性肝炎或肝硬化引起。

（4）血红细胞（RBC）及血红蛋白（Hb）测定。若两者的值均降低，消瘦可能由营养不良或各类贫血引起。

（5）痰涂片检查。若能找到结核杆菌，消瘦可能由肺结核引起；若找到癌细胞，消瘦可能由肺原发癌或转移癌引起。

（6）甲状腺功能测定。若血清总三碘甲状腺原氨酸（TT3）及血清总甲状腺素（TT4）值均升高，消瘦可能由甲状腺功能亢进引起。

7. 鼻出血

鼻出血，指的是血从鼻腔中流出，它是鼻科疾病的常见症状，也可能是全身疾病的一种局部表现。鉴别诊断鼻出血常可借助于以下化验检查：

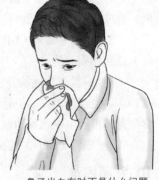

鼻子出血有时不是什么问题，有时却意味着疾病。

（1）外周血检查。若白细胞、红细胞（RBC）及血小板（PLT）均下降，提示为再生障碍性贫血引起的鼻出血；若白细胞（WBC）明显升高，并有幼稚型细胞出现，鼻出血可能由白血病引起；若血小板明显降低，鼻出血可能由血小板减少性紫癜引起。

（2）肾功能检查。若血尿素氮（BUN）及肌酐（Cr）值升高，鼻出血可能由慢性肾功能不全或尿毒症引起。

（3）肝功能检查。若丙氨酸氨基转移酶（ALT）、麝香草酚浊度试验（TTT）等值升高，白蛋白（A）／球蛋白（G）比值小于 1，鼻出血可能由肝硬化引起。

8. 食欲减退

食欲减退，指的是不想进食或进食量显著减少的症状，可由多种功能性障碍或器质性疾病引起，常可借助于以下化验检查鉴别诊断：

（1）血白细胞（WBC）计数及分类（DC）检查。若白细胞及中性粒细胞百分比均升高，食欲减退可能由各种感染引起。

（2）肝功能检查。若血清丙氨酸氨基转移酶（ALT）及天门冬氨酸氨基转移酶（AST）升高，食欲减退可能由各种急、慢性肝炎和各种原因的肝病或肝硬化引起；若血清胆红素（BIL）升高，食欲减退可能由急性和慢性肝炎、急性胆囊炎或胰腺疾病引起。

（3）乙型肝炎抗原测定。若乙型肝炎表面抗原（HBsAg）呈阳性或 HBsAg 及乙型肝炎 e 抗原（HBeAg）均为阳性，食欲减退可能由乙型肝炎引起。

（4）尿常规检查。若尿蛋白（PRO）为阳性，尿中有红细胞（RBC）及白细胞（WBC），食欲减退可能由肾炎或肾功能不全引起。

（5）粪便常规检查。若白细胞（WBC）及红细胞（RBC）含量较多，食欲减退可能由肠炎或痢疾引起。

（6）甲状腺功能测定。若血清总三碘甲状腺原氨酸（TT3）、血清总甲状腺素（TT4）、血清游离三碘甲状腺原氨酸（FT3）及血清游离甲状腺素（FT4）的值均比正常值低，食欲减退可能由甲状腺功能减退引起。

9. 食欲亢进

食欲亢进，指的是人们容易饥饿、想进食物及进食量明显增加的现象，常可借助于以下化验检查来鉴别诊断食欲亢进：

（1）血糖（GLU）测定。若血糖升高，食欲亢进可能由糖尿病引起；若血糖降低，食欲亢进可能由低血糖引起。

（2）血清胰岛素（IRI）及 C- 肽测定。若结果均明显升高，食欲亢进可能由胰岛 P 细胞瘤引起的。

（3）甲状腺功能检查。若血清总三碘甲状腺原氨酸（TT3）、血清总甲状腺素（TT4）、血清游离三碘甲状腺原氨酸（FT3）及血清游离甲状腺素（FT4）值均升高，食欲亢进可能由甲状腺功能亢进引起。

（4）尿糖（GLU）试验。若呈阳性，食欲亢进可能由糖尿病引起的。

10. 吞咽困难

吞咽困难，指的是将食物从口腔运送至贲门的过程受到阻碍的一种症状。食物吞咽困难可由咽部、扁桃体及食管的炎症、食管肿物、重症肌无力、多发性肌炎等疾病引起。鉴别诊断吞咽困难常可借助于以下化验：

（1）血白细胞（WBC）计数及分类（DC）检查。若白细胞含量升高、中性粒细胞百分比升高，吞咽困难可能由咽部、扁桃体及食管炎症引起。

（2）血清肌酶谱检查。若乳酸脱氢酶（LDH）、肌酸磷酸激酶（CPK）、天门冬氨酸氨基转移酶（AST）等值均升高，吞咽困难可能由多发性肌炎或皮肌炎引起。

（3）食管脱落细胞检查。若能找到癌细胞，可诊断为食管癌。

（4）乙酰胆碱受体抗体试验。若结果呈阳性，吞咽困难可能由重症肌无力引起。

11. 恶心、呕吐

恶心、呕吐，均是一种反射动作，当人体通过这种反射动作将胃内容物吐出时称作呕吐，当只有这种反射性动作而无胃内容物排出时称为恶心。鉴别诊断恶心、呕吐常可做以下化验检查：

（1）血白细胞（WBC）计数及分类（DC）检查。若白细胞总数及中性粒细胞百分比均升高，恶心、呕吐可能由各种急、慢性炎症引起。

（2）尿常规检查。若尿中出现大量白细胞（WBC）及红细胞（RBC），恶心、呕吐可能由肾盂肾炎引起；若尿中出现大量红细胞，恶心、呕吐可能由肾或输尿管结石引起；若尿糖（GLU）及酮体（KET）呈阳性，恶心、呕吐可能由糖尿病酮症引起。

（3）肝功能检查。若丙氨酸氨基转移酶（ALT）及天门冬氨酸氨基转移酶（AST）值升高，恶心、呕吐可能为各种肝脏损害引起；若胆红素（BIL）升高，恶心、呕吐可能由急性胆囊炎、胆石症或急性肝炎引起。

（4）乙型肝炎病毒抗原抗体检查。若乙型肝炎表面抗原（HB-sAg）呈阳性或乙型肝炎表面抗原和乙型肝炎 e 抗原（HBeAg）同时为阳性，恶心、呕吐可能由乙型肝炎引起。

（5）肾功能检查。若血尿素氮（BUN）、肌酐（Cr）等值升高，恶心、呕吐可能由肾功能不全等引起。

（6）血清及尿淀粉酶（AMY）测定。若两项的值均升高，恶心、呕吐可能由急性胰腺炎引起。

（7）血培养。若能培养出细菌，便可明确上述感染的病原体。

12. 胃肠胀气

胃肠胀气，指的是当进入胃肠的气体和食物产生的气体总量超过其所吸收与排出的气体总量时，病人就出现腹胀感。常可见于痢疾、急性和慢性肝炎、肝硬化、急性和慢性胃肠炎、急性和慢性胰腺炎、消化道肿瘤等病症，常可借助于以下化验检查来鉴别诊断：

（1）血白细胞（WBC）计数及分类（DC）检查。若白细胞总数及中性粒细胞的百分比升高，胃肠胀气可由腹膜炎及急性和慢性胃肠炎引起。

（2）血清甲胎蛋白（AFP）测定。若结果呈阳性，胃肠可能由消化道恶性肿瘤引起。

（3）血清及尿淀粉酶（AMY）测定。如结果均升高，胃肠胀气可能由急、慢性胰腺炎引起。

（4）血钾（K）测定。若结果降低，胃肠胀气可能由各种原因引起的低钾所致。

（5）粪便常规检查。如粪便中含中性脂肪颗粒，提示为吸收不良综合征；若结果可见较多的红、白细胞，胃肠胀气可能由肠炎或痢疾引起。

（6）肝功能检查。若胆红素（BIL）值升高，提示为各种肝胆疾病；若丙氨酸氨基转移酶（ALT）、天门冬氨酸氨基转移酶（AST）及麝香草酚浊度试验（TTT 的）值均升高，胃肠胀气可能由急性和慢性肝炎、肝硬化引起。

13. 腹痛

腹痛，指的是人体耻骨以上、胃脘以下部位发生疼痛。这种疼痛常由多种疾病引起，如慢性、急性胃炎，急性肠炎，急性胆道感染等，常有以下化验检查的方法帮助鉴别诊断：

（1）血常规检查。若白细胞（WBC）的数量升高，腹痛可能由急性或慢性胃炎、急性输卵管炎、卵巢囊肿蒂扭转等引起；若红细胞（RBC）、血红蛋白（Hb）进行性下降，腹痛可能由肝脏破裂、宫外孕破裂等引起；若白细胞的总数及中性粒细胞的百分比均升高，腹痛可能由急性胆道感染、胃及十二指肠穿孔、急性阑尾炎等引起。

（2）血清及尿淀粉酶（AMY）测定。若血清淀粉酶轻度升高，腹痛可能由胃及十二指肠溃疡穿孔引起；若血清及尿淀粉酶明显升高，腹痛可能由急性胰腺炎引起。

（3）血清黄疸指数（H）及脂肪酶（SL）测定。如血清黄疸指数升高，腹痛可能由急性胆道感染引起；若血清脂肪酶升高，腹痛可能由急性胰腺炎引起。

（4）尿常规检查。若能见到较多的红细胞（RBC），腹痛可能由泌尿系结石引起。

（5）粪便常规检查。若有蛔虫卵，提示为胆道蛔虫症腰痛；若有较多白细胞（WBC）及红细胞（RBC）和黏液，可能是急性肠炎腰痛。

14. 腹泻

腹泻，指的是大便稀薄或含有黏液、脓血以及大便次数增多的情况。腹泻可见于急、慢性肠炎、过敏性肠炎、各种消化系统肿瘤、肝炎、慢性胰腺炎、肠结核、甲状腺功能亢进等，常有以下化验检查的方法：

（1）血常规检查。如白细胞（WBC）总数升高，提示可能为某些肠道感染引起的腹泻；如红细胞（RBC）及血红蛋白（Hb）均下降，应警惕各种消化道肿瘤引起的腹泻。

（2）血沉（ESR）测定。如增快，提示可能为某些自身免疫性疾病引起的腹泻。

（3）粪便常规检查。若粪便中白细胞（WBC）数增多，且以中性粒细胞为主，腹泻可能由各种细菌所致急性和慢性肠炎引起；若粪便中有黏液及脓血，腹泻可能由各种肠

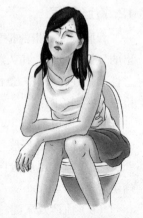

腹泻后腹痛不缓解，多为痢疾。

道炎症引起；若粪便中的白细胞以单核细胞为主，腹泻可能由伤寒引起；若大便中脂肪颗粒增多，腹泻可能由急性胰腺炎引起。

（4）粪便培养。若可以培养出细菌，可根据细菌种类判断引起腹泻原因。

（5）肝功能检查。若天门冬氨酸氨基转移酶（AST）、丙氨酸氨基转移酶（ALT）及胆红素（B1L）等值升高，腹泻可能由各种原因导致的肝损害引起。

（6）甲状腺功能检查。如血清总甲状腺素（TT6）、血清总三碘、甲状腺原氨酸（TT5）、血清游离甲状腺素（PT4）及血清游离三碘等的值升高，腹泻可能由甲状腺功能亢进引起。

15. 腹块

腹块，指的是腹部摸到的块状物，常是腹腔内、腹膜后的器质性病变引起。可见于消化道肿瘤、溃疡病穿孔、结肠和直肠病变、肾脏病变、脾脏及淋巴系统病变以及妇科肿瘤等，常有以下化验检查帮助鉴别诊断腹块：

（1）外周血检查。若白细胞（WBC）的总数升高，腹块可能由某些炎症或溃疡病穿孔引起；若白细胞及血小板（PLT）均下降，腹块可能由脾脏或淋巴系统病变引起。

（2）血清甲胎蛋白（AFP）测定。若呈阳性，腹块可能由消化道恶性肿瘤引起。

（3）尿常规检查。若尿蛋白（PRO）、白细胞及红细胞（RBC）均升高，腹块可能由肾脏病变引起。

（4）肝功能检查。若天门冬氨酸氨基转移酶（AST）、丙氨酸氨基转移酶（ALT）以及麝香草酚浊度试验（TTT）等值均升高，腹块可能由肝炎或肝脏肿瘤引起；若胆红素（BIL）值升高，腹块可能由肝、胆管、胰腺肿瘤引起。

（5）粪便常规检查。若粪便中有较多红细胞（RBC）及白细胞（WBC），腹块可能由结肠或直肠的各种病变引起；隐血（OB）试验呈阳性，腹块可能由上消化道肿瘤引起。

16. 腹水

腹水，指的是腹腔内液体积聚过多，通常是由肾脏、心脏以及肝脏疾病引起，常有以下化验检查的方法帮助诊断治疗：

（1）腹水常规检查。腹腔穿刺取液，若腹水比重< 1.018，李凡他氏试验呈阴性，蛋白定量< 25 克／升，且细胞量少，可能是漏出液；若腹水稍有混浊，脓性或血性，且易凝，比重多> 1.018，李凡他氏试验呈阳性，蛋白定量> 25 克／升，可能为渗出液。腹水可由感染、癌浸润或胰腺炎受化学刺激所引起；当肉眼观察呈明显血性，或腹水 RBC > 10 万／微升，RBC／白细胞> 10：1，腹水可能是肝癌破裂、腹膜转移或其他恶性肿瘤所致；若腹水里乳白色，为乳糜性腹水，腹水可由胸导管、乳糜池、腹腔内淋巴管阻塞或损伤所引起。如腹水为淡血性，或红细胞（RBC）< 10 万／微升，多为结核炎症性或肝硬化自发性血性腹水。

（2）腹水小的葡萄糖含量测定。当腹水中的葡萄糖含量低于空腹血糖含量时，可能是腹腔细菌感染。

（3）腹水 pH 值测定。正常腹腔游离液体 pH 值为 7.47 ± 0.07，若发生了感染，由于细菌代谢产生酸性物质增多，而使腹水 pH 值降低；若腹水的 pH 值升高，如大于 7.47，可能是由恶性肿瘤引起。

（4）腹水中的淀粉酶测定。在胰腺疾病（如胰腺炎性腹水）时，淀粉酶含量可明显升高。

17. 呕血

呕血，指的是血从口中呕出。许多疾病可能造成呕血现象，常可借助于以下化验检查来鉴别诊断：

（1）血常规检查。若白细胞（WBC）的总数减少或正常，同时血小板（PLT）数降低，可能是肝硬化导致呕血。

（2）肝功能检查。若丙氨酸氨基转移酶（ALT）、天门冬氨酸氨基转移酶（AST）及麝香草酚浊度试验（TTT）数值均升高，白蛋白（A）／球蛋白（G）的比值小于1，呕血可能由肝硬化食管静脉曲张破裂引起；若血清胆红素（BIL）值升高，呕吐可能由肝硬化或胆管出血引起。

（3）乙肝抗原抗体测定。若乙型肝炎表面抗原（HBsAg）、乙型肝炎 e 抗原（HBeAg）呈阳性，呕血可能由乙型肝炎引起。

（4）蛋白电泳测定。若 γ - 球蛋白的值升高，可能是肝硬化引起的呕血。

（5）血清甲胎蛋白（AFP）测定。若结果呈阳性，呕血可能由消化道恶性肿瘤引起。

18. 声音嘶哑

声音嘶哑，指的是喉部特别是声带发生病变，轻者出现音调变低、变粗；重者出现声音嘶哑，甚至只能发耳语音，甚至失声。鉴别诊断声音嘶哑主要借助于以下化验检查：

（1）血白细胞（WBC）计数及分类（DC）测定。若白细胞数量减少，淋巴细胞百分比升高，声音嘶哑可能由麻疹、流感引起。

（2）甲状腺功能检查。若血清总三碘甲状腺原氨酸（TT_3）及总甲状腺素（TT_4）值升高，声音嘶哑可能由甲状腺功能亢进引起。

（3）血钙（Ca）测定。若血钙的值降低，声音嘶哑可能由甲状旁腺功能减退引起。

（4）血清肌酶测定。若肌酸磷酸激酶（CPK）、乳酸脱氢酶（LDH）及丙氨酸氨基转移酶（ALT）等值升高，声音嘶哑可能由皮肌炎引起。

（5）痰涂片检查。如找到结核杆菌、提示为喉结核引起的声音嘶哑；Ag 找到癌细胞，提示为喉部肿瘤引起的声音嘶哑。

19. 咳嗽、咳痰

咳嗽，指的是机体从气道排除异物时发生的一种防御反射。而咳痰指的是通过支气管角膜上皮细胞的纤毛运动、支气管肌肉的收缩及咳嗽时助气流冲动，人体将呼吸道内的分泌物从口腔中排出的现象。诊断咳嗽、咳痰常可借助于以下化验检查：

（1）血白细胞（WBC）计数及分类（DC）。若血白细胞总数、中性粒细胞的百分比均升高，咳嗽咳痰可能由呼吸道或肺部细菌感染引起；若白细胞数正常或偏低，而中性粒细胞百分比相对降低，咳嗽咳痰可能由病毒或其他原因引起的感染所致。

（2）自身抗体测定。若类风湿因子（RF）为阳性，抗核抗体（ANA）呈阳性，抗可溶性核抗原抗体中的 SS-A 抗体和 SS-B 抗体呈阳性有助于鉴别咳嗽咳痰等肺部症状。

（3）痰涂片找结核菌。若呈阳性，可能有结核病。

（4）旧结核菌素（OT）或结核菌素的纯蛋白衍化物（PPD）试验。若呈阳性，有患结核病的可能。

（5）血沉（ESR）。血沉加快，可能是上呼吸道及肺受到感染、结核、肺肿瘤等疾病。

20. 咯血

咯血，指的是气管、支气管或肺组织出血后经口腔咳出。常见于支气管扩张、支气管炎、肺炎、肺结核、肺脓肿、高血压心脏病、肺动脉高压及风湿性心脏病二尖瓣狭窄等疾病，常可借助以下化验检查来鉴别诊断：

（1）旧结核菌素（OT）或结核菌素的纯蛋白衍化物（PPD）试验。若呈阳性，可能有肺结核。

（2）血白细胞（WBC）计数及分类（DC）。若白细胞数及中性粒细胞百分比均升高，可能为肺脓肿、大叶性肺炎或葡萄球菌败血症。

（3）痰涂片找结核菌。若呈阳性，咯血可能由肺结核引起。

（4）痰涂片找癌细胞。若能找到癌细胞，可明确诊断为肺癌等引起的咯血。

（5）包虫抗原皮试。若呈阳性，可能为肺包虫病咯血。

21. 胸痛

胸痛，指的是由外伤、炎症、肿瘤或某些理化因素所致的组织损伤，刺激了肋间神经、脊神经后根和迷走神经分布的支气管、心脏及主动脉的神经末梢而引起的一种病症。鉴别诊断胸痛常可借助于以下化验检查：

（1）血白细胞（WBC）计数及分类（DC）。白细胞数及中性粒细胞增多，可能是各类肺炎、胸膜炎、肺梗死、心包炎、心肌梗死等引起的胸痛；当白细胞数极度增多并伴有幼稚细胞时，胸痛可能由白血病引起。

（2）血清酶测定。肌酸磷酸激酶（CFK）、天门冬氨酸氨基转移酶（AST）及乳酸脱氢酶（LDH）等均升高，胸痛可能由心肌梗死引起。

（3）血沉（EsR）。若血沉增快，胸痛可能由心肌梗死、结核性胸膜炎或急性心包炎引起。

（4）淀粉酶（AMY）测定。若血、尿淀粉酶值升高，可能为急性胰腺炎引起的放射性胸痛。

（5）痰涂片找癌细胞。若能找到癌细胞，可能患支气管癌。

22. 心悸

心悸，指的是机体对心脏搏动不适应的一种感觉。常见于各种心律失常、甲状腺功能亢进、低血糖、贫血、各种器质性心血管疾病及心血管神经官能症等，在心电图上可有特异表现，常可用以下化验检查帮助鉴别诊断：

（1）血常规检查。若血红细胞（RBC）的计数低于 3×10^{12}/升，而红蛋白（Hb）低于 70 克／升时，心悸可能由各种贫血引起；若白细胞（WBC）的总数升高，应怀疑是某些感染引起的心悸。

（2）血糖（GLU）。若血糖降低，心悸可能由低血糖引起。

（3）肌酸磷酸激酶（CPK）测定。若升高，心悸可能由心肌梗死等引起。

（4）尿 3-甲-4 羟苦杏仁酸（VMA）测定。若升高，心悸可能由嗜铬细胞瘤引起。

（5）甲状腺功能测定。若血清总甲状腺素（TT4）、血清总三碘甲状腺原氨酸（TT3）、血清游离甲状腺素（FT4）及血清游离三碘、甲状腺原氨酸（PT3）等指标均升高，心悸可能由甲状腺功能亢进引起。

23. 水肿

水肿，指的是体内水分潴留，而引起面部、四肢、腰背，甚至全身肿胀的一种病症，严重时还伴有胸水和膜水。鉴别诊断水肿常有以下化验检查：

（1）尿常规检查。若尿蛋白（PRO）呈阳性，尿中又出现较多的红细胞（RBC）及白细胞（WBC），水肿可能由急、慢性肾炎及肾功能不全引起；若尿以大量的蛋白为主，说中可能由肾病综合征引起。

（2）血红细胞（RBC）及血红蛋白（Hb）测定。若红细胞及血红蛋白含量均下降，水肿可能由各种贫血引起。

（3）肾功能检查。若尿素氮（BUN）及肌酐（Cr）值升高，水肿可能由肾功能不全或尿毒症引起。

（4）肝功能检查。若丙氨酸氨基转移酶（ALT）、天门冬氨酸氨基转移酶（AST）、麝香草酚浊度试验（TTT）等值均升高，而白蛋白（A）的含量偏低，白蛋白（A）／球蛋白（G）比值小于 1，水肿可能由肝硬化引起。

（5）甲状腺功能测定。若血清总三碘甲状腺原氨酸（TT3）、总甲状腺素（TT4）、游离三碘甲状腺原氨酸（FT3）及游离甲状腺素（FT4）值均下降，水肿可能由甲状腺功能低下引起。

24. 肝大

肝大，主要是指由肝脏疾病所引起的肝脏的病变表现。鉴别诊断肝大常有以下化验检查的方法：

（1）血细胞计数及分类测定。若白细胞总数可正常，而嗜碱性粒细胞（E）增加，可能是药物性肝病；若白细胞（WBC）总数减少，可能是沙门菌感染等；若 WBC 总数升高，而红细胞（RBC）及血红蛋白（Hb）降低，可能是酒精性肝病；若白细胞的总数增多，可能是化脓性感染、传染性单核细胞增多症、白血病等；若酒精性肝硬化伴脾功能亢进时，可致全血细胞不同程度减少；若白细胞总数减少，且中性粒细胞数减少，嗜酸性粒细胞数减少或消失；若同时伴血小板（PLT）数下降，可能是病情加重；若白细胞（WBC）总数正常或偏低，单核细胞（M）百分比偏高，多次反复发作后红细胞（RBC）及血红蛋白（Hb）可降低，可能是疟疾引起；若初期白细胞（WBC）的总数正常或偏低，各种单核细胞占 50% ~ 60%，其中异型淋巴细胞占 10% ~ 25%，可能是传染性单核细胞增多症。

（2）血清肝炎病毒标志物测定。各型病毒肝炎急性发病时，甲型肝炎病毒抗体免疫球蛋白 M 型（抗 HAV–IgM）、乙型肝炎核心抗体免疫球蛋白 M 型（抗 HBc–IgM）和乙型肝炎表面抗原（HB–sAg）、丙型肝炎病毒抗体免疫球蛋白 G 型（抗 HCV–IgG）、丁型肝炎病毒抗体免疫球蛋白 M 型（抗 HDV–IgM）、戊型肝炎抗体免疫球蛋白 M 型（HEV–IgM）等病毒标志物均可能呈阳性。

（3）肝功能检查。由嗜肝性肝炎病毒甲、乙、丙、丁及戊引起的急性肝炎及慢性肝炎活动期，血清丙氨酸氨基转移酶（ALT）、天门冬氨酸氨基转移酶（AST）均可升高，AST 升高虽不如前者，但仍能较好地反映肝组织破坏程度，急性肝炎，血清胆红素（BIL）值升高，如发生急速发展的高水平胆红素血症，表示肝细胞损害严重。药物性肝病时，尿胆红素、谷丙转氨酶、7– 谷氨酸转移酶（7–GT）及碱性磷酸酶（ALP）等值，均可升高。酒精性肝病时，尿胆红素、谷丙转氨酶、谷草转氨酶、谷氨酰基转肽酶、碱性磷酸酶均可升高，其中谷草转氨酶升高比谷丙转氨酶升高明显，且 AST／ALT 比值大于 2，而谷氨酰基转肽酶升高也比谷丙转氨酶升高明显。肝豆状核变性、肝胆肿瘤时，谷丙转氨酶、谷草转氨酶、尿胆红素及麝香草酚浊度试验（TTT）等值，均可升高。

（4）尿及粪便检查。伤寒时，尿蛋白（PRO）可为阳性，粪便隐血试验（OB）可为阳性。日本血吸虫病时，粪便直接涂片虫卵检出率较低，而沉淀孵化毛蚴检查阳性率较高（约为 80%），肝大硬化有黄疸时，尿中胆红素（BIL）升高，无黄疸者如尿胆原（URO）增加常提示肝功能不良。肝豆状核变性时，尿铜（CM）增加。

25. 脾大

脾大，指的是各种不同类型的脾病变所引起的一种常见的临床表现。鉴别诊断脾大常有以下化验检查：

（1）外周血检查。若白细胞（WBC）总数显著升高，嗜酸性粒细胞（E）也显著升高，而慢性期 E 百分比在 10% 以内，可能是日本血吸虫病急性期；若全血细胞与血红蛋白（Hb）不同程度减少，可能是日本血吸虫病晚期；若白细胞（WBC）总数减少，中性粒细胞（N）减少，嗜酸性粒细胞（E）减少或消失，可能是伤寒；若

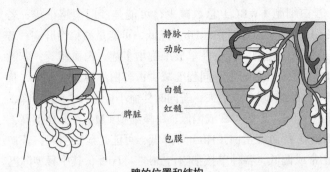

静脉
动脉
白髓
红髓
包膜
脾脏

脾的位置和结构

血小板（PLT）数下降，可能是病情严重。若WBC总数正常或稍低，但病发时稍高，多次反复发作后，可见红细胞（RBC）和Hb下降，出现贫血现象，可能是疟疾。若初期WBC总数正常或偏低，各种单核细胞（M）占50%～60%，其中异型淋巴细胞占10%～25%，可能是传染性单核细胞增多症；若WBC及Hh均下降，可能是溶血性贫血；若WBC总数升高，占60%～90%的为成熟小淋巴细胞，有时可见少数幼稚淋巴细胞和个别原始淋巴细胞，可能是慢性淋巴细胞性白血病；若RBC及PLT降低，则为晚期。若WBC总数升高，血涂片中以中、晚幼及杆状核粒细胞为主，原拉细胞及早幼粒细胞常低于10%，可能是慢性粒细胞性白血病。若是血小板增多，则为早期，晚期时红细胞及血红蛋白均降低。

（2）血氨及血尿酸等测定。肝硬化时，血氨值升高，可能是肝性脑病；若肝硬化失代偿期，血胆固醇常降低；若是慢性粒细胞白血病时，血尿酸及乳酸脱氢酶（LDH）的值均可升高。

（3）肝功能检查。若血清丙氨酸氨基转移酶（ALT）及尿胆红素（BIL）升高，白蛋白（A）减少，球蛋白（G）增加，可能是黑热病；若是ALT轻度升高，G显著升高，可能是日本血吸虫病；在晚期肝硬化时，血清A明显降低。

（4）骨髓象检查。若骨髓象中核细胞增生明显或极度活跃，亦有少数增生低下的，可能是急性非淋巴细胞白血病。其表现还可能有原始细胞或幼稚细胞超过50%，或原始细胞超过30%；可见奥尔（Auer）小体；若骨髓象中红细胞明显增多，幼红细胞有丝分裂象增多，可能是溶血性贫血。

（5）尿及粪便检查。若尿蛋白（PRO）呈阳性，粪便隐血（OB）检查呈阳性，可能是伤寒；若沉淀集卵检查呈阳性，可能是日本血吸虫病；若血管内、外溶血时，尿血红蛋白（Hb）为阳性，尿胆原（URO）增加，可能是溶血性贫血；若尿含铁血黄素为阳性，可能是血管内溶血。

26. 脾功能亢进

脾功能亢进，指的是脾脏肿大后，血液中三系细胞减少。脾功能亢进常有肝功能减退、全血细胞降低和门静脉高压等症状，常有以下化验检查帮助鉴别诊断：

（1）外周血检查。若全血红红细胞、白细胞、血小板均有不同程度的降低，可能是肝豆状核变性肝硬化、酒精性肝硬化、各种病毒性肝炎肝硬化、日本血吸虫病晚期肝硬化、脾功能亢进等。

（2）血清蛋白及蛋白电泳测定。白蛋白（A）合成减少，血中 A 值下降，且白蛋白（A）／球蛋白（G）比值下降，可能是各种肝硬化失代偿能力；蛋白电泳中球蛋白明显升高，可能是各种肝炎肝硬化失代偿期。

（3）肝功能检查。若丙氨酸氨基转移酶（ALT）、天门冬氨酸氨基转移酶（AST）升高，可能是酒精性肝硬化脾功能亢进；若 ALT、AST 以及麝香草酚浊度试验（TTT）等值均升高，可能是肝豆状核变性肝硬化脾功能亢进。

（4）尿、粪便检查。若出现黄疸者，且尿中胆红素（B1L）增加可能是，肝炎肝硬化脾功能亢进；若无黄疸者，尿胆原（URO）增加，可能是肝功能不良；若粪便直接涂片或沉淀集卵检查，均可找到虫卵，可能是日本血吸虫病肝硬化脾功能亢进。

（5）腹水检查。若是肝硬化腹水，为漏出液；若并发腹膜炎时，若腹水穿刺中蛋白及细胞数增加，细菌培养可呈阳性。

27. 淋巴结肿大

淋巴结肿大，指的是分布在须下、颈下、腋下及腹股沟等处的浅表淋巴结明显肿大且能触摸到，同时伴有不同程度的压痛。鉴别诊断淋巴结肿大可借助于以下化验检查：

（1）血常规检查。若白细胞（WBC）及中性粒细胞的含量均升高，淋巴结肿大可能由各种细菌感染引起；若红细胞（RBC）及血红蛋白（Hb）的数量均下降，淋巴结肿大可能由恶性组织细胞病引起；若外周血中出现原始或幼稚型白细胞，淋巴结肿大可能由白血病引起；若外周血中出现异型淋巴细胞，淋巴结肿大可能由传染性单核细胞增多症引起；若加嗜酸性粒细胞百分比增加，淋巴结肿大可能由变态反应引起。

（2）旧结核菌素（OT）及结核菌素纯蛋白衍化物（PPD）试验。若结果呈阳性，淋巴结肿大可能由结核病引起。

（3）补体 C3、补体 C4 测定。若补体 C3、补体 C4 的值均升高，淋巴结肿大可能由各种传染病、急性炎症等引起。

（4）粪便隐血（OB）检查。若结果呈阳性，可能是消化道肿瘤淋巴结转移。

（5）嗜异性凝集试验（HAT）。若呈阳性，淋巴结肿大可能由传染性单核细胞增多症引起。

28. 黄疸

黄疸，指的是血清胆红素（BIL）过高，通常表现为巩膜、皮肤及黏膜黄染的现象，有以下化验检查帮助鉴别诊断：

（1）外周血检查。若红细胞（RBC）及血红蛋白（Hb）含量均降低，但网织红细胞（RC）比例升高，黄疸可能由各种溶血引起。

（2）蛋白电泳测定。若白蛋白（A）/球蛋白（G）的比例小于1，可能是肝硬化性黄疸。

（3）血脂测定。血清胆固醇（TC）含量升高，本症可能由肝内胆汁淤积引起或是肝外阻塞性黄疸；如血清胆固醇降低，黄疸可能由肝损害引起。

（4）肝功能检查。若血清非结合性胆红素值明显升高，而结合性胆红素有轻度升高，可能是各种原因引起的溶血性黄疸；若前两种胆红素值均有升高，且丙氨酸氨基转移酶（ALT）和天门冬氨酸氨基转移酶（AST）值也升高，可能是急性肝炎和各种其他肝损害。

（5）粪便常规检查。若粪胆素值正常或呈阴性，可能是肝细胞性或阻塞性黄疸；若粪胆素值明显增加，可能是溶血性黄疸。

29. 多尿

多尿，指的是24小时尿一直保持在2500毫升以上。鉴别诊断多尿可有以下化验检查方法：

（1）尿常规检查。如尿糖（GIU）呈阳性，可能是糖尿病性多尿；若尿比重低于1.006，多尿可能由尿崩症引起。

（2）血钙及血钾测定。若血钙（Ca）升高，多尿可能由甲状旁腺功能亢进或肿瘤引起；若血钾降低，多尿可能由各种低血钾疾病引起。

（3）血糖（GLU）测定。若餐后2小时或空腹血糖升高，多尿可能由糖尿病引起。

（4）血抗利尿激素（ADH）测定。若抗利尿激素降低，可能是尿崩症性多尿。

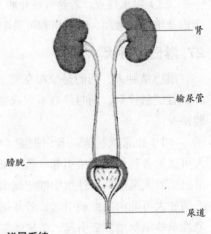

泌尿系统

泌尿系统由肾、输尿管、膀胱、尿道组成。肾脏产生尿液，把废物和体内多余的液体排出体外。输尿管像两条管道把尿液自肾脏输送到膀胱，尿液暂时储存在膀胱直到被排出体外。尿道是像一条管道，尿液自此由膀胱排出体外。

30. 尿急、尿频与尿痛

尿急，指的是急切地要排尿；尿频，指的是排尿次数明显增多；尿痛，指的是排尿时感到烧灼样疼痛，有以下化验检查帮助鉴别诊断：

（1）尿培养。若是泌尿系统感染，尿培养可培养出致病菌。

（2）尿常规检查。若镜检时可见大量白细胞（WBC）及红细胞（RBC），本症可能由急、慢性细菌性膀胱炎或尿道炎引起；若尿中的红细胞数量较多，本症可能由泌尿系统结石引起。

31. 血尿

血尿，指的是尿液中红细胞增多或肉眼可见到红色的尿。通常有肉眼血尿和微血尿之分，可借助于以下化验检查的方法：

（1）外周血检查。若白细胞（WBC）总数明显升高，并出现幼稚细胞，血尿可能由白血病引起；若血小板（PLT）减少，血尿可能由血小板减少性紫癜或流行性出血热引起。

（2）血沉速度测定。如血沉速度增快，血尿可能由结核或肿瘤引起。

（3）尿常规检查。若尿中红细胞（RBC）数量明显增多，却几乎无白细胞（WBC）及蛋白，血尿可能由泌尿系结石、肿瘤或外伤引起；若尿中除有白细胞及红细胞外，出现尿蛋白（PRO）及管型，血尿可能由各种急、慢性肾小球肾炎引起；若尿中红细胞及白细胞均升高，血尿可能由泌尿系感染引起。

32. 便血

便血，指的是消化道血液由肛门排出，是下消化道出血的特殊症状。鉴别诊断便血有以下化验检查的方法：

（1）血小板检查。若血小板（PLT）降低，便血可能由各种原因诱发的血小板减少引起。

（2）出血时间（BT）及凝血时间（CT）测定。若两者均延长，便血可能由凝血功能障碍引起。

（3）骨髓检查。可能会发现某些引起便血的血液病，如再生障碍性贫血、白血病等。

（4）粪便常规检查。若大便中有较多的红细胞（RBC）及白细胞（WBC），便血可能由细菌性痢疾引起；若在大便里发现血吸虫卵，便血可能由血吸虫病引起；若大便镜检发现阿米巴原虫，便血可能由阿米巴痢疾引起。

（5）粪便培养。若能培养出引起便血的致病菌，可以根据细菌种类鉴别细菌性痢疾、伤寒及副伤寒等。

33. 贫血

贫血，指的是全身循环血液中的红细胞总容量减少。可见于溶性贫血、巨幼红细胞性贫血、再生障碍性贫血、缺铁性贫血、慢性血性贫血、阵发性睡眠性血红蛋白尿、肾功能不全、肝损害、甲状 D 功能低下等。鉴别诊断贫血可借助于以下化验检查：

（1）尿隐血（OB）检查。若呈阳性，贫血可能由阵发性睡眠性血红蛋白尿引起。

（2）粪便隐血（OB）试验。若为阳性，贫血可能由失血引起。

（3）外周血检查。贫血时，外周血红细胞（RBC）计数及血红蛋白（Hb）均低于正常水平，可能为溶血栓贫血；若网织红细胞百分比低于1%，贫血可能由造血功能低下引起；若红细胞、血红蛋白、白细胞（WBC）及血小板（PLT）等值均降低，可能为再生障碍性贫血；若平均红细胞体积（MCV）大于92飞升，可能是巨幼红细胞贫血；若红细胞平均体积为 82-93 飞升，可能为再生障碍性贫血、溶血性贫血、失血性贫血等；若平均红细胞血红蛋白浓度（MCHC）低于 32%，可能为缺铁性贫血或铁幼粒细胞性贫血。

（4）肝功能检查。加丙氨酸氨基转移酶（ALT）、天门冬氨酸氨基转移酶（AST）、麝香草酚浊度试验（TTT）等均升高，可能是由各种肝损害引起的贫血；若血清间接胆红素（IBIL）值升高，可能是溶血性贫血。

（5）甲状腺功能检查。若血清三碘甲状腺原氨酸（TT3）及总甲状腺素（TT4）值均降低，贫血可能由甲状腺功能低下引起。

34. 出血倾向

出血倾向，指的是皮肤及黏膜自发性出血，或是微小血管遭受轻微创伤后出血不止的现象。鉴别诊断出血倾向可借助于以下化验检查：

（1）出血时间测定（BT）。若出血时间延长，出血倾向可能由血小板减少性紫癜、过敏性紫癜、血友病及再生障碍性贫血等引起。

（2）凝血时间测定（CT）。若凝血时间延长，出血倾向可能由血友病、重症肝炎等引起。

（3）血小板（PLT）计数。若血小板减少，出血倾向可能由原发性血小板减少性紫癜、白血病、脾功能亢进和再生障碍性贫血等引起。

（4）凝血酶原时间测定（PT）。若时间延长，出血倾向可能由严重肝功能损伤引起。

（5）血块收缩试验（CRT）。若退缩不良，出血倾向可能由血小板减少性紫癜等引起。

35. 输血反应

输血反应，指的是机体在输血后发生一些不良的反应，常见的输血反应有发热、溶血、细菌污染、肺水肿、变态反应和疾病传播等。以下化验检查有助于溶血反应时的诊断：

（1）血红蛋白（Hb）测定。若输血后血浆、血清血红蛋白增加，且两者的颜色均明显呈粉红色，可做溶血反应的诊断。

（2）血清胆红素（BIL）测定。在输血 2 小时后，若血清胆红素含量增加，有助于溶血的诊断。

（3）血型测定。复核病人输用血的血型，主要是 ABO 血型或 Rh 血型，可确定是否是由于血型不合而引起输血反应。

（4）直接抗球蛋白试验。若结果为阳性，可作为血型不合溶血的依据。

（5）病原菌检查。将剩余血直接涂片染色，或进行细菌培养，若阳性或找到细菌，便可确定诊断。

第二章　皮肤科疾病

1. 头癣

头癣，指的是头皮及毛发受到皮肤癣菌感染而引起的疾病。通常有黄癣、白癣、黑点癣和脓癣，不同类型的头癣的致病细菌以及临床表现均不同，常有以下化验检查来帮助鉴别诊断：

（1）皮损物真菌培养。可根据培养出的真菌类型诊断。

（2）滤过紫外线灯检查。若呈暗绿色荧光，则为黄癣病；若为亮绿色荧光，则为白癣病；若无荧光，多为黑点癣。

（3）皮损物检查。若可见发内菌丝、袍子及气泡，则为黄癣病发；若可见发外密集排列的圆形小孢子，有时可见发内较细的菌丝，则为白癣病发；若可见发内成串排列或呈链状的孢子，则为黑癣病发；若在发外有圆形孢子，发内可见菌丝，则脓癣为发外形感染。

2. 丹毒

丹毒，指的是由血行感染或是溶血性链球菌侵入人体皮肤或黏膜淋巴管所引起的淋巴管以及淋巴管周围的急性炎症。患者常出现畏寒、发热、头痛等全身症状，继而局部皮肤出现水肿性红斑，边界清晰，且迅速向四周扩展，严重时皮损处还会出现大疱，患者有灼热疼痛感，可做以下化验检查：

（1）血沉（ESR）测定。血沉可加快。

（2）外周血白细胞（WBC）检查。白细胞的百分比可升高，中性粒细胞百分比也升高。

（3）抗链球菌溶血素"O"测定。即抗"O"测定，其值可升高。

3. 麻风

麻风，指的是由麻风杆菌引起的一种慢性传染病。麻风有中间界线类麻风、结核样型麻风、界线类偏瘤型麻风、界线类偏结核样型麻风、瘤型麻风及未定类麻风等几种类型，其表现各不相同，有以下化验检查帮助鉴别诊断：

（1）血清麻风杆菌抗体测定。阳性率和抗体滴度最高的是瘤型麻风；瘤型与界线类麻风的阳性率接近100%；结核样型麻风的阳性率为60%。

（2）麻风杆菌检查。不同种类的麻风其结果不同，结核样型麻风为阴性；界线类偏结核样型麻风为阴性或弱阳性，未定类麻风多数为阴性而少数为弱阳性，中间界线类麻风为中等阳性，界线类偏瘤型为中等阳性，瘤型麻风为强阳性。

4. 手足口病

手足口病是受柯萨奇病毒感染而引起的急性传染性疾病，表现为口腔、手足等部位出现皮损。发病前患者感到低热、腹痛、食欲减退等，常可用以下两种化验检查的方法：

（1）血清学试验。柯萨奇病毒抗体滴度可升高。

（2）血细胞分类（DC）检查。淋巴细胞（L）的含量可升高。

5. 皮肤结核

皮肤结核，指的是由结核杆菌直接侵入皮肤或是由于人体内部器官、皮肤深部组织结核病灶中的结核杆菌经淋巴管或血行传播到皮肤而发病。皮肤结核是一种慢性病，有以下检查化验方法：

（1）皮损处组织涂片检查。可找到结核杆菌。或是病理表现为结核性肉芽肿。两者均可作为确诊的依据。

（2）旧结核菌素（OT）及结核菌素纯蛋白衍化物（PPD）试验。若为阳性，有确定诊断的意义。

（3）皮损玻片法压诊。结果可呈淡黄色、黄褐色或苹果酱色，即"苹果酱结节"，使诊断寻常性狼疮的方法之一。

6. 异位性皮炎

异位性皮炎，指的是由于自身的过敏性体质、免疫功能紊乱或家族中有过敏性皮炎、哮喘、荨麻疹、湿疹等病史等因素，自身抵抗力下降，而出现的皮肤湿疹。可分为婴儿期、儿童期和成人期三种，有以下化验检查的方法：

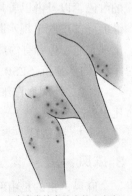

（1）血清免疫球蛋白E(IgE)测定。测定结果表现为升高。

（2）外周血检查。结果表现为嗜酸性粒细胞（E）升高。

（3）乙酰胆碱皮内注射试验。患者乙酰胆碱皮内注射及白色划痕症均呈延缓苍白现象，对多种变应原可产生风团样立即反应。

皮炎常伴有的症状为瘙痒。

7. 药物性皮炎

药物性皮炎，指的是药物通过不同途径进入人体内引起皮肤、黏膜的过敏反应。药物性皮炎常有荨麻疹样、血管性水肿、麻疹样红斑、固定性红斑、猩红热样红斑、多形红斑样、玫瑰糠疹样、扁平苔藓样等皮疹、泛发全身、分布对称，常有以下化验检查的方法：

（1）嗜碱性粒细胞试验。结果可为阳性。

（2）体内激发试验。结果可为阳性。

（3）血清免疫球蛋白E（IgE）测定。球蛋白可增加。

（4）组胺游离试验。嗜碱性粒细胞释放的组胺量增加。

（5）血常规检查。白细胞（WBC）计数及嗜酸性粒细胞（E）明显升高，也可能会表现为白细胞、红细胞（RBC）、血小板（PLT）全血减少。

8. 血管性水肿

血管性水肿，指的是一种发生于皮下组织中较疏松部位或黏膜的局限性水肿，又称作巨大荨麻疹。血管性水肿有遗传性和获得性两种类型，其中遗传性水肿可发生于 10 岁以前，局限在面部或某一肢体，可复发；而获得性水肿主要发生于眼睑、口唇、外生殖器等组织疏松的部位，常有以下两种检查诊断的方法：

（1）活化第三、第四补体成分测定。遗传性水肿患者的补体成分可减少，在病发作时尤为明显。

（2）血清 C1 酯酶抑制物测定。遗传性水肿患者的酶可减少，在病发时尤为突出。

9. 过敏性紫癜

过敏性紫癜，指的是一种变应性毛细血管及小动脉血管炎，发病前常可出现全身症状。有单纯型、关节炎型、肠胃型和肾型四种，不同的类型有不同的临床表现，常有以下检查化验的方法：

（1）外周血检查。白细胞（WBC）数可轻度升高，血小板（PLT）的数量正常。

（2）血沉（ESR）测定。血沉速度可加快。

（3）毛细血管脆性试验。结果呈阳性。

（4）出、凝血时间检查。均正常。

（5）免疫球蛋白（Ig）等测定。部分患者的血免疫球蛋白 M（IgM）升高、免疫球蛋白 A（IgA）升高，但补体含量可下降。

10. 糠秕孢子菌毛囊炎

糠秕孢子菌毛囊炎，指的是由圆形或卵圆形糠秕孢子菌引起的毛囊炎症性皮肤病。常有米粒大小的毛囊性红色丘疹或毛囊性小脓疱的皮损，对称性分布于胸、背、颈等部，常有以下鉴别检查方法：

（1）组织病理检查。PAS 染色，可见成堆的圆形或卵圆形紫红色孢子，在扩大的毛囊口及毛囊的漏斗部位。

（2）分泌物检查。鳞屑、脓液直接镜检或墨汁染色镜检，可见圆形孢子和短菌丝。

11. 荨麻疹

荨麻疹，指的是一种血管反应性皮肤病，常有短暂性风团，发生与消退均较快，常有以下几种化验检查的方法：

（1）外周血白细胞（WBC）及分类（DC）检查。嗜酸性粒细胞（E）可增多；

当有细菌感染时，WBC 总数及中性粒细胞可增多。

（2）冷球蛋白检测。冷球蛋白、冷溶血素及冷纤维蛋白原检查均呈阳性。

（3）血清免疫学检测。血清病性荨麻疹，补体总数下降，循环免疫复合物（CIC）可为阳性；若总免疫球蛋白 E 与特异性 IgE 测定阳性者，可能与 I 型变态反应有关。

（4）尿常规检查。会有管型尿蛋白。

12. 银屑病

银屑病，指的是一种病因不明但易复发的皮肤病，通常分为寻常型、脓疱性、关节病型和红皮病型四种。若有薄膜及点状出血等现象时，通常是寻常型银屑病。寻常型的基础上，若出现多数小脓疱，且可反复发生时，多为脓疱型银屑病；若伴有典型的银屑病皮损和指甲损害时，常为关节型银屑病，有以下两种检查诊断方法：

（1）脓疱型银屑病。外周血白细胞（WBC）增多，血沉（ERS）速度加快，C 反应蛋白为阳性，低蛋白血症，γ-球蛋白（γ-G）值上升，血清碱性磷酸酶（ALP）值上升，血钙低等症。

（2）关节炎型银屑病。血清类风湿因子（RF）呈阴性。

13. 天疱疹

天疱疹，指的是一种慢性大疱性皮肤黏膜疾病，在皮肤上常会出现松弛性水疱或大疱，早期多伴有口腔黏膜损害，可有寻常型、增殖型、落叶型和红斑型四种，有以下几种化验检查的方法：

（1）外周血白细胞（WBC）计数及分类（DC）检查。白细胞总数及中性粒细胞（N）百分比会中度增加，有些患者的嗜酸性粒细胞百分比会增加。

（2）血清抗表皮细胞间物质抗体测定。大多数患者的血清中都存在此类抗体，且抗体滴度与疾病的严重程度有关。

（3）血清蛋白分析。白蛋白（A）的含量一般偏低，但蛋白电泳 α_1-、α_2- 和 γ- 球蛋白 α_1-G、α_2-G 和 γ-G 均能增多。

（4）血沉（ESR）测定。血沉速度加快，常与病情严重程度成正相关。

14. 疱疹样皮炎

疱疹样皮炎，指的一种瘙痒性皮肤病，多有复发性。皮损呈多形性，有红斑、丘疹、水疱，特别是簇集性水疱最为突出，发病时患者有严重的瘙痒症状，有以下化验检查帮助鉴别诊断：

（1）皮损组织病理检查。为表皮下水疱。真皮乳头顶端有中性粒细胞（N）及少量嗜酸性粒细胞（E），当乳头部形成小脓肿时，则嗜酸性粒细胞增多。

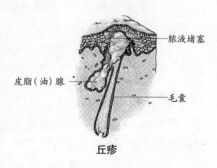

皮脂（油）腺

脓液堵塞

毛囊

丘疹

（2）斑贴试验。结果为阳性。当用 25%～50% 的碘化钾软膏做斑贴试验，大多数患者在 24 小时内可局部出现红斑、水疱，呈阳性反应。

（3）血清抗基底膜抗体测定。根据直接免疫荧光检查，在表皮与真皮交界处有颗粒状或线状免疫球蛋白 A（IgA）沉着，分别称颗粒型与带状型。在带状型患者的血清中，往往可检查出抗基底膜抗体，而颗粒型患者的检查结果没有这种抗体。

15. 疱疹样脓疱病

疱疹样脓疱病，指的是一种脓疱性疱疹样皮炎，常在褶皱部位出现皮损，呈现群集环形排列的疱。同时，患者出现寒战、高热、呕吐、腹泻等严重全身中毒症状。好发于妊娠期的妇女常有以下检查化验的方法：

（1）红细胞（RBC）及血红蛋白（Hb）测定。两者的值均降低，可能出现贫血现象。

（2）血及脓液细菌培养。结果为阴性。

（3）血钙（Ca）测定。血钙可能会降低。

（4）蛋白电泳分析。α_1-球蛋白（α_1-G）、β-球蛋白（β-G）均可明显升高。

16. 大疱性类天疱疮

大疱性类天疱疮，指的是一种老年性的自身免疫疾病，早期为红肿性红斑，接着正常的皮肤或红斑上出现疱壁较厚的大疱，不易擦破，且水疱破溃后易愈合，患者的下腹部、腹股沟及四肢屈侧常有不同程度的瘙痒皮损，常有以下检查化验的方法：

（1）直接和间接免疫荧光检测。直接免疫荧光检查，在基底膜带常有免疫球蛋白 G（IgG）和活化补体第三成分沉积；间接免疫荧光检查，患者的血清中有抗基底膜样抗体。

（2）皮损组织活检。为表皮下大疱，疱腔内及真皮内以嗜酸性粒细胞（E）浸润为主。

17. 结节性发热性非化脓性脂膜炎

结节性发热性非化脓性脂膜炎，指的是原发于脂肪层的炎症，能够对全身脂肪组织构成威胁。患者表现为，弛张热，发热时间不定，并有皮下结节成批发作，有显著的疼痛感。当结节消退后，皮肤可发生凹陷，常有以下化验检查的方法：

（1）外周血检查。白细胞（WBC）的总数不正常，可增加或减少，中性粒细胞（N）的百分比增加；晚期红细胞（RBC）及血红蛋白（Hb）可减少，血小板（PLT）的含量也减少，可出现贫血。

（2）血沉（ESR）测定。病患晚期血沉速度可增快。

（3）血脂及免疫球蛋白测定。含量均可升高。

（4）淋巴细胞转化率（LTT）测定。转化率可降低。

18. 肉样瘤病

肉样瘤病,指的是一种慢性肉芽肿性疾病,病发全身,且皮肤损害呈多形性改变。常有丘疹型、结节型、斑块型、结节性红斑型、冻疮样狼疮型几种, 有以下化验检查的方法:

（1）外周血白细胞（WBC）计数及分类（DC）检查。可见白细胞总数减少,但嗜酸性粗细胞（E）计数增加。

结节型肉样瘤病

（2）皮肤组织病理检查。显示皮内和皮下有上皮样细胞,呈岛状,成团浸润,并含有少量淋巴细胞。在发病晚期可有巨细胞,无干酪样坏死。

（3）血清球蛋白测定。血清球蛋白可升高。

（4）血钙（Ca）测定。血钙含量可升高。

（5）结节病皮试。结果多为阳性。

19. 梅毒

梅毒,指的是一种由苍白螺旋体引起的常见的性传播疾病。梅毒主要通过性交感染或由母体通过胎盘传给胎儿,一般可分为一期梅毒、二期梅毒、二期复发梅毒和晚期梅毒等几种, 不同的梅毒的临床表现不同。早期梅毒多以皮肤、黏膜和淋巴结的典型损害为特点。晚期梅毒, 可累及心脏、心血管、中枢神经系统等脏器,梅毒的化验检查常有以下几种方法:

（1）梅毒螺旋体抗原血清试验。用梅毒螺旋体血凝试验（TPHA）、荧光螺旋体抗体吸收试验（FIT-ABS）、梅毒螺旋体明胶颗粒凝集试验（TPPA）等检测, 均可呈阳性。

（2）血清聚合酶链反应测定。可为阳性, 适用于对新生儿血清和脑脊液标本、梅毒孕妇的羊水等检测。

（3）皮肤黏膜渗液或淋巴结穿刺液检查。经镀银染色后镜检找到染成棕黑色的螺旋体, 呈阳性, 或通过暗视野显微镜检查, 可找到细长、有动力的密螺旋体时均可确定诊断。

（4）脑脊液（CSF）检查。蛋白量、细胞计数、玻片试验（VDRL）等, 均有异常变化时, 可诊断。适用于神经梅毒的诊断。

（5）非螺旋体抗原测定。用玻片试验（VDRL）、快速血浆反应素试验（RPR）及不加热血清反应素试验（USR）等检查, 均可呈阳性, 便于确诊。

20. 淋病

淋病,指的是一种常见的性传播疾病, 它是一种由淋病奈瑟菌引起的泌尿生殖系统的化脓性感染, 主要通过性交传染。可有男性淋菌性尿道炎、女性淋病、播散性淋病以及其他部位的淋病四种类型。不同的类型其主要表现不同，可有以下几种化验检查的方法：

（1）聚合酶链反应（PCR）检测。扩增淋病奈瑟菌的隐蔽质粒特异性基因，可增大结果的阳性率，有利于早期确诊淋球菌感染且检查较快速。

（2）病原体培养。如淋球菌呈阳性，便可以确诊。对于无症状或症状或症状轻微的患者，特别是女性病人、咽部及直肠淋病者，应以培养为准。

（3）病损处分泌物显微镜检查。取尿道、宫颈分泌物或前列腺液涂片，经革兰氏染色后镜检，若能够在多形核白细胞内找到革兰阴性双球菌，对男性患者具有诊断意义；对于女性患者，若要确诊还需要进一步做淋球菌培养。

21. 非淋球菌性尿道炎（NGU）

非淋球菌性尿道炎，指的是由支原体和沙眼衣原体等经过性接触而相互传染的一种尿道炎症，是一种常见的性传播疾病。可有女性非淋菌性泌尿生殖道炎和男性非淋菌性尿道炎两种，常表现为尿道刺激症状及尿道少量黏液性分泌物常合并有附件炎、宫颈炎和前列腺炎等病症，常有以下化验检查的方法：

（1）病原体检查。将病损处分泌物涂片，并吉姆萨染色，镜检时若发现涂片染成紫红色或蓝色的包涵体，即可确诊。

（2）病原体培养。若能出现典型的"荷包蛋"样菌落，即呈阳性，可帮助临床确诊。

（3）分泌物细胞检查。当女性宫颈黄色、脓性分泌物在 1000 倍油镜视野下，出现 10 倍以上的多形核白细胞，便具有诊断意义；也可将男性尿道分泌物涂片镜检，在 1000 倍油镜视野下若能看见多形核白细胞多于 5 个，或是晨尿、排尿间隔 3～4 小时的尿液沉渣在 400 倍高倍镜的视野下，有多形核白细胞多于 15 个，均具有诊断意义。

22. 性病性淋巴肉芽肿

性病性淋巴肉芽肿，指的是一种由沙眼衣原体侵犯生殖器、肛门直肠和腹股沟淋巴结而引起的性传播性疾病。早期的症状表现多以外生殖器溃疡，腹股沟淋巴结肿大为主、中期可出现坏死和溃疡，在晚期外生殖器会出现皮肿、直肠变得狭窄等，主要有以下几种化验检查的方法：

（1）病原体培养。若能培养出沙眼衣原体，有诊断意义。

（2）补体结合试验等测定。可在感染 4 周后出现阳性，滴度在 1∶64 以上有诊断意义；若是微量免疫荧光试验、酶联免疫吸附试验等也呈阳性，可能是有一些敏感性和特异性。

（3）组织病理学检查。初疮为非特异性炎症，淋巴结伴有星状脓疡形成的肉芽肿，中央为坏死组织，这些中心性坏死，形成三角形或四角形星状脓疡，环绕脓疡周围的上皮样细胞呈栅状排列，称作淋巴结的星状脓疡，具有重要的诊断意义。

23. 尖锐湿疣

尖锐湿疣，指的是一种由人乳头瘤病毒（HPV）感染引起的性传播疾病，主要通过性接触传染。其生殖器病损特点为：皮肤表面出现凹凸不平呈乳状、菜花样和鸡冠状的疣，且能够引起分泌物增多和性交痛，有以下化验检查帮助鉴别诊断：

（1）聚合酶链反应（PCR）检测。HPV感染者，可能呈阳性。

（2）皮损活检。若有HPV感染时，可显示空泡细胞的组织病学变化特点。

（3）醋酸白试验。用3%～5%醋酸溶液外搽或湿敷皮损处3～5分钟后，若变白，为阳性，便有诊断意义。

（4）病原体检查。若将标本涂片，并用吉姆萨染色，当用光学显微镜查时，可见多核巨细胞和胞核内有嗜酸性包涵体，可有确定的诊断意义。

24. 生殖器疱疹

生殖器疱疹，指的是一种由单纯疱疹病毒2型通过性接触感染引起的常见的性传播疾病。该病易复发，多见于青春期以后，呈水疱、脓疱和线表溃疡等特点，有以下诊断鉴别的化验检查：

（1）病毒抗原检测。从病损处取标本，以单克隆抗体直接免疫荧光法或酶联免疫吸附法检测HSV抗原，若为阳性，有诊断价值。

（2）病损组织病毒培养。若能发现HSV和细胞病变，便可确诊。

（3）细胞学检测。疱底印片做吉姆萨染色或瑞氏染色，在显微镜下可见多核巨细胞或核内病毒包涵体，便可以确诊。

（4）聚合酶链反应（PCR）检测。若能检测到皮损中的HSV核酸，便有诊断价值，特别是对于无症状患者尤为重要。

25. 软下疳

软下疳指的是一种由杜克嗜血杆菌引起的性病。主要表现为生殖器的疼痛性溃疡，且伴有附近淋巴结化脓性病变，有以下化验检查的方法：

（1）病损组织培养。从溃疡处取材，接种于M-H培养基或巧克力血琼脂上，若能够分离培养出杜克嗜血杆菌，便可确诊。

（2）病原体检查。若能查找到革兰阴道短小杆菌，或见到细胞外形排列呈鱼群样的细菌，便有利于诊断。

第三章 传染病

1. 伤寒

伤寒，是指由伤寒杆菌引起的一种肠道传染病。患者在临床上表现出持续高热、伤寒面容、肝脾肿大、相对缓脉、玫瑰疹和白细胞减少等症状，有以下化验检查帮助诊断：

（1）粪便隐血（OB）检查。结果可呈阳性。

（2）肥达反应。H ≥ 1∶160，O ≥ 1∶80。

（3）葡萄球菌 A 蛋白协同凝集（SPA）试验。可呈阳性。

（4）外周血检查。白细胞（WBC）总数减少，中性粒细胞（N）减少，嗜酸性粒细胞（E）减少或消失。若血小板（PLT）数下降，则可提示病情严重。

（5）免疫球蛋白（Ig）测定。免疫球蛋白 A、G、M（IgA、IgG、IgM）值均可升高。

（6）尿蛋白（PRO）测定。结果可为阳性。

2. 流行性感冒

流行性感冒简称流感，它是一种由流感病毒引起的呼吸道传染病，其典型临床症状是急起高热、头痛、乏力、全身肌肉酸痛等。一般而言，流行性感冒应做以下化验检查：

（1）外周血白细胞（WBC）计数及分类（DC）检查。白细胞总数正常或降低，淋巴细胞（L）百分比相对升高。

（2）血清流感病毒抗原测定。若呈阳性，具有早期诊断意义。

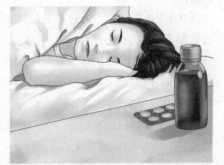

风寒感冒服用完药物后，要尽量卧床休息，以便最大限度地发挥药效。

（3）鼻甲黏膜印片检查。可能会发现多数细胞胞浆内有嗜酸性包涵体，且在发病 4 日内阳性率高达 80% ~ 95%。

3. 百日咳

百日咳，是指由百日咳杆菌引起的一种小儿急性呼吸道传染病。患者在临床上表现出阵发性痉挛性咳嗽，且在咳后可伴有呕吐以及鸡鸣样回声等症状，有以下化验检查：

（1）细菌培养。病初用鼻咽拭子，痉咳期用碟痰法采集标本接种培养，培养出百日咳杆菌的阳性率较高。

（2）血白细胞（WBC）计数及分类（DC）检查。卡他期末和痉挛期早期，白细胞总数明显升高，可达（30 ~ 50）×10⁹/升，且淋巴细胞（L）可占 60% ~ 80%。

（3）百日咳特异性抗体免疫球蛋白 M 型（IgM）测定。单价血清凝集抗体滴度
1 ∶ 320 以上即为阳性；用凝集试验和补体结合试验检测早期及恢复期双份血清，
可见抗体效价递升。

4. 猩红热

猩红热，是指由乙型溶血性链球菌 A 族引起的一种急性呼吸道传染病。患者在
临床上表现出咽喉炎、发热、全身鲜红色皮疹和疹后脱屑等症状特点，有以下化验
检查：

（1）血白细胞（WBC）计数及分类（DC）检查。嗜酸性粒细胞（E）在恢复期
常升高；白细胞总数升高到（10 ~ 20）×10⁹/升，中性粒细胞（N）百分比升高，
可高于 80%，且在胞质中可见中毒颗粒。

（2）咽拭子培养。若能培养出乙型溶血性链球菌 A 族球菌，便可确定诊断。

5. 麻疹

麻疹，是指一种由麻疹病毒引起的急性呼吸道传染病。患者出现发热、眼结膜炎、
上呼吸道感染、口腔黏膜麻疹斑和全身斑丘疹等临床表现，有以下化验检查帮助鉴
别诊断：

（1）血凝抑制、补体结合抗体试验。若在恢复期血清效价呈 4 倍以上升高，具
有诊断意义。

（2）麻疹病毒抗体免疫球蛋白 M 型（IgM）测定。若呈阳性，则说明是近期感染。

（3）白细胞（WBC）计数及分类（DC）检查。淋巴细胞（L）百分比偏高；白
细胞总数减少。

（4）多核巨细胞检查。前驱期鼻咽分泌物、痰和尿沉渣涂片，在镜下可见多核
巨细胞，有早期诊断意义。

6. 风疹

风疹，是指一种由风疹病毒引起的呼吸道传染病。患者在临床上表现为发热、
全身出疹、淋巴结肿大以及轻微呼吸道感染等，有以下化验检查帮助诊断：

（1）风疹病毒抗体免疫球蛋白 M 型（IgM）测定。若呈阳性，表示是近期感染。

（2）风疹病毒抗体免疫球蛋白 G 型（IgG）测定。若出疹后数日，即呈阳性，
则为典型风疹；若是恢复期患者，血清抗体效价有 4 倍升高，也可表示为近期感染。

（3）血白细胞（WBC）计数及分类（DC）检查。出疹期淋巴细胞百分比升高，
白细胞减少，可出现异型淋巴细胞。

7. 水痘

水痘，是指由水痘病毒引起的一种呼吸道传染病。患者表现出发热等全身症状

以及分批出现的，呈向心分布的特征性皮疹等特征，有以下化验检查：

（1）血清补体结合中和试验。双份血清抗体效价呈4倍以上增加。

（2）多核巨细胞和嗜酸性包涵体检查。经疱疹基底部刮取物涂片检查，可找到多核巨细胞及核内嗜酸性包涵体。

8. 细菌性痢疾

细菌性痢疾，是指由四群志贺菌引起的一种常见肠道传染病。患者的典型的临床表现是腹痛、腹泻、发热、里急后重和黏液脓血便等，有以下化验检查帮助诊断：

（1）血常规检查。急性菌痢时，中性粒细胞（N）百分比升高，白细胞（WBC）总数升高可达（10~20）×10⁹/升；重型及中毒型急性菌痢，红细胞（RBC）及血红蛋白（Hb）可有轻度下降，可出现核左移现象。

（2）粪便培养。若阳性率高，便可帮助确诊。

（3）粪便中志贺菌可溶性抗原测定。如葡萄球菌A蛋白协同凝集（SPA）试验呈阳性，有快速诊断的价值。

（4）粪便常规检查。镜检有成堆的脓细胞及分散的红细胞，若能发现巨噬细胞便有助于诊断；粪便呈黏液脓血样外观，粪质少。

9. 细菌性食物中毒

细菌性食物中毒，是指人在食用被细菌或细菌毒素污染的食物后引起的一种急性中毒性疾病。患者可呈暴发性发病，表现出恶心、呕吐、腹痛、腹泻、水样便等急性胃肠道症状，有以下化验检查帮助诊断：

（1）血白细胞（WBC）计数及分类（DC）检查。白细胞总数一般在10×10⁹/升以上，中性粒细胞（N）百分比升高。

（2）血清凝集试验。在发病初期和恢复期，若双份血清效价有4倍以上升高时，便可明确诊断。

（3）血钠（Na）、血钾（K）测定。若严重脱水时，血钠、钾均可降低。

（4）粪便常规检查。镜检可见白细胞（WBC）、红细胞（RBC）以及脓细胞。

10. 流行性腮腺炎

流行性腮腺炎，指的是一种由腮腺病毒引起的急性传染病。其发病时的特点是起病急、发热、单侧或双侧腮腺有非化脓性肿痛，常有以下化验检查的方法：

（1）血白细胞（WBC）计数及分类（DC）检查。检查可发现白细胞总数正常或偏高，且淋巴细胞（L）百分比升高。

（2）补体结合试验和血凝抑制试验。发病早期与恢复期，双份血清抗体效价有4倍以上升高，或单份血清效价在1：64以上时具有诊断意义。

（3）血清及尿淀粉酶（AMY）测定。多数患者可升高，其升高程度与腮腺肿大程度成正比。

11. 病毒性肝炎

病毒性肝炎，是指由多种肝炎病毒引起的，以肝脏炎症和坏死病变为主的一组传染病。主要包括甲型（A型）、乙型（B型）、丙型（C型）、丁型（D型）、戊型（E型）五种。传播途径复杂，发病率高。在临床上又分为急性肝炎、慢性肝炎、淤胆型肝炎、妊娠期病毒性肝炎以及重型肝炎等，其临床表现不同，有以下化验检查帮助诊断：

（1）血常规检查。在急性肝炎初期，白细胞（WBC）总数正常或略高，但不超过 10×10^9/升（/L）；黄疸期，白细胞减少，且以淋巴细胞（L）、大单核细胞（M）为主。

（2）血清蛋白测定。慢性肝病时，血清球蛋白（G）浓度上升；当肝被明显损伤时，人血白蛋白（A）浓度下降；若血清 A/G 比值下降甚至倒置，则可能是肝功能明显损害，有助于慢性肝炎和肝硬化的诊断。

（3）血清和尿胆色素测定。黄疸型肝炎时，血清总胆红素（TBIL）、直接胆红素（DBIL）和间接胆红素（IBIL）均可升高；急性肝炎黄疸期，尿胆原（URO）及尿胆红素（BIL）均可升高，淤胆型肝炎时，BIL 强阳性，而 URO 呈阴性。

（4）血清酶测定。慢性肝炎时，ALT 可持续或反复升高；急性病毒性肝炎时，在黄疸出现前3周，血清丙氨酸氨基转移酶（ALT）可升高；重型肝炎患者，若黄疸迅速加深，ALT 迅速下降说明肝细胞大量坏死。血清碱性磷酸酶（AKP）的显著升高，有助于肝外阻塞性黄疸的诊断，从而有助于肝细胞性黄疸的鉴别。若血清 γ-谷氨酰转肽酶（γ-GT）升高，则有一定的参考价值。

（5）凝血酶原时间测定。凝血酶原活动度小于40%或凝血酶原时间（PT）超过正常对照50%以上，表示肝受到严重损伤。

（6）血氨浓度测定。血氨浓度升高，提示可能会有肝性脑病发生。

（7）肝炎病毒标记物测定。

①甲型肝炎：ELISA法，抗 HAV-IgM 阴性但抗甲型肝炎病毒免疫球蛋白 G（掷 HAV-IgG）阳性，表示过去感染过甲型病毒性肝炎已产生免疫；抗甲型肝炎病毒免疫球蛋白 M（抗 HAV-IgM）阳性，表示甲型肝炎病毒感染。

②乙型肝炎：乙型肝炎病毒 e 抗原（HBeAg）持续阳性，表示 HBV 活动性复制，传染性较大，易转为慢性；乙型肝炎病毒 e 抗体（抗-HBe）持续阳性，表示 HBV 复制处于低水平。乙型肝炎病毒核心抗原（HBcAg）阳性，意义同 HBeAg；乙型肝炎表面抗原（HBsAg）阳性，表示已感染乙型肝炎病毒；但 HBsAg 阴性，则不能排除乙型肝炎病毒（HBV）感染；乙型肝炎表面抗体（抗-HBs）阳性，也可能是预防接种或过去感染产生对 HBV 的免疫力。乙型肝炎病毒核心抗体免疫球蛋白 G（抗-HBcIgG）阳性，表示过去感染过 HBV；乙型肝炎病毒脱氧核糖核酸（HBVDNA）阳性，表示 HBV 有活动性复制，传染性大。乙型肝炎病毒核心抗体免疫球蛋白 M

（抗 –HBcIgM）阳性，表示急性感染或慢性乙型肝炎活动期。

③丙型肝炎：丙型肝炎病毒核糖核酸（HCVRNA）阳性，表示近期感染 HCV 或有活动性复制；丙型肝炎病毒抗体免疫球蛋白 M（抗 –HCVIgM）存在于急性期，治愈后可消失，抗 HCV 是有传染性的标记。

④丁型肝炎：慢性 HDV 感染时，抗丁型肝炎病毒免疫球蛋白 G（抗 –HDVIgG）持续升高；丁型肝炎病毒抗原（HDVAg）阳性，仅在感染后数天内存在，随后出现抗丁型肝炎病毒免疫球蛋 M（抗 –HDVIgM），但持续时间较短。

⑤戊型肝炎：抗戊型肝炎病毒免疫球蛋白 M（抗 –HEVIgM）和抗戊型肝炎病毒免疫球蛋白 G（抗 –HEVIgG）阳性，均表示近期感染 HEV。

（8）尿常规检查。深度黄疸或发热者，尿中可出现 WBC、红细胞（RBC）或管型等。

12. 病毒性脑膜炎

病毒性脑膜炎，是指一种由多种病毒感染引起的无菌性脑炎。引起病毒性脑膜炎最常见的病毒为柯萨奇 A 及 B 病毒、孤儿病毒和疱疹病毒等。患者在起病时有头痛、咽痛、发热、呕吐、嗜睡等，重症者可出现不同程度的意识障碍，如昏睡甚至昏迷等，有以下化验检查：

（1）血柯萨奇病毒标记物测定。测定结果可为阳性。

（2）血、尿淀粉酶（AMY）测定。伴腮腺肿大或颌下腺肿大者，血、尿 AMY 均可升高。

（3）脑脊液（CSF）检查。蛋白量正常或轻度升高；糖及氯化物含量正常；白细胞数小于 500×10^6/ 升（/L），早期中性粒细胞（N）偏高，后期淋巴细胞（L）占优势；多次涂片或培养无细菌。

13. 森林脑炎

森林脑炎，是指由蜱传虫媒 B 组脑炎病毒引起的一种中枢神经系统急性传染病。患者在临床上主要特征为头痛、发热、意识障碍、脑膜刺激征、瘫痪等，有以下化验检查：

（1）白细胞（WBC）计数及分类检查。白细胞总数多在（10 ~ 20）× 10^9/ 升（/L），其中中性粒细胞（N）可显著升高。

（2）血清学测定。特异性免疫球蛋白 M（IgM）测定阳性，有早期诊断价值；补体结合试验及血凝抑制试验，若双份血清效价增至 4 倍以上，则有诊断意义。

（3）脑脊液（CSF）检查。生化检查正常；压力稍高；白细胞数多在 200×10^6/ 升左右，以淋巴细胞（L）为主。

14. 淋巴细胞性脉络丛脑膜炎

淋巴细胞性脉络丛脑膜炎，是指由淋巴细胞脉络丛脑膜炎病毒引起的一种急性传染病。患者发病多急骤,初期症状类似于流感,症状一度减轻后可又出现发热、头痛、呕吐和脑膜刺激征等,有以下化验检查帮助诊断:

（1）脑脊液（CSF）检查。外观正常；压力正常或稍有上升；糖正常或稍升高；氯化物正常；细胞数达 $500 \times 10^6/$升,以淋巴细胞为主,可占 80% ~ 95%。

（2）血常规检查。在疾病早期,白细胞（WBC）总数减少,分类中淋巴细胞增多,常有异形淋巴细胞出现；后期,白细胞正常。

（3）免疫学测定。双份血清测定补体结合抗体,病程中若呈 4 倍或 4 倍以上升高,则可以确诊。免疫荧光试验,在第一周即呈阳性,可做早期诊断。

15. 流行性乙型脑炎

流行性乙型脑炎简称乙脑,是由蚊子传染的一种病毒性中枢神经系统传染病。患者在临床上多表现出高热,同时伴有惊厥、意识障碍、强直性痉挛及脑膜刺激征等特点,有以下化验检查帮助诊断:

（1）血白细胞（WBC）计数及分类（DC）检查。白细胞总数增加到（10 ~ 30）$\times 10^6/$升,以中性粒细胞（N）为主,占 80% 以上。

（2）血清补体结合试验。若在发病 4 周时的阳性率大于 80%,则可帮助判断出近期感染。

（3）脑脊液（CSF）检查。脑脊液清亮或微混浊,白细胞数多在（50 ~ 500）$\times 10^6/$升,在起病 5 日内多以中性粒细胞（N）为主,以后则出现淋巴细胞（L）增加；糖、氯化物基本正常；蛋白稍增多。

16. 结核性脑膜炎

结核性脑膜炎,是指由结核杆菌引起的一种软脑膜渗出性炎症。患者在临床上可表现出结核性全身中毒、脑膜刺激以及体征、颅内压升高等症状,有以下化验检查帮助鉴别诊断:

（1）脑脊液（CSF）检查。压力升高；细胞数多为（25 ~ 500）$\times 10^6/$升,以淋巴细胞为主；蛋白含量升高,氯化物含量降低,糖含量常降至 2.24 毫摩 / 升以下；外观清晰或呈毛玻璃样,放置数小时后,可有纤维蛋白形成。

（2）脑脊液结核杆菌脱氧核糖核酸（DNA）测定。用聚合酶链反应（PCR）方法检测,结核杆菌 DNA 值可升高。

（3）血常规检查。白细胞（WBC）正常或偏低,红细胞（RBC）及血红蛋白（Hb）可下降。

（4）血沉（ESR）测定。血沉速度可增快。

（5）旧结核菌素（OT）或结核菌素纯蛋白衍化物（PPD）试验。若为阳性便具有诊断价值。

17. 新型隐球菌病

新型隐球菌病，是指真菌经呼吸道吸入后，经血液进入中枢神经系统而引起的一种隐球菌性脑膜炎。在临床上多表现出头痛、呕吐、发热、颈抵抗、出现脑膜刺激征及颅内高压症等症状，有以下化验检查：

（1）病原体检查。脑脊液培养，可为阳性；脑脊液（CSF）墨汁涂片，可找到新型隐球菌；脑脊液免疫学测定，可找到相应隐球菌荚膜多糖抗原。

（2）脑脊液（CSF）常规检查。蛋白质轻度升高，糖及氧化物降低；细胞计数 $<500 \times 10^6$/升，分类中以淋巴细胞（L）为主。

18. 流行性脑脊髓膜炎

流行性脑脊髓膜炎简称流脑，是指一种由脑膜炎球菌引起的化脓性脑膜炎，又称脑膜炎球菌病。患者在临床上可表现出突然高热，并伴有头痛、呕吐、颈项强直、皮肤瘀点瘀斑、克氏征及布氏征阳性等症状特点，有以下化验检查帮助诊断：

（1）皮肤瘀点及脑脊液沉淀物涂片检查。脑膜炎球菌阳性率达 80% 以上，有早期确诊价值。

（2）血白细胞（WBC）计数及分类（DC）检查。白细胞总数明显升高，达 20×10^6/升左右，中性粒细胞百分比可大于 80%，严重者还可出现中毒颗粒及空泡。

（3）脑脊液（CSF）检查。蛋白明显升高，可增至 2 克/升以上；白细胞数在 1000×10^6/升以上，以中性粒细胞为主；脑脊液压力升高，外观可呈混浊或脓样；糖明显减少，氯化物降低。

19. 脊髓灰质炎

脊髓灰质炎，是指由脊髓灰质炎病毒引起的一种急性传染病，因多见于小儿，因此又称小儿麻痹症。患儿主要出现发热、肢体疼痛等特点，有以下化验检查帮助诊断：

（1）血清病毒抗体试验。实验结果可呈阳性。

（2）血白细胞（WBC）计数及分类（DC）检查。白细胞总数正常或轻度升高，先以中性粒细胞（N）为主，后以单核细胞（M）为主。

（3）血沉（ESR）测定。在急性期血沉速度可增快。

（4）脑脊液（CSF）检查。糖、氯化物基本正常。蛋白早期正常，后期可增加。白细胞数为 $(50 \sim 500) \times 10^6$/升，早期以中性粒细胞（N）为主，后期以淋巴细胞（L）为主。

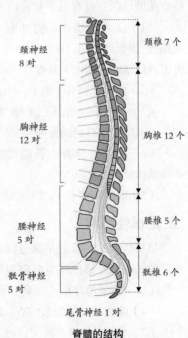

颈神经 8 对　　颈椎 7 个

胸神经 12 对　　胸椎 12 个

腰神经 5 对　　腰椎 5 个

骶骨神经 5 对　　骶椎 6 个

尾骨神经 1 对

脊髓的结构

20. 肾综合征出血热（流行性出血热）

肾综合征出血热，是指一组由虫媒病毒引起的自然疫源性传染病。患者出现发热、出血和伴随的循环衰竭等症状表现，有以下化验检查：

（1）外周血检查。红细胞（RBC）及血红蛋白（Hb）早期正常，后期可明显升高；血小板（PLT）数下降；白细胞数升高，早期中性粒细胞（N）百分比升高，可见幼稚细胞；发病 1 周后，淋巴细胞（L）百分比升高，可见异型淋巴细胞。

（2）血钾（K）、钠（Na）、氯（cl）测定。血钠、血氯均可降低，血钾可升高或降低。

（3）免疫球蛋白（Ig）测定。免疫球蛋白 G、疫球蛋白 A、疫球蛋白 M（IgG、IgA、IgM）值均可降低。

（4）尿常规检查。可见蛋白、红细胞（RBC）及管型。

（5）肾功能检查。肌酐（Cr）以及血尿素氮（BUN）的值均可升高。

（6）肝功能检查。胆红素（BIL）以及丙氨酸氨基转移酶（ALT）的值均升高。

21. 肺结核（TB）

肺结核，是指一种由结核杆菌在肺内引起的慢性传染病。患者在临床上可表现出胸痛、低热、盗汗、心悸、心烦、咳嗽、咯血、乏力、食欲缺乏、体重减轻等症状特点，可做胸部 X 线摄片、支气管造影检查帮助诊断，也有以下化验检查帮助诊断：

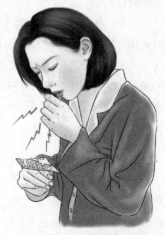

肺结核主要通过吸入带菌飞沫（结核病人咳嗽、打喷嚏时散发）而感染。

（1）血常规检查。白细胞（WBC）总数正常或偏低，淋巴细胞(L)百分比会升高；对于重症病人，可出现红细胞（RBC）及血红蛋白（H）可下降。

（2）血沉（ESR）测定。血沉速度可增快。

（3）血清抗结核抗体测定。阳性率为 62%～94.7%，有辅助诊断意义。

（4）痰涂片检查。若能找到结核杆菌，便有明确的诊断意义。

（5）旧结核菌素（oT）或结核菌素纯蛋白衍化物（PPD）检查。结果可呈阳性。

22. 结核性脓胸

结核性脓胸，指的是靠近肺表面的结核病灶溃破入胸膜腔合并感染，或结核性自发性气胸以及结核性空洞破裂等，均可导致结核性脓胸。患者多表现为结核病的全身症状、胸膜增厚粘连或胸腔积液为特点，常有以下几种检查化验的方法：

（1）脓性积液细胞数检查。细胞数常在 10×10^9／升以上，且其中的脓细胞多。

（2）血沉（ESR）测定。血沉速度可加快。

（3）旧结核菌素（OT）或结核菌素纯蛋白衍化物（PPD）试验。结果可为阳性。

（4）脓液涂片及培养。在涂片上可找到结核杆菌，且培养细菌的阳性率升高。

23. 小儿结核病

小儿结核病，指的是一种由结核杆菌感染而引起的慢性传染病。患者一般起病较慢，可出现低热、食欲不振、盗汗等结核病中毒症状。通常包括肺结核、肠结核、结核性脑膜炎等，常有以下诊断检查的方法：

（1）血沉（ESR）测定。血沉速率加快。

（2）痰涂片及培养检查。若能够找到或培养出结核杆菌，便可确定诊断。

（3）旧结核菌素（OT）或结核菌纯蛋白衍化物（PPD）试验。结果可呈阳性。

24. 肠结核

肠结核，是指一种由人型结核杆菌侵犯肠道引起的慢性特异性感染。大多数患者起病缓慢，病程较长，表现出腹痛、五更泻、腹部肿块及午后发热、消瘦、贫血、盗汗、食欲减退、乏力等，可继发于肺结核或喉结核，也可因腹腔内结核灶直接蔓延或血行播散引起，有以下化验检查帮助鉴别诊断：

（1）旧结核菌素（OT）及结核菌素纯蛋白衍化物（PPD）试验。若为阳性则能帮助确定诊断。

（2）粪便培养。找到结核杆菌，便可明确诊断。

（3）血白细胞（WBC）计数及分类（DC）检查。WBC 数正常或偏低，淋巴细胞（L）百分比偏高。

（4）血沉（ESR）测定。可增快。

25. 结核性腹膜炎

结核性腹膜炎，是指由结核杆菌引起的一种慢性弥漫性腹膜感染。患者在临床表现出起病缓慢，并伴有低热、盗汗等慢性结核中毒症状及腹胀、腹痛、腹泻或便秘等肠道症状。通常有渗出型（腹水型）、粘连型、干酪溃疡型三种，有以下化验检查：

（1）腹水检查。蛋白定量可大于 20 克 / 升（g/L），细胞分类以淋巴细胞或单核细胞为主；腹水为草黄色，少数呈混浊、血性或乳糜样，静置后常凝固成块；腹水浓缩涂片，可找到结核杆菌。

（2）腹膜活检。镜下腹膜活检，结核杆菌检出为阳性的概率较高。

（3）血常规检查。若血沉（ESR）可加快，则为轻度至中度贫血。

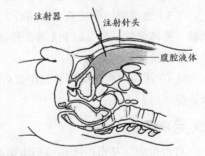

腹膜炎

在诊断腹膜炎时，医生将注射器针头插入腹腔抽取腹腔积液送实验室检查。

26. 女性生殖器结核

女性生殖器结核，是一组生殖器结核病，以输卵管结核发病率最高，子宫内膜结核次之，卵巢及宫颈结核少见。患者在临床上可表现出不孕、月经异常、下腹疼痛等症状，有以下化验检查帮助鉴别诊断：

（1）旧结核菌素（OT）及结核菌素纯蛋白衍化物（PPD）试验。若结果呈阳性，可确定诊断。

（2）子宫内膜结核杆菌培养。若呈阳性，可明确诊断。

（3）白细胞（WBC）计数及分类（DC）检查。WBC计数正常，但淋巴细胞（L）百分比可升高。

（4）血沉（ESR）测定。血沉可加快。

27. 传染性单核细胞增多症

传染性单核细胞增多症，是指由人类疱疹病毒引起的一种急性传染病。患者出现发热、咽峡炎以及全身浅表淋巴结肿大等临床表现，常做以下化验检查：

（1）血清抗人类疱疹病毒–免疫球蛋白M（抗EBV-IgM）特异性抗体试验。若结果呈阳性，具有确诊意义。

（2）白细胞（WBC）计数及分类（DC）检查。在患病初期白细胞总数可正常或偏低；50%～60%为各种单核细胞（M），10%～25%为异型淋巴细胞。

（3）嗜异性凝集试验（HAT）。若结果呈阳性则具有确诊意义。

28. 钩端螺旋体病

钩端螺旋体病，是指由致病性钩端螺旋体引起的一种动物源性传染病，简称钩体病。患者在临床上表现出起病急骤，发热呈稽留热，颜面充血，浅表淋巴结及肝脾肿大，并有不同程度的出血倾向和出血性皮疹等症状，有以下化验检查：

（1）血常规检查。若轻度贫血，则血小板（PLT）减少；白细胞（WBC）总数轻度升高或正常，以中性多形核细胞为主。

（2）血沉（ESR）测定。可加快。

（3）血清免疫学检查。在病后7～8天，做酶联免疫吸附试验、血清凝集溶解试验、补体结核试验、ELISA等，检测血清特异性抗体、免疫球蛋白M（IgM），对早期诊断价值最大。

（4）尿常规检查。可有轻度蛋白尿，并出现红细胞（RBC）、白细胞（WBC）及管型。

29. 弓形虫病

弓形虫病，是指由刚地弓形虫引起的一种全身性或中枢性神经系统损害。患者在临床上可表现出中等度发热、乏力、口腔内发疹、轻度脾肿大、多个淋巴结肿大、血单核细胞（M）增多等，严重时还可有多脏器损害，如心包炎、肾病、心肌炎、多发性神经根炎和中枢神经系统病变等，有以下化验检查：

（1）血清免疫学检测。弓形虫免疫球蛋白 M（IgM）和免疫球蛋白 E（IgE），在急性感染的第一天就已产生，免疫球蛋白 A（IgA）也很快产生，12～15 天后免疫球蛋白 G（IgG）产生；间接放免法、直接凝集法等，可为阳性；3～4 个月后，IgA、IgM 消失，2 个月时 IgG 达高峰，此后可低滴度长期存在。

（2）病原体检查。血、脑脊液、支气管肺泡冲洗液等，若用直接染色法和免疫过氧化物酶标记，能发现弓形虫，便可以确诊。

30. 回归热

回归热，是指由回归热螺旋体引起的一种急性传染病。患者在临床上表现出阵发性高热，并伴有全身痛、肝脾肿大和出血倾向，严重时还会出现黄疸，有以下化验检查：

（1）脑脊液（CSF）测定。压力和蛋白略升高，细胞数可增多，以淋巴细胞为主。

（2）病原体检查。动物接种，可发现螺旋体；在发热期间，血和骨髓涂片可见螺旋体。

（3）白细胞（WBC）计数及分类（DC）检查。虱传回归热，白细胞数可升高，在（10～20）×10⁹/升，中性粒细胞（N）增加；蜱传回归热，白细胞正常。

（4）凝血酶原时间（PT）测定。可延长。

（5）丙氨酸氨基转移酶（ALT）测定。可升高。

31. 登革热

登革热，是指由登革病毒引起，由伊蚊传播的一种急性传染病。患者表现出发病突然、极度疲乏、发热头痛、全身肌肉骨骼和关节疼痛，并伴有皮疹、淋巴结肿大及白细胞减少等特点，有以下化验检查帮助诊断：

（1）血常规检查。典型的登革热，通常白细胞（WBC）计数减少，并伴血小板（PLT）减少，以出疹期最明显，并可见核左移及异形淋巴细胞；登革出血热时，白细胞总数可正常或升高；严重病例或继发感者，多见白细胞计数明显升高。

（2）血清免疫检查。血清补体结合试验、中和试验和血凝抑制试验，双份血清抗体增加 4 倍者或单相明显升高时，具有诊断意义。

（3）出凝血指标测定。出凝血时间、凝血酶原时间（PT）均可延长，各种凝血因子轻度降低，纤维蛋白降解物轻度至中度增加，红细胞压积升高。

（4）尿常规检查。有少量蛋白及红细胞（RBC）和白细胞（WBC）。

（5）肝功能检查。丙氨酸氨基转移酶（ALT）可升高。

（6）病毒分离检查。取 1～3 天患者的血，做动物，如用乳鼠接种，若能分离出病毒，便可确定诊断。

32. Q 热

Q 热，是指由贝纳立克次体所致的一种急性传染病。患者在临床表现出乏力、发热、头痛及间质性肺炎等症状，有以下化验检查：

（1）血清免疫学测定。贝纳立克次体凝集反应，效价大于 1 ：8 为阳性，病程 2 ~ 3 周出现阳性，第八周后效价下降；贝纳立克次体补体结合试验，效价大于 1 ： 8 为阳性，病程第七天开始出现阳性；外斐反应，OX19、OX2、OXK 均呈阴性。

（2）白细胞（WBC）计数及分类（DC）检查。WBC 计数正常，中性粒细胞（N）核多轻度左移。

（3）血沉（ESR）测定。有中度增快。

33. 黑热病

黑热病，是指由杜氏利什曼原虫所引起的，并由白蛉传播的一种慢性地方性传染病。患者在临床上表现出贫血、消瘦、不规则发热、肝脾肿大、白细胞减少和血浆蛋白增加等症状，有以下化验检查：

（1）外周血检查。红细胞（RBC）计数及血红蛋白（Hb）下降，血小板（PLT）减少；白细胞（WBC）总数减少至（1.5 ~ 3.5）×10^9/升（L），中性粒细胞（N）减少。

（2）血沉（ESR）测定。可加快。

（3）补体结合试验。可为阳性。

（4）病原体检查。肝、脾、淋巴结、骨髓穿刺液做涂片检查，培养或动物接种，若能找到利什曼原虫，即可确诊。

（5）肝功能检查。白蛋白（A）减少，球蛋白（G）增加，A/G 比值下降或倒置；血胆红素（BIL）以及丙氨酸氨基转移酶（ALT）升高。

34. 霍乱

霍乱，是指由霍乱弧菌经口感染引起的一种烈性传染病。患者在临床上表现出起病急、脱水、肌肉痉挛、剧烈呕吐以及大量排泄米泔水样粪便等症状特点，重者还会因休克、尿毒症或酸中毒而死亡，有以下化验检查帮助鉴别诊断：

（1）白细胞（WBC）计数。白细胞可升至（25 ~ 60）×10^9/升（L）。

（2）血清凝集试验。病程 2 周时，效价达 1 ：80 以上，若有动态升高，在排除预防接种的条件下，可有追溯性诊断意义。

（3）血尿素氮（BUN）等测定。血 BUN 升高，血清电解质及二氧化碳结合力降低。

（4）尿常规检查。尿中可出现红细胞（RBC）、蛋白及管型。

（5）吐泻物直接涂片或悬滴镜检。若能找到霍乱弧菌，便可确定诊断。

35. 炭疽

炭疽，是指由炭疽杆菌引起的一种动物源性传染病。炭疽杆菌主要从皮肤侵入人体，引起皮肤炭疽，也可使皮肤坏死而形成结痂溃疡、周围肿胀和毒血症；也可通过吸入、食入等方式而引起肺炭疽或肠炭疽，有以下化验检查帮助诊断：

（1）细胞学检查。痰液、粪便、分泌物、血液和脑脊液直接涂片染色，经显微镜检查，可见粗大的革兰阳性杆菌；分泌物等培养，可见炭疽杆菌生长。

（2）外周血检查。血小板（PLT）减少；白细胞（WBC）计数升高，其中中性粒细胞（N）明显升高。

（3）血清学检查。用 ELISA 法，可呈阳性。

（4）动物接种。将痰液、粪便等分泌物标本接种于家兔、豚鼠或小鼠皮下，24 小时后，若局部出现典型肿胀、出血等阳性反应，则接种动物大多于 48 小时内死亡；可从动物的血液和组织中检查并培养出炭疽杆菌。

36. 白喉

白喉，是指由白喉杆菌引起的一种急性传染病。患者在临床上表现为全身中毒以及咽峡局部灰白色假膜症状，同时也可并发心肌炎和周围神经麻痹，有以下化验检查帮助诊断：

（1）病原学检查。从假膜边缘取材，进行细菌培养，可呈阳性；若将培养 4 小时后的菌落用特异性血清经免疫荧光检查，呈阳性便可做出明确诊断。

（2）白细胞（WBC）计数及分类（DC）检查。中性粒细胞（N）增加；白细胞计数可升高，多在（10 ~ 20）×10⁹/升。

37. 布氏杆菌病

布氏杆菌病，是指由布氏杆菌引起的一种传染病，也称作波浪热。患者在临床上表现出长期低热、关节酸痛、肝脾肿大和慢性化等症状特点，有以下化验检查帮助鉴别诊断：

（1）病原学检查。血、骨髓、淋巴组织、脓性物或脑膜炎患者的脑脊液培养，均可为阳性，其中以骨髓培养阳性率最高。

（2）白细胞（WBC）计数及分类（DC）检查。白细胞计数正常或减少，其中淋巴细胞（L）或单核细胞增多。

（3）血清学检查。用凝集试验、ELISA 等法，特异性抗体测定结果可为阳性。

（4）皮内试验。以布氏杆菌做皮内试验，若为阳性，表示曾感染或正在感染本病。

（5）布氏杆菌脱氧核糖核酸（DNA）测定。若为阳性，具有确定诊断意义。

38. 军团杆菌病

军团杆菌病，是指由嗜肺军团杆菌所致的一种急性传染病，简称为军团病。临床上可分为肺炎型与非肺炎型两种，有以下化验检查：

（1）血清学检查。急性期（7 天以内）和恢复期（发病 ≥ 22 天）双份血清，抗体效价在 4 倍以上，并 ≥ 1：28，或恢复期单份血清抗体效价达 1：256 以上者，可做出诊断。

（2）白细胞（WBC）计数及分类（DC）检查。半数以上患者白细胞计数为 $10 \times 10^9/$ 升（/L），以中性粒细胞（N）为主，有明显的核左移现象。

（3）病原菌检查。血液、痰液、胸水等，接种于 BCYE 培养基中，可分离出军团杆菌病原体；用荧光素标记的特异性血清，在痰涂片上直接染色，可发现痰中的军团杆菌。

（4）尿常规检查。可有蛋白尿、血尿及颗粒管型。

（5）组织切片染色检查。取病理组织做切片，用第德勒镀银染色镜检，可见军团杆菌体染成深棕色或黑色。

（6）病原菌检查。血液、痰液、胸水等，接种于 BCYE 培养基中，可分离出军团杆菌病原体；经荧光素标记的特异性血清，在痰涂片上直接染色，可发现痰中有军团杆菌。

39. 狂犬病

狂犬病，由狂犬病病毒所致的一种急性传染病，主要发生在人体被疯狗咬伤后。患者在临床上多表现出兴奋、恐水、咽肌痉挛及进行性瘫痪等特点，有以下化验检查帮助诊断：

（1）狂犬病病毒抗原测定。用唾液、鼻咽洗液、角膜印片等，经荧光抗体染色，可检出狂犬病病毒抗原。

（2）狂犬病病毒分离。少数病人可从其脑组织、脊髓、涎腺及肌肉等组织中分离出狂犬病病毒。

（3）血白细胞（WBC）计数及分类（DC）检查。中性粒细胞（N）百分比可升高；白细胞总数可轻度增多。

（4）脑脊液（CSF）检查。白细胞（WBC）数及蛋白含量可稍有升高。

40. 艾滋病（AIDS）

艾滋病，是指人体被人类免疫缺陷病毒（HIV）感染后，机体免疫功能紊乱，从而引起各种机会性感染和肿瘤，并因此而导致死亡的一种慢性病毒感染病。一般人体从感染病毒到形成真性 AIDS 的时间为 7 ~ 10 年。临床上可分为原发感染期、无症状期、全身性持续性淋巴结病期及 AIDS 期四个时期，有以下化验检查：

（1）人类免疫缺陷病毒脱氧核糖核酸（HIV-DNA）及核糖核酸（HIV-RNA）测定。用聚合酶链反应（PCR）法，HIV-DNA 及 HIV-RNA 均呈阳性。

（2）HIV 抗体测定。若用酶联免疫吸附试验及间接荧光试验重复为阳性，可以初步确定感染 HIV；如用蛋白印迹试验呈阳性，可确诊为感染了 HIV。

（3）HIV 抗原测定。包括 P24 抗原、gp41 抗原、gp120 抗原、gp160 抗原等测定。

第四章　呼吸系统疾病

1. 上呼吸道感染

上呼吸道感染，是指鼻腔、咽或喉部急性炎症的统称。患者在临床上多表现为疼痛、鼻塞、打喷嚏、流鼻涕、咽部不适、咳嗽、呼吸不畅、发热、全身不适等症状，有以下化验检查：

（1）血液病毒和病毒抗原测定。若能分离出病毒和判断病毒类型，有利于治疗。

（2）痰液细菌培养。并发急性气管、支气管炎者，通过痰液细菌培养，可找到致病菌。

（3）白细胞（WBC）计数及分类（DC）检查。病毒性感染者，白细胞计数正常或偏低，淋巴细胞（L）百分比升高；细菌感染者，白细胞计数及中性粒细胞（N）百分比均升高。

2. 支气管哮喘

支气管哮喘，是指一种因支气管反应性过度升高，在变应原或其他过敏因素刺激下引起支气管可逆性阻塞的疾病，简称哮喘。患者在临床上表现为发作性带有哮鸣音的呼气性呼吸困难，可自行缓解或经治疗后缓解，有以下化验检查帮助鉴别诊断：

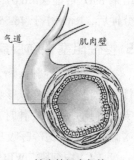

气道　　肌肉壁

健康的细支气管

（1）血清免疫球蛋白 E（IgE）测定。外源性哮喘免疫球蛋白 E 可升高。

（2）皮肤过敏试验。可检出引起哮喘发作的变应原。

（3）血白细胞（WBC）计数及分类（DC）检查。嗜酸性粒细胞（E）百分比升高，直接计数一般高于 $300 \times 10^6/$ 升（300/ 微升）；白细胞数正常或偏高，若当合并呼吸道感染时，中性粒细胞（N）百分比同时升高。

（4）痰涂片及培养检查。痰培养检查，可培养出诱发哮喘的致病菌；痰涂片镜检，可见较多的嗜酸性粒细胞和夏科 – 莱登结晶等。

3. 呼吸衰竭

呼吸衰竭，指的是一种由各种原因引起的肺通气障碍及换气功能障碍，并引起一系列生理功能和代谢紊乱的临床综合征。患者可能会有呼吸困难、兴奋躁动、白天嗜睡晚上烦躁以及口唇和指甲发绀的现象，甚至会昏迷、抽搐，有以下化验检查的方法：

（1）吸氧血气分析。经吸氧、增加通气量治疗后，PaO_2 升高，但 $PaCO_2$ 下降。

（2）不吸氧血气分析。动脉血氧分压（PaO_2）小于 8.0 千帕，为 I 型呼吸衰竭；

若伴动脉血二氧化碳分压（$PaCO_2$）大于 6.7 千帕，则可能是 Ⅱ 型呼吸衰竭。

4. 急性呼吸窘迫综合征（ARDS）

急性呼吸窘迫综合征，指的是由严重感染、创伤和误吸等多种原发疾病和诱因的作用下引发的一种急性衰竭。患者常可出现胸闷、气促、咳嗽咳痰、烦躁不安，随着病情的加重，呼吸困难加重，且可出现窘迫和神志改变。

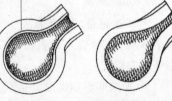

肺泡表面活性物质

正常的肺泡　　　没有表面活性物质的肺泡

呼吸窘迫综合征

肺泡能产生一种物质叫作肺泡表面活性物质，正常情况下它包裹在肺泡外面保护肺泡，同时还可以使肺泡保持扩张的状态（左图），这样肺泡就可以从吸入的空气里获得氧气。没有肺泡表面活性物质的肺泡将发生萎缩（右图），这样就会出现呼吸窘迫综合征的典型症状——呼吸困难。

有以下化验检查的方法是否患有此综合征。若出现以下情况均为患有此综合征：血气分析等检测：

（1）出现动脉血氧分压（PaO_2）降低，可能低于 8.0kPa。

（2）若吸入氧浓度（FiO_2）大于 60% 时，结果 PaO_2 可能会 <6.67 千帕，当吸入纯氧 15 分钟后，PaO_2 小于 46.55 千帕，且在氧疗过程中仍可继续下降。

5. 慢性阻塞性肺疾病

慢性阻塞性肺疾病，指的是一种包括慢性支气管炎和阻塞性肺气肿的病变。慢性支气管炎患者多以咳嗽、咳痰并伴有喘息及反复发作的慢性过程为特征；当慢性支气管炎并发肺气肿时，呼吸困难会逐渐加重，严重时可出现如口唇及手指发绀、嗜睡、神志恍惚等呼吸功能衰竭的表现，常有以下化验检查的方法：

（1）白细胞（WBC）计数及分类检查。白细胞（WBC）计数及中性粒细胞（N）均可升高。

（2）肺功能检查。通气功能障碍指标进一步下降，残气容积占肺总量百分比（RV/TLC）大于 40%。

（3）痰液检查。若痰涂片可见革兰阳性细菌，则可确定诊断。

6. 肺炎

肺炎，是指一种肺实质的急性炎症。患者在临床上多表现出起病急，并伴有高热、胸痛、寒战、咳黏稠痰或脓痰等症状特点，有以下化验检查帮助鉴别诊断：

（1）痰及血培养。若培养呈阳性，可明确致病菌。

（2）鼻咽拭子培养及冷凝集试验（CAT）。若咽拭子能培养出支原体，冷凝集试验的滴度高于 1 : 32，对于支原体肺炎有诊断意义。

（3）呼吸道分泌物涂片或特殊培养。有助于念珠菌及军团菌肺炎的诊断。

（4）血白细胞（WBC）计数及分类（DC）检查。细菌性肺炎，白细胞数量升高可达（20～30）×10⁹/升，中性粒细胞（N）百分比升高可大于80%。

（5）血沉（ESR）测定。血沉速度可增快。

7. 支原体肺炎

支原体肺炎，是指由肺炎支原体引起的一种急性肺炎，即所谓的非典型性肺炎。患者表现出起病缓慢、咳嗽、咽痛、乏力、肌肉痛、食欲缺乏等症状，有以下化验检查帮助鉴别诊断：

（1）支原体抗体测定。间接血凝试验测特异性免疫球蛋白M（IgM）抗体，敏感性为89%，特异性为93%。肺炎支原体免疫球蛋白M（IgM）效价大于或等于1∶16，或肺炎支原体免疫球蛋G（IgG）效价上升4倍，可为阳性，其敏感性为87%，特异性为81%，均具有诊断意义。

（2）白细胞（WBC）计数。白细胞计数正常或稍有升高。

（3）冷凝集试验。2/3患者可为阳性，滴度效价大于1∶32。

（4）痰培养。若能找到肺炎支原体，可明确诊断，但检出率一般较低。

8. 衣原体肺炎

衣原体肺炎，是指由肺炎衣原体引起的一种肺炎。患者在临床表现上轻重不一，无特征性，一般出现干咳、寒战、发热、胸痛等症状，有以下化验检查帮助鉴别诊断：

（1）补体结合抗体试验。免疫荧光试验检测，10天到1个月后免疫球蛋白M（IgM）可呈阳性，6周后免疫球蛋白G（IgG）呈阳性。

（2）白细胞（WBC）计数。白细胞正常或稍升高。

（3）红细胞沉降率（ESR）测定。可增快。

（4）抗原检测。直接、间接免疫荧光试验，酶免疫吸附试验（EIA）均可均为阳性。

9. 肺炎双球菌肺炎

肺炎双球菌肺炎，是指由肺炎双球菌引起的肺段或肺叶的一种急性炎性实变，是肺炎中较为常见的一种疾病。患者在临床表现出起病急剧、高热、寒战或畏寒等症状；典型病例呈面颊绯红、气促、生病面容、口唇周围发生单纯疱疹，严重时还会有咳嗽，咳铁锈色痰或白色黏痰，胸痛，呼吸困难，消化道症状及神经系统症状等，有以下化验检查帮助诊断：

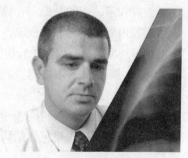

肺炎是一种由病毒、细菌等引起的肺部感染。医生在用听诊器进行肺部听诊后，可能要做X线胸透检查以确诊。

（1）白细胞（WBC）计数及分类（DC）检查。白细胞计数及中性粒细胞（N）均显著增加。

（2）痰培养。若能肺炎链球菌呈阳性，便可确定诊断。

10. 克雷伯菌肺炎

克雷伯菌肺炎，是指由肺炎杆菌引起的一种化脓性肺炎。患者在临床上表现出寒战，高热，咳嗽，起病突然，急性病容，咳脓痰及砖红色胶冻痰，且不易咳出，有时还伴有发绀、呼吸困难，上呼吸道感染症状或消化道症状，严重时甚至会有呼吸衰竭，有以下化验检查：

（1）白细胞（WBC）计数及分类（DC）检查。白细胞计数及中性粒细胞（N）均可增多。

（2）血和痰培养。若痰培养呈阳性，则可明确诊断；未经治疗时，血培养呈阳性的概率是 20% ~ 50%。

11. 铜绿假单胞菌（绿脓杆菌）肺炎

铜绿假单胞菌肺炎，是指由铜绿假单胞菌引起的一种肺炎。患者在临床可表现出全身中毒症状，体温波动大，并伴有咳嗽、咳脓痰，呼吸困难、发绀，甚至神志模糊等，有以下化验检查：

（1）白细胞（WBC）计数。白细胞计数可中等升高或正常。

（2）痰液或胸液培养。若培养呈阳性，则可明确诊断。

12. 肺脓肿

肺脓肿，是指由多种病原菌引起的一种肺部化脓性感染。患者表现出急起的高热、咳嗽、咳大量脓臭痰等症状特点，有以下化验检查帮助鉴别诊断：

（1）痰液检查。痰液放置后可分为三层，底层为大量脓渣，中层为浆液，上层为黏液泡沫；痰外观呈脓性，黄绿色，可有血性；可培养出致病菌。

（2）血沉（ESR）测定。可增快。

（3）血白细胞（WBC）计数及分类（DC）检查。白细胞总数增加可达 $(20 ~ 30) \times 10^9$/升，中性粒细胞（N）百分比增加高达 80% ~ 90%，有核左移现象。

13. 胸腔积液

胸腔积液，指的是由于各种病理情况，胸腔内液体形成过快或吸收过缓，从而导致胸腔内液体量增加的现象。患者常可出现发热、心悸、气促、胸闷、胸痛、呼吸困难等现象，常有以下化验检查的方法：

（1）胸液病原体检测。若无致病菌，则为漏出液；若可找到病原菌，则为渗出液。

（2）胸液细胞学检查。染色体检测时，恶性胸腔积液以超二倍体为主，多数为非整倍体，并可出现染色体结构异常；50% 以上的恶性胸腔积液都可经细胞学检查确诊。

（3）胸液常规检测。若液清，且呈淡黄色，可能是漏出液。而渗出液多混浊，可为草黄色，脓性、血性、乳糜性；若经过 Rivalta 试验，则漏出液为阴性，而渗出液为阳性。

（4）细胞计数与分类。漏出液的量较少，且主要为内皮细胞；而渗出液常含量较大，且急性炎症以中性粒细胞（N）为主，慢性炎症、肿瘤以淋巴细胞（L）为主。

（5）胸液生化检测。葡萄糖定量时，漏出液与血液含量几乎相等，而渗出液常低于血液含量；蛋白定量，一般小于 30 克 / 升为漏出液，而大于 30 克 / 升为渗出液；胸液蛋白 / 血清蛋白小于 0.5 时为漏出液，大于 0.5 时为渗出液；当使用酶学测定时，乳酸脱氢酶（LDH）大于 200U/L 时为渗出液，LDH 小于 200U/L 时为漏出液。胸液 LDH/ 血清 LDH 大于 0.6 为渗出液，小于 0.6 时为漏出液；若淀粉酶（AMY）升高，可能是恶性肿瘤、急性胰腺病变、食管破裂等；若腺苷氨酶（ADA）明显升高，可能是结核性胸膜炎、化脓性及风湿性胸液；若癌胚抗原（CEA）测定大于 15μg/L 时，可能是恶性胸腔积液。

14. 化脓性胸膜炎（脓胸）

化脓性胸膜炎指的是脓性液体积聚于胸腔，多系肺、腹腔或全身感染的并发症。化脓性胸膜炎患者常表现为起病急、咳嗽、胸闷、畏寒、高热、剧烈胸痛、气促等，有以下化验检查的方法：

（1）胸液检查。若胸液 pH 值 <7.2，胸液乳酸脱氢酶（LDH）>1000U/L，胸液涂片可见细菌，可根据脓液培养可确定致病菌；还会出现渗出液，外观呈脓性，白细胞（WBC）含量升高，且以中性粒细胞（N）为主。

（2）白细胞（WBC）计数及分类检查。白细胞（WBC）计数升高，以中性粒细胞（N）为主，并有核左移的现象。

（3）亚甲蓝试验。当怀疑患有支气管胸膜瘘时，可向脓腔注入 2 毫克的 1% 的亚甲蓝，若咳出痰呈蓝色，便可确诊。

15. 肺源性心脏病

肺源性心脏病，指的是一种由支气管、肺组织或肺动脉及其分支的原发病所引起的肺动脉高压而导致的心脏病。患者可长期表现为咳嗽、咳痰、心悸、气急、肺气肿、呼吸困难、发绀等症状，有以下化验检查的方法：

（1）血气分析。可发现动脉血氧分压（PaO_2）下降，而动脉血二氧化碳分压（$PaCO_2$）升高。

（2）肝功能检查。若丙氨酸氨基转移酶（ALT）和天门冬氨酸氨基转移酶（AST）值升高，则可能是因右心功能不全所致的肝瘀血。

16. 支气管 – 肺念珠菌病

支气管 – 肺念珠菌病，指的由念珠菌引起的急性、亚急性或慢性支气管、肺感染等。常可分为肺炎型、支气管炎型以及支气管 – 肺炎型三种，有以下化验检查的方法：

（1）血清免疫学检查。血液中甘露聚糖抗原、抗念珠菌抗体以及热不稳定抗原等测定均呈阳性，有助于诊断。

（2）病原体检查。若痰、支气管肺泡灌洗液、染色或胸水直接涂片镜检，发现芽生孢子及菌丝，或痰培养连续 3 次以上呈阳性，均有一定的诊断意义；若组织活检有念珠菌丝侵入特征性病损，可在血液和脑脊液培养找到念珠菌，均可确诊。

17. 肺曲霉菌病

肺曲霉菌病，指的是由曲霉菌感染而引起的一组急、慢性肺部疾病。包括侵入型曲霉菌病、过敏型曲霉菌病以及寄生虫型曲霉菌病，临床表现有所不同，常有以下化验检查的方法：

（1）血清免疫学检测。血清总免疫球蛋白 E（IgE）和特异性免疫球蛋白 E（IgE）均明显升高，则为过敏型曲霉菌病患者；若用放免法和酶联吸附法（ELISA）检测为阳性，则可能是侵入型曲霉菌病患者的循环曲霉菌抗原感染。

（2）嗜酸性粒细胞（E）检测。若 E 升高，则为过敏型曲霉菌病。

（3）病原体检查。若支气管－肺泡灌洗液培养发现曲霉菌，组织学检查有菌丝入侵组织的形态学表现或培养阳性，均可确诊。

18. 肺隐球菌病

肺隐球菌病，指的是一种由新型隐球菌感染引起的亚急性或慢性肺真菌疾病。部分患者出现低热、乏力、胸痛等症状；若病情严重时，还会有高热、呼吸困难等，常有以下化验检查的方法：

（1）病原体检查。若组织培养，可分离到病原体，可以确诊；痰液经墨汁染色后若可找到隐球菌，便有诊断意义。

（2）白细胞（WBC）检测。WBC 数量可轻度或中度升高。

（3）血沉（ESR）测定。部分病人血沉速度可增快。

（4）免疫学检测。若对血、胸水、痰做荚膜抗原测定呈阳性，则有较大诊断意义。

19. 肺放线菌病

肺放线菌病，指的是一种由放线菌而引起的慢性化脓性和肉芽肿疾病。其症状表现为起病缓慢，严重时可出现低热、咳嗽，并伴少量黏痰、胸痛、体重下降等，常有以下化验检查的方法：

（1）病原体检查。若在分泌物中找到直径为 0.25 ～ 3 毫米的黄色颗粒，便具有诊断意义；若分泌物培养阳性，可辅助诊断。

（2）血常规检查。白细胞（WBC）总数可升高，还可能会出现贫血。

（3）血沉（ESR）检查。血沉速度可加快。

20. 肺奴卡菌病

肺奴卡菌病，指的是一种由奴卡菌感染而引起的亚急性、慢性肉芽肿 – 化脓性肺部感染疾病。其症状表现多有发热、咳嗽、咯血、胸痛、咳脓性痰，并伴全身乏力、盗汗、食欲不振和体重下降等，类似于肺结核的症状，常有以下化验检查的方法：

（1）病原体检查。若痰、脓液、脑脊液直接涂片，组织学活检或培养，可找到病原菌，便可确定诊断。

（2）血常规检查。白细胞（WBC）计数一般正常，但中性粒细胞（N）升高，且血红蛋白（Hb）下降。

（3）血沉（ESR）测定。血沉速度可增快。

21. 肺球孢子菌病

肺球孢子菌病，指的是一种由肺球孢子菌感染而引起的肺真菌病。常可分为原发性和进行性两类，原发性肺球孢子菌病呈急性、自限性呼吸道感染；而进行性常表现为慢性的全身感染，常有以下化验检查的方法：

（1）血清免疫学检测。补体结合试验检测抗球孢子菌抗体免疫球蛋白 G（IgG），感染后第四周 50% 患者阳性，第八周 90% 患者阳性；用试管沉淀试验检测抗肺球孢子菌抗体免疫球蛋白 M（IgM），感染第二周至 3 个月，阳性率高达 90%，适用于早期诊断。

（2）白细胞（WBC）及分类（DC）检测。WBC 计数升高，且嗜酸性粒细胞升高。

（3）病原体检查。可用痰、穿刺液、纤维支气管镜标本涂片检查，若见含内孢子的孢子囊，则有诊断意义；若肺球孢子菌培养呈阳性，则有确定的诊断意义。

（4）球孢子菌素皮试。90% 患者起病后 4 周，皮试反应可呈阳性。

22. 肺组织胞浆菌病

肺组织胞浆菌病，指的是由荚膜组织胞浆菌感染引起的急、慢性肺真菌病。通常可分为慢性空洞型、急性型以及播散型三种，常有以下化验检查的方法：

（1）血常规检测。严重时白细胞（WBC）可减少，也可出现贫血和血小板（PLT）减少等。

（2）血清免疫学检测。若用 ELISA 和放射免疫法测定组织胞浆菌糖原抗原（HAP）呈阳性，可能是活动性感染所致；若进行补体结合试验，在感染 3 周后可呈阳性，并能维持数月，滴度升高 4 倍以上，很可能是近期感染所致。

（3）病原菌检查。痰、纤维支气管镜刷检、灌洗标本，活检组织涂片或培养，若能找到组织胞浆菌，便可以确诊。

（4）肝功能检测。可能会出现肝功能异常，同时丙氨酸氨基转移酶（ALT）升高。

23. 肺泡蛋白沉着症

肺泡蛋白沉着症，指的是一种原因未明的少见慢性病，通过病理组织学检查可看到细支气管以及肺泡腔内蓄积着过碘酸，经过雪夫染色（PAS染色）结果有呈阳性的富脂质样颗粒状或絮状物质，且肺泡内无炎症和纤维化，常有以下化验检查帮助鉴别诊断：

（1）血清乳酸脱氢酶（LDH）等测定。可出现LDH升高，血清结合珠蛋白A（SP-A）和D（SP-D）明显升高的情况。

（2）肺功能检测。可表现为肺活量及功能弥散减低、残气量减少，动脉血氧分压（PaO$_2$）下降，但分流分数Qs/Qt大于20%。

（3）肺活检。可见大部分肺泡内充满颗粒状、絮状物质，经PAS染色，呈强阳性。

（4）痰液检测。痰培养，可为阴性；SP-A量，比其他疾病高400倍。

（5）支气管肺泡灌洗液检测。生化检查示磷脂和蛋白占优，SP-A、SP-D显著升高，同时可发现灌洗液呈牛奶样或泥沙样，并含有大量无定形脂蛋白物，PAS染色呈嗜酸颗粒，具有较高的诊断价值。

24. 结节病

结节病，指的是一种多系统多器官受累的肉芽肿性疾病。患者常有发热、乏力、消瘦以及盗汗等症状表现，可有以下化验检查的方法：

（1）血常规检查。若白细胞（WBC）升高，则可能是活动期，还可出现贫血现象。

（2）血沉（ESR）测定。血沉速度可增快。

（3）血钙和血尿酸测定。血钙、血尿酸均可升高。

（4）血清酶测定。血清血管紧张素转化酶（SACE）活性升高，可帮助急性期的诊断；若血清碱性磷酸酶（ALP）升高，也有诊断价值。

（5）结节病抗原（Kveim）试验。结果可呈阳性。

（6）活组织检查。若经过支气管镜检查、肺活检等，可发现肉芽肿，便能确诊。

（7）旧结核菌素（OT）或结核菌素纯蛋白衍化物（PPD）试验。结果可呈阴性或极弱阳性。

25. 囊性肺纤维化

囊性肺纤维化，指的是一种家族性常染色体隐性遗传疾病，又称黏液黏稠病、全身性分泌腺病。其主要症状表现为心肺功能不全、肺囊性纤维化，胰液缺乏，消化吸收不良以及发育障碍等，常有以下化验检查的方法：

（1）血清维生素A（VA）测定。口服VA后，血中VA仍很低。

（2）血清胆固醇（TC）测定。TC含量较低。

（3）汗液NaCl测定。适用于对儿童的诊断。

（4）十二指肠引流液测定。引流液黏稠度、胰蛋白酶（Try）测定以及血清做胰功能测定，均有诊断价值。

第五章　消化系统疾病

1. 吸收不良综合征

　　吸收不良综合征，指的是由于各种疾病所造成的小肠对糖类、维生素、脂肪、无机盐和电解质等的吸收障碍，并出现临床综合征。其表现除了原发病外还可出现腹泻、乏力、倦怠、腹部不适、腹胀腹痛、精神不振、体重下降、轻度贫血、肠鸣音亢进等，有以下化验检查的方法：

　　（1）粪便脂肪定量检查。若能 24 小时粪便脂肪量超过 6 克，即可认为是脂肪吸收不良。

　　（2）粪便显微镜检查。可能会发现脂肪颗粒。

　　（3）脂肪吸收试验。若脂肪吸收率低于 95%，为吸收不良。

2. 反流性食管炎

　　反流性食管炎，指的是胃内容物反流至食管，引起并发炎症、溃疡、狭窄等一组疾病，属胃食管反流性病（GERD），常有以下化验检查的方法：

　　（1）食管腔内压力测定。正常人静止时，食管下括约肌（LES）压力为 2 ~ 4 千帕，或 LES 压力与胃腔内压力比大于 1。若当人静止时，LES 压力小于 1.33 千帕，或两者之比小于 1，则说明 LES 功能不全。

　　（2）24 小时食管 pH 监测。正常人 24 小时食管 pH 监测结果是，pH 小于 4 的时间在 6% 以下，持续 5 分钟以上的次数不超过 3 次，反流最长持续时间为 18 分钟，若超过以上数据则可确定诊断。

3. 上消化道出血

　　上消化道出血，指的是屈氏韧带以上的食管、胰管、胆管胃、十二指肠、病变出血，多表现为呕血、黑便、发热板以及失血性周围循环衰竭，可有以下化验检查的方法：

　　（1）血红蛋白（Hb）及红细胞（RBC）计数检查。红细胞（RBC）、血红蛋白（Hb）的值均有不同程度的下降。

　　（2）血尿素氮测定。结果可有所升高，但一般不超过 14.3 毫摩 / 升，且 3 ~ 4 天后通常可降至正常。

　　（3）粪便隐血（OB）检查。结果呈阳性。

4. 慢性胃炎

　　慢性胃炎，指的是由不同病因引起的各种慢性胃黏膜炎性病变。有慢性萎缩性胃炎以及慢性浅表性胃炎两种类型。患者常会感到上腹部不适、疼痛、胀满，且饭后症状加重，常有以下化验检查的方法：

（1）基础胃酸分泌量（BAO）及最大泌酸量（MAO）测定。若两值均降低，则可能是慢性萎缩性胃炎，且降低程度与腺体萎缩程度密切相关。

（2）外周血红细胞（RBC）及血红蛋白（Hb）检查。若两值均降低，可能是慢性萎缩性胃炎。

（3）胃蛋白酶原（PG）测定。若血和尿中胃蛋白酶原含量下降，则可能为慢性萎缩性胃炎；若血和尿中胃蛋白酶原值正常，则可能是慢性浅表性胃炎。

（4）促胃液素测定。若胃酸分泌减少，则胃泌素偏高；若胃窦黏膜病变严重者，则胃泌素偏低。

（5）幽门螺杆菌检查。若出现此菌，可以明确诊断为慢性胃炎。

5. 消化性溃疡

消化性溃疡，指的是发生于胃和十二指肠的慢性溃疡。其特点是具有长期性、周期性，且腹痛呈节律性。胃溃疡多在餐后 0.5 ~ 1 小时后疼痛，至下次进餐前缓解；十二指肠溃疡常发生饭前空腹痛或夜间饥饿痛，进食后疼痛缓解，有以下化验检查的方法：

（1）胃液分析。若胃酸多升高，则可能是十二指肠溃疡；若胃酸正常或偏低，则为胃溃疡。

（2）粪便隐血（OB）检查。若结果呈阳性，可能是活动性溃疡。

胃溃疡

胃溃疡大多发生在幽门窦胃角部附近，随着年龄增长，胃体部上部的食管附近也易发生溃疡。

6. 克罗恩病

克罗恩病，指的是一种病因不明确的炎症性肠病。临床表现多样化，且易出现各种并发症，手术后复发率高，有以下化验检查的方法：

（1）血沉（ESR）测定。血沉速度可增快。

（2）血红蛋白（Hb）及血蛋白质测定。若下降，可能使出现了贫血；若血蛋白质降低，可能使出现低蛋白血症。

（3）粪便常规检查。在粪便中可见红细胞（RBC）、白细胞（WBC）、黏液及脂肪球。

7. 溃疡性结肠炎

溃疡性结肠炎，指的是一种原因不明的慢性非特异性结肠、直肠黏膜溃疡性病变。发病特点是，起病缓慢，易反复发作，常可表现为腹泻、便血，常有以下化验检查的方法：

（1）血常规检查。若白细胞（WBC）总数和中性粒细胞（N）百分比均升高，则为活动期；若红细胞（RBC）及血红蛋白（Hb）值均下降，且出现低血色素性小细胞性贫血，则表明病程已反复发作。

（2）血沉（ESR）测定。血沉速度在活动期可增快。

（3）血清蛋白电泳检查。可能会出现白蛋白（A）降低，α_1- 和 α_2- 球蛋白（G）升高。

（4）凝血酶原时间（PT）测定。比正常值要延长。

（5）粪便隐血（OB）检查。结果呈阳性。

8. 酒精性肝病

酒精性肝病，指的是由于长期过量饮酒，肝细胞反复发生脂肪变性、坏死和再生，最终导致纤维化，如肝硬化等肝部疾病，常有以下化验检查的方法：

（1）血常规检查。若白细胞（WBC）数升高，但红细胞（RBC）及血红蛋白（Hb）降低，可能是酒精性肝病；若出现全血细胞的不同程度的减少，则酒精性肝硬化同时伴有脾功能亢进。

（2）凝血酶原时间（PT）测定。时间可能会延长。

（3）血清脂蛋白测定。β - 脂蛋白及胆固醇（TC）的含量可升高。

（4）免疫球蛋白（Ig）测定。免疫球蛋白 A（IgA）会有明显增加。

（5）肝功能检查。血清胆红素（BIL）、碱性磷酸酶（ALP）、丙氨酸氨基转移酶（ALT）、天门冬氨酸氨基转移酶（AST）、γ - 谷氨酰转肽酶（γ-GT）等均可升高，且 AST/ALT 大于 2。

9. 药物性肝病

药物性肝病，指的是在治病过程中因治疗剂量的药物而引起的肝脏损害。患者常表现出食欲缺乏、黄疸、乏力、肝大及一些过敏症状等，有以下化验检查帮助鉴别诊断：

（1）血常规检查。嗜酸性粒细胞（E）数量可能会增加。

（2）巨噬细胞移动抑制试验。实验结果可能呈阳性。

（3）肝功能检查。丙氨酸氨基转移酶（ALT）、胆红素（BIL）、γ - 谷氨酰转肽酶（γ-GT）及碱性磷酸酶（ALP）等值均可升高。

10. 肝硬化

肝硬化，指的是一种进行性的慢性肝病。患者常会出现肝功能减退及门脉高压的症状，可借助于以下化验检查来帮助鉴别诊断：

（1）外周血检查。若红细胞（RBC）、白细胞（WBC）、血红蛋白（Hb）以及血小板（PLT）均减少，可能是脾功能亢进。

（2）血氨及血胆固醇（TC）测定。若血氨升高，可能是肝性脑病；若血胆固醇降低，可能是肝硬化失代偿期。

（3）凝血酶原时间（PT）测定。若凝血酶原时间延长，则肝细胞明显受损，且凝血原延长的时间与病情严重程度成正比。

（4）血清酶测定。可出现单胺氧化酶（MAO）常升高；γ-谷氨酰转肽酶（γ-GT）、碱性磷酸酶（ALP）、乳酸脱氢酶（LDH）可能正常或轻度升高；若胆碱酯酶（ChE）活力如极度下降，则可能表示情况较严重。

（5）尿常规检查。若尿中胆红素（BIL）升高，则可能是黄疸；若尿胆原（URO）增加，可能是肝功能不良。

（6）腹水漏出液检查。若蛋白及细胞数增多，细菌培养呈阳性，可能并发腹膜炎。

（7）肝功能检查。天门冬氨酸氨基转移酶（AST）、血清丙氨酸氨基转移酶（ALT）升高，则可能是肝硬化并发活动性肝炎；若天门冬氨酸氨基转移酶升高较明显，则肝细胞损坏严重；若总胆红素（TBIL）及直接胆红素（DBIL）升高，则可能是代偿期。

11. 肝性脑病

肝性脑病，是指由严重肝病引起的中枢神经系统功能失调的一种综合病症，其基本的病变是身体代谢紊乱。患者在临床上表现为精神症状和神经系统的改变，包括肝性肝性昏迷、昏迷先兆以及慢性间歇性肝性脑病，有以下化验检查帮助鉴别诊断：

（1）凝血酶原时间（PT）测定。时间显著延长。

（2）肝功能检查。丙氨酸氨基转移酶（ALT）升高。

（3）血氨测定。可明显升高，特别是动脉血氨升高最为明显。

12. 肝肾综合征

肝肾综合征，是指无肾脏病史的严重肝病患者出现无法解释的进行性少尿及氮质血症，又称为功能性肾衰竭。晚期或重症肝脏病患者，可表现出少尿或无尿，有以下化验检查帮助鉴别诊断：

（1）血钠（Na）及尿钠（Na）测定。血钠偏低；尿钠减少，低于10毫摩/升。

（2）血尿素氮（BUN）及肌酐（Cr）测定。两值均可升高。

（3）尿常规检查。尿比重升高；可有少量蛋白、透明管型及颗粒管型。

13. 原发性腹膜炎

原发性腹膜炎，是指细菌由血行转移至腹腔所导致的一种急性腹膜炎症。患者在临床上可表现出起病急、腹痛、高热、腹膜刺激征等特点，有以下化验检查帮助诊断：

（1）腹水常规检查。腹水比重不小于1.018，白细胞大于300/mm³，蛋白在3克/100毫升左右。

（2）腹水细菌培养。若能找到细菌，便可以确诊。

（3）白细胞（WBC）检测。多数可升高。

14. 急性胆囊炎

急性胆囊炎，是指由化学刺激和细菌感染引起的一种急性胆囊炎症。患者在临床上可表现出发热、右上腹疼痛，并伴有轻度黄疸和血白细胞（WBC）增多等，有以下化验检查帮助鉴别诊断：

（1）血清淀粉酶（AMY）测定。血清淀粉酶常可轻度升高，当并发急性胰腺炎时则会显著升高。

（2）肝功能检查。丙氨酸氨基转移酶（ALT）及天门冬氨酸氨基转移酶（AST）均可有轻度升高。

（3）白细胞（WBC）计数及分类（DC）检查。白细胞及中性粒细胞（N）百分比均可轻度升高，若有明显升高则可考虑是胆囊坏死或积脓。

15. 慢性胰腺炎

慢性胰腺炎，是指一种胰腺慢性进行性炎症性破坏及纤维化疾病，并伴有钙化、假性囊肿及胰岛细胞减少等表现。临床上可分为慢性复发型和慢性消化不良型两种，患者表现出持续性上腹部疼痛，有以下化验检查帮助鉴别诊断：

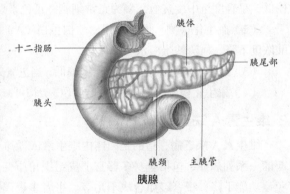

胰腺

（1）血清胆囊收缩素（CCK）测定。慢性胰腺炎时，可升高。

（2）血浆胰多肽（PP）测定。可有显著下降。

（3）血及尿糖（GLU）测定。血糖升高，尿糖呈阳性。

（4）淀粉酶（AMY）及脂肪酶（LPS）测定。急性发作期，两值均可升高。

（5）粪便常规检查。粪脂含量升高，镜检可见肌纤维及脂肪滴。

第六章　代谢性疾病

1. 蛋白质 – 能量营养不良症

　　蛋白质 – 能量营养不良症，指的是由蛋白质和热能的供给不足而导致的一种疾病，患者若是儿童，常表现为身高和体重增长缓慢；若患者是成人，常表现为体力下降，出现头晕、虚弱、消瘦、脸色苍白、眼睑及下肢水肿，甚至有腹胀、心率慢、阴囊水肿、血压偏低、皮肤干燥脱屑、头发干枯等症状，有时还会出现压疮。严重时男性会出现阳痿，女性会出现闭经、性欲减退等，有以下化验检查帮助鉴别诊断：

　　（1）血常规检测。白细胞（WBC）减少，淋巴细胞（L）减少；血红蛋白（Hb）偏低，呈轻度至中度贫血，多为正常细胞、正色素型贫血。

　　（2）血生化检测。血浆总蛋白、白蛋白（A）水平降低，血糖偏低，血清氨基酸浓度下降，血清铁蛋白水平降低。

　　（3）尿比重及酮体测定。尿比重偏低，当进餐效果差时，还会出现尿酮体阳性。

　　（4）尿生化检测。尿素、尿肌酐（Cr）均可减少。

2. 维生素 A 缺乏病

　　维生素 A 缺乏病，指的是因体内维生素 A 及维生素 A 原，即胡萝卜素不足而引起的一系列病症，包括全身多器官上皮组织角质变性，牙与骨骼生长受阻，生育和免疫功能下降，视紫红质合成不足等。患者多表现出皮肤黏膜及眼部症状，如皮肤干燥、脱屑，头发干脆易脱落，指甲多纹少光泽，出现角化性毛囊样丘疹以及出现干眼症、角膜软化症、夜盲症等，有以下化验检查帮助鉴别诊断：

　　（1）血浆维生素 A（VA）含量测定。若血浆维生素 A 低于 0.5 微摩 / 升，便可以确诊。

　　（2）中段尿检查。若上皮细胞计数超过 3 个 / 立方毫米，则为阳性（除外尿路感染）；若高倍镜下见到上皮细胞时，便具有更大的诊断价值。

　　（3）生理盐水棉签轻刮结膜涂片镜检。若发现角膜上皮细胞，便为阳性。

3. 坏血病

　　坏血病指的是由于人体长期缺乏维生素 C（抗坏血酸）而引起的病症。患者可出现呕吐、腹泻、低热、牙龈肿胀和出血、全身乏力、食欲减退、精神抑郁、面色苍白、牙齿松动脱落、骨关节和肌肉疼痛等症状，有以下化验检查帮助鉴别诊断：

　　（1）维生素 C 耐量试验。用静脉注射维生素 C20 毫克 / 千克体重，4 小时后测尿液维生素 C 含量，若超过 85 微摩 / 升，可排除本病；如一日内尿液中维生素 C 的含量低于 20 毫克，则可能是维生素 C 缺乏症的表现。

（2）血清维生素 C（VC）浓度测定。若血清维生素 C 低于 11.4 微摩 / 升，则说明维生素 C 不足；若低于 5.7 微摩 / 升，便可确诊为本病。

4. 维生素 D 缺乏病

维生素 D 缺乏病，指的是由于维生素 D 缺乏引起钙、磷代谢紊乱进而造成的一种代谢性骨病。在儿童期发病，可称佝偻病，在成人发病时刻称骨软化病，可用 X 线摄片骨骼检查帮助诊断，也可做以下化验检查：

（1）血碱性磷酸酶（AKP，ALP）测定。可升高。

（2）血钙（Ca）、血磷（P）测定。血钙、血磷均可降低，且钙 × 磷小于 30。

（3）血清 25-（OH）D_3 和 1，25-（OH）$_2D_3$ 测定。此测定具有较高的确诊意义，在发病早期便会下降。

5. 骨质疏松症

原发性骨质疏松症，指的是一种骨量减少、骨结构破坏导致骨脆性增加，容易发生骨折的骨骼疾病，多见于绝经后女性和老年人。一般来说，患病较轻时无明显症状表现，而病情严重时，患者可在喷嚏或者咳嗽后发生肋骨骨折，有很多老年人有腰背广泛性疼痛、身高缩短、全身乏力、驼背等现象，可用 X 线检查、骨密度测定帮助诊断，也可用以下化验检查：

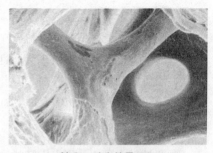

健康、致密的骨组织

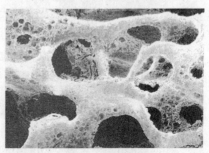

骨质疏松的骨组织

骨质疏松症

健康的骨组织致密、坚固。骨质疏松的骨组织则逐渐变得薄弱而易于发生骨折。骨随着结构蛋白、胶原质及钙质的流失而变得疏松。

（1）骨钙素测定。骨钙素可增加。

（2）尿钙及生化测定。尿钙排出量一般均增多，尿羟脯氨酸、尿胶原吡啶酶以及脱氧吡啶酚常均可增加。

（3）血钙、血磷及生化测定。血钙、血磷可在正常范围，血 25- 羟胆骨化醇和 1，25- 二羟胆骨化醇正常或偏低，血甲状旁腺激素（PTH）可升高；血碱性磷酸酶（ALP），骨折时可升高；I 型胶原交联氨基末端肽（NTX）可升高。

6. 低钾血症

低钾血症，是指血钾浓度多次低于 3.5 毫摩 / 升。低钾血症患者可出现肌无力、肌瘫，甚至呼吸肌麻痹的现象；血钾过低时，患者可出现口渴、多饮、心率增快、心搏骤停、夜尿增多等，若用心电图检查具有确定的诊断意义，还可用以下化验检查：

（1）血钾测定：若血钾小于 3.5 毫摩 / 升，可做明确诊断。

（2）血液和尿液醛固酮测定：若结果升高，则为原发性醛固酮增多症。

（3）血浆肾素活性测定：若活性升高，则有助于肾动脉狭窄、Batter 综合征的诊断。

（4）尿钾测定：胃肠道丢失钾时，尿钾浓度小于 20 毫摩 / 升；若经肾丢失钾时，尿钾可大于 20 毫摩 / 升。

7. 高钾血症

高钾血症，指的是血钾浓度大于 5.5 毫摩 / 升。患者常出现肌肉无力、室性早搏、传导阻滞的现象，甚至会因心搏骤停而猝死，需要急诊抢救，用心电图检查也可测定血钾。若结果大于 5.5 毫摩 / 升，则说明患有此病；若病人血钾浓度达 6.0 ~ 6.5 毫摩 / 升并有心血管症状时，则需要采取紧急的降血钾措施。

8. 呼吸性酸中毒

呼吸性酸中毒，是指由于肺通气、弥散性肺循环功能障碍而引起的二氧化碳潴留导致酸中毒。患者主要表现为急性缺氧，慢性二氧化碳潴留以及血 pH 值下降的症状，用血气分析检查，若血二氧化碳分压（$PaCO_2$）可上升，H^+ 浓度增加，血液 pH 值下降，碳酸氢根（HCO_3^-）可增加，实际碳酸氢盐（AB）大于标准碳酸氢盐（SB）。

9. 呼吸性碱中毒

呼吸性碱中毒，是指由于肺过度换气，排出二氧化碳过多，引起血二氧化碳分压降低，进而造成的碱中毒。患者可出现肌肉颤动、四肢抽搐、神经–肌肉兴奋性升高、脑血管痉挛等症状，常有以下化验检查：

（1）血气分析。可出现血二氧化碳分压（$PaCO_2$）下降，H^+ 浓度降低，pH 值升高，实际碳酸氢盐（AB）小于 SB，碳酸氢根（HCO_3^-）减少。

（2）血乳酸测定。含量可升高。

10. 代谢性酸中毒

代谢性酸中毒，是指一切能引起体液酸性物质（H^+）增多或碱性物质（HCO_3^-）含量减少的因素所造成的一种病症。在患病早期，人们会出现疲倦乏力，头晕，呼吸增强、加快；当病情严重时，可有恶心、呕吐、嗜睡、昏迷、烦躁，甚至精神恍惚的现象，同时也会伴有原发病症状等，可用以下化验检查的方法：

（1）血酮体测定。若大于 15 毫摩 / 升（mmol/L），可能是糖尿病酮症酸中毒。

（2）血气分析。碱过剩（BE）测定，负值增大；若血液 pH 值小于 7.35，则为酸中毒。pH 值越低，说明 H^+ 浓度越高，血 HCO_3^- 降低；标准碳酸氢盐（SB）、实际碳酸氢盐（AB）和缓冲碱均可减少；二氧化碳结合力（CO_2CP）降低，当 CO_2CP 大于 15 毫摩 / 升时，为轻度代谢性酸中毒，CO_2CP 在 8 ~ 15 毫摩 / 升时，为中度代谢性酸中毒，CO_2CP 小于 8 毫摩 / 升为重度代谢性酸中毒。

（3）尿液生化测定。尿液可滴定酸、铵根离子（NH_4^+）及血钾、血钙测定均可降低，常见于肾小管性酸中毒。

11. 代谢性碱中毒

代谢性碱中毒，是由一切能引起体液酸性物质（H^+）丢失或碱性物质（HCO_3^-）含量增加的因素导致的中毒现象。患者常出现麻木、肌肉抽动、四肢抽搐、呼吸减慢等症状，伴低钾时可出现软瘫；血液呈碱性时，血红蛋白对氧的亲和力加强，可导致组织缺氧，病人出现头昏、烦躁等，有以下化验检查的方法：

（1）尿氯测定：若其浓度低于 10 毫摩 / 升（mmol/L），多是由呕吐、胃引流、皮质醇增多、利尿剂等导致的低氯性碱中毒。

（2）血气分析：可出现血 pH 值升高；二氧化碳结合力（CO_2CP）高于 29 毫摩 / 升；标准碳酸氢盐（SB）、缓冲碱（BB）增加。

12. 痛风

痛风，指的是由于嘌呤代谢紊乱而引起的一种疾病。此病常会累及肾脏，并引起慢性间质性肾炎和尿酸肾结石。急性痛风性关节炎典型者的表现为起病突然，出现关节红肿痛热，关节腔有渗液，并伴有发热、头痛、乏力、畏寒等现象，有以下化验检查的方法：

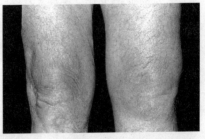

痛风（上图左膝）是引起膝盖疼痛的主要原因之一，有时会出现其他并发症，如肾结石和糖尿病。

（1）血清尿酸盐测定。通常升高。

（2）滑囊液及痛风结节穿刺液检查。若有尿酸盐结晶，便具有诊断意义。

（3）24 小时尿液尿酸（UA）测定。可高于正常值。

13. 糖尿病

糖尿病，是指由胰岛素绝对或相对不足、胰岛素效应降低而引起的一组糖类、蛋白质及脂肪代谢紊乱的综合征。典型的糖尿病患者会出现多饮、多尿、多食以及消瘦、乏力等症状表现，有以下化验检查的方法：

（1）血糖（GLU）测定。诊断糖尿病的主要依据是空腹及餐后血糖高于正常，一般空腹血糖高于或等于 7.8 毫摩 / 升，或随机血糖高于或等于 11.1 毫摩 / 升时，即可诊断为糖尿病；若没有达到上述标准，可口服 75 克葡萄糖做耐量试验（OGTT），对于无症状者，在口服 75 克葡萄后 1 小时与 2 小时后血糖高于或等于 11.2 毫摩 / 升边可确定诊断；对于有症状者，其糖耐量试验 2 小时后血糖高于或等于 11.2 毫摩 / 升，便可确诊；对于糖耐量受损者，口服葡萄糖 75 克后 0.5 或 1 小时血糖高于或等于 11.2 毫摩 / 升，可确诊。

（2）血清 C 肽测定。若空腹血糖高于 11.2 毫摩 / 升，则为重型糖尿病患者；血清 C 肽降低，血清 C 肽水平极低，则为酮症酸中毒。

（3）血脂测定。三酰甘油（TG）和胆固醇（Tc）的值可升高。

（4）尿糖（GLU）测定。测定结果为阳性，是诊断本病的重要依据。

（5）糖基化血红蛋白（GHbAl）测定。糖基化血红蛋白可明显升高。

14. 糖尿病酮症酸中毒

糖尿病酮症酸中毒，是体内胰岛素严重缺乏引起的高血糖、高血酮、酸中毒的一组临床综合征。它常并发于 I 型糖尿病患者胰岛素治疗中断或剂量不足以及 II 型糖尿病患者应对各种应激时。若发生此病时治疗不当，患者可并发严重的心、脑、肾病患而死亡，因此需要格外谨慎，有以下化验检查帮助鉴别诊断：

（1）血常规检测。白细胞（WBC）计数常升高，其中中性粒细胞（N）升高最显著；血红蛋白（Hb）与血细胞比容升高。

（2）血糖及血酮检测。血糖，多在 16.65 ～ 27.76 毫摩 / 升，也可高达 55.5 毫摩 / 升。血酮多在 5 毫摩 / 升以上，也可达 30 毫摩 / 升，当大于 5 毫摩 / 升时便具有诊断意义。

（3）血渗透压及酸度测定。血渗透压可轻度升高，可达到 330 毫摩 / 升，甚至超过 350 毫摩 / 升；HCO_3 降低至 15 ～ 10 毫摩 / 升；若 pH 值常低至 7.35 以下，则为失代偿性中毒。

（4）血尿素氮（BUN）、肌酐（Cr）测定。BUN、Cr 值均可升高，治疗有效后可逐渐恢复。

（5）血脂测定。三酰甘油（TG）、血游离脂肪酸（FFA）、磷脂和胆固醇（TC），均可升高，高密度脂蛋白（HDL）则降低。

（6）血清酶等测定。若血淀粉酶（AMY）升高，则可能是急性胰腺炎；若休克缺氧，则血乳酸浓度可升高。

（7）血电解质测定。血钾可降低；血钠多降至 135 毫摩 / 升以下，也可升高至 145 毫摩 / 升以上，当其浓度大于 150 毫摩 / 升时，多为高渗状态；若血磷、血镁可降至正常低值或低于正常水平，多为酮症酸中毒。

（8）尿糖及尿酮检测。尿糖可呈强阳性；若尿糖减少或消失，则表明肾功能严重受损；当尿酮体减少或消失，也同样说明肾功能严重受损。

15. 高血糖高渗综合征

高血糖高渗综合征血液生化特点是高血糖、高血浆渗透压，无明显酮症及酸中毒，又称糖尿病高渗性昏迷或糖尿病非酮症性高渗综合征，是糖尿病威胁生命的急性并发症之一。患者的临床表现多是严重脱水、肾前性尿毒症以及出现不同程度神经精神症状，有以下化验检查帮助鉴别诊断：

（1）血糖测定。血糖可大于 33.3 毫摩 / 升，有时甚至高于 55.5 毫摩 / 升。

（2）血钠测定。血钠通常会大于 145 毫摩 / 升，有时甚至高达 180 毫摩 / 升；但有时也可正常或偏低。

（3）血钾和血 pH 等测定。血 pH 多数值正常，或稍低于 7.35；血钾大多正常，或偏低；血清 HCO_3 正常或偏低。

（4）血尿素氮（BUN）和白细胞（WBC）等测定。BUN 可中度升高，有时可达 30 ~ 35 毫摩 / 升；WBC 升高，血细胞比容增大；血肌酐（Cr）也可升高至 450 ~ 550 毫摩 / 升。

（5）血渗透压测定。多数血液渗透压会高于 350 毫摩 / 升，有时甚至可达 450 毫摩 / 升。

（6）尿糖、尿酮和血酮体等测定。尿糖呈强阳性；尿酮呈阴性或弱阳性；血酮体大多正常或稍高，若较高时可为伴酸中毒患者。

16. 低血糖症

低血糖症，是指血浆葡萄糖浓度低于 2.8 毫摩 / 升。患者的主要临床表现有，交感神经兴奋、肾上腺素分泌过多以及空腹低血糖症，餐后低血糖症等。患者会出现头昏、震颤、饥饿感、意识障碍等症状，有以下化验检查的方法：

（1）血糖（GLU）测定。若血糖低于 2.8 毫摩 / 升，可确定诊断。若饥饿 12 ~ 18 小时后的血糖高于 3.8 毫摩 / 升，可排除空腹低血糖症；若低于 2.22 毫摩 / 升，可确定诊断。

（2）静脉注射葡萄糖或进糖水等食物。症状可得到缓解。

第七章　泌尿系统疾病

1.尿路感染

　　尿路感染，是指由尿路内有大量微生物繁殖而引起的尿路炎症。根据感染发生的部位，可将尿路感染分为上尿路感染和下尿路感染。其中，膀胱炎常表现为尿急、尿痛、尿频、白细胞尿，并可伴有血尿等。肾盂肾炎除以上症状表现外还有腰痛、输尿管点压痛、肾区叩痛，以及全身中毒症状等。若急性肾盂肾炎未及时治愈，病程超过6个月，即为慢性肾盂肾炎，有以下化验检查帮助鉴别诊断：

　　（1）尿常规检查。尿液中发现白细胞（WBC）管型，对诊断肾盂肾炎有意义；尿路感染时，尿沉渣白细胞（WBC）大于5个高倍镜视野，并可伴有血尿及少量蛋白尿；慢性肾盂肾炎时，尿比重可下降。

　　（2）尿生化检测。氨基葡萄糖苷酶(NAG)、视黄醇结合蛋白（RBP）、α_1-微球蛋白（α_1-MG）、β_1-微球蛋白（β_1-MG）升高，提示为肾盂肾炎。

　　（3）血液常规检查。白细胞（WBC）及中性粒细胞（N）均可升高。

　　（4）血沉（ESR）测定。血沉可加快。

　　（5）清洁中段尿细菌培养。若杆菌大于10^5/毫升、球菌大于10^4/毫升，即可做出诊断。

　　（6）1小时细胞排泄率检测。白细胞（WBC）大于40万个/小时，红细胞（RBC）大于10万个/小时，闪光细胞增多或阳性，便可诊断。

2.肾性糖尿

　　肾性糖尿，是指由于肾近曲小管对葡萄糖的重吸收功能减退而使尿液中葡萄糖的排出增多的一种病症。大多数患者无明显症状，少数可有多饮、多食、多尿酷似糖尿病的表现，甚至会出现在较长时间饥饿状态下发生低血糖和酮症酸中毒的现象，有以下化验检查帮助鉴别诊断：

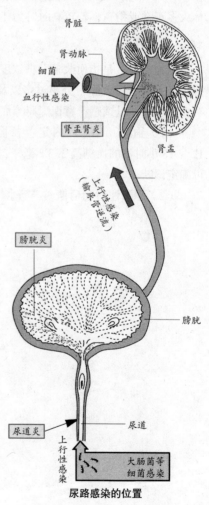

尿路感染的位置

（1）空腹、血糖和糖耐量试验。试验结果均正常。

（2）尿葡萄糖定量测定。患者在热能摄入平衡的状态下，即每日 125.52 焦 / 千克，其中 50% 为糖类。若 24 小时尿葡萄糖的排出量大于 500 毫克，即可诊断为肾性糖尿。这种测定是肾性糖尿诊断的关键性检查。

（3）尿糖检测。患者尿糖排出量相差很大，可从小于 1 克 /24 小时尿到 100 克 /24 小时尿不等，大多数患者 24 小时尿糖的排出量在 5 ~ 30 克。若多次尿糖检测出现阳性反应，特别是空腹晨尿尿糖阳性，具有重要的诊断价值。

3. 前列腺炎

前列腺炎是多种复杂原因和诱因引起的前列腺的炎症、免疫、神经内分泌参与的错综的病理变化，主要临床表现为会阴、耻骨上区、腹股沟区、生殖器疼痛不适；排尿时有烧灼感、尿急、尿频、排尿疼痛，可伴有排尿终末血尿或尿道脓性分泌物；急性感染可伴有恶寒、发热、乏力等全身症状。鉴别前列腺炎往往需做以下化验检查：

（1）尿常规。发现成堆的脓细胞和较多的红细胞时，多为急性前列腺炎；发现白细胞及红细胞都比较少时，多为慢性前列腺炎。

（2）白细胞计数。白细胞数量可增多。

（3）前列腺按摩液（EPS）和按摩后尿液（VB$_3$）检查。卵磷脂小体减少，按摩后尿液细菌培养为阳性，尿道尿液（VB$_1$）、中段尿液（VB$_2$）培养为阴性。

4. 肾小管性酸中毒

肾小管性酸中毒，指的是肾小管储碱排酸功能受到损害，致使机体酸碱平衡紊乱引起代谢性酸中毒。本病可分为近曲小管中毒（pRTA）和远端肾小管酸中毒（dRTA）两种类型，近曲型患者可有骨质疏松的表现；远曲型又分为高血钾型和低血钾型两型，表现不同，有以下化验检查帮助鉴别诊断：

（1）尿 pH 测定。它是判断和检测肾小管酸化功能最简单的方法，但 RTA 的正确判断还必须要考虑酸血症和尿 pH 间的相对关系。

（2）高氯性酸中毒检测。各型 RTA 均表现为高氯性代谢性酸中毒，下列血液生化指标异常是高氯性酸中毒的特点：

①血 pH 值小于 7.35。

②血氯大于 105 毫摩 / 升。

③血碳酸氢盐小于 22 毫摩 / 升。

④血阴离子间隙 [AG=（Na+K）–（Cl+HCO$_3$）] 正常，一般正常值为 14 ~ 16 毫摩 / 升。

（3）尿可滴定酸（TA）、尿铵（NH$_4$）检测。一般 dRTA 患者，TA 和 NH$_4$ 均下降，若在酸血症的状态下，分别低于 20 毫摩 / 升和 40 毫摩 / 升，则 Ⅰ 型 RTA 的可能性大；若分别低于 10 毫摩 / 升和 25 毫摩 / 升，则基本可以确诊为 Ⅰ 型 RTA。

（4）氯化铵负荷试验。用一次法测时，若尿 pH 值一直在 5.5 特别是 6.0 以上，可确诊为经典的 I 型 RTA。还可用三次法测。

（5）近曲小管重吸收功能检测。在 II 型 RTA 确立的基础上，如出现肾性糖尿、尿氨基酸、小分子蛋白、尿磷、尿酸排出量增多，可能是近曲小管存在多种重吸收功能障碍。

（6）碳酸氢盐肾阈值测定。若肾阈值明显下降，低于 24 ~ 26 毫摩 / 升，可能是 II 型 RTA。

（7）碳酸氢盐清除率测定。若碳酸氢盐的排出量可略有增加，但清除率低于 15% 时，多为远曲小管酸化功能损害；若是碳酸氢钠的排出量显著增多，其清除率大多在 15% 以上，则可能是近曲小管重吸收功能损害。因此，碳酸氢钠清除率大于 15%，便可确诊为 II 型 RTA。

（8）血醛固酮浓度测定。高钾性 RTA 患者可根据血醛固酮水平，判断系醛固酮缺乏、醛固酮抗性，或是高钾性 RTA。

（9）血钾和尿钾测定。多数 RTA 均有血钾浓度和尿钾排出量异常，此两项测定对于 RTA 诊断有重要价值。

5. 假性醛固酮增多症

假性醛固酮增多症的主要临床表现为低血钾、碱中毒、高血压、低肾素和低醛固酮等，又称遗传性假性醛固酮增多症，有以下化验检查帮助鉴别诊断：

（1）尿 pH 测定。尿液可呈酸性。

（2）肾素和醛固酮测定。醛固酮水平下降；肾素 – 血管紧张素 – 醛固酮（R–A–A）产生减少。

（3）唾液中钠钾测定。用氨苯蝶啶，可引起明显的排 Na^+、K^+ 反应；唾液中 Na^+/K^+ 的比值正常或稍高。

6. 肾盂肾炎

肾盂肾炎，是指由各种致病微生物直接侵袭人体所引起的肾盂肾盏黏膜和肾小管、肾间质感染性炎症。临床上可分为急性和慢性两种，在急性期，起病急骤，多有寒战、高热、头痛、乏力、恶心以及全身酸痛等，最突出的是尿频、尿急、尿痛等膀胱刺激症状，有以下化验检查帮助鉴别诊断：

（1）血白细胞（WBC）计数及分类（DC）。在急性期或慢性期急性发作时，白细胞总数及中性粒细胞（N）百分比均可升高。

（2）血沉（ESR）测定。血沉在急性期可增快。

（3）肾功能检查。慢性期，血尿素氮（BUN）和肌酐（Cr）值均可升高。

（4）尿中酶测定。慢性期，天门冬氨酸氨基转移酶（AST）、尿丙氨酸氨基转移酶（ALT）以及碱性磷酸酶（ALP）等值均明显升高。

（5）尿常规检查。尿蛋白（PRO）可呈阳性反应，镜检可见白细胞管型及红细胞；清洁中段尿检查常有脓球，高倍镜检每视野白细胞在 5 个以上。

（6）尿沉渣涂片及尿细菌培养检查。若能找到或培养出致病菌，便有诊断意义。

（7）尿白细胞排泄率测定。95% 以上尿路感染病人，可呈阳性。

7. 急性肾小球肾炎

急性肾小球肾炎，是指一种以少尿、蛋白尿、血尿、水肿及高血压为主要临床表现的肾脏疾病。一般可见于呼吸道或皮肤链球菌感染后 1 ~ 4 周，有以下化验检查帮助诊断：

（1）尿常规检查。尿蛋白（PRO）定量 24 小时尿中通常低于 2 克；尿沉渣镜检可见大量红细胞（RBC）和多少不等的白细胞（WBC），并有颗粒管型及红细胞管型；急性期少尿时，尿比重大于 1.020。

（2）尿素氮（BUN）及内生肌酐清除率（Ccr）测定。尿素氮可升高，内生肌酐清除率可下降。

（3）活化第三补体成分（C_3）测定。下降。

（4）循环免疫复合物及冷球蛋白试验。早期均可呈阳性。

（5）血沉（ESR）及抗链球菌溶血素 "O"（ASO）测定。血沉多数增快，抗链球菌溶血素 "O" 滴定度可升高。

8. 慢性肾小球肾炎（CGN）

慢性肾小球肾炎，是指由多种原发性肾小球疾病所导致的一种慢性疾病。患者在临床上多出现血尿、水肿、蛋白尿、高血压等症状，有肾病型、高血压型、普通型、反复发作型四种，其表现不同，有以下化验检查帮助鉴别诊断：

（1）尿常规检查：尿红细胞（RBC）、尿蛋白量相应增多；若出现细胞管型，常提示疾病处于急性活动期；可见血尿、中等量蛋白尿、管型。尿比重可受尿量、尿蛋白量多少的影响，晚期因肾功能降低，尿比重常固定在 1.010 左右。

（2）肾功能检测：因有不同程度的肾损害，血尿素、肌酐（Cr）均可略高于正常。

9. 急进性肾炎（RPGN）

急进性肾炎，是指一组病情进行性加重并发展成肾功能竭的肾小球肾炎，又称快速进行性肾小球肾炎。患者在临床上常表现为，脸面为主的水肿，轻、中度血压升高和恶心、乏力、腰痛，尿量明显减少，并逐渐发展到无尿、肾衰竭，有以下化验检查帮助鉴别诊断：

（1）血清免疫学检测。血清补体，可降低；若抗肾小球基膜抗体（抗 GBM）呈阳性，则为 I 型；免疫复合体阳性，冷球蛋白阳性，则为 II 型；抗中性粒细胞抗体（ANCA）阳性，为 III 型。

（2）肾组织活检。新月体呈环形或局灶形，早期多为细胞性，中、晚期呈纤维细胞性和硬化性新月体；大量细胞占据肾小囊形成新月体，可累及 50% 以上的肾小球，主要为上皮细胞、巨噬细胞或中性多核白细胞；肾小球毛细血管襻严重结构破坏，受新月体挤压而皱缩于肾小球血管极一侧，有时会有纤维素样坏死灶或毛细血管内增生，常伴有严重的肾小管间质病变。

（3）尿液检查。可见明显血尿，24 小时尿蛋白大于 1.5 克。

（4）肾功能检查。肌酐（Cr）、血尿素氮均可升高。

（5）一氧化碳结合力（CO_2CP）测定。在酸中毒时降低，则表明肾功能遭到明显损害。

10.IgA 肾病

IgA 肾病，是指一种以免疫球蛋白 A（IgA）为主的可溶性免疫复合物性肾小球肾炎，其主要特征是弥散性颗粒状沉积于肾小球系膜区。患者在临床上表现为起病急、病程长，多以突然发作性肉眼血尿起病，血尿多在感染后反复发作或加重，并可伴有少量或中等量蛋白尿，部分也可表现为恶性高血压、肾病综合征、急性肾衰竭等，有以下化验检查：

（1）血清免疫学检测。免疫复合物升高，补体正常；有 30% ~ 50% 的患者血清免疫球蛋白 A（IgA）呈波浪形升高，50% 的病人可正常。

（2）血沉（ESR）检测。可加快。

（3）尿常规检查。尿蛋白微量至"+"，肾病时可有大量蛋白尿；典型的，为肉眼血尿或镜下血尿，反复波动很大。

（4）肾活检。肾小球系膜上有 IgA 沉积，若在"++"以上，便可明确诊断。

11. 慢性间质性肾炎（CIN）

慢性间质性肾炎，是指由许多不同病因引起的肾小管和肾间质慢性改变为主的一种临床综合征。患者在临床上常以远端肾小管受累为主，表现出血压正常或轻度升高，尿液酸化和浓缩功能障碍，失钾、失钠性肾炎，疾病晚期可有高血压，有以下化验检查帮助鉴别诊断：

（1）血、尿蛋白测定。血、尿 β_2– 微球蛋白均可升高，视黄醇结合蛋白（RBP）也可升高。

（2）肾活组织检查。若出现肾间质不同程度纤维化伴炎性细胞浸润，则可确诊为本病。

（3）尿检测。24 小时蛋白定量多小于 1 克；沉渣部分可见白细胞（WBC）、少量红细胞（RBC）和白细胞管型。

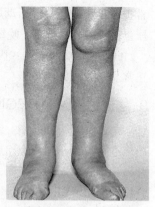

慢性间质性肾炎会有不同程度的水肿。

（4）尿氨基葡萄糖苷酶（NAG）测定。可升高。

12. 系膜毛细血管性肾小球肾炎

系膜毛细血管性肾小球肾炎又称膜增生性肾炎，10%～20% 为原发性肾小球疾病。患者在临床上可表现为肾病综合征伴血尿、高血压及肾功能损害，部分患者伴有持续性低补体血症。患者在起病初即呈现正细胞正色素性贫血现象，与肾功能减退程度不成比例，有以下化验检查帮助鉴别诊断：

（1）肾组织活检。若出现以下现象：

①电镜。系膜区及内皮下，可见电子致密物。

②光镜。见系膜细胞及系膜基质弥漫重度增生，并插入到基膜与内皮细胞之间，使毛细血管襻广泛增生，呈双轨征。

③免疫荧光检测。见大量活化第三补体成分，伴或不伴免疫球蛋白 G（IgG），呈颗粒样沉积于系膜区及毛细血管壁。则具有诊断意义。

（2）血红蛋白（Hb）测定。早期呈正细胞正色素性贫血，Hb 可下降。

（3）血补体等测定。活化第三补体成分、总补体溶血活性（CH50）可持续下降，冷球蛋白可为阳性。

（4）肾功能检测。肾功能减退者，肌酐清除率（Cr）、血尿素氮（BUN）、内生肌酐清除率（Ccr）可下降。

13. 肾病综合征

肾病综合征，是指由多种肾脏病理损害引起的一种综合征，临床表现为大量蛋白尿，并可伴有感染、血管栓塞、肾功能损害等各种并发症，有以下化验检查帮助鉴别诊断：

（1）肾功能检查。早期均正常，少尿时可有尿素氮（BUN）升高；后期肾功能减低，血 BUN、肌酐（Cr）均可升高。

（2）肾活检。是非常重要的诊断手段，能做出明确的肾小球病理诊断。

（3）尿常规检查。24 小时尿蛋白定量大于 3.5 克 / 升；尿蛋白检验呈"+++"～"++++"，并可见到脂肪管型及脂肪变性的上皮细胞、伴有血尿。

（4）血脂测定。血胆固醇（TC）、低密度脂蛋白（LDL）和极低密度脂蛋白（VLDL）均升高，而高密度脂蛋白（HDL）下降。

（5）凝血功能测定。血黏度升高，血液呈高凝状态；血小板（PLT）计数升高；凝因子 V、VIII、X 激活；纤维蛋白原升高；纤维蛋白（原）降解产物（FDP）阳性。

（6）蛋白电泳测定。总蛋白常减低，其中白蛋白小于 30 克 / 升，γ - 球蛋白（γ-G）多数较低；但 α_1 - 球蛋白（α_1-G）、β_2 - 微球蛋白（β-MG）显著升高。

14. 遗传性肾炎（AS）

ALport 综合征。它是一种以血尿、进行性肾功能不全，可能有感音性耳聋和眼部改变为临床特征的遗传性疾病，可做眼科及电测听力检查帮助诊断，也有以下化验检查帮助鉴别：

（1）肾活检。电镜检查，具特征性，表现为肾小球基膜（GBM）弥漫厚薄不均、分层、网状改变，甚至断裂；光镜无异常，免疫荧光检查多为阴性；在一些女性或儿童患者中，还可表现为弥漫 GBM 变薄，不易与薄基膜病区别。

（2）尿常规检查。可能会有血尿、蛋白尿。

（3）血红蛋白（Hb）测定。Hb 可降低。

（4）血肌酐（Cr）测定。Cr 可进行性升高。

15. 急性肾动脉栓塞

急性肾动脉栓塞，是指肾动脉主干及其分支的急性栓塞，可导致肾脏严重缺血性梗死。患者的临床表现轻重与肾动脉栓塞的程度、速度和范围有关，当肾动脉主干或其大分支发生急性栓塞时，常可出现急性肾梗死、高血压、肾功能损害等典型的临床表现；若肾动脉小分支栓塞或较大分支缓慢地堵塞已形成侧支循环时，便可无明显症状和体征，可做 B 超、CT、静脉肾盂造影（IVP）、肾动脉造影、放射性核素检查等帮助诊断，也有以下化验检查的方法：

（1）肾功能检查。血清尿素氮（BUN）、肌酐（Cr）可有不同程度的升高；内生肌酐清除率（Ccr）降低。

（2）外周血白细胞检查。白细胞 WBC 计数可升高，且核左移。

（3）血清酶测定。乳酸脱氢酶（LDH）于肾梗死后 1～2 天升高，2 周后恢复正常；天门冬氨酸氨基转移酶（AST），常在肾梗死后立即升高，3～4 天后下降至正常；丙氨酸氨基肽酶（AAP）和氨基葡萄糖苷酶（NAG）超过正常值 7～10 倍，升高可持续 2～3 周或以上；碱性磷酸酶（AKP）于肾梗死后 3～5 天达最高水平，4 周后恢复正常。

（4）尿常规检查。无菌性白细胞（WBC）尿，白细胞（WBC）大于 10/Hp；镜下血尿，红细胞（RBC）大于 15/Hp；蛋白尿，尿蛋白可为"+"～"++"。

16. 狼疮性肾炎（LN）

狼疮性肾炎，是指系统性红斑狼疮并发肾脏损害的一种疾病。狼疮性肾炎患者的临床表现轻重不一。患者可有发热、关节炎、脱发、口腔溃疡、早发性浆膜炎、皮肤黏膜损害、雷诺征等表现，且肾脏几乎都有损坏，有以下化验检查帮助鉴别诊断：

（1）肾功能检查：肾功能损害时，血尿素氮（BUN）、肌酐清除率（Cr）可升高，而内生肌酐清除率（Ccr）则下降。

（2）血常规检查。25% 的患者有全血细胞减少，其中 80% 有中等度贫血，少数有溶血性贫血、血小板减少。

（3）血清免疫学检测。抗双链脱氧核糖核酸（DNA）抗体测定为阳性，放免法测定大于 4.2 单位 / 毫升，或酶标记法测定大于 30% 有诊断意义；抗核抗体（ANA）为阳性；抗心磷脂抗体测定，可为阳性；抗 Sm 抗体及抗 RNP 抗体为阳性，免疫复合物（CIC）常升高；补体包括血清总补体活性、补体 C₃、血清补体 Clq 下降，皮肤狼疮带试验呈阳性。

（4）蛋白电泳测定等。类风湿因子测定，常呈阳性；蛋白电泳测定，呈 γ - 球蛋白（γ-G）明显升高；少数患者冷球蛋白试验，可为阳性。

（5）尿常规检查。颗粒管型、红细胞（RBC）管型；蛋白尿呈 "±"；镜下可见血尿呈 "± ~ +++"。

（6）尿系列微量蛋白测定。尿视黄醇结合蛋白（RBP）、尿氨基葡萄糖苷酶（NAG）、尿 α₁- 微球蛋白（α₁-MG）、β₂- 微球蛋白（β₂-MG）均可升高，可能是近曲小管受到损害；尿微量白蛋白、转铁蛋白、免疫球蛋白升高，可能是肾小球病变加重。

17. 糖尿病肾病

糖尿病肾病主要涉及肾小管和肾小球病变，造成蛋白不正常排泄和滤过减少，它是糖尿病最严重的并发症之一，也是导致终末期肾衰竭的重要原因。本病是以两型糖尿病的微血管病变、尿白蛋白排泄率（UAE）增加作为早期较敏感的指标，有以下化验检查帮助诊断：

（1）肾功能检查。血尿素氮（BUN）、肌酐清除率（Cr）增加，内生肌酐清除率（Ccr）下降；肾血流量（RPF）、肾小球滤过率（GFR）在早期均可升高，但在晚期时两者均明显下降。

（2）尿常规检查。尿糖、24 小时尿糖、24 小时尿蛋白定量，均可升高。

（3）尿系列蛋白测定。转铁蛋白（UTRF）、微量白蛋白（mALB）、α₁- 微球蛋白（α₁-MG）、β₂- 微球蛋白（β₂-MG），均可升高。

（4）血糖测定。若空腹血糖大于 7.2 毫摩 / 升，餐后 2 小时血糖大于 >11.1 毫摩 / 升，便有诊断价值。

（5）血浆蛋白测定。血浆总蛋白、白蛋白（A）、白蛋白（A）/ 球蛋白（G）比值均可降低，而球蛋白（G）含量升高。

（6）血脂测定。三酰甘油（TG）、胆固醇（TC）、低密度脂蛋白 - 胆固醇（LDL-C）均升高，而高密度脂蛋白 - 胆固醇（HDL-Ch）可降低。

（7）糖化血红蛋白（GHb）和糖血浆白蛋白（GPP）测定。GPP 占 6% 左右；GH-bA1 占血红蛋白（Hb）总量的 8% ~ 10%，且其量与血糖浓度呈正相关。

18. 急性肾衰竭

急性肾衰竭，指的是由各种原因引起的肾功能突然降低临床综合征，以氮质血症和水、电解质代谢紊乱等为特征，有少尿期、多尿期和恢复期三个阶段，可做

CT、磁共振、腹部 X 线平片、B 超等检查以排除尿路梗阻性疾病，还可有以下化验检查的方法：

（1）尿液检查。尿镜检可见白细胞及管型，尿比重小于 1.015；每 1 升尿中尿素氮（BUN）低于 10 克；尿蛋白（PRO）可为阳性。

（2）尿肌酐与血清肌酐比值测定。结果可小于 20。

（3）尿钠（Na）及滤过钠排泄分数（FENa）测定。尿钠超过 40 毫摩 / 升，滤过钠排泄分数超过 2%。

（4）血清尿素氮（BUN）及肌酐（Cr）测定。两者均可迅速升高，尿素氮每日可升高 3.6 毫摩 / 升以上，肌酐每日可升高 44 微摩 / 升以上，且可持续 5 日以上。

（5）血钾（K）、钠（Na）、氯（C1）测定。血钾含量升高，而血钠及血氯含量降低。

（6）肌酐清除率（Cr）测定。1 ~ 2 日内可由正常值急剧降低到 10 毫升 /（分·1.73 ㎡）左右。

19. 慢性肾衰竭

慢性肾衰竭，是指由各种慢性肾脏疾病所导致的肾功能恶化，其中尿毒症是进行性慢性肾衰竭的终末阶段。依据肾功能被损害的程度，可将慢性功能衰竭分为肾功能代偿期、氮质血症期、肾衰竭尿毒症早期及肾衰竭尿毒症晚期四种，不同阶段的患者的临床表现不同，有以下化验检查的方法：

（1）尿常规检查。尿蛋白（PRO）阳性；镜检可见红细胞（RBC）、白细胞（WBC）及各种管型；尿比重在 1.018 以下，或固定在 1.010 左右。

（2）血红细胞（RBC）及血红蛋白（Hb）检查。两值均降低。

（3）血钙（Ca）及血磷（P）测定。血清钙值下降，血磷值升高。

（4）血尿素氮（BUN）及肌酐（Cr）测定。尿素氮明显升高；若肌酐持续缓慢升高超 130 微摩 / 升，则为慢性肾功能不全；若肌酐持续缓慢增长超过 350 微摩 / 升，则可能是慢性肾衰竭。

（5）肌酐清除率（Cr）测定。若测定的其值降低至 80ml/（分·1.73m²）以下，可诊断为慢性肾功能不全；若其值降低至 25ml/（分·1.73 平方米）以下，可诊断为慢性肾衰竭。

第八章 血液系统疾病

1. 真性红细胞增多症

真性红细胞增多症，指的是一种以红细胞系统细胞异常增殖为主的慢性骨髓增殖性疾病。患者常表现出红紫色皮肤，特别是以唇、耳、鼻、颈、颊、四肢远端表现最为突出，还可有眩晕耳鸣、神疲乏力、头痛头胀、肢体麻木等，有以下化验检查帮助鉴别诊断：

（1）红细胞（RBC）指标测定。全身红细胞容量增加，达 120 ~ 200 毫升 / 千克体重；红细胞增多，可达（7 ~ 10）× 10^{12}/ 升；血红蛋白（Hb）可达 180 ~ 240 克 / 升；网织红细胞（RC）正常或偏高。

（2）白细胞（WBC）及血小板（PLT）测定。血小板升高可达（400×1000）× 10^9/ 升；白细胞升高，并伴有中性粒细胞核左移现象。

（3）中性粒细胞碱性磷酸酶积分测定。无感染时，大多数均升高，可超过 100。

（4）骨髓象检查。增生明显活跃，粒细胞与幼红细胞的比例下降；经过铁染色显示，骨髓内贮存的铁减少。

（5）动脉血氧饱和度测定。可高于 92%。

2. 白细胞减少症

白细胞减少症，是指外周血中白细胞数持续低于 4×10^9/ 升。由于白细胞减少，中性粒细胞（N）占粒细胞的大多数，故白细胞减少症又称为粒细胞减少症。患者的临床表现不明显，有时仅仅有头晕、疲乏、体力减弱、易受感染等现象，有以下化验检查帮助鉴别诊断本症：

（1）血白细胞（WBC）计数及分类（DC）检查。白细胞下降，低至 4×10^9/ 升以下，中性粒细胞（N）绝对值低于（1.5 ~ 1.8）× 10^9/ 升。

（2）骨髓象检查。粒细胞系统有增生低下或出现成熟障碍。

3. 粒细胞缺乏症

粒细胞缺乏症，指的是由于外周血中性粒细胞（N）绝对值少于（0.5 ~ 1.0）× 10^9/ 升，中性粒细胞降至 30% 以下，人体出现的一种感染、发热等急性严重症状，有以下化验检查的方法：

（1）血白细胞（WBC）计数及分类（DC）检查。中性粒细胞百分比小于 20% ~ 30%；白细胞低于 2×10^9/ 升。

（2）骨髓象检查。粒细胞增生极度低下或有成熟障碍，有利于对本症的诊断。

4. 原发性血小板增多症

原发性血小板增多症，是一种以巨核细胞系列增生为主的骨髓增生性疾病。患者的自发性部位不同、出血的程度不同且还会有血栓形成、肝脾肿大等症状，有以下化验检查：

（1）外周血检查。白细胞（WBC）可增多或正常。血小板（PLT）升高，超过 800×10^9/升；血片中可见血小板聚集成堆，但大小不一，且有巨形及畸形血小板，还可见巨核细胞碎片及裸核。

（2）血小板黏附功能（PAdT）及聚集功能（PAgT）测定。两值均 F 降。

（3）骨髓象检查。各系细胞增生活跃，以巨核细胞增生为主，并伴有大量血小板及巨形血小板形成。

5. 原发性血小板减少性紫癜

原发性血小板减少性紫癜，指的是一种与自身免疫有关的疾病，它主要以皮肤和黏膜自发性紫癜和出血，血小板减少为特点，有以下化验检查：

（1）血小板计数（PLT）及其功能检查。血小板减少，低于 80×10^9/升，出血时间（BT）延长，凝血酶原消耗时间（PCT）缩短，且血块退缩（CRT）不良。

（2）血小板寿命及抗人球蛋白测定。血小板寿命缩短，血小板抗人球蛋白试验可为阳性。

（3）骨髓象检查。整体巨核细胞数正常或增多，但形成血小板的巨核细胞数量减少。

6. 特发性血小板减少性紫癜（rrP）

特发性血小板减少性紫癜，指的是一种因免疫因素而造成外周血小板破坏增多的临床综合征。患者的临床表现为全身皮肤任意部位都可出现瘀斑或乌青块，最常见的部位是四肢远端；还会有口、鼻出血及女性月经过多的情况，有以下化验检查帮助鉴别诊断：

（1）血小板（PLT）相关抗体及补体测定。PAIgA、PAIgM、PAIgG、PAC3 均可升高；若病情好转，则 PLT 回升，其相关抗体及补体则下降。

（2）血小板（PLT）计数。PLT 减少，急性型可在 20×10^9/升（/L）以下，慢性型可在 $(30 \sim 80) \times 10^9$/升。

（3）血小板（PLT）寿命。血小板寿命减小是 PLT 被破坏的直接依据。

（4）出血时间和血块收缩试验测定。出血时间延长，且血块收缩不良。

（5）骨髓象检查。若巨核细胞有增生并伴有成熟障碍，则有利于诊断支持本病。

7. 阵发性睡眠性血红蛋白尿

阵发性睡眠性血红蛋白尿，是指一种慢性获得性血管内溶血性疾病。患者的主要临床表现为贫血、溶血以及睡眠有关的、间歇发作的血红蛋白尿，有以下化验检查的方法：

（1）血常规检查。多见白细胞（WBC）减少，淋巴细胞相对增多；严重贫血，血红蛋白常低于60克/升；血小板（PLT）中度减少；约半数患者全血细胞减少；若血红蛋白尿频发，可呈小细胞低色素性贫血，网织红细胞、大红细胞、多彩红细胞增多，较其他溶血性贫血少见。

（2）血红蛋白和血清间接胆红素（IBIL）测定。IBIL在急性溶血时，会升高；高铁血红素、血浆游离血红蛋白、白蛋白均升高，但结合珠蛋白减少。

（3）特异性血清免疫学检测。酸化血清溶血试验（Ham试验），本病溶血增强，特异性较高，是诊断的重要依据。蔗糖溶血试验、热溶血试验、蛇毒因子溶血试验，均可为阳性，均比酸溶血试验敏感。

（4）骨髓象检查。骨髓铁染色，可显示细胞外铁和铁粒幼细胞减少；半数以上患者骨髓象示三系增生活跃，特别是红髓最为突出。

（5）尿含铁血黄素试验（Rous试验）。可持续呈现阳性。

（6）红细胞的CD55、CD59等糖化磷脂酰肌醇连接蛋白测定。若呈阳性，具有早期诊断价值。

8. 缺铁性贫血

缺铁性贫血，是指由各种原因引起的体内贮存铁缺乏而产生的贫血，称为缺铁性贫血。患者常出现心悸、眼花、耳鸣、乏力、气急、头昏等症状，有以下化验检查帮助鉴别诊断：

（1）外周血检查。平均红细胞比容（MCV）降低，平均红细胞血红蛋白浓度（MCHC）降低，平均红细胞血红蛋白含量（MCH）降低；红细胞（RBC）及血红蛋白（Hb）降低；红细胞形态大小不等，中心淡且染区扩大，严重时还可见环形红细胞。

（2）总铁结合力及转铁蛋白饱和度测定。总铁结合力升高，可大于64.44微摩/升，转铁蛋白饱和度下降，可低于0.15。

（3）血清铁（Fe）及铁蛋白测定。两者均降低，血清铁低于8.95微摩/升，血清铁蛋白低于14微克/升。

（4）骨髓象检查。铁染色显示，骨髓小粒可染铁消失，铁粒幼红细胞低于15%；红细胞系统增生活跃，以中、晚幼红细胞为主，而且幼红细胞胞浆少、体积小、边缘不整齐。

9. 铁粒幼红细胞贫血

铁粒幼红细胞贫血，是指一组由多种原因引起的低色素性贫血。常可分为遗传性、获得性继发性以及获得性原发性三种，其临床表现不同，有以下化验检查帮助鉴别诊断：

（1）血常规检查。白细胞、碱性磷酸酶积分降低；红细胞（RBC）及血红蛋白（Hb）值下降；红细胞形态呈低色素性或"双型"性。

（2）血清铁（Fe）等检查。血清中的铁显著升高，血清总铁结合力降低，运铁饱和度高达 90% 以上。

（3）骨髓象检查。铁染色显示，含铁血黄素增多，铁粒幼红细胞升高（40% ~ 80%）；红系增生活跃，有类巨幼样变、双核或核固缩幼红细胞。

（4）铁代谢检查。血清铁清除率加速；红细胞游离原卟啉（FEP）减少，游离粪卟啉（FEC）大多为正常；对吡哆醇治疗无效者，游离粪卟啉可明显升高，而红细胞游离原卟啉可显著减少。

10. 巨幼红细胞贫血

巨幼红细胞贫血，是由于叶酸（或）维生素 B_{12} 缺乏，引起脱氧核糖核酸（DNA）合成障碍，进而导致的一组贫血。巨幼红细胞贫血可分为以维生素 B_{12} 缺乏为主的恶性贫血和叶酸缺乏引起的营养性巨幼红细胞贫血两类，其临床表现有所不同，有以下化验检查的方法：

（1）外周血检查。红细胞（RBC）及血红蛋白（Hb）降低；网织红细胞（RC）数稍升高；为大细胞性贫血，多数红细胞呈大卵圆形；平均红细胞容积（MCV）、平均红细胞血红蛋白浓度（MCHC）高于正常；血小板（PLT）、白细胞（WBC）常可减少，中性粒细胞（N）核分叶过多。

（2）血清叶酸测定。营养性巨幼红细胞性贫血时，红细胞叶酸低于或等于 227 纳摩 / 升，血清叶酸低于 6.8 纳摩 / 升。

（3）血清维生素 B_{12} 浓度测定。若是恶性贫血时，其浓度低于 29.6 皮摩 / 升。

（4）血清（或胃液）内因子抗体（IFA）测定。若是恶性贫血，内因子抗体可为阳性。

（5）骨髓象检查。巨核细胞有核分叶过多表现，血小板生成障碍；骨髓中有核细胞明显增多，红系统呈典型巨幼红细胞生成（高于 10%）；粒细胞亦可有巨变，以晚幼粒改变明显。

11. 溶血性贫血

溶血性贫血，是指由于红细胞破坏加速、破坏的数量过多，而骨髓造血功能代偿不足，而产生的一种贫血。溶血性贫血可分为血管外及血管内溶血两种，有以下化验检查帮助鉴别诊断：

（1）外周血红细胞（RBC）及血红蛋白（Hb）测定。两者的值均下降；血涂片见红细胞形态为球形、靶形、碎裂细胞；网织红细胞（RC）升高，血管内急性溶血时可达 60% ~ 80%。

（2）红细胞寿命测定。红细胞寿命减少。

（3）血浆乳酸脱氢酶（LDH）及血清胆红素（BIL）测定。乳酸脱氢酶升高，血清胆红素可能会稍高于正常。

（4）血浆游离血红蛋白（Hb）等测定。血浆游离血红蛋白增多，血浆结合珠蛋白（HP）减少，血浆高胆红素白蛋白呈阳性。

（5）尿血红蛋白（Hb）、含铁血黄素及尿胆原（URO）含量测定。血管内、外溶血，尿血红蛋白均为阳性；血管内溶血，尿含铁血黄素阳性；血管内、外溶血，尿胆原均增加，但血管外溶血增加得更明显。

（6）骨髓象检查。红细胞明显增多，粒细胞/红细胞的比值减低甚至倒置，幼红细胞有丝分裂象增多。

12. 自体免疫性溶血性贫血（AIAA）

自体免疫性溶血性贫血，是指由于免疫功能调节紊乱，而产生自身抗体，吸附于细胞表面，导致加速了红细胞破坏，进而引起的一种溶血性贫血。根据引起溶血性贫血的病因，可将自体免疫性溶血性贫血分为原发性和继发性两种；根据抗体作用于红细胞时所需温度，可将自体免疫性溶血性贫血分为温抗体型和冷抗体型两种。不同类型的自体免疫性溶血性贫血，患者的临床表现也不同，有以下化验检查帮助鉴别诊断：

（1）血清华氏反应和抗人球蛋白试验。两者均可为阳性。

（2）外周白细胞（WBC）计数测定。当病症急性发作时，白细胞计数可升高，并且会出现中幼和晚幼粒细胞。

（3）免疫球蛋白（Ig）等测定。Ig测定可增多，抗核因子呈阳性，活化第三补体成分低于正常，循环免疫复合物（CIC）增多。

13. 再生障碍性贫血

再生障碍性贫血简称再障，是指一种造血干细胞疾病，患者的特点是骨髓造血组织显著减少，脂肪组织增加，最终造血功能衰竭。临床表现主要为进行性贫血、出血、发热、感染，一般无肝、脾及淋巴结肿大，有以下化验检查帮助鉴别诊断：

（1）外周血检查。全血细胞及网织红细胞（RC）绝对值均减少。

（2）血清铁（Fe）及总铁结合力等检查。血清铁及转铁蛋白饱和度升高，而血清总铁结合力下降。

（3）骨髓象检查。增生减低或重度减低，而骨髓小粒非造血细胞则增多。

14. 血友病

血友病，指的是一组遗传性凝血功能障碍的出血性疾病。血友病患者多以关节病变以及出血为特点，有以下化验检查以帮助鉴别诊断：

（1）因子Ⅷ。根据Ⅷ：C水平，可将血友病甲分为四型，即轻型为5%～25%，中间型为2%～5%，重型低于2%，亚临床型为25%～45%。促凝成分（Ⅷ：C）及Ⅷ：

C抗原（Ⅷ：CAg）测定，两者呈平行下降。Ⅷ：C和Ⅷ：C抗原均缺乏或消失者，称为交叉反应物质阴性（CRM−）血友病甲，约占患者总数的85%；Ⅷ：C缺乏而Ⅷ：C抗原存在或相对升高时，称为交叉反应物质阳性（CRM+）血友病甲，占15%。

（2）凝血功能检查。试管法凝血时间延长，凝血酶原消耗试验（PCT）结果不良，白陶土部分凝血活酶时间（KPTT）延长。

15. 血管性血友病（vWF）

血管性血友病，指的一种具有复杂止血功能缺陷的出血性疾病，它是由血液中一种与正常止血功能有关的重要物质，即是血管性血友病因子缺乏或结构异常所引起的。大多数患者有出血倾向，但与血友病不同的是，本病出血是以皮肤黏膜为主的，如女性月经过多以及胃肠道出血，在儿童则常表现为牙龈出血和鼻出血，有以下化验检查可帮助鉴别诊断：

（1）血管性血友病因子的数量与功能测定。血管性血友病因子数量减少或有的分子结构异常。

（2）出血时间（BT）测定。BT延长，对于诊断本病有重要意义。

（3）因子Ⅷ促凝活性（FⅧ：C）测定。多数病人的检测值降低，但有些病人也可正常。

（4）血小板黏附试验（PAdT）。其值往往低于正常。

16. 弥散性血管内凝血（DIC）

弥散性血管内凝血，指的是由多种致病因素，如恶性肿瘤、组织损伤、严重感染、产科并发症、严重肝脏疾病等引起的全身微小血管内血液广泛凝固，形成以血小板和纤维蛋白为主要成分的微血栓。患者的表现除原发疾病症状外，还伴有全身微小血管内广泛血栓形成、重要脏器功能衰竭、溶血性贫血、循环衰竭甚至休克等，有以下化验检查帮助鉴别诊断：

（1）凝血酶原时间（PT）测定。有70%～90%的病人PT会延长，10%～30%的病人PT正常或缩短。

（2）凝血酶时间（TT）测定。有50%～60%病人的TT会延长。

（3）活化部分凝血活酶时间（APTT）测定。50%～80%病人APTT会延长。（3）纤维蛋白原含量（Fg）测定。在不同时期，Fg的含量不同，但70%的病人的Fg会减低。

（4）抗凝血酶Ⅲ（ATⅢ）活性测定。80%～90%病人的ATⅢ活性可减低。

（5）凝血因子促凝活性测定。若活性低，则对于DIC的诊断有重要意义。

（6）纤维酶原活性（PLG。A）测定。若此活性减低，在可直接反映体内纤维蛋白溶解功能增强。

（7）血小板（PLT）计数。90%～95%的病人PLT减少。

（8）3P试验。试验的阳性率为50%～60%，但其假阳性较高。

（9）D 二聚体测定。血浆 D 二聚体会明显升高。

17. 骨髓增生异常综合征（MDS）

骨髓增生异常综合征，指的是一种早期造血细胞克隆性疾病，它能够引起人体造血功能紊乱，患者常表现为血液中的红细胞、血小板、粒细胞减少，或是出现骨髓中病态造血，进而引起贫血、出血。本病症病变进展快速且易转变为白血病，有以下化验检查帮助鉴别诊断：

（1）血常规检查。血细胞减少的程度不同，90% 为红细胞（RBC）以及血红蛋白减少，50% 为 RBC、白细胞（WBC）和血小板（PLT）同时减少；对于特殊类型的 MDS，还会出现单核细胞（M）增多，可大于 1×10^9/升，也可出现 80% 病人的胎儿血红蛋白（HbF）升高，50% 的粒细胞功能减退等。

（2）骨髓象检查。根据骨髓检测，可将 MDS 分为 I ~ V 型，其中 V 型生成时间最短，III ~ V 型极易转变为白血病；若骨髓活检发现未成熟细胞异常定位（ALIP）阳性，则有助于诊断；白细胞巨幼样变，红细胞系统增生活跃，粒细胞与红细胞的比例降低，原始细胞比例升高。

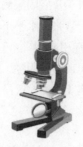

第九章 心血管系统疾病

1. 感染性休克

感染性休克，指的是急性微循环灌注不足，而导致细胞损害、组织缺氧以及代谢功能障碍，甚至多脏器功能衰竭的危重综合征。处于感染性休克的不同时期表现不同，有以下化验检查的方法：

（1）血常规检查。白细胞（WBC）计数升高，并伴有核左移；且红细胞压积和血红蛋白（Hb），均可升高；但血小板（PLT）可降低。

（2）血无机物等测定。血 pH 值下降，且乳酸可升高；若呈高血钾表现，则为肾衰竭。

（3）尿及肾功能检查。尿常规检查时，可出现白细胞（WBC）、红细胞（RBC）及管型；若出现低比重尿，则可能是肾衰竭。

（4）肝功能检查。丙氨酸氨基转移酶（ALT）、天门冬氨酸氨基转移酶（AST）以及总胆红素（TBIL）均可升高。

2. 高血压

高血压，指的是动脉压力过高，系指收缩压常常超过 18.6 千帕、舒张压经常超过 12.0 千帕。有原发性和继发性两大类。患者常有头晕痛、鼻出血、心悸、失眠、颈部发硬、记忆力减退等情况，有以下化验检查的方法：

（1）血脂测定。血三酰甘油（TG）和胆固醇（TC）可高于正常值。

（2）血肾素、血管紧张素（AT）及醛固酮测定。若醛固酮高于正常值，而肾素及血管紧张素水平下降，血压升高可能由原发性醛固酮增多症引起。

（3）尿常规检查。如尿蛋白（PRO）阳性，或出现较多的白细胞（WBC）及红细胞（RBC），高血压可由肾炎引起。

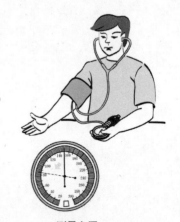

测量血压

（4）24 小时尿 17- 羟类固醇（17-OH）、17- 酮类固醇（17-KS）测定。若两者的值均升高，血压升高可能由皮质醇增多症引起。

（5）尿 3- 甲基 -4 羟苦杏仁酸（VMA）测定。若其值升高，高血压可能由嗜铬细胞瘤引起。

3. 高脂血症和高脂蛋白血症

高脂血症，指的是血液中脂肪成分的浓度过高，高脂蛋白血症指的是血浆中脂蛋白浓度过高，由于大部分脂质与血浆蛋白质结合而转运全身，因此高脂血症常反映为高脂蛋白血症，有以下化验检查的方法：

（1）脂蛋白电泳。不同的高脂血症和高脂蛋白血症可表现为 β 脂蛋白带或前 β 脂蛋白带的深染，结合血脂分析可对本病进行分型。

（2）血脂及脂蛋白测定。病人常表现为总胆固醇（TC）或三酰甘油（TG）升高，或者是两者均升高，低密度脂蛋白（LDL）升高、高密度脂蛋白（HDL）降低。

4. 风湿热

风湿热，指的是一种全身性结缔组织炎症，多继发于咽喉部 A 族乙型溶血性链球菌感染。其特点是出现心肌炎、舞蹈病、环形红斑、皮下结节以及多发性关节炎等病症，有以下化验检查的方法：

（1）血常规检查。可能会出现白细胞（WBC）总数增多，红细胞（RBC）及血红蛋白（Hb）下降的情况。

（2）血沉（ESR）测定。贫血时，血沉加速；充血性心力衰竭时，血沉减慢。

（3）C- 反应蛋白（CRP）测定。结果可为阳性。

（4）溶血性链球菌抗体测定。结果可能是抗链激酶（ASK）增加，抗链球菌溶血素“O”（ASO）呈阳性，且抗链球菌透明质酸酶（AH）大于 128 单位。

5. 风湿性心脏病

风湿性心脏病，指的是一种由风湿性心肌炎引起的慢性心脏瓣膜病变。风湿性心脏病的实质是风湿性心肌炎在心脏瓣膜上留下瘢痕而造成的后遗症，即为瓣膜狭窄或关闭不全。患者常会出现咳嗽、咯血、心悸、心绞痛、呼吸困难以及二尖瓣面容等症状。

若是风湿性心脏病处于急性期，以上关于风湿热的化验指标也均有诊断意义。

6. 心肌炎

心肌炎，指的是心肌炎性疾病，患者常有发热、心悸、气急、胸闷、胸痛、心肌功能减退等症状，有以下化验检查的方法：

（1）心肌酶测定。若乳酸脱氢酶（LDH）、肌酸激酶（CK）以及天门冬氨酸氨基转移酶（AST）含量升高，可能是急性期，特异性较高。若上述指标均正常，可能是慢性期。

（2）血沉（ESR）测定。若血沉增快，则为急性期。

（3）血细菌培养。若结果呈阳性，对病因具有诊断意义。

（4）C- 反应蛋白（CRP）测定。若 C- 反应蛋白呈阳性，可能是急性期。

7. 急性心包炎

急性心包炎，指的是全身疾病的一种局部表现，常由感染、肿瘤、自身免疫、物理化学等因素引起。多数患者有气急、干咳、发热、呼吸困难的症状表现，有以下化验检查的方法：

（1）血常规检查。若白细胞（WBC）总数升高，可能是化脓性心包炎；若白细胞正常而淋巴细胞百分比升高，可能是结核性心包炎。

（2）旧结核菌素（OT）或结核菌素纯蛋白衍化物（PPD）试验。若结果呈阳性，可确诊为结核性心包炎。

8. 感染性心内膜炎

感染性心内膜炎，指的是微生物感染所致的心内膜炎症。患者出现发热、脾肿大、贫血、黏膜皮肤瘀点、栓塞以及心脏杂音等，有以下化验检查的方法：

（1）血常规检查。白细胞（WBC）总数升高，红细胞（RBC）及血红蛋白（Hb）可降低。

（2）活化第三补体成分（C3）、活化第四补体成分（C4）及C-反应蛋白（CRP）测定。补体活化第三补体成分（C3）、活化第四补体成分（C4）可降低，C-反应蛋白可能会高于正常水平。

（3）蛋白电泳测定。γ-球蛋白（γ-G）比值可能会升高。

（4）尿蛋白（PRO）检查。结果呈阳性。

（5）血细菌培养。根据培养出致病菌，进行诊断。

（6）类风湿因子（RF）测定。通常会有50%的病人结果呈阳性。

9. 冠心病

冠心病，指的是冠状动脉及其主要分支有粥样硬化，使得血管狭窄或阻塞，进而引起心肌缺血、缺氧而受到损害，有以下化验检查的方法：

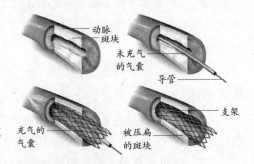

心脏支架

当动脉因脂肪沉积而被堵塞的时候就会发生动脉粥样硬化，阻碍血流的自由通过。血管成形术是一种可以通畅堵塞血管的方法，是将一个小气囊塞进动脉里，然后充气，压扁斑块使血流恢复。

（1）血白细胞（WBC）计数及分类（DC）。若白细胞总数升高，且中性粒细胞百分比偏高，可能是心肌梗死。

（2）血沉（ESR）测定。血沉速度可增快。

（3）血脂测定。血总胆固醇（TC）、三酰甘油（TG）、低密度脂蛋白-胆固醇（LDL-C）的值升高，而高密度脂蛋白——胆固醇（HDL-C）降低。

（4）心肌酶测定。若乳酸脱氢酶（LDH）、肌酸激酶（CK）以及天门冬氨酸氨基转移酶（AST）均明显高于正常值，则为心悸梗死。

（5）肌红蛋白（Mb）测定。心肌梗死时可升高。

（6）α–羟丁酸脱氢酶（HBD）测定。心肌梗死者可升高。

10. 急性心肌梗死（AMI）

急性心肌梗死指的是由于心脏的冠状动脉血流中断，引起相应的心肌持久的急性缺血的一种内科严重病症。患者常出现不能缓解的压榨样胸痛，持续时间在半小时以上，并伴有心律失常、休克、心力衰竭以及大汗淋漓，有以下化验检查的方法：

（1）白细胞（WBC）计数。在发病几小时内即可升高。

（2）血沉（ESR）测定。在发病后 3 ~ 4 天升高，可持续 3 ~ 4 周。

（3）心肌酶测定。天门冬氨酸氨基转移酶（AST）在起病 6 ~ 12 小时后升高，24 ~ 48 小时达高峰，3 ~ 6 天后降到正常；肌酸激酶（CK）在起病 6 小时内升高，24 小时达高峰，3 ~ 4 天恢复正常；乳酸脱氢酶（LDH）在起病 8 ~ 10 小时后升高，2 ~ 3 天达高峰，持续 1 ~ 2 周后恢复正常。

（4）心肌蛋白测定。心肌蛋白，即肌钙蛋白 T 或 I（TnT 或 TnI）均可升高；肌红蛋白（Mb）在发病 1.5 小时即可升高，有早期诊断的意义。

11. 梅毒性心血管病

梅毒性心血管疾病，指的是人体被梅毒螺旋体入侵后产生的心血管疾病。本病进展缓慢，常在首次感染后 5 ~ 15 年内发病，有梅毒性主动脉瓣关闭不全、单纯性梅毒性主动脉炎、梅毒性冠状动脉口狭窄以及阻塞及主动脉瘤四种类型，有以下化验检查的方法：

（1）螺旋体蛋白补体结合试验（RPGF）。结果呈阳性。

（2）快速梅毒血清免疫法反应（RPR）。结果呈阳性。

（3）密螺旋体活动抑制试验（TPI）。结果呈阳性。

（4）荧光法密螺旋体抗体吸附试验（FIA–ABS）。结果呈阳性。

第十章 内分泌科疾病

1.垂体前叶功能减退症

　　垂体前叶功能减退症，是指由于下丘脑或垂体的各种疾病及损伤所导致的垂体全部或绝大部分损坏后而引起的一种功能减退症。患者可于儿童期起病，因生长激素分泌不足而出现生长发育障碍，形成矮小症；若是在成年期起病，则可表现为垂体促激素不足而引起的性腺、甲状腺及肾上腺皮质功能减退，有以下化验检查帮助鉴别诊断：

　　（1）垂体－性腺功能检测

　　①阴道涂片细胞学检测。可显示黏膜萎缩，涂片上无上层角化细胞，多为中层以下的细胞，类似绝经期后妇女阴道涂片的表现。

　　②尿促卵泡素排泄量测定。促卵泡成熟激素（FSH）及血促卵泡成熟激素、促黄体生成素（LH）均可降低，且不能被 LHRH 所兴奋。

　　③性激素测定。男性尿 17-酮类固醇（17-KS）排泄量明显降低，血睾酮（T）降低；女性血、尿雌激素（E_3），均也降低。

　　（2）垂体－甲状腺功能检测

　　①甲状腺吸碘率（^{131}I）测定：吸 ^{131}I 率低于正常，而尿排 ^{131}I 率偏高，检查结果的异常程度与病情严重程度相关。

　　②基础代谢率（BMR）测定：可降低。

　　③血清甲状素测定：血清甲状腺素（T_4）、血清游离甲状腺素 FT_4、血清三碘甲状腺原氨酸（T_3）、血清游离三碘甲状腺原氨酸（FT_3），均低于正常。

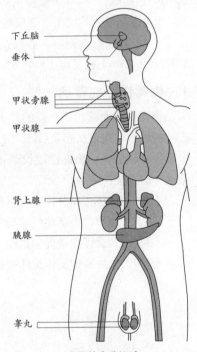

下丘脑

垂体

甲状旁腺

甲状腺

肾上腺

胰腺

睾丸

主要的内分泌腺

　　④促甲状腺激素（TSH）兴奋试验。其甲状腺吸碘率可升高，但血清 T_4、T_3 的增加不显著。

　　（3）垂体－肾上腺皮质功能检测

　　①尿 17-酮类固醇（17-KS）测定：大多明显降低，反映肾上腺皮质及睾丸分泌功能不足。

　　②尿 17-羟皮质类固醇及尿皮质醇测定均降低。

　　③促肾上腺皮质激素兴奋试验：可能会出现延迟反应，即在接受促肾上腺皮质

激素兴奋试验后，开始无反应，后来逐渐出现则尿 17-KS 及 17- 羟皮质类固醇、尿皮质醇的排泄量增多。

（4）垂体储备功能检测。如甲吡酮试验，正常人在使用甲吡酮后，尿 17-KS 或 17- 羟皮质类固醇明显增多，而本病患者反应明显低于正常。

（5）血红蛋白（Hb）测定。均有不同程度的降低，表示了不同程度的贫血。

（6）血糖（GLU）测定。多见空腹低血糖；糖耐量试验示低平曲线。

（7）血脂测定。空腹游离脂肪酸（FFA）低于正常，部分患者血胆固醇（TC）可高于正常。

（8）血电解质测定。血钠（Na）、血氯（Cl）偏低，血钾（K）大多正常。

（9）水负荷试验。有水利尿障碍，但可被纠正。

2. 甲状腺功能亢进

甲状腺功能亢进简称甲亢，是一种自身免疫性疾病。患者可出现激动、食欲亢进、怕热、多汗、甲状腺肿大、甲状腺血管杂音、震颤，并伴消瘦、心动过速、特殊眼征（突眼）等表现，有以下化验检查帮助鉴别诊断：

（1）甲状腺 131I 摄取率（RAIU）测定。结果可升高，3 小时超过 25%，24 小时超过 45%，且高峰提前。

（2）促甲状腺激素释放激素（TRH）兴奋试验。甲状腺功能亢进病人对此试验无反应，即不受其兴奋。

（3）三碘甲状腺原氨酸（T_3）抑制试验。甲亢者不被抑制。

（4）血清总甲状腺素（TT_4）及血清总三碘甲状腺原氨酸（TT_3）测定。甲亢者两值均可升高，但总三碘甲状腺原氨酸高于总甲状腺素，特别是轻型甲亢和三碘甲状腺原氨酸型甲亢患者，总三碘甲状腺原氨酸可明显升高。

（5）血清游离 T_3（FT_3）及游离 T_4（FT_4）测定。两值均可升高。

（6）血清促甲状腺素（TSH）测定。一般低于正常值。

3. 甲状腺功能减退

甲状腺功能减退，简称甲减，指的是甲状腺激素合成不足或分泌不足而引起的一种疾病。有呆小病（克汀病）、幼年及成年甲状腺功能减退三种，其临床表现不同，有以下化验检查帮助诊断：

（1）基础代谢率（BMR）测定。可降低。

（2）促甲状腺激素兴奋试验。若呈延迟反应，则可能是垂体或下丘脑疾病所致的甲状腺功能减退；若用促甲状腺激素后，甲状腺吸碘率不升高，可能病变在甲状腺。

（3）促甲状腺激素释放激素（TRH）兴奋试验。若促甲状腺激素不升高，则病变可能在垂体；若促甲状腺激素原来正常或偏低者，用促甲状腺激素释放激素刺激后，血液中促甲状腺激素升高，并呈延迟反应，表示病变在下丘脑。

（4）甲状腺吸 ^{131}I 率（RAIU）测定。明显低于正常，一般呈低平曲线。

（5）血清总甲状腺素（TT$_4$）及总三碘甲状腺原氨酸（TT$_3$）测定。总三碘甲状腺原氨酸早期正常，重型可下降；血清总甲状腺素常降低于 30 微克 / 升（μg/L）。

（6）血清游离 T$_3$（FT$_3$）及游离 T$_4$（FT$_4$）测定。两值均可下降。

（7）血清促甲状腺激素（TSH）测定。促甲状腺激素显著升高，一般高于 20 毫单位 / 升（mU/L）；若低于 10 毫单位 / 升，可能属于继发下丘脑或垂体性甲状腺功能减退。

（8）血清甲状腺球蛋白（Tg）抗体、甲状腺微粒体抗体（Tb）测定。若两值均升高，则可能是由自身免疫性疾病引起的甲状腺功能减退。

（9）血脂测定。三酰甘油（甘油三酯，TG）、血胆固醇（TC）、β-脂蛋白均可升高。

4. 亚急性甲状腺炎

亚急性甲状腺炎，是指由病毒或病毒产生变态反应所引起的一种甲状腺炎症。患者发病多急骤，早期出现发热、疲乏、畏寒、无力、颈部疼痛及甲状腺功能亢进等症状表现，有以下化验检查帮助鉴别诊断：

（1）甲状腺吸 ^{131}I 率（RAIU）测定。甲状腺毒症期（早期）明显下降，24 小时将低于 10%。

（2）血清促甲状腺素（TSH）测定。早期有降低。

（3）血清三碘甲状腺原氨酸（T$_3$）及甲状腺素（T$_4$）测定。早期两值均可升高，与甲状腺吸 ^{131}I 率呈分离现象。

5. 甲状旁腺功能减退

甲状旁腺功能减退简称甲旁减，是指由血液循环中甲状旁腺激素没有生物活性，甲状旁腺激素（PTH）合成或分泌不足，或是甲状旁腺激素靶器官不敏感等而引起的一种甲状旁腺激素功能障碍。患者多出现低血钙以及手足抽搐或麻木感等症状表现，有以下化验检查帮助鉴别诊断：

（1）血清无机磷测定。增加，可超过 1.9 毫摩 / 升（mmol/L）。

（2）血清免疫活性甲状旁腺激素（iPTH）测定。可下降。

（3）24 小时尿钙、磷测定。24 小时尿磷减少；24 小时尿钙减少，低于 0.5 毫摩 /24 小时尿。

（4）血钙（Ca）测定。下降，在钙磷平衡饮食下，血钙可低于 2 毫摩 / 升（mmol/L）。

（5）钙负荷（Howard）试验。可呈阳性。

（6）肾小管磷重吸收试验（TRP）。正常值为 84% ~ 96%，甲状旁腺功能减退。

（7）磷廓清率测定。可降低，一般低于 6 毫升 / 分（ml/min）。

6. 艾迪生病

艾迪生病，是指由于双侧肾上腺皮质严重破坏所引起的一种功能不足，又称原发性慢性肾上腺皮质功能减退症。患者出现皮肤黏膜色素沉着、体重减轻、消化不良、血压降低、疲乏无力、低血糖、性功能减退等症状表现，有以下化验检查帮助鉴别诊断：

（1）促肾上腺皮质激素（ACTH）兴奋试验。若时候原发性肾上腺皮质功能减退，则用药后 24 小时尿 17- 羟皮质类固醇、17- 酮类固醇及血浆皮质醇均无明显升高变化。

（2）外周血白细胞分类（DC）检查。淋巴细胞（L）、嗜酸粒细胞（E）均升高，而中性粒细胞（N）可减少。

（3）血糖检查。空腹血糖偏低，口服葡萄糖耐量试验呈低平曲线。

（4）血钠（Na）、氯（Cl）、钾（K）测定。钠、氯降低，钾升高，血清钠钾比小于 30。

（5）血浆皮质醇测定。大多降低。

（6）24 小时尿 17- 羟皮质类固醇（17-OHCS）及 17- 酮类固醇（17-KS）测定。17- 羟皮质类固醇降至 13.8 微摩 /24 小时尿，甚至以下；17- 酮类固醇降低 17.3 微摩 /24 小时尿（5 毫克 /24 小时尿）及以下。

（7）24 小时尿游离皮质醇测定。降低，一般低于 44.2 纳摩 /24 小时尿（nmol/24h 尿）。

7. 库欣综合征（皮质醇增多症）

库欣综合征，是指由于肾上腺皮质分泌过多糖皮质激素，而导致脂肪、糖、蛋白质、水和电解质代谢紊乱。患者多表现出向心性肥胖及满月脸、皮下瘀斑、痤疮、多毛、水肿、高血压、指纹宽（5 毫米以上）、月经异常、肌无力、精神障碍、色素沉着、糖尿等临床特点，有以下化验检查帮助鉴别诊断：

（1）促肾上腺皮质激素（ACTH）兴奋试验。8 小时经静脉滴注促肾上腺皮质激素 25 毫克，共 2 日。若尿中 17- 羟皮质类固醇及尿 17- 酮类固醇排量显著增加，可增加 5 ~ 7 倍，则为增生；若反应可正常或稍高，则为腺瘤；若无反应，则为肾上腺癌。

（2）血常规检查。嗜性酸粒细胞（E）及淋巴细胞（L）则减少，而红细胞（RBC）、白细胞（WBC）总数偏高。

（3）尿 17- 羟皮质类固醇（17-OHCS）、17- 生酮类固醇（17-KGS）及 17- 酮类固醇（17-KS）检查。17- 酮类固醇排量，肾上腺皮质癌与增生者升高，而腺癌可低于正常；尿 17- 羟类固醇及 17- 生酮类固醇排量均超过 55.2 微摩 /24 小时尿。

（4）24 小时尿游离皮质醇及血浆皮质醇测定。尿游离皮质醇排量超过 515.8 纳摩 /24 小时尿；正常人的血浆皮质醇在上午为 8 ~ 9 时为（442±276）纳摩 / 升，下午为 5 ~ 6 时为（221±166）纳摩 / 升，而患者的基础值升高，正常昼夜节律变化消失，下午降低不明显，有时反而会升高。

8. 原发性醛固酮症

原发性醛固酮症，是指由肾上腺皮质腺瘤或增生而引起的醛固酮（Aldo）分泌过多的一种疾病，简称原醛症。患者的临床特点多是高血压、低血钾及碱中毒等为，可用肾上腺同位素扫描、B超、CT、肾上腺动脉或静脉造影、磁共振检查等帮助诊断，也可用以下化验检查：

（1）血生化检查。血钠升高，血钾降低，血二氧化碳结合力可大于27毫摩/升（mmol/L）；血pH值常偏高，可高达7.6；血浆醛固酮（Aldo）高于正常。

（2）血浆18–羟皮质酮（18–OHB）测定。若其超过1微克/升（μg/L），多为醛固酮瘤患者；若含量正常或轻度升高，则为特醛症者。

（3）尿生化检查。正常人在普食中一日进钠160毫摩、钾60毫摩的条件下，醛固酮正常值为11.1～27.7纳摩/日；尿pH值示可呈中性或碱性，与其他原因所致的低血钾患者的尿呈酸性区别开来；在普通饮食、血钾低于正常的情况下，患者的尿钾仍可过高，患者24小时尿钾含量多数超过25毫摩；24小时尿醛固酮（Aldo）排量可高达300微克。

（4）螺内酯（安体舒通）试验。若低血钾和高血压是由醛固酮（AIdo）增多引起，则用药后症状可减轻；若由肾脏疾病引起，则用药不起作用。

（5）赛庚啶试验。若醛固酮下降超过110.8皮摩/升，或较基础值下降超过30%，则为特醛症者；若无变化，则可为醛固酮瘤患者。

（6）卡托普利（开博通）抑制试验。若血浆醛固酮超过150纳克/升（ng/L），且血浆肾素活性纳克/毫升·小时比值大于50，可能是原发性醛固酮症。

（7）低钠（Na）试验。试验后尿钠下降，低血钾和高血压减轻。

9. 尿崩症

尿崩症，是指由于抗利尿激素（ADH）分泌不足或肾脏对抗利尿激素反应缺陷所导致的一种疾病。患者出现烦渴、多饮、多尿、慢性失水症状及低比重尿等症状特点，有以下化验检查帮助鉴别诊断：

（1）血浆抗利尿激素（ADH）测定。降低，正常为1.0～1.5纳克/升（ng/L）。

（2）禁水–加压素试验。禁水8～12小时后，尿比重可低于1.010；注射加压素后，尿比重升至1.015以上；基础或禁水后尿渗与血渗比值小于1，而给加压素后尿渗与血渗比值大于1.5。

（3）尿常规检查。尿色清，不含蛋白质及糖，尿比重低于1.006；尿渗透压正常为280毫渗量/千克，患者可低于200毫渗量/千克。

10. 抗利尿激素分泌失调综合征（SIADH）

抗利尿激素分泌失调综合征，是指体内抗利尿激素（ADH）过量分泌，进而引起水潴留、水钠代谢障碍尿钠增多及稀释性低钠血症的一种临床综合征。患者在临床上除有原发性疾病的表现外，还会出现低血钠轻症和重症，水潴留引起的循环扩张以及低钠血症所致的水中毒表现等，有以下化验检查帮助鉴别诊断：

（1）水负荷试验。此检测往往用于血钠大于125毫摩/升，却无明显临床症状的可疑患者。患者排尿量小于饮水量的40%，尿渗透压大于血渗透压。

（2）血钠、尿钠测定。在血钠小于125毫摩/升时，尿钠大于20毫摩/升，甚至超过80毫摩/升，可能是尿路失钠，并伴尿渗透压升高。

（3）血肌酐（Cr）、尿酸（UA）、尿素氮（BUN）等测定。血浆渗透压随血钠下降而降低，同时伴血液稀释表现，出现血尿酸（UA）、血肌酐（cr）、尿素氮（BUN）降低及钠、氯降低。

11. 性腺功能障碍性疾病

性腺功能障碍性疾病是指一系列疾病的总称，包括更年期综合征、羟化酶缺陷症、多囊卵巢综合征、肥胖性生殖无能综合征、性幼稚-色素性视网膜炎-多指（趾）畸形综合征（Laurence-Moon-Biedl综合征）、肌张力低下-智力减低-性发育低下-肥胖综合征（Prader-Willi综合征）、先天性睾丸发育不全综合征（Klinefelter综合征）、特纳综合征、卡勒曼综合征等。患者的临床表现主要为性器官发育异常、不育、肥胖、闭经、月经紊乱、生长延迟、智力缺陷、男性女性化、性功能减退等，有以下化验检查帮助鉴别诊断：

（1）促性腺激素检测。促卵泡成熟激素（FSH）和促黄体生成素（LH）有升高、正常或减低三种情况。

（2）性激素检测。性激素包括雌激素、孕激素、雄激素等，一般只检测雌二醇（E2）、孕酮（P）、睾酮（T）。对于不同的性腺疾病，性腺激素检测结果可有升高或降低等不同的变化。

（3）染色体检测。若结果为45，则很可能是特纳综合征；若染色体为47，或出现XXY、其他核型，则可能为先天性睾丸发育不全综合征。

（4）精液及阴道涂片检测等。由不同病因引起的性腺功能障碍性疾病，其精液、阴道涂片检查以及催乳激素（PRL）、17-羟孕酮、人绒毛膜促性腺激素（HCG）等检测的结果可能会不同。

第十一章　神经系统疾病

1. 肌营养不良症

肌营养不良症，是指一组以进行性加重的骨骼肌对称性无力、萎缩或假性肥大为主要特点的肌肉变性疾病。患者多在青少年期起病，具有遗传性，且病程进展缓慢，临床上表现出肌无力、萎缩或假性肥大，对称性分布于肢体近端等症状，有以下化验检查帮助鉴别诊断：

（1）血清酶测定。醛缩酶（ALD）、肌酸激酶（CK）、乳酸脱氢酶（LDH）及磷酸葡萄糖变位酶（PGM）的活性均可明显升高，特别是肌酸磷酸激酶，可达正常水平的数倍到数百倍，假性肥大型升高出现得早且明显。在病程晚期，血清酶可恢复正常。

（2）24小时尿酸（UA）及肌酐（Cr）测定。尿酸增加，肌酐可减少。

2. 重症肌无力

重症肌无力，是指神经肌肉接头突触后膜上乙酰胆碱（Ach）受体引起的一种自身免疫性疾病。其特点是具有神经肌肉接头传递障碍，不能使肌肉有效收缩。患者多表现出起病隐匿，面部表情肌无力，眼睑下垂、眼球活动障碍和复视，语言无力，构音不清，并逐渐出现全身骨骼肌无力等，有以下化验检查帮助鉴别诊断：

（1）抗胆碱酯酶药物试验。皮下注射新斯的明试验或静脉注射依酚氯铵试验，均可呈阳性。

（2）血清抗乙酰胆碱受体抗体（AchRAb）测定。可为阳性，正确率一般为85%～95%。

（3）病肌疲劳试验。可呈阳性。

（4）免疫病理学检查。乙酰胆碱受体数目减少，并可见神经肌肉接头处突触后膜皱褶减少。

3. 震颤麻痹

震颤麻痹，指的是大脑中的黑质纹状体通路变性而发病，是一种较常见的神经系统变性疾病。患者常有少动、僵直、静止性震颤以及集团性反射障碍等特点，有以下化验检查的方法：

（1）脑脊液多巴胺抗体测定。结果若呈阳性，有助于早期诊断。

（2）脑脊液（CSF）高香草酸（HVA）测定。若患者脑脊液中高香草酸含量减少，可有确诊意义。

（3）纹状体多巴胺摄取率测定。采用有荧光多巴的PET评估，在发病前期就有多巴胺摄取率减少，而症状期多巴胺减少更为明显。

4.周期性麻痹

周期性麻痹，是指一种病因不明，呈周期性、发作性骨骼肌弛缓性麻痹。患者在发作时伴血清钾浓度的变化等特点，有低血钾性、正常血钾性和高血钾性三种，其临床表现各不同，有以下化验检查帮助鉴别诊断：

（1）血钾（K）测定。若血钾浓度升高，则为高血钾性周期性麻痹；血钾正常为正常血钾性周期性麻痹；若血钾浓度降低，则为低血钾性周期性麻痹。

（2）尿钾（K）测定。尿钾升高为高血钾性周期性麻痹；尿钾正常为正常血钾性周期性麻痹；尿钾降低为低血钾性周期性麻痹。

5.原发性直立性低血压

原发性直立性低血压，是指一种因自主神经系统功能失调，在直立位置时血压降低而导致脑供血不足的原发性变性疾病。一般较少见，发病多为男性，起病隐匿且进展缓慢，患者可出现自主神经功能损伤、直立性头晕、躯体运动障碍等表现，有以下化验检查帮助诊断：

（1）自主神经检测

①皮肤划痕试验。减弱或消失。

②出汗试验。口服阿司匹林后，出汗反应消失。

③Valsalva氏试验。患者血压正常或降低。

（2）24小时尿中去甲肾上腺素和肾上腺素的排泄量测定。均可低于正常。

（3）肾上腺－醛固酮系统检测。当患者直立位时肾素释放未见明显增多，而部分患者醛固酮分泌有减少，可能是肾素－醛固酮活动障碍，与钠贮存量不足有关。

6.脑血栓形成

脑血栓，指的是由于脑动脉粥样硬化或血液成分改变而形成血栓，引起动脉管腔狭窄甚至闭塞，进而导致局部脑组织软化、坏死，即为脑血栓形成。脑血栓患者的临床表现，因病变部位不同而不同，有以下化验检查帮助鉴别诊断：

（1）脑脊液（CSF）检查。脑脊液压力正常，且常规生化检查大致正常，但可出现少量白细胞，但一般不超过 50×10^6/L。

（2）血脂测定。血胆固醇（TC）及三酰甘油的值可有升高。

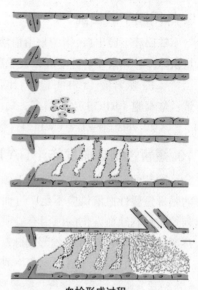

血栓形成过程

7.脑栓塞

脑栓塞，指的是一种因固体、液体或气体

栓子沿血液循环进入脑动脉系统，血供骤然阻滞而引起的脑梗死。本症起病急，患者可有意识障碍等特点，多见于中青年，有以下化验检查的方法：

（1）脑脊液（CSF）检查。出血性梗死者，红细胞（RBC）增多；感染性梗死者白细胞（WBC）增多；脑脊液压力可能正常，但若有大面积梗死、发生脑水肿时，脑脊液压力会升高。

（2）外周血白细胞（WBC）检查。可正常或有轻度升高。

8. 脑出血

脑出血是指脑实质内出血，大多数情况发生在大脑半球，少数原发于脑桥和小脑。患者常有头痛、偏瘫、失语、呕吐、意识障碍、颈项强直等症状表现，且不同部位的脑出血产生的临床征象不同，有以下化验检查帮助鉴别诊断：

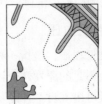
大脑内出血

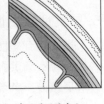
蛛网膜下腔出血

（1）脑脊液（CSF）检查。红细胞（RBC）总数明显增多，白细胞（WBC）总数轻度增多；脑脊液压力一般升高，多为血性。

（2）外周血白细胞（WBC）检查。当患者处于重症脑出血急性期，可出现一过性的外周血白细胞升高的情况。

（3）血糖（GLU）及尿素氮（BUN）测定。在重症脑出血急性期，血糖及尿素氮可升高。

蛛网膜与硬膜之间出血

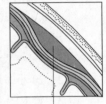
硬膜与颅骨之间出血

脑出血部位

9. 蛛网膜下腔出血

蛛网膜下腔出血，指的是由血液进入蛛网膜下腔所引起的病症。其特点是起病急、意识障碍、频繁喷射性呕吐以及脑膜刺激征等，以下化验检查可帮助鉴别诊断：

（1）脑脊液（CSF）检查。脑脊液压力明显升高；外观呈均匀血性，并逐渐变黄；红细胞（RBC）明显增多；白细胞（WBC）可轻度增多。

（2）外周血白细胞（WBC）计数。发病初期升高，白细胞可达 $(20 \sim 30) \times 10^9/$ 升。

10. 短暂性脑缺血发作（TIA）

短暂性脑缺血发作，指的是颈内动脉或椎-基底动脉系统由于各种原因所引起的脑部短暂性血液供应不足，进而导致相应供血区脑组织功能异常的一种疾病。引起短暂性脑缺血发作的原因有心脏、主动脉、颈部动脉和脑动脉粥样硬化，脑血管痉挛，血流动力学障碍，颈部动脉受压以及血液成分异常等，有以下化验检查的方法：

（1）血小板（PLT）聚集率测定。结果常升高。

（2）血液流变学检查。结果可发现血液成分异常，血黏度升高。

11. 脑蛛网膜炎

脑蛛网膜炎，指的是一种由不同病因或不明原因引起的非特异性蛛网膜慢性炎症。其特点是有弥散型脑膜刺激征，局限型的癫痫部分性发作等，可通过脑脊液常规检查，若脑脊液压力正常或略高；蛋白稍升高，为 0.5 ~ 1.5 克 / 升（g/L）；细胞数稍升高，病初多形核细胞小于 100×10^6/升（/L），以后淋巴细胞为（500 ~ 1000）$\times 10^6$/升；糖含量正常。

12. 单纯疱疹病毒性脑炎

单纯疱疹病毒性脑炎，指的是一种由单纯疱疹病毒所引起的急性中枢神经系统感染，又称急性出血坏死性脑炎、急性包涵体脑炎。本症的特点是起病急，患者表现出全身中毒症状，早期意识和精神障碍，甚至出现昏迷、惊厥发作等，有以下化验检查帮助鉴别诊断：

（1）血清特异性抗体免疫球蛋白 M（IgM）测定。特异性抗体疫球蛋白 M 滴度，可呈动态性升高；脑脊液（CSF）的病毒特异性抗体呈阳性，滴度大于 1：80。

（2）脑脊液常规检查。脑脊液压力多数升高；细胞数增加，以淋巴细胞（L）或单核细胞（M）为主；约 60% 以上的病人可出现红细胞（RBC）；糖和氯化物一般正常；蛋白质可致中度升高，达 0.5 ~ 1 克 / 升（g/L）。

（3）脑脊液 PCR 检查。可测出 HSV-Ⅰ型、Ⅱ型。

13. 带状疱疹病毒性脑炎

带状疱疹病毒性脑炎，指的是带状疱疹病毒感染人体后，位于脊神经背根神经节或三叉神经半月节，当机体免疫功能低下时，带状疱疹病毒沿神经上行，进入中枢神经系统而引起一种急性中枢神经系统感染。患者可出现抽搐、脑神经麻痹、偏瘫、失语、意识丧失、精神异常、颅内高压及脑膜刺激征等，以下化验检查的方法可帮助鉴别诊断：

（1）脑脊液常规检查。蛋白轻度或中度升高；白细胞（WBC）轻度或中度增多；糖及氯化物正常。

（2）补体结合试验。可检查到带状疱疹病毒抗体。

14. 视神经脊髓炎

视神经脊髓炎，指的是视神经与脊髓的脱髓鞘疾病。本病的特点是急性或亚急性起病，患者可出现脊髓横贯性损害以及视神经炎症等症状，有以下化验检查的方法帮助鉴别诊断：

（1）血清免疫球蛋白（Ig）测定。与多发性硬化（MS）相同。

（2）脑脊液（CSF）常规检测。白细胞（WBC）数可升高，主要为淋巴细胞（L）升高；脑脊液压力一般正常；蛋白含量正常或轻度升高。

15. 急性脊髓炎

急性脊髓炎，指的是病原体感染或由感染所导致的脊髓自身免疫反应，灰质或白质发生广泛坏死和变性，又称非特异性急性横贯性脊髓炎症。本症的特点是发病呈急性或亚急性，并出现传导束型感觉障碍、膀胱和直肠括约肌障碍以及自主神经功能障碍等，有以下化验检查的方法：

（1）外周血白细胞（WBC）检查。白细胞含量正常或偏高。

（2）脑脊液（CSF）检查。脑脊液无色透明，细胞数和蛋白轻度升高，糖类及氯化物的含量正常。

16. 脊髓亚急性联合变性

脊髓亚急性联合变性，指的是由于人体缺乏内因子，对胃肠道内的维生素 B_{12} 吸收不良，而造成周围神经及脊髓后索与侧索的变化。患者的特点是发病为渐进性，伴随运动障碍、深感觉障碍、周围神经功能障碍以及恶性贫血等，有以下化验检查帮助鉴别诊断：

（1）外周血及骨髓涂片检查。呈现巨细胞性高色素性贫血。

（2）胃液分析。胃液中缺乏抗组胺性的胃酸。

（3）全血维生素 B_{12}（VB_{12}）水平测定。通常小于 74 皮摩 / 升，而正常值为 103 ~ 517 皮摩 / 升。

（4）Schiling 检测。可发现维生素 B_{12} 吸收不足。

17. 急性炎症性脱髓鞘性多发性神经系统疾病

急性炎症性脱髓鞘性多发性神经系统疾病，是指一种迅速进展而大多可恢复的运动性神经病，又称古兰 – 巴雷综合征（GRS）或格林 – 巴利综合征。其主要病变是周围神经广泛的炎症性、节段性脱髓鞘，部分病例可伴有远端神经轴索变性。患者在临床上表现出急性或亚急性起病，首先表现出四肢对称性松弛性无力瘫痪，有时会出现双侧面瘫性脑神经损害，可通过脑脊液（CSF）检查，起病 1 周内，半数病人蛋白可正常，蛋白升高在起病后第三周最为明显，6 周后逐渐恢复正常；此外，典型的改变是蛋白质升高，而细胞数正常，称为蛋白 – 细胞分离现象。

18. 多发性硬化（MS）

多发性硬化（MS），指的是一种自身免疫性疾病，它以中枢神经系统炎性脱髓鞘，病灶部位的多发性以及时间上的反复发作性为特征。患者多表现起病急，并伴有脑神经损害、感觉障碍、运动障碍、括约肌及性功能障碍等，有以下化验检查的方法：

（1）血清免疫球蛋白（Ig）测定。髓鞘碱性蛋白抗体，可为阳性；血清免疫球蛋（Ig）可升高，且以免疫球蛋白 G（IgG）、免疫球蛋白 M（IgM）为主；免疫球蛋白 G 指数也升高；85% ~ 95% 患者的免疫球蛋白 G（IgG）寡克隆带，呈阳性。

（2）脑脊液（CSF）常规检测。脑脊液压力一般正常；细胞数正常或稍高，主要为转化型淋巴细胞、浆细胞；蛋白含量正常或轻度升高，一般在 100 毫克 / 分升（mg/dl）以内；CD_4^+/CD_8^+ 比值比血中的要高。

第十二章　免疫性（或结缔组织性）疾病

1. 干燥综合征（SS）

干燥综合征，是一种自身免疫性疾病。主要临床表现为外分泌腺进行性破坏导致黏膜和眼结膜干燥，同时伴多种系统受累，可用腮腺造影或同位素扫描检查、唇黏膜活检等帮助诊断，也可用以下化验检查帮助鉴别：

（1）血常规检查。红细胞（RBC）及血红蛋白（Hb）下降，白细胞（WBC）正常或偏低。

（2）血沉（ESR）测定。血沉速度可增快。

（3）β_2-微球蛋白（β_2-MG）测定。可升高。

（4）蛋白电泳测定。多数患者 γ-球蛋白（γ-G）百分比会升高。

（5）免疫球蛋白（Ig）测定。免疫球蛋白A及M（IgA及IgM）值可轻度升高，但免疫球蛋白G（IgG）值会明显升高。

（6）唾液检查。β_2-微球蛋白（β_2-MG）升高，并与唇腺病理检查的炎性细胞浸润程度成正比，随病情活动性加重而升高；免疫球蛋白M（IgM）、免疫球蛋白G（IgG）升高，类风湿因子（RF）为阳性。

（7）类风湿因子（RF）测定。75%～90%呈阳性。

（8）抗核抗体（ANA）测定。50%～80%呈阳性。

（9）循环免疫复合物（CIC）测定。结果可为阳性。

（10）抗可溶性核抗原抗体（抗ENA抗体）测定。其中抗SS抗体及抗SSB抗体均可为阳性。

2. 系统性红斑狼疮（SLE）

系统性红斑狼疮，是指一种自身免疫性疾病。大多数患者表现出低热、乏力、倦怠、关节痛、肌肉痛、食欲不振、体重下降、皮肤黏膜有红斑狼疮表现，可累及心、肾、肺、神经及血液系统等，有以下化验检查帮助鉴别诊断：

（1）血常规检查。全血细胞均可能会低于正常水平。

（2）血沉（ESR）测定。血沉速度可增快。

（3）抗体测定。若抗核抗体（ANA）、抗双链DNA抗体及抗Sm抗体检测呈阳性，则对系统性红斑狼疮有确定诊断意义。

（4）蛋白电泳测定。可有 γ-球蛋白（γ-G）及 α_2-球蛋白（α_2-G）值升高。

（5）免疫球蛋白（Ig）测定。免疫球蛋白A、免疫球蛋白G、免疫球蛋白M（IgA、IgG、IgM）值均可升高。

（6）尿常规检查。尿蛋白（PRO）可呈阳性，镜下可见红细胞（RBC）、白细胞（WBC）及管型。

（7）活化第三补体成分（C3）、活化第四补体成分（C4）测定。均可低于正常值。

（8）肾功能检查。尿素氮（BUN）及肌酐（Cr）的值均可升高。

（9）血红斑狼疮细胞（LE）检查。若能找到狼疮细胞，便可确诊。

（10）循环免疫复合物（CIC）测定。结果可为阳性。

（11）类风湿因子（RF）测定。结果可呈阳性。

3. 类风湿性关节炎（RA）

类风湿性关节炎，指的是一种慢性多系统受累的自身免疫性疾病，其主要特征是出现对称性外周关节滑膜炎，并会引起软骨和骨破坏及关节畸形。患者有关节、肢体酸痛、活动障碍等表现，晚期时还可见关节变形和肌肉萎缩等，可用关节X线摄片帮助诊断，也可使用以下化验检查：

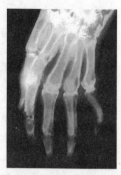

风湿性关节炎是一种感染性的疾病，能导致关节畸形，最常见的影响部位是手、脚和膝盖。

（1）关节滑液检查。液体呈草绿色，蛋白含量增加，白细胞数增加；补体水平下降，黏度下降，类风湿因子滴度高于血清。

（2）外周血检查。若见红细胞（RBC）、血红蛋白（Hb）下降以及血小板（PLT）增多，多为活动期。

（3）血沉（ESR）测定。血沉速度可增快，能反映病情活动。

（4）类风湿因子（RF）测定。结果多呈阳性。

（5）蛋白电泳测定。可有 α_2- 及 $\gamma-$ 球蛋白（α_2 及 $\gamma-G$）值升高。

（6）免疫球蛋白（Ig）测定。免疫球蛋白A、免疫球蛋白G、免疫球蛋白M（IgA、IgG、IgM）值均可升高。

4. 多发性肌炎（PM）和皮肌炎（DM）

多发性肌炎和皮肌炎，是指一种骨骼肌非化脓性炎症性疾病。多发性肌炎的特点是患者肢体近端出现肌无力现象；若并发特征性皮疹及皮肤水肿，即被称为皮肌炎，可用肌电图检查及皮肤肌肉活体组织检查等帮助诊断，也可用以下化验检查帮助鉴别：

（1）外周血红细胞（RBC）及血红蛋白（Hb）检查。两者均有轻度下降。

（2）血沉（ESR）测定。血沉速度可增快。

（3）血清抗多发性肌炎-1（PM-1）抗体及抗JO-1抗体测定。两者可均为阳性。

（4）血清酶测定。天门冬氨酸氨基转移酶（AST）、肌酸激酶（CPK）、乳酸脱氢酶（LDH）、丙氨酸氨基转移酶（ALT）、醛缩酶（ALD）等值均可升高。其中肌酸激酶最敏感，可反映肌纤维损伤程度以及病变的活动性。

（5）蛋白电泳测定。α_2- 及 γ - 球蛋白（α_2- 及 γ -G）的值均可升高。

（6）24 小时尿肌酸测定。可高于正常值。

（7）活化第三补体成分及活化第四补体成分测定：两者均可降低。

5. 硬皮病

硬皮病，是一种自身免疫病，它以皮肤进行性水肿、硬化，并最终萎缩为特征累及多种脏器。可有局限和系统性硬皮病两种类型，患者多表现为皮肤损害、系统损害、CREST 综合征、雷诺现象（RP）、重叠综合征等，有以下化验检查帮助鉴别诊断：

（1）免疫学检测

①抗线粒体抗体测定。约 25% 的系统性硬皮病患者为阳性，其中 CREST 综合征约占 79%。

②抗着丝点抗体测定。约 80% 以上的 CREST 综合征和小于 10% 的弥漫型硬皮病患者呈阳性，约 25% 的原发性 RP 为阳性。

③RF 等测定。约有 50% 的本病患者 RF 为阳性，但滴度比类风湿性关节炎低。且在疾病初期，免疫球蛋白（Ig）、冷球蛋白、循环免疫复合物（CIC）等也会升高或为阳性。

④抗 SCL-70 抗体测定。近 40% 的系统性硬皮病患者可为阳性，但在弥漫型硬皮病中可达 75% 阳性，故抗 SCL-70 抗体测定对弥漫型硬皮病有很高的诊断价值。

⑤抗核糖核蛋白（RNP）抗体等测定。约 20% 以上的本病患者中可测到 RNP，可在半数以上患者中可测到抗内皮细胞抗体，多为免疫球蛋白 M（IgM）型，但系统性红斑狼疮（SLE）多为免疫球蛋白 G（IgG）型。

⑥抗核仁抗体测定。在用间接免疫荧光抗核抗体（IFANA）测定中，许多结缔组织病都可出现一定的阳性率，但在系统性硬皮病中出现阳性率最高，其阳性率在 20%1 ∶ 2 以上，同时伴抗 SCL-70 抗体阳性。

（2）毛细血管镜等检测。通过甲皱襞毛细血管镜检测，大多数患者出现血管祥数目显著减少、血管支明显扩张和弯曲、血流迟缓、视野模糊、水肿、出血的现象。患者的正常和受累皮肤，在感觉时值的测定中，感觉时间均延长，是正常人的 5 ~ 9 倍。

（3）组织病理学检查。在患病早期血管周围和胶原纤维间质内有淋巴细胞和组织细胞浸润，以后逐渐减少，弹性纤维破坏，基质增加；血管壁水肿、增厚、管腔狭窄，甚至阻塞；真皮间质内水肿，胶原纤维分离，上层小血管周围有轻度淋巴细胞浸润，随后，真皮和皮下组织胶原纤维增生、增厚、胶原肿胀、透明性变和均质化；随后，表皮及附属器萎缩，皮脂腺萎缩，汗腺减少，真皮深层和皮下组织钙盐沉着；内脏组织出现间质及血管壁的胶原纤维增生、增厚及硬化。

（4）血沉（ESR）测定。血沉速度增快，显示疾病处于活动期。

（5）血激素类测定。尿 17- 酮类固醇、17- 羟皮质类固醇、血皮质醇、脑垂体分泌的促肾上腺皮质激素等均可降低。

6. 混合性结缔组织病（MCTD）

混合性结缔组织病，指的是一种具有硬皮病、多发性肌炎、类风湿关节炎及红斑狼疮的部分症状，但又不能以其中任何一种疾病来解释的综合性疾病。患者的临床表现多以关节、皮肤、肌肉和肺等病变为主，同时也伴有血清中高滴度的抗核糖核蛋白（RNP）抗体。此外，患者还会出现雷诺现象（RP），指（趾）硬化，多关节炎，炎性肌病，肺部病变，手、面部肿胀，食管移动障碍，并伴有发热和心、肾病变等。MCTD的化验检查的种类过多，有不同并发症时，其表现均不相同，有以下化验检查帮助鉴别诊断：

（1）高滴度的抗可提取性核抗原（ENA）抗体测定。血凝法，当高滴度抗ENA抗体大于1：1000时，对MCTD有诊断意义。

（2）高滴度的免疫荧光抗核抗体（IFANA）测定。斑点型IFANA在MCTD患者血清中可持续存在。

（3）高滴度的抗核糖核蛋白（RNP）抗体测定。RNP抗体是MCTD的标志性抗体，因此检测结果应该呈阳性。

（4）抗Sm抗体和双链DNA抗体测定。测定结果可呈阴性。

7. 韦格肉芽肿（WG）

韦格肉芽肿，指的是坏死性肉芽肿和血管炎等病变。病变常累及小动脉、静脉及毛细血管，还可有鼻和鼻旁窦、肺、肾及皮肤等器官。通常可将韦格肉芽肿分为经典型和局限型两种，经典型患者多表现出鼻、鼻旁窦炎，坏死性肾小球肾炎以及肺部浸润性病变；局限型患者的病变局限于鼻、鼻旁窦和肺及皮肤等器官，对肾脏无伤害，有以下化验检查的方法：

（1）血常规检查。外周血白细胞（WBC）增多，主要是中性粒细胞（N）增多，嗜酸性粒细胞（E）也可增多；血小板（PLT）计数可增多；半数以上韦格肉芽肿患者有中到重度贫血，呈小细胞正色素性。

（2）抗中性粒细胞浆抗体（ANCA）检测。ANCA有三种类型，即胞浆型抗中性粒细胞胞浆抗体（cANCA）、核周型抗中性粒细胞胞浆抗体（pANCA）和非典型抗中性粒细胞胞浆抗体（aANCA）。其中胞浆型是诊断WG的重要依据，全身广泛累及（呼吸系统与肾脏）的活动期韦格肉芽肿患者的阳性率达90%以上，具有呼吸系统病变的活动期韦格肉芽肿患者的阳性率为65%，非活动期WG患者的非典型抗中性粒细胞胞浆抗体阳性率为40%；若经过治疗，患者的临床症状好转后，绝大多数非典型抗中性粒细胞胞浆抗体将转为阴性；核周型抗中性粒细胞胞浆抗体与胞浆抗中性粒细胞胞浆抗体多见于除了WC外的其他类型的坏死性血管炎，它们的阳性有利于鉴别诊断。

（3）自身抗体测定。抗 SS-A（干燥综合征的 A 抗原）抗体、抗 SS-B（干燥综合征的 B 抗原）抗体、抗核抗体（ANA）、类风湿因子（RF），均可为阳性；γ-球蛋白（γ-G）和 α_2-球蛋白（α_2-G）也升高。

（4）尿常规检查。可出现白细胞（WBC）、尿蛋白、红细胞（RBC）甚至血尿；还可出现细胞管型，但其程度各异。

（5）肾功能检查。尿素氮（BUN）和肌酐（Cr）可有不同程度的升高，病情严重者还会有尿毒症的各项实验室检查异常情况。

（6）肺泡灌洗液检查。活动性韦格肉芽肿的肺泡灌洗液中，中性粒细胞（N）增多，还可有少量嗜酸性粒细胞，一般为 4% 左右；灌洗液抗中性粒细胞胞浆抗体检测呈阳性。

（7）组织病理学检查。可出现坏死性血管炎，及细、小动脉或静脉，管壁纤维蛋白样坏死，肌层和弹力纤维破坏，中性粒细胞浸润、核破碎，可有血栓形成；还可有肉芽肿，它是在血管壁及周围组织内有以巨噬细胞和 T 淋巴细胞为主并有较多多核巨细胞及浆细胞形成，肉芽肿内无上皮样细胞和嗜酸性粒细胞。

（8）血沉（ESR）测定。若血沉可增快，则为活动性韦格肉芽肿。

8. 嗜酸性肉芽肿性血管炎（CSS）

嗜酸性肉芽肿性血管炎，指的是一种原因不明、主要累及中小动脉的系统性坏死性血管炎，又称变应性肉芽肿性血管炎。患者多表现出受累组织形成血管外肉芽肿以及大量嗜酸性粒细胞被浸润的症状，有以下化验检查帮助鉴别诊断：

（1）外周血嗜酸性粒细胞（E）测定。外周血嗜酸性粒细胞增多是嗜酸性肉芽肿性血管炎的特征之一，可出现于病程的任何阶段。嗜酸性肉芽肿性血管炎的外周血嗜酸性粒细胞计数均在 1.5×10^9/升以上，甚至超过 5×10^9/升的，外周血嗜酸性粒细胞占外周白细胞（WBC）总数的 10% ~ 50%，比过敏性哮喘高，但较嗜酸性粒细胞增多综合征低。血管炎期有无哮喘，与嗜酸性粒细胞的增多明显相关。在嗜酸性肉芽肿性血管炎病情缓解期，或治疗后病情好转后，嗜酸性粒细胞数下降并恢复正常。

（2）抗中性粒细胞胞浆抗体（ANCA）测定。若抗中性粒细胞胞浆抗体为阳性，大多数为急性期患者，其主要是核周型抗中性粒细胞胞浆抗体（pANCA）阳性。当疾病有所缓解，或经治疗有效后，抗中性粒细胞胞浆抗体便会消失。

（3）血蛋白等测定。α 与 γ 球蛋白、C 反应蛋白，均可升高；类风湿因子（RF）的滴度为阳性，补体可降低。

（4）血清免疫球蛋白 E（IgE）测定。嗜酸性肉芽肿性血管炎的特征之一即是血清免疫球蛋白 E 在嗜酸性肉芽肿性血管炎血管炎期升高；随着病情的缓解 IgE 下降，血管炎反复发作时可持续升高。

（5）血沉（ESR）测定。嗜酸性肉芽肿性血管炎血管炎急性发作时，血沉可呈中度升高，且升高幅度与疾病活动性相关。

（6）血、尿常规检查。多数嗜酸性肉芽肿性血管炎患者，可有轻至中度贫血可出现血尿和轻度蛋白尿，同时还可伴尿中白细胞或多种细胞管型。

（7）组织病理学检查。动脉壁内出现由巨噬细胞、上皮样细胞和多核巨细胞形成的肉芽肿以及纤维蛋白沉积或坏死，内有密集的嗜酸性粒细胞，还可有血管外肉芽肿形成。

9. 强直性脊柱炎（AS）

强直性脊柱炎，是指一种慢性炎性疾病，主要累及骶髂关节、脊柱骨突关节及四肢大关节，其特点是椎间盘纤维环及附近结缔组织纤维化、骨化以及关节强直。患者在早期会出现全身乏力、腰背酸痛；中期有根性神经痛、坐骨神经痛及束带感；晚期可有颈部僵直屈曲畸形、胸腰部僵直屈曲畸形、脊柱强直畸形、脊柱呈明显僵硬驼背等，可用 X 线脊柱及腰骶部摄片帮助诊断，也可用以下化验检查帮助鉴别：

（1）血红蛋白（Hb）及红细胞（RBC）检查。两者的值均可降低。

（2）血清 C 反应蛋白测定。若其值升高，则病症处于活动期。

（3）血清碱性磷酸酶（AKP）测定。若升高，则说明病情严重。

（4）血清抗肺炎克雷伯菌抗体及粪便肺炎克雷伯菌检查。若前者为阳性，后者检出率较高，则说明处于活动前期。

（5）血沉（ESR）测定。学期速度在活动期可增快。

（6）免疫球蛋白（Ig）测定。免疫球蛋白 A、免疫球蛋白 G、免疫球蛋白 M（IgA、IgG、IgM）的值均可升高。

（7）组织相容性抗原 HLA–B$_{27}$ 测定。90% 以上可呈阳性。

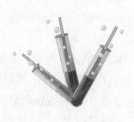

第十三章　外科疾病

1. 痈

痈，指的是多个相邻的毛囊及其所属皮脂腺或汗腺的一种急性化脓性感染，或者是由多个疖融合所致。患者常感到剧烈的疼痛，同时伴有发热、头痛、畏寒、食欲不振、白细胞增多等全身性反应，有以下化验检查的方法：

（1）外周血白细胞（WBC）检查。白细胞可升高，中性粒细胞百分比也升高。

（2）血糖及尿糖测定。若尿糖为阳性，血糖升高，则可能是糖尿病性痈。

2. 急性蜂窝织炎

急性蜂窝织炎，指的是由化脓性细菌引起的一种皮下组织急性炎症。患者可出现皮下组织局部明显红肿、剧痛，同时伴有寒战、头痛、高热、乏力等全身症状。病变区与正常皮肤无明显分界，可通过白细胞（WBC）计数和分类（DC）检查了解是否患病，若外周血白细胞（WBC）明显升高，中性粒细胞（N）百分比升高。

3. 脓性指头炎

脓性指头炎，是指手指末节掌面的皮下组织的一种化脓性感染，多由刺伤引起。患者出现局部针刺样疼痛，还可伴有发热、全身不适等症状，可通过白细胞计数和分类检查了解是否患病，若外周血白细胞（WBC）可升高，中性粒细胞（N）百分比也可升高。

4. 化脓性关节炎

化脓性关节炎，指的是一种关节内化脓性感染。患者可出现关节肿痛、活动受限，并伴有寒战、高热、乏力、全身不适等中毒症状，可做关节 X 线摄片帮助诊断，也可做以下化验检查：

（1）外周血白细胞（WBC）检查。白细胞可升高，中性粒细胞（N）百分比也可升高。

（2）血及关节脓液细菌培养。结果可为阳性。

（3）关节腔穿刺液检查。可见脓细胞和细菌。

5. 小儿急性化脓性关节炎

小儿急性化脓性关节炎，指的是一种由化脓菌引起的关节内滑膜炎症。可发生在任何年龄的小儿，以 0 ~ 2 岁的小儿最为多见。小儿发病的部位多为髋关节，其次是膝关节、踝关节。患者起病较急，出现高热、寒战、烦躁、食欲不振的症状，同时骨关节出现肿胀、积液、局部疼痛、温度升高等表现，可做 X 线检查帮助诊断，也可做以下化验检查：

（1）白细胞（WBC）计数及分类（DC）检查。白细胞可升高；中性粒细胞百分比升高，且出现核左移的情况。

（2）血培养。大约50%可显阳性。

（3）血沉（ESR）测定。血沉速度可加快。

（4）关节穿刺液检测。若用穿刺液直接涂片并用G染色，或做病原菌培养，可做明确诊断。若白细胞（WBC）大于20000/毫升，特异计数多形白细胞大于75%，可能是由感染所致。白细胞的浓度越大，受感染的可能性就越大；滑液的葡萄糖水平下降，小于血糖值的1/2；蛋白质水平会升高。

6. 化脓性骨髓炎

化脓性骨髓炎，是指由化脓菌引起的一种骨髓组织炎症。患者可表现出局部红肿热痛、活动受限，同时伴有浑身不适、寒战高热等全身中毒的症状，可用X线局部摄片帮助诊断，也可做以下检查化验：

（1）外周血白细胞（WBC）检查。白细胞总数可达（20 ~ 40）×10^9/升（/L），中性粒细胞百分比可升高。

（2）局部分层穿刺检查。涂片有脓细胞；细菌培养可为阳性；出现混浊液或脓液。

7. 骨髓纤维化（MF）

骨髓纤维化，指的是一种以骨髓中成纤维细胞增殖、胶原成分沉积，肝、脾等器官髓样化为特征的一种综合征。患者可表现出出血、高代谢综合征以及贫血、巨脾所致的症状等，可有以下化验检查的方法帮助鉴别诊断：

（1）脾及肝穿刺。可出现髓外造血。

（2）染色体检测。染色体多为异常，但缺乏特异性。

（3）骨髓象检查。骨髓活组织病理学检查是本病确诊的重要依据，疾病早期有核细胞可增生，尤以巨核细胞系显著；随着病情的进展，增生逐渐减低。根据骨髓病理的改变可将其分为三个时期：

①增生期，也称细胞期，全骨髓增生，三系增生都比较明显活跃，且出现脂肪组织减少或消失；纤维细胞增生，可占30% ~ 40%；巨核细胞系明显活跃且伴病态造血，巨核细胞往往聚集成簇，在骨小梁间隙内可见大量的血小板（PLT）沉积。

②中间期，即是胶原形成期或斑块期。特点是骨髓增生明显活跃，造血组织占70% ~ 90%；巨核细胞增生尤为显著；纤维组织与造血组织同时增生，骨小梁旁可见条索状改变的胶原纤维束。

③骨硬化期，骨髓中几乎见不到粒、红两系成分，巨核细胞也明显减少，可见一片纤维组织；该期病例全血细胞减少，脾大过脐，部分病例最终可转化为急性白血病。

（4）血常规检查。血细胞（WBC）计数升高，但一般不大于50×10^9/升；血小板（PLT）计数波动较大，多数患者正常或减少；PLT形态及功能也可见异常，外周血中可见巨核细胞碎片；分类（DC）中以中性粒细胞（N）为主，中、晚幼粒细胞可占10%～20%，甚至出现原始和早幼粒细胞，但一般不超过5%，嗜酸及嗜碱性粒细胞也轻度升高；患者初期就有贫血，晚期可见严重贫血，通常为正色素性。外周血中成熟红细胞（RBC）明显大小不一及畸形，可见泪滴形和椭圆形红细胞；网织红细胞（RC）常轻度升高，多在2%～5%范围内，易见幼红细胞（约占有核细胞的1%～10%）。

（5）血清生化检测。血清胆红素及粪便中尿胆原，均可升高；大多数患者，血清乳酸脱氢酶（LDH）可升高；半数以上患者，血尿酸、血清碱性磷酸酶（ALP）可升高；近半数患者，可出现多克隆免疫球蛋白。

8. 脑脓肿

脑脓肿，指的是一种脑实质的局限性化脓性病变。患者常表现出发热、呕吐、脑膜刺激征等全身感染、颅内压升高等症状及局灶症状，可用颅骨X线摄片、脑超声波、脑血管造影、CT、脑电图以及MRI等检查帮助诊断，也可有以下化验检查的方法：

（1）外周血白细胞（WBC）检查。白细胞总数可升高；中性粒细胞（N）百分比可升高。

（2）脑脊液（CSF）检查。脑脊液压力升高；蛋白含量可升高；细胞数增多，且在患病早期以中性粒细胞（N）为主，随着病情严重将逐渐转变为以单核细胞（M）为主。

9. 脊髓蛛网膜炎

脊髓蛛网膜炎，是指一种因神经根粘连或形成囊肿、脊髓蛛网膜增厚与脊髓、脊髓腔阻塞而导致的相应脊髓功能障碍。多继发于损伤、感染、化学性以及物理性刺激的某种致病因素或原因不明的反应性炎症。通常分为粘连型、囊肿型两种，粘连型患者可表现出感觉障碍、运动障碍、括约肌功能障碍等，可用脊髓腔碘油造影帮助诊断，也可检测脑脊液，若白细胞（WBC）可升高，以淋巴细胞为主；脑脊液的初压较低，动力试验多呈椎管不完全阻塞的征象。

10. 小儿脑脊膜膨出

小儿脑脊膜膨出，是指一种球形囊性肿物，它是由脑膜、脊膜经颅骨或是椎弓异常裂孔疝出皮下并凸显而形成的，属于神经系统的一种先天性发育畸形。患者多表现出囊肿、肉芽面、脑征、截瘫，肿块所在部位的毛发增多以及色素沉着等，同时伴有严重的后遗症，自然病死率高，有以下化验检查帮助鉴别诊断：

（1）甲胎蛋白（AFP）测定。若胚胎期羊水AFP升高，胎儿可能患有开放性脊髓脊膜膨出。

（2）局部肿物穿刺检查。可能会抽得正常的脑脊液。

11. 垂体肿瘤

垂体肿瘤，指的是一种起源于腺垂体和垂体后叶及颅咽管上皮残余细胞的肿瘤。患者常表现为肿瘤压迫周围组织出现局部症状以及肿瘤细胞分泌过多的激素等特征，有以下化验检查帮助鉴别诊断：

（1）生长激素瘤激素测定。生长激素（GH）会升高。

（2）垂体激素测定。垂体激素兴奋试验和抑制试验，可帮助对疾病做早期诊断；若出现垂体前叶功能减退时，垂体前叶各种激素水平均下降，则说明疾病已到晚期。

（3）促肾上腺皮质激素瘤激素测定。促肾上腺皮质激素（ACTH）会升高，相应靶腺激素皮质醇也可升高。

（4）促甲状腺素瘤激素测定。促甲状腺激素（TSH）升高，同时伴有甲状腺素（T4）以及三碘甲状腺原氨酸（T3）升高。

（5）泌乳腺素瘤激素测定。泌乳素（PRL）可升高。

12. 颅咽管瘤

颅咽管瘤，是一种先天性肿瘤，它起源于外胚层颅咽管残余上皮细胞。患者因受到肿瘤压迫而引起神经症状，同时还会出现下丘脑、垂体功能紊乱的表现，有以下化验检查帮助鉴别诊断：血清激素测定：垂体分泌的激素，如生长激素（GH）、促甲状腺激素（TSH）、促性腺激素、促肾上腺皮质激素（ACTH）等一种或几种激素水平可能会降低，对相应的靶腺功能有影响。

13. 乳溢症

乳溢症，是由垂体前叶分泌的泌乳素（PRL）过多所导致的一种疾病。在垂体有分泌功能的肿瘤中泌乳素瘤占了 40% ~ 60%，居于首位。患者的临床表现除垂体瘤症状及各种原发病的症状外，女性还会表现出闭经 - 溢乳 - 不育三联症，男性会表现出阳痿、性功能减退、精液减少或无精、不育等，也有少数会表现出乳房增生及溢乳，可通过泌乳素（PRL）测定：男性泌乳素正常值为 20 ~ 25 微克 / 升，女性泌乳素正常值为 15 ~ 20 微克 / 升，若血 PRL 常大于 100 微克 / 升，则为溢乳症合并闭经者；若血 PRL 大于 200 微克 / 升，则为垂体瘤患者。

14. 胸腺瘤

胸腺瘤是指一种实质性淋巴上皮瘤，一般为良性。当瘤体较小时，一般无症状，但其增大时，患者可出现胸闷、胸痛、气促、压迫症状如咳嗽、吞咽困难及上腔静脉综合征等表现，且有 25% ~ 50% 患者伴发重症肌无力症，有以下化验检查帮助鉴别诊断：

（1）血清免疫球蛋白（Ig）测定。γ - 球蛋白减少，免疫球蛋白 G、A（IgG、

IgA）均可下降。

（2）自身免疫学测定。部分患者自身抗体、类风湿因子可呈阳性。

（3）血常规检查。可发生单纯性红细胞（RBC）再生障碍，可发生溶血性贫血；部分患者白细胞（WBC）、血小板（PLT）可减少。

15. 类脂性胸腔积液

类脂性胸腔积液，有乳糜胸和假性乳糜胸两种类型，其中乳糜胸是指胸导管阻塞或受损后，乳糜液进入胸腔，产生乳糜性胸腔积液；假性乳糜胸是指长期炎症性胸腔积液，大量的胆固醇和卵磷脂 - 球蛋白复合物在胸腔中积聚，产生乳糜样胸液。乳糜胸患者在临床上表现出呼吸困难和胸腔积液体征，但大多数无发热、胸痛；假性乳糜胸患者起病隐匿，有咳嗽、活动后呼吸困难等症状表现，有以下化验检查帮助鉴别诊断：

（1）乳糜胸穿刺液检测。细胞分类，以淋巴细胞（L）为主；乳糜试验为阳性；三酰甘油（TG）测定，大于 1.10 毫摩 / 升；外观呈乳白色，加入苏丹Ⅲ酒精呈红色；脂蛋白分析，出现乳糜微粒。

（2）假性乳糜胸穿刺液检测。肉眼检查，可见胆固醇结晶；胆固醇（TC）测定，大于 26 毫摩 / 升；外观呈黄绿色，加醚振荡不变色；脂蛋白分析，无乳糜微粒。

16. 肝脓肿

肝脓肿，可有分细菌性和阿米巴性两种。其中阿米巴肝脓肿是指由溶组织阿米巴引起；细菌性肝脓肿是病原菌经由肝动脉、胆道系统、门静脉、邻近脏器或穿透性外伤进入肝组织引起。患者表现出发热（或寒战发热）、肝区疼痛、肝大等症状，有以下化验检查帮助鉴别诊断：

（1）血及肝穿刺液细菌培养。细菌性肝脓肿，可培养出致病菌。

（2）血清学检查。间接血凝抗体滴度测定，滴度等于或大于 1 ∶ 16，酶联免疫吸附法（ELISA），等于或大于 1 ∶ 32，均有诊断价值；若是阿米巴肝脓肿，阿米巴抗体检查可为阳性，阳性率可达 90% 左右。

（3）外周血白细胞（WBC）检查。细菌性肝脓肿，白细胞数量及中性粒细胞（N）百分比可升高，并出现核左移现象。

（4）粪便培养检查。若发现阿米巴滋养体，便可以确诊。

（5）肝穿刺液检查。若是阿米巴肝脓肿，可抽出典型巧克力样脓汁，且在脓汁中可找到阿米巴滋养体，脓液（或血清）中阿米巴抗原测定可为阳性，阳性率可达 92%。

17. 胆石症

胆石症，是指胆囊内的结石，或者本来在胆管内已有的结石，堵塞了胆管而引起的疾病。患者的典型症状是剧烈腹痛，呈阵发性绞痛，并伴有发热、巩膜和皮肤黄染、尿色发红等，有以下化验检查帮助鉴别诊断：

（1）肝功能检查。一般有碱性磷酸酶（AKP，ALP）及 γ-谷氨酰转移酶（γ-GT）的明显升高；当阻塞性黄疸时，直接有胆红素（DBIL）升高。

（2）血常规检查。发热时，白细胞（WBC）数升高，中性粒细胞（N）百分比升高，并出现核左移。

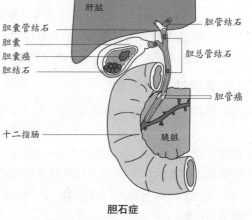

胆石症

18. 胆道蛔虫症

胆道蛔虫症，是指由肠道蛔虫窜入胆管引起的一种肠道蛔虫病并发症。患者可出现突发剑突下阵发性绞痛，并伴有恶心、呕吐等症状，若能吐出蛔虫，则有极大的诊断价值，有以下化验检查帮助鉴别诊断：

（1）胆红素（BIL）测定。胆管梗阻时，胆红素可有轻度升高。

（2）十二指肠引流液检查。可找到蛔虫卵。

（3）外周血白细胞（WBC）检查。胆道感染时，可有核左移及中毒性颗粒出现；白细胞总数及中性粒细胞（N）百分比可升高。

19. 新生儿胆管闭锁

新生儿胆管闭锁，是指胆管闭锁系肝内或肝外胆管中段狭窄或闭锁，使得胆汁排泄受阻而引起的一种疾病。患儿在出生 1～2 周即可出现黄疸，粪便逐渐呈陶土色甚至白色；在患病晚期，由于血液和器官内胆红素浓度升高，少量胆红素由肝脏排入肠腔，大便多呈淡黄色，并逐渐出现胆汁性肝硬化的体征；在患儿 1 岁左右，多因肝硬化、门脉高压、肝性脑病而死亡，有以下化验检查帮助鉴别诊断：

（1）血清碱性磷酸酶（AKP）测定。可升高，60～90 天后仍可持续升高。

（2）血清甲胎蛋白（AFP）测定。可低于正常。

（3）血清胆红素（BIL）测定。胆红素动态变化测定，随病程延长而持续升高。

20. 儿童先天性胆总管囊状扩张

儿童先天性胆总管囊状扩张，是指由胎儿期胆总管发育异常、管壁薄弱、局部扩张所引起的一种疾病，又称先天性胆总管囊肿。患者在临床上多表现出腹痛、腹块、黄疸三个基本症状，有以下化验检查帮助鉴别诊断：

（1）血清碱性磷酸酶（AKP）测定。在疾病发作期，可升高；缓解时，可恢复正常。

（2）血浆总胆红素（TBIL）测定。发作期血浆总胆红素可升高，缓解时则恢复正常。

（3）血、尿淀粉酶（AMY）测定。在本病发作期，血、尿淀粉酶均可升高。

21. 急性化脓性胆管炎

急性化脓性胆管炎，是指肝内外胆管在急性梗阻的情况下并发的一种化脓性感染，也称重症急性胆管炎。该病一般起病急骤，突然发作剑突下和（或）右上腹部持续性疼痛，伴恶心及呕吐，继而出现寒战和发热，半数以上的患者有黄疸，近半数患者出现神志淡漠、烦躁不安、意识障碍、血压下降等征象，有以下化验检查帮助鉴别诊断：

（1）肝功能检查。可有丙氨酸氨基转移酶（ALT）升高，血清胆红素（BIL）异常。

（2）血培养。部分患者若出现细菌生长，便能明确诊断。

（3）白细胞（WBC）计数及分类（DC）检查。WBC 计数及中性粒细胞（N）可明显升高，白细胞可高于（15～20）×10^9/升，并可伴有中性粒细胞核左移及中毒性颗粒。

（4）尿常规检查。尿胆红素（BIL）可为阳性，并出现蛋白及颗粒管型。

22. 肾动脉狭窄

肾动脉狭窄，是指由各种原因引起的单侧或双侧肾动脉主干或其分支狭窄致血流减少的一种肾脏疾病。患者在临床上主要表现出高血压症状，有以下化验检查帮助鉴别诊断：

（1）血浆肾素活性检测。此项检查可预测手术治疗的效果，肾动脉狭窄高血压者，若血浆肾素活性升高，则经外科手术治疗后，90% 患者可获治愈或改善；对于肾素活性不高者，手术效果将减小。

（2）血红细胞（RBC）测定。可出现血红细胞增多症。

（3）血钾测定。可降低，致低钾血症。

（4）尿蛋白测定。可出现微量或轻度蛋白尿，肾动脉完全闭塞时可出现大量蛋白尿，24 小时尿中蛋白可大于 0.5 克（g）。

23. 肾静脉血栓形成（RVT）

肾静脉血栓形成，是指肾静脉主干或其分支内发生的血栓，进而引起一系列病理改变和临床表现。临床上有急性完全型、慢性不全型两种类型，其表现不同，有以下化验检查帮助鉴别诊断：

（1）外周白细胞（WBC）检查。白细胞可增多。

（2）尿常规检查。血尿、尿蛋白升高；且尿糖可呈阳性。

（3）肾功能测定。血清尿素氮（BUN）、肌酐（Cr）均可升高，但内生肌酐清除率（Ccr）下降。

24. 尿石症

尿石症，即是泌尿道结石，指的是一种人体病理矿化性疾病。患者可出现血尿、疼痛，泌尿系不同程度的感染刺激症状等，有以下化验检查帮助鉴别诊断：

（1）尿常规检查。镜下可出现血尿、脓尿及尿结晶；尿酸（UA）可有升高。

（2）血生化测定。血尿酸（UA）、尿素氮（BUN）、血钙（Ca）、肌酐（Cr）等值均可升高。

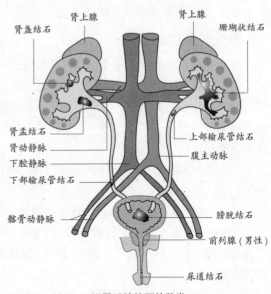

泌尿系统结石的种类

25. 嗜铬细胞瘤

嗜铬细胞瘤，是指肾上腺或体内其他嗜铬组织产生过多儿茶酚胺的一种肿瘤。患者在临床上可表现为阵发性高血压或持续性高血压，多伴有头痛、出汗、心慌、恶心呕吐、面色苍白、恐惧感或濒死感，也可有发热、体重减轻等症状，有以下化验检查帮助鉴别诊断：

（1）血糖测定。发病时，可有一过性的升高。

（2）血浆儿茶酚胺测定。发作期则升高。

（3）尿儿茶酚胺测定。高血压发作期，常成倍升高，超过正常参考值两倍以上具有诊断意义。

（4）尿草香扁桃酸（VMA）测定。尿草香扁桃酸为儿茶酚胺的最终代谢产物，患者会显著升高。

（5）甲氧肾上腺素等测定。甲氧肾上腺素、甲氧去甲肾上腺素均可升高。

26. 急性阑尾炎

急性阑尾炎，是指阑尾有粪石、食物残渣或蛔虫阻塞时，或是当阑尾扭转、细菌感染及胃肠功能紊乱等情况下，引起的阑尾的肌肉、血管痉挛，并导致血运障碍最终导致局部发炎甚至坏死的一种疾病。典型的急性阑尾炎患者会表现为下腹转移性疼痛、腹肌紧张和反跳痛、局限性压痛，以及发热等症状，有以下化验检查帮助鉴别诊断：

（1）外周血白细胞（WBC）检查。单纯阑尾炎时，前两者可轻度升高；脓性和坏疽性阑尾炎时，白细胞总数可达（15 ~ 20）×10^9/升（L），中性粒细胞占90%以上；白细胞总数及中性粒细胞（N）均可升高化。

（2）尿常规检查。一般为正常；若是盲肠后位阑尾炎时，尿中可有少量的红细胞。

27. 急性腹膜炎

急性腹膜炎，是指腹膜受微生物、化学性物质或异物刺激而产生的一种急性炎症性病变，又称急性化脓性腹膜炎。患者可表现出腹肌紧张，有不同程度腹胀、肠鸣音减弱或消失，有明显的压痛及反跳痛，全身中毒症状和体征明显等症状，有以下化验检查帮助鉴别诊断：

（1）腹腔穿刺液检查。可见混浊液或暗红色液体，白细胞（WBC）高于 0.5×10^9/升，并以中性粒细胞（N）为主；若淀粉酶（AMY）超过 1500 单位（U），细菌培养阳性，均可确诊为急性腹膜炎。

（2）外周血白细胞（WBC）检查。白细胞升高，中性粒细胞百分比可升高。

28. 儿童急性坏死性小肠炎

儿童急性坏死性小肠炎，多发生于大年龄儿童。患儿在临床上表现为发病急骤，并可出现腹泻、便血，甚至休克等症状，有以下化验检查帮助鉴别诊断：

（1）血白细胞（WBC）及血红蛋白（Hb）测定。白细胞计数可升高，可出现核左移；Hb 降低，可出现贫血。

（2）血液酸碱度测定。由于腹泻脱水，可出现酸中毒现象。

（3）粪便常规检查。有大量白细胞（WBC）、红细胞（RBC），且隐血试验呈强阳性。

29. 肠梗阻

肠梗阻，是指肠腔内容物运送发生障碍。患者主要表现出腹痛、腹胀、呕吐、排气及排便停止等症状，有以下化验检查帮助鉴别诊断：

（1）血钾（K）测定。血钾可降低。

（2）血二氧化碳结合力（CO_2CP）测定。病情严重时，可有下降。

（3）血浆蛋白测定。其含量可下降。

（4）外周血检查。血红蛋白（Hb）升高，红细胞比容（HCT）升高；白细胞（WBC）总数及中性粒细胞（N）百分比均可升高。

（5）粪便常规检查。可见大量红细胞（RBC）。

肿胀的大肠
肿瘤
肿瘤发生的部位
肠内容物

肠梗阻

肠梗阻是指小肠或者大肠的堵塞。如肿瘤之类的梗阻会阻断食物的通过或者粪便从肠道的排出，导致肠内容物潴留引起肠肿胀。

30. 急性胰腺炎

急性胰腺炎，是指胰酶在胰腺内被激活而发生胰腺自身消化的一种化学性炎症。患者在临床上有发热、黄疸、腹痛、恶心呕吐、低血压和休克等症状表现，可分为急性水肿型和出血坏死型两种，有以下化验检查帮助鉴别诊断：

（1）血清脂肪酶（CPS）测定。常在发病后 24 ~ 72 小时开始上升，可持续 7 ~ 10 天。

（2）血淀粉酶（AMY）测定。在起病后 6 ~ 12 小时开始升高，48 小时开始下降，可持续 3 ~ 5 天。一般 AMY 大于 500 单位，可确诊。

（3）白细胞（WBC）计数及分类（DC）检查。早期白细胞计数升高。水肿型一般在（10 ~ 20）×10^9/升，中性粒细胞（N）明显增多；重症者，白细胞计数可超过 20×10^9/升。

（4）尿淀粉酶（AMY）测定。Winslow 法尿 AMY 测定，大于 256 单位，有诊断价值；在发病后 12 ~ 24 小时开始升高，但下降较晚，可持续约 1 周。

31. 散发性甲状腺肿

散发性甲状腺肿，是指单纯性甲状腺肿的一种，其不由任何非炎症或肿瘤所致，也不伴有甲状腺毒症或黏液性水肿。散发性甲状腺肿患者多为女性，常发生于青春期和妊娠期内。在患病晚期，女性可出现由甲状腺肿大所致的压迫症状，有以下化验检查帮助鉴别诊断：

（1）自身免疫学检测。大多数患者，抗甲状腺球蛋白抗体（ATGA）和抗微粒体抗体（AMA）均为阴性，而血清甲状腺球蛋白浓度增加。

（2）放射性碘摄取率测定。一般正常。

（3）甲状腺放射性核素显像。若为结节性甲状腺肿，放射性分布不均；若甲状腺弥漫性肿大，分布均匀；若是结节性囊性变者，多示冷结节，功能自主性结节示热结节。

（4）血清甲状腺激素测定。三碘甲状腺原氨酸（T3）、甲状腺素（T4）正常，部分患者 T4 正常低值或轻度下降，但 T3/T4 比值常升高。其中病程较长的单纯性多结节性甲状腺肿患者，其功能自主性的倾向可表现为基础血清促甲状腺激素水平降低或促甲状腺激素释放激素兴奋试验时血清促甲状腺激素反应减弱或缺乏；弥漫性甲状腺肿患者，血清促甲状腺激素（TSH）和促甲状腺激素释放激素兴奋试验正常，甲状腺抑制试验阳性。

32. 地方性甲状腺肿

地方性甲状腺肿，是指由缺碘引起的一种世界性地方病，有以下化验检查的方法：

（1）甲状腺结合球蛋白的能力测定。可增加。

（2）血清甲状腺激素测定。血三碘甲状腺原氨酸（T$_3$）、甲状腺素（T$_4$）浓度多正常，严重者 T$_4$ 低于正常，而 T$_3$ 稍高；含碘丰富地区，T$_3$：T$_4$ 约为 15：1；而缺碘地区 T$_3$：T$_4$ 比值为 29 ~ 34：1，经治疗后，比值可有下降；血促甲状腺激素（TSH）多正常，严重者可有不同程度的升高。

（3）尿碘测定。尿碘偏低，甲状腺吸碘率升高，呈"碘饥饿"曲线；患者在补碘前，尿碘一般低于 100 微克/升（μg/L）。

第十四章　妇科疾病

1.经前期综合征

经前期综合征，又称经前期紧张症，是育龄妇女常见的一种综合征。患者一般在月经来潮前 7～14 天，出现头昏、烦躁、头痛、焦虑、抑郁、易激动、乳房胀、下肢水肿等症状，并随月经的来潮症状逐渐好转直至消失，且可呈周期性发作。一般只需根据临床表现，不需要化验检查，便可做出诊断。

2.月经过多

月经过多，是指在排除器质性病变后，月经周期规则，但月经量明显增多，基础体温双相者的一种妇科疾病，有以下化验检查帮助鉴别诊断：

（1）基础体温测定。可呈双相曲线。

（2）纤维蛋白裂解产物（FDP）测定。测定结果可增多。

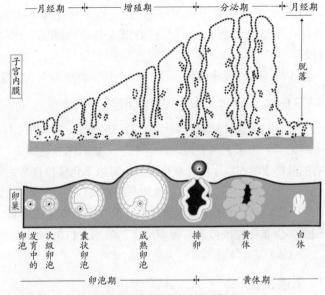

子宫内膜的变化与卵巢周期

3.绝经期综合征

绝经期综合征，是指妇女在绝经期出现的以自主神经失调为主的一种综合征。一般可分为分绝经前期，以月经紊乱为主要表现以及绝经期，以发作性面、颈部潮热、发红，大量出汗，并伴有发抖、畏寒、烦躁不安以及心血管症状、皮肤症状、精神神经症状、代谢失常症状等表现，有以下化验将帮助鉴别诊断：

（1）血及尿促卵泡成熟激素（FSH）、促黄体成熟激素（LH）测定。促卵泡成熟激素及促黄体生成激素明显高于正常值；尿促卵泡成熟激素逐渐升高。

（2）血催乳激素（PRL）测定。结果可减少。

（3）尿雌、孕激素测定。孕二醇减少或缺如尿雌激素排量减少，特别是雌二醇及雌酮减少更为明显。

（4）阴道涂片检查。角化细胞减少，且多数为基底层及少数中层细胞。

4. 闭经

闭经，有原发、继发以及病理性和生理性之分。一般而言生理性闭经是指青春期前、妊娠期、哺乳期及绝经后的闭经，属正常生理情况，不需治疗，而病理性闭经通常需要进行相应的治疗，以下化验检查有助于闭经的鉴别诊断：

（1）血雌激素、促卵泡成熟激素（FSH）及黄体生成激素（LH）测定。若三者含量均降低，可能是垂体或下丘脑性闭经；若雌激素水平降低，尿促卵泡素及黄体生成素值升高，可能为卵巢性闭经。

（2）雌激素、孕激素试验。若雌激素试验呈阴性，可能为卵巢性闭经；若雌激素、孕激素均为阴性，可能为子宫性闭经。

（3）甲状腺功能测定。若血清总三碘甲状腺原氨酸（TT$_3$）、总甲状腺素（TT$_4$）、游离三碘甲状腺原氨酸（FT$_3$）及游离甲状腺素（FT$_4$）均升高，闭经可能由甲状腺功能亢进引起；若以上各值均降低，闭经可能由甲状腺功能低下引起。

（4）垂体兴奋试验。若结果呈阳性，可能为下丘脑性闭经。

5. 下丘脑 - 垂体功能失调性闭经

下丘脑 - 垂体功能失调性闭经，是指因下丘脑和垂体功能失调而停经3个月以上的患者。临床上多表现闭经、不孕，基础体温呈单相，妇科检查子宫偏小，有时可扪及略大的卵巢，但无潮热现象，有以下化验检查帮助鉴别诊断：

（1）垂体兴奋试验。一般均呈阳性反应。

（2）血促卵泡成熟激素（FSH）、促黄体生成激素（LH）测定。两者的值均偏低，促黄体生成激素与促卵泡成熟激素（LH/FSH）比值可小于3。

（3）基础体温测定。为单相曲线。

6. 阴道出血

阴道出血，指的是来自外阴、阴道、子宫颈和子宫内膜等处的血从阴道流出。阴道出血是妇科疾病中常见的症状，常借助于以下化验检查来鉴别诊断：

（1）子宫颈涂片检查。若能找到癌细胞，可能是宫颈癌引起的出血。

（2）血和尿雌二醇（E2）及血孕酮（P）测定。若含量值升高可能是功能性子宫出血。

（3）尿妊娠试验（β-HCG）。若呈阳性，可能是怀孕引起；若确定怀孕后阴道出血，可能预示着流产、宫外孕、葡萄胎或绒毛膜上皮癌等。

（4）阴道脱落细胞检查。帮助鉴别是否有排卵性功能失调性子宫出血。

7. 急性乳腺炎

急性乳腺炎，是指乳房最常见的一种急性化脓性感染。患者多为初产妇，其临床表现主要有乳房局部红肿热痛外，乳房肿胀疼痛以及畏寒发热等全身症状，有以下化验检查帮助鉴别诊断：

（1）乳房局部穿刺液检查。呈脓液，以脓细胞为主。

（2）血白细胞（WBC）检查。白细胞总数及中性粒细胞（N）百分比均可升高，且有核左移表现。

8. 外阴瘙痒

外阴瘙痒，是指女性阴蒂和大、小阴唇瘙痒不堪，有的甚至波及整个外阴及肛门周围，患者奇痒难忍，坐卧不宁。一般瘙痒多为阵发性发作，也可持续性发作，可在夜间加剧，有以下化验检查帮助诊断：

（1）尿糖（GLU）检查。若为糖尿病性瘙痒，则尿糖可为阳性。

（2）阴道分泌物涂片检查。若能找到真菌或滴虫，则为真菌性或滴虫性瘙痒。

9. 阴道炎

阴道炎，是指一种由多种病原体感染而导致的阴道分泌物增多，严重影响妇女身心健康的常见病。患者常可出现外阴瘙痒、灼热等不适症状，在临床上，可分为真菌性阴道炎、滴虫性阴道炎、细菌性阴道炎、淋菌性阴道炎、非特异性阴道炎，其症状表现均类似，有以下化验检查：

（1）真菌性阴道炎检测。培养出的念珠菌，芽管形成试验阳性；阴道分泌物涂片检测，可见圆形、芽生、有假菌丝的酵母细胞。

（2）滴虫性阴道炎检测。阴道分泌物涂片检测，可观察到滴虫。

（3）细菌性阴道炎检查。阴道分泌物涂片检查，可见革兰阴性杆菌明显增多，还可观察到线索细胞。

10. 盆腔炎（BID）

盆腔炎，是指包括盆腔在内的各生殖器官，盆腔腹膜与子宫周围结缔组织的一种炎症总称。引起盆腔炎的有内源性感染（厌氧菌），外源的病原微生物经淋巴传播、血液传播、直接蔓延或上行感染等，患者在临床上主要以下腹疼痛、不规则阴道流血、发热、宫颈管口黏性或脓性分泌物等症状，有以下化验检查帮助鉴别诊断：

（1）宫颈分泌物检查。可发现大量的中性粒细胞。

（2）子宫直肠陷窝直接穿刺液培养。厌氧菌则为阳性。

（3）外周白细胞计数及分类检查。白细胞（WBC）升高，中性粒细胞（N）百分数均可升高。

（4）聚合酶链反应（PCR）检测。宫颈分泌液聚合酶链式反应（PCR）检测，结果可为阳性。

11. 细菌性阴道炎

细菌性阴道炎，指的是一种由阴道内加特纳菌、厌氧菌等增多，而乳酸菌减少

导致阴道菌群失调而引起的一种疾病,可通过性接触传播,常有以下化验检查的方法:

(1)阴道酸碱度(pH)测定。可见 pH 值> 5。

(2)阴道分泌物氨试验。若取阴道分泌物,并加入一滴 10% 氢氧化钾溶液,呈阳性并可有鱼腥样味。

(3)分泌物涂片检测。若用分泌物涂片,革兰染色,可见革兰阴性的球样小杆菌,而找不到乳酸杆菌;可在分泌物中可找到大量的线索细胞,而阴道上皮细胞边缘模糊不清,其表面附着大量的加特纳菌。

12. 盆腔结缔组织炎

盆腔结缔组织炎,是指炎症在子宫旁结缔组织、膀胱旁、直肠旁的结缔组织等旁边时的炎症总称。可有急性与慢性两种。急性患者主要表现为寒战、恶心、呕吐、高热、腹痛等;慢性患者主要表现为下腹疼痛、腰骶酸痛、低热、白带增多等,有以下化验检查帮助诊断:

(1)外周血白细胞(WBC)检查。白细胞总数及中性粒细胞(N)百分比均可增加。

(2)血沉(ESR)测定。血沉可加快。

13. 功能失调性子宫出血

功能失调性子宫出血,是指除月经、血液异常所致出血及器质性出血外,由于下丘脑 – 垂体 – 卵巢轴功能失调所导致的子宫内膜出血。临床上可有无排卵型和有排卵型功血两种类型,有以下化验检查帮助鉴别诊断:

(1)基础体温测定。黄体期出血,基础体温呈双相型,高温相往往短于 11 天;若为无排卵型功血,则基础体温呈单相型。

(2)雌、孕激素测定。黄体期出血,雌、孕激素水平均低下;若是排卵期出血,雌激素水平低下。

14. 急性子宫内膜炎

急性子宫内膜炎,是指致病菌侵袭子宫内膜而引起的一种子宫内膜急性炎症。患者在临床上主要表现为寒战、出汗多、腹痛下坠、高热、白带增多,白带呈黄色脓状或血脓状而有臭味,有以下化验检查帮助鉴别诊断:

(1)外周血白细胞(WBC)检查。白细胞数及中性粒细胞(N)百分比均可增加。

(2)血沉(ESR)测定。血沉可加快。

15. 子宫内膜异位症

子宫内膜异位症,是指子宫内膜组织出现在子宫腔被覆黏膜以外的部位而引起的一种疾病。患者可出现月经失调、不孕、痛经、性交痛和肛门坠胀感等症状,有以下化验检查帮助鉴别诊断:

（1）癌抗原125（Ca125）单克隆抗体测定。检出率为60%～90%，如同时检出抗子宫内膜抗体，则具有更大的诊断价值。

（2）抗子宫内膜抗体检查。检查结果可为阳性。

16. 子宫肌炎

子宫肌炎，是指炎症从子宫内膜波及子宫肌层，引起子宫充血、水肿、化脓、坏死等症状的一种妇科炎症。临床上有急、慢性之分，急性时主药出现腰骶酸痛、白带增多、发热、腹痛、下腹坠感等；慢性患者主要表现为月经不规则、下腹隐痛、白带增多等，有以下化验检查帮助鉴别诊断：

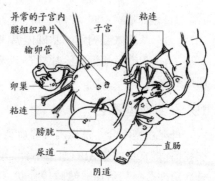

子宫内膜异位症

异位的子宫内膜组织碎片在盆腔器官如膀胱、卵巢和输卵管组织中生长。这些异常组织碎片每个月能像正常的月经期中子宫内膜一样出血，反复出血所致的持续刺激可导致瘢痕粘连形成，并可能会对盆腔内的组织、脏器等形成压迫。粘连可以使输卵管发生扭曲，造成不育症。

（1）外周血白细胞（WBC）检查。白细胞数及中性粒细胞（N）百分比均可升高。

（2）血沉（ESR）测定。血沉可加快。

17. 输卵管卵巢炎

输卵管卵巢炎，是指输卵管与卵巢同时发炎的一种炎症，又称为附件炎。在临床上可分为急性与慢性两种。急性主药表现为高热、寒战、腹胀、下腹两侧剧痛、白带多等；慢性主要表现为腰骶酸痛，下坠感，腹胀痛，不孕症，白带增多，月经提前，月经量过多，性交痛等，有以下化验检查帮助诊断：

（1）外周血白细胞（WBC）检查。若为急性附件炎时，白细胞数及中性粒细胞（N）百分比均可升高。

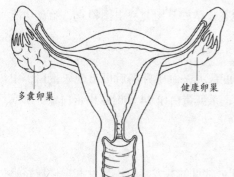

（2）血沉（ESR）测定。血沉可加快。

18. 多囊卵巢综合征

多囊卵巢综合征，是指由性激素反馈调节机制失常而引起的一种综合征。患者多表现为不育、多毛、无排卵型月经失调，如闭经、月经稀少或功血等、肥胖等，有以下化验检查帮助诊断：

（1）血促黄体生成激素（LH）及促卵泡成熟激素（FSH）测定。促黄体生成激素可升高，若促黄体生成激素与促卵泡成熟激素（LH/FSH）比值大于3，则有诊断意义。

多囊卵巢综合征

多囊卵巢综合征妇女的卵巢含有多个永远不消失的小囊肿。囊肿是由于卵巢和肾上腺产生过多男性激素所造成，而这些过剩的男性激素是由过高水平的胰岛素所导致。

（2）血雌酮（E1）/雌二醇（E2）测定。若其比值大于1，则有诊断价值。

（3）基础体温测定。基础体温曲线一般持续单相。

（4）阴道脱落细胞涂片检查。成熟指数、伊红指数和宫颈评分，可显示出无周期性变化。

19. 母婴血型不合

母婴血型不合，是指因母婴血型不相符合而引起的一种同族血型的免疫性疾病。在我国，最常见的是ABO血型不合，其次是Rh血型不合。轻型者，一般可在出生1~2日后出现黄疸、贫血、嗜睡等症状；重型者，可出现流产、死胎或早产，或出生后即有肝脾肿大、肌张力松弛、贫血、全身水肿、黄疸等，并日趋严重，有以下化验检查：

（1）免疫球蛋白G（IgG）抗A、抗D或抗B抗体测定。Rh血型不合者，免疫球蛋白G抗D抗体阳性；ABO血型不合者，免疫球蛋白G抗A或抗B抗体呈阳性。

（2）血型检查。Rh血型不合者，母亲血常为Rh阴性，父亲及胎儿血为Rh阳性；ABO血型不合者，母亲血常为O型，而父亲及胎儿血可为A型、B型或AB型。

（3）羊水穿刺液及新生儿脐血检查。新生儿脐血血红蛋白（Hb）低于140克/升，网织红细胞（Rc）超过6%，有核红细胞高，介于2%~5%，胆红素高于513微摩/升；羊水穿刺液胆红素（BIL）超过1.28微摩/升。

20. 妊娠高血压综合征

妊娠高血压综合征，简称妊高征，是孕妇特有的一种常见疾病，是我国孕产妇死亡的重要原因之一，常发生在妊娠24周以后。在临床上，根据病情严重程度不同，有轻度、中度、重度三种。可出现不同程度的水肿、蛋白尿以及高血压等。随着血压的升高，可出现眼花、恶心、呕吐、头痛、胃痛，并可进一步发生抽搐、昏迷等。可做眼底、B超、羊膜镜、血液及肾功能检查，孕妇及胎儿心电图检查，胎盘功能等检查帮助诊断，也有以下化验检查：

（1）血尿酸（UA）测定。其值可升高。

（2）24小时尿蛋白（PRO）检查。轻度病人，血压升高后可出现尿蛋白，中度尿蛋白，24小时尿中蛋白量可超过0.5克；重度蛋白尿24小时尿中蛋白量等于或超过5克。

21. 妊娠并发尿路感染

妊娠并发尿路感染，是指一种女性孕期最常见的并发症。由急性和慢性尿路感染两种类型，急性时患者会表现为寒战、腰痛、尿频、尿急、尿痛、高热、肾区叩击痛，严重者还可发展为败血症休克，有以下化验检查：

（1）白细胞（WBC）计数及分类（DC）检查。急性肾盂肾炎时，白细胞数可升高及中性粒细胞（N）百分比可增加。

（2）尿常规检查。急性肾盂肾炎时，可出现血尿，尿中白细胞大于 5 个 / 高倍视野，出现白细胞管型甚至脓尿。

（3）尿细菌检测。尿菌落计数大于 10^4/ 毫升，以大肠埃希菌为主；清洁中段尿培养，可为阳性。

22. 葡萄胎

葡萄胎，是指一种由胎盘绒毛而形成的大小不等的水疱，其相互间有细蒂相连成串，形如葡萄，也称为水疱状胎块。患者可出现阴道流血、子宫体异常增大、妊娠剧吐、停经、妊娠高血压综合征、贫血与感染症等症状，可做 B 超检查帮助确诊，也有以下化验检查：

（1）血或尿中绒毛膜促性腺激素（HCG）测定。尿稀释试验在 1 ∶ 512 以上为阳性，且停经 12 周以后仍不下降；血及尿中绒毛膜促性腺激素含量较正常妊娠高。

（2）阴道血检查。若发现水疱样物，便可确诊。

23. 特发性水肿

特发性水肿，是指一种水、钠代谢紊乱综合征，因水肿呈周期性，往往伴有肥胖，又称作"周期性水肿"、"水潴留性肥胖症"。患者多为 20 岁以上的女性，其主要临床表现为水肿、肥胖、心悸、胸闷气促月经延期、口渴多饮少尿、胃肠功能紊乱以及神经精神症状等，有以下化验检查帮助鉴别诊断：

（1）立、卧位水试验。正常人卧位时尿量不少于 1000 毫升（ml），立位时尿量大于 800 毫升，该病患者卧位时尿量与正常人相似，但可能有排尿的延迟改变，即患者卧位初期尿量较少，2 ~ 3 小时后尿量增加；患者站立位时，尿量高于 800 毫升为轻度，500 ~ 800 毫升为中度，小于 500 毫升为重度。

（2）血、尿常规及血浆蛋白检测。血浆蛋白正常，可排除低蛋白血症；血、尿常规正常，可排除心、肝、肾等病变。

（3）甲状腺、肾上腺皮质、垂体前叶功能检查。若均为正常，则可排除有关内分泌系统的疾病。

（4）口服葡萄糖耐量及同步胰岛素试验。若正常，则可排除糖尿病或高胰岛素血症。

第十五章　儿科疾病

1. 营养不良

营养不良，指的是一种慢性营养缺乏症，多见于 3 岁以下婴幼儿。患儿可出现食欲低下、消瘦、皮肤苍白干燥、精神萎靡、肌肉发育不良等症状，同时还可伴有营养不良性水肿、营养性贫血、多种维生素缺乏或微量元素缺乏等临床表现，有以下化验检查帮助鉴别诊断：

（1）外周血红细胞（RBC）检查。红细胞计数及血红蛋白（Hb）值均可有所降低。

（2）血糖（GLU）及胆固醇（TC）测定。血糖和胆固醇含量均可降低。

（3）血浆酶测定。脂肪酶（CPS）、淀粉酶（AMY）、胆碱酯酶活性均降低。

（4）血蛋白及非必需氨基酸测定。血清总蛋白、白蛋白（A）值均降低，非必需氨基酸比率可升高。

（5）免疫球蛋白（Ig）测定。免疫球蛋白可降低，造成细胞免疫功能低下。

2. 儿童维生素 A 缺乏症

儿童维生素 A 缺乏症，指的是因人体缺乏维生素 A（VA）而引起的一种全身性疾病。患者主要出现上皮组织角质化，并伴有蛋白质、热能营养不良，可出现夜盲、视敏度降低、畏光、结膜干燥等眼部症状，有皮肤干燥、角化过度及反复呼吸道和泌尿道感染，生长发育迟缓等表现。该病以 6 岁以下婴幼儿多见，其中发病的高峰期为 1～4 岁的小儿，有以下化验检查帮助鉴别诊断：

（1）血浆维生素 A（VA）含量测定。正常 6 个月以内含量应大于 6.76 微摩 / 升，若 6 个月以上大于 1.15 微摩 / 升，则具有诊断意义。

（2）尿液上皮细胞测定。若细胞含量大于 3 个 /mm^3，则在排除外尿路感染外，便可确诊。

（3）血浆视黄醇结合蛋白测定（RBP）。RBP 可降低。正常儿童的蛋白含量为 23.1 毫克 / 升。

3. 儿童维生素 B₁（VB₁）缺乏症

儿童维生素 B₁（VB₁）缺乏症，指的是人体因缺乏维生素 B₁（VB₁），又称硫胺素，而引起的一种疾病。患者临床表现多以消化系统、神经系统和心血管系统症状为主。婴儿一般起病较急，多发生于母乳喂养儿，同时消化系统、神经系统和循环系统等会出现症状；年长儿起病较缓慢，还会伴有恶心、乏力、便秘、厌食、肌张力下降、精神压抑或错乱、剧烈活动后心悸、心力衰竭等表现；若是先天性脚气病，则新生儿在出生时即发病，常可表现为全身水肿、体温低下、肌张力低下、嗜睡、哭声低、吸吮无力等症状，有以下化验检查帮助鉴别诊断：

（1）红细胞酮基转移酶活性测定。酶的活性降低。

（2）血清维生素 B_1（VB_1）含量测定。人体正常血清维生素 B_1 含量是 100 ± 50 微克 / 升可降低，若 40 微克 / 升，则可能是血清维生素 B_1 缺乏。

（3）维生素 B_1（VB_1）负荷试验。尿中的 VB_1 若大于 100 微克，则为正常，若小于 50 微克，则可确诊为脚气病。

4. 儿童维生素 B_2（VB_2）缺乏症

儿童维生素 B_2（VB_2）缺乏症，指的是人体内由于缺乏 VB_2，即核黄素，而导致的一种疾病。患者的临床表现主要是，体内新陈代谢紊乱，并在眼、唇、舌及皮肤等处出现特殊变化，有以下化验检查帮助鉴别诊断：

（1）红细胞核黄素测定。正常人一般大于 200 微克 / 升，若测得结果小于 140 微克 / 升（$\mu g/L$），则可判定核黄素营养状况不佳。

（2）红细胞谷胱甘肽还原酶活化系数测定。若其活力下降，则可确诊，为特异性诊断的方法之一。

（3）尿核黄素测定。正常为 150 ～ 200 微克 / 日，若测定结果小于 30 微克 / 日（$\mu g/d$）便可以确诊。

（4）核黄素负荷试验：在空腹时测尿中核黄素，若小于 350 微克，则表示缺乏。

5. 儿童维生素 B_6（VB_6）缺乏症

儿童维生素 B_6（VB_6）缺乏症，指的是儿童体内缺乏维生素 B_6 而引起的一种疾病。在不同的年龄阶段，儿童的临床表现不同。婴儿期多表现为皮炎、贫血、生长速度缓慢、神经兴奋性升高以及全身性抽搐及末梢神经炎等；而在儿童期则表现为眼、鼻、口周围有皮脂溢出以及唇炎、舌炎、末梢神经炎等，可做脑电图检查帮助诊断，也可有以下化验检查：

（1）血浆总维生素 B_6 测定。其正常值时 14.6 ～ 72.9 微摩 / 升，若测定的值减低，则说明维生素 B_6 缺乏。

（2）红细胞内依赖维生素 B_6 酶活性测定。若其活性降低，则表示 VB_6 缺乏。

（3）色氨酸负荷试验。试验反应为阳性，且尿中排出大量黄尿酸。

6. 儿童维生素 B_{12}（VB_{12}）及叶酸缺乏症

儿童维生素 B_{12}（VB_{12}）及叶酸缺乏症，指的是人体内因缺乏维生素 B_{12} 或叶酸而导致营养性幼红细胞性贫血。患儿在临床上可表现出一般贫血症状以及循环系统、消化系统、神经精神症状等，有以下化验检查帮助鉴别诊断：

（1）血常规检查。红细胞（RBC）与血红蛋白（Hb）均可降低，平均红细胞血红蛋白量（MCH）高于正常，平均红细胞血红蛋白浓度（MCHC）正常，平均红细胞体积（MCV）大于 94 微米 3；在血涂片上可看到红细胞较大，染色稍深，偶见幼红细胞；白细胞（WBC）计数稍有降低，并出现核右移，分叶可超过 5 个以上，多出现在红细胞改变以前，对本病的早期诊断有重要意义。

（2）血清维生素 B₁₂（VB₁₂）及叶酸含量测定。正常的维生素 B₁₂（VB₁₂）含量为 150 ~ 1000 毫克 / 毫升，叶酸为 5 ~ 20 毫克 / 毫升，若维生素 B₁₂（VB₁₂）小于 100 毫克 / 毫升，叶酸小于 3 毫克 / 毫升（正常为），即可诊断为本病。

（3）骨髓象检查。骨髓增生活跃，主要是红细胞增生，各期红细胞均较大，核质疏松，显示细胞核发育落后于细胞质，可见细胞质有空泡的巨型晚幼粒细胞；巨核细胞也有分叶过多的现象。

7. 婴幼儿维生素 C（VC）缺乏症

婴幼儿维生素 C（VC）缺乏症，指的是人体由于缺乏维生素 C，即抗坏血酸，所导致的骨障碍以及出血倾向的一种疾病。患者多为婴幼儿，且大多数患病时间为出生后 6 ~ 24 个月。患儿的临床表现有，首先是全身症状，表现为软弱、倦怠、激动、食欲减退、体重不增、面色苍白、全身出血等；其次是局部症状，主要是下肢尤其以小腿部的肿痛，可做四肢骨 X 线摄片帮助诊断，也可有以下化验检查帮助鉴别：

（1）白细胞维生素 C（VC）含量测定其正常值应大于 113.6 微摩 /10⁸ 白细胞，若测定的值降低，则是反映机体维生素 C 缺乏的一项重要指标。

（2）血清维生素 C（VC）浓度测定。正常空腹血清 VC 浓度 ≥ 56.8 ~ 68.2 微摩 / 升。若浓度小于 11.4 微摩 / 升，则说明 VC 不足，若小于 5.7 微摩 / 升，则可能是坏血病。

（3）维生素 C（VC）耐量试验。尿 VC 排出量可降低，若测定结果大于 85 微摩 / 升，则可排除坏血病。

8. 维生素 D 缺乏性佝偻病

维生素 D 缺乏性佝偻病，指的是人体由于缺乏维生素 D，导致钙、磷代谢失常，引起骨骼病变，同时还会影响到、肌肉、造血、神经免疫等组织器官发挥正常机能。这是婴幼儿中一种较常见的营养缺乏病，患儿易激惹，并表现出多汗、睡觉不安稳、肌张力降低和运动发育迟缓等自主神经功能障碍及肌松弛症状。此外，还会出现串珠肋、赫氏沟、颅骨软化、方颅、"手镯""足镯""O"形或"X"形腿等骨骼变化，可做骨 X 线摄片帮助诊断，也有以下化验检查帮助鉴别：

（1）血清 25-（OH）2D3 或血清 1, 25-（OH）2D3 测定。血清 25-（OH）2D3 的正常值为 15-80 纳摩 / 升，血清 1, 25-（OH）2D3 的正常值为 62 ~ 156 皮摩 / 升。患者的上述值均可降低。

（2）血钙（Ca）、血磷（P）测定。血钙的值可正常或略低，血磷可低于 1.29 毫摩 / 升（mmol/L），钙、磷的乘积可小于 30。

（3）血碱性磷酸酶（ALP，AKP）测定。两者的值均可升高，且可高于 30 金氏单位。

9. 维生素 E（VE）缺乏症

维生素 E（VE）缺乏症，指的是由于人体内 VE 缺乏而导致的一种疾病，常出现在早产儿出生后 4～12 周时。患儿临床上可出现溶血性贫血、水肿、轻度共济失调以及神经系统肌无力等表现，有以下化验检查帮助鉴别诊断：

（1）血常规检查。血红蛋白（Hb）降低，网织红细胞（RC）升高，血小板（PLT）升高。

（2）血浆维生素 E（VE）浓度测定。VE 浓度可小于 11.6 微摩 / 升。

（3）过氧化氢溶血试验。若大于 20%，则说明血浆维生素 E（VE）<9.6 微摩 / 升。

10. 烟酸缺乏症

烟酸缺乏症，指的是因体内缺乏烟酸或烟酰胺而引起的一种疾病，又称癞皮病。患儿开始会表现出头痛、乏力、腹泻、食欲不佳、体重下降、口腔有烧灼感等症状，接着逐渐出现受累器官的皮肤受到损害的症状，同时也表现出消化道及神经系统症状等，有以下化验检查帮助鉴别诊断：

（1）血浆中色氨酸含量测定。色氨酸可降低。

（2）尿 N– 甲基烟酰胺和 α – 吡啶酮 –N– 甲基烟酰胺测定。正常人尿的上述指标的排出量均应大于 5 毫克。当尿 N– 甲基烟酰胺为 0.5～0.8 毫克（mg）、α – 吡啶酮 –N– 甲基烟酰胺小于 1 毫克时，患者可能会出现癞皮病等症状。

（3）胃酸测定。减少甚至缺乏。

11. 新生儿低钙血症

新生儿低钙血症，指的是小儿血清总钙低于 1.75 毫摩 / 升或者是游离的钙低于 0.9 毫摩 / 升，而引发的一种疾病。患儿以易激惹、惊跳及抽搐为临床特点。可做心电图帮助诊断，也可用以下化验检查帮助鉴别：

（1）血清钙（Ca）测定。若血清总钙低于 1.75 毫摩 / 升，或是血清游离钙低于 0.9 毫摩 / 升，便可确诊。

（2）静推葡萄糖酸钙试验。若在小儿发病时，静推葡萄糖酸钙症状得到缓解，便可确诊。

12. 新生儿低镁血症

新生儿低镁血症，指的是新生儿的血清镁低于 0.62 毫摩 / 升。患儿易激惹，并出现惊跳、抽搐等表现，有以下化验检查的方法：

（1）血清镁测定。若血清镁低于 0.62 毫摩 / 升，便可确诊。同时还需检查血清钙，因为低血镁症常与低血钙并存。

（2）补充镁盐试验。若在小儿发病时，补充镁盐，则其症状缓解，便可确诊。

13. 锌缺乏症

锌缺乏症，指的是人体由于缺乏锌元素所导致的一种全身性疾病。患者在临床上可出现味觉减退、食欲低下，随着病情加深，则会出现腹泻，生长矮小、性发育迟缓，肺部易受感染，皮肤黏膜交界处出现经久不愈的对称性皮炎，同时，还会出现心肌损害、肝硬化、尿毒症等并发症，有以下化验检查帮助鉴别诊断：

（1）血清锌浓度测定。若血清锌降低，低于 11.5 微摩 / 升，具有一定的诊断意义。

（2）尿锌测定。尿锌可降低，一般人正常的尿锌浓度为 4.5±1.9 ～ 7.4±2.4 微摩 /24 小时尿。

（3）发锌测定。若发锌小于 100 微克 / 克，则表示机体缺锌。

14. 硒缺乏症

硒缺乏症，指的是由于人体摄入的硒不足而导致的一种疾病。患者在临床上主要出现心脏症状如克山病，有急型、亚急型、慢型、潜在型四种类型。急型，一般以心源性休克为特征，发病较急；亚急型，一般在发病 1 周后出现慢性充血性心力衰竭或心源性休克，多见于小儿；慢型，多以慢性充血性心力衰竭为特征，病程缓慢；潜在型，一般除了心脏有轻微扩大外，无其他特异症状。此外，患者还会出现关节症状，即大骨节病，以四肢骨关节慢性病变为主，骨关节有疼痛、增粗、屈曲困难、肌肉萎缩、关节挛缩、短肢（指）及身体矮小等症状，可做骨 X 线摄片帮助诊断，也有以下化验检查帮助鉴别：

（1）谷胱甘肽过氧化酶（GSH-PX）活性测定。酶的活性会降低。

（2）血硒浓度测定。若血硒浓度低于 10 微克 / 分升，则可能是本症。

15. 氟缺乏症

氟缺乏症，指的是一种由于饮食、饮水中缺氟而引起的疾病。患者有龋齿、骨质疏松等临床表现，可做血氟浓度测定试验测定。浓度可降低，可低于 0.04 ～ 0.4 微克 / 毫升（μg/ml）。

16. 小儿肥胖症

小儿肥胖症，是指同性别儿童按其身高计算标准体重，超过标准体重20%者。根据肥胖程度可将肥胖症分为。轻度肥胖，体重超过正常标准体重的 20% ～ 30%；中度肥胖，体重超过标准体重的 30% ～ 50%；重度肥胖，体重超过标准体重的 50%以上。在临床上，肥胖有单纯性肥胖和症状性肥胖两种。单纯性肥胖发生于任何年龄，但以婴儿期最常见。患儿多食极好，喜食淀粉零食及油脂类食物，若有明显肥胖时，其用力后可出现气短、不好动等症状，有以下化验检查：

（1）血糖等测定。血糖和糖耐量试验均正常，少数患者耐糖量下降；血胰岛素测定，多数升高。

（2）血脂测定。三酰甘油（TG）、血总胆固醇（TC）、β–脂蛋白（β–LD）正常或偏高。

（3）血和尿游离皮质醇测定。尿 17– 酮类固醇、17– 羟皮质类固醇正常或偏高。

（4）血清因子（leptin）测定。可降低。

17. 婴幼儿腹泻

婴幼儿腹泻，指的是婴幼儿时期的一种常见病，多见于 2 岁以内的小儿。患者主要出现呕吐、腹泻、发热等症状，有以下化验检查帮助鉴别诊断：

（1）粪便细菌培养及病毒学检查。若结果均为阳性，则可明确诊断。

（2）粪便常规检查。若粪便含黏液、脓或脓血，可能是细菌性痢疾等；在镜下观察白细胞、红细胞、脂肪滴、真菌孢子等的多少，可初步确定腹泻是感染性还是非感染性的。

18. 新生儿窒息

新生儿窒息，是指胎儿在宫内或生产过程中因呼吸障碍而引起的缺氧状况。新生儿窒息是新生儿期致死、致残的主要原因。可有宫内窒息（宫内窘迫）及新生儿窒息两种类型，其表现不同，有以下化验检查的方法：

（1）Apgar 评分法判断。按出生后 1 分钟内的 Apgar 评分来判断，若得分为 0 ~ 3 分，则为重度窒息，也叫苍白窒息；若得分为 4 ~ 7 分，则为轻度窒息，即是发绀窒息；若生后 1 分钟的评分为 8 ~ 10 分，但在数分钟后降至 7 分以下，也是属于窒息现象。

（2）血气分析。若动脉血氧分压（PaO2）低于 6.65 千帕（kPa），且动脉血酸碱度（pH）等于或低于 7.25，则可能是严重缺氧。

19. 新生儿黄疸

新生儿黄疸，指的是人体血清胆红素（BIL）高于 34 微摩 / 升，皮肤和黏膜可见黄染者。新生儿黄疸有新生儿生理性黄疸和病理性黄疸两种，新生儿生理性黄疸无任何临床症状，肝功能正常，一般不经治疗便可自愈；病理性黄疸可出现纳差、嗜睡、惊厥肝大、肝功能异常、肌张力改变等，可做血清胆红素（BIL）测定。

血清胆红素（BIL）测定：新生儿生理性黄疸，可在生后 2 ~ 3 日出现，在 4 ~ 6 日时达到高峰。一般生理性黄疸婴儿的血清胆红素不高于 205 微摩 / 升，而早产儿的血清胆红素不高于 257 微摩 / 升。一般情况下，足月儿在 10 ~ 14 日内黄疸消退，早产儿需要 2 ~ 3 周黄疸才能消退；若生产后 24 小时内便出现黄疸，且程度较严重，血清胆红素超过 205 微摩 / 升，而早产儿高于 257 微摩 / 升，甚至黄疸进展过快，日血清结合胆红素高于 34 微摩 / 升，或胆红素每日上升超过 85.5 微摩 / 升，则为病理性黄疸，这种黄疸可退而复发，或有进行性加重。

20. 新生儿败血症

新生儿败血症，多发于新生儿，特别是早产儿，其典型症状不明显，除一般的感染中毒表现外，还可能会有瘀点、感染病灶、黄疸、浆膜腔积液等，有以下化验检查的鉴别方法：

（1）外周血白细胞（WBC）检查。白细胞高于 15×10^9/升，或者是出生 3 日后白细胞含量高于 20×10^9/升；还会出现杆状粒细胞与中性粒细胞之比等于或大于 0.20，并伴有核左移的现象。

（2）C- 反应蛋白（CRP）等测定。D 反应蛋白值可升高，15 毫克／升（mg/L）。α_1- 抗胰蛋白酶（α_1-AT）、α_1- 酸性糖蛋白（α_1-AG）、结合球蛋白（AP）、正性急性时相蛋白均可升高，而转铁蛋白、前蛋白（PA）、负性急性时相蛋白均可降低。

（3）血细菌培养及抗凝血离心检查。血培养可呈阳性；经抗凝血离心后，上层白细胞革兰染色及亚甲蓝染色后，可能会找到细菌。均对疾病有诊断意义。

21. 新生儿肺透明膜病

新生儿肺透明膜病，是指肺表面活性物质，其主要成分为棕榈酸卵磷脂缺乏而引起的一种疾病。一般新生儿多在生后 1 ~ 6 小时内发病，出现发绀、呼气性呻吟、行性呼吸困难、呼吸衰竭等症状，有以下化验检查帮助鉴别诊断：

（1）血气分析。动脉血酸碱度（pH）、动脉血氧分压（PaO_2）下降，但动脉血二氧化碳分压（$PaCO_2$）升高，剩余碱（BE）减少，当出现混合性酸中毒时，便可做出临床诊断。

（2）胃液泡沫稳定试验。若没有泡沫，试验呈阴性，可诊断为肺透明膜病。

22. 新生儿硬肿症

新生儿硬肿症，指的是早产、感染、由寒冷、窒息缺氧、血液循环障碍、热能不足等所引起的一种综合征。出生 1 ~ 2 周内的新生儿发病率高，一般患儿会出现不哭、不吃、少动，体温下降等症状，也可能有皮肤变硬呈橡皮状，或皮肤变得冷、硬、红、肿等，可做心电图、胸部 X 线摄片等帮助诊断，也有以下化验检查帮助鉴别：

（1）红细胞比容（HCT）测定。测定结果可升高。

（2）血糖（GLU）测定。血糖可降低。

（3）新生儿硬肿症评分。若总分为 0，则为轻度；若总分为 1 ~ 3，则为中度；若总分超过 4，则为重度。

23. 新生儿肺出血

新生儿肺出血，是指新生儿肺部大量出血，至少累及到 2 个大叶，但不包括肺部散在灶性小出血。出血一般发生在生后 5 日内。在犯病早期，可有呼吸困难，肺部湿口罗音迅速增加，甚至休克等现象；随着病情的进一步发展，口或鼻便会溢出鲜血、血性泡沫或咖啡样液体，可做胸部 X 线摄片帮助诊断，也有以下化验检查：

（1）外周血检查。白细胞（WBC）的数量可高可低或正常；红细胞（RBC）数下降，细胞形态变化、破碎或皱缩；血红蛋白（Hb）及血小板（PLT）可进行性下降。

（2）血气分析。多呈混合性酸中毒的表现。

（3）凝血酶原时间（PT）及血浆鱼精蛋白副凝固（3P）试验。血浆鱼精蛋白副凝固试呈阳性，且凝血酶原时间延长。

24. 川崎病

川崎病，指的是一种以全身血管炎为主要病变的急性热性发疹性疾病，病变涉及多系统，且与多种病毒、细菌感染以及免疫反应有关，又称皮肤黏膜淋巴综合征，一般好发于 4 岁以内的婴幼儿。川崎病在临床上有急性期、亚急性期、恢复期三个阶段，在急性期，幼儿有发热、皮疹、黏膜病变、手足硬性水肿、淋巴结肿大等表现，可做心电图、心血管造影、二维超声心动图等帮助诊断，也可有以下化验检查的方法：

（1）血常规检查。若有血小板（PLT）明显升高，白细胞（WBC）升高，且以中性为主，并出现核左移，同时血红蛋白（Hb）降低呈轻度贫血的现象，则为患病的急性、亚急性期。

（2）血清免疫学检测。若免疫球蛋白 M、若免疫球蛋白 G（IgM、IgG）、免疫复合物（CIC）均可升高，50% ~ 70% 患者病后一周检出，3 ~ 4 周达高峰，则为急性期；此外，还可出现 T 抑制细胞（TS）绝对计数明显减少，活化的 T 辅助细胞（TH）数增多，TH/TS 值升高。

（3）尿常规检查。可出现红细胞（RBC）、蛋白尿、白细胞（WBC），但症状较轻。

（4）血沉（ESR）测定。血沉速度大多明显增快。

（5）血栓烷 A2（TXA2）代谢产物 TXB2 测定。可升高。

25. 小儿肺炎

小儿肺炎，指的是一种由细菌或病毒等引起的肺部炎症。多发生于婴幼儿，以冬春寒冷季节及气候骤变时发病率最高。小儿会出现发热、咳嗽、气促，在其肺部可闻及中、小湿性啰音，若同时有鼻翼翕动、口周发绀、明显三凹症，甚至出现呼吸衰竭等，提示发病较为严重，可做胸部 X 线摄片帮助诊断，也有以下化验检查的方法：

（1）外周血白细胞（WBC）检查。若白细胞数明显升高，中性粒细胞（N）百分比也升高，则可能是细菌性肺炎；若白细胞降低或正常，则可能是病毒性肺炎。

（2）气管分泌物培养或病毒分离。若能够找到致病菌或病毒，便可确定诊断。

26. 支气管肺炎

支气管肺炎，多发于 1 ~ 3 岁的婴幼儿，患者临床表现有发热、咳嗽、气急、呼吸困难、发绀等。若还有循环系统受累的心肌炎和心力衰竭、消化系统受累、神经系统受累等表现，则说明是重症肺炎，有以下化验检查帮助鉴别诊断：

（1）白细胞（WBC）计数及分类（DC）检查。若WBC计数及中性粒细胞（N）均增加，并有核左移的现象，则可能是细菌性小叶性肺炎；若WBC计数正常或降低，而淋巴细胞（L）升高，则可能是病毒性小叶性肺炎。

（2）痰液病原体检查。用纤维支气管镜采取痰液做培养，若能找到病原体便可确定诊断。

（3）病毒血清学检测。可采用酶联免疫吸附法（ELISA）于急性期和恢复期取双份血清做免疫球蛋白G（IgG）抗体测定，两次测定间隔一般为10～14天，若恢复期血清抗体滴度比急性期血清抗体滴度高出4倍，便可确诊。

（4）碱性磷酸酶（AKP）测定。若中性粒细胞（N）AKP积分小于60，可能是病毒感染性支气管肺炎；若高于200，可能是细菌感染性支气管肺炎。

27. 小儿高血压

小儿高血压，可有原发性和继发性两种，原发性小儿高血压在小儿时期较少见，80%的继发性小儿高血压由肾脏疾病引起。小儿出现明显的血压升高时，会有出汗、嗜睡等症状，当血压进一步升高时会出现现昏迷、惊厥、视力障碍等高血压脑病症状。可做尿路X线平片、肾动脉造影、放射性核素肾图、肾静脉肾盂造影、B超检查等帮助诊断继发性高血压，也可用以下化验检查的方法：

（1）尿常规检查。若出现血尿及蛋白尿，则表明可能会有肾脏疾病；若出现血尿，则可能是泌尿道肿瘤和尿路外伤；若尿液细菌培养呈阳性，则表明为尿路感染；若尿比重小于1.025，则表示肾脏浓缩功能减弱。

（2）尿17-羟类固醇（17-OH）和尿17-酮类固醇（17-KS）测定。若两者均升高，则表示肾上腺皮质功能亢进。

（3）香草基杏仁酸（VMA）测定。若VMA的排出量显著高于正常，则可能是嗜铬细胞瘤。

（4）苯胺唑啉（Regitine）试验。若此反应呈阳性，则可能是嗜铬细胞瘤等。

（5）沙拉新（Saralasin）试验。若经静脉注射沙拉新后，血浆肾素活性明显升高，大部分呈阳性反应，则可能是肾血管性高血压。

28. 小儿心肌炎

小儿心肌炎，指的是心肌的局限性或弥漫性炎性病变，有细菌性和病毒性两种。小儿心肌炎的临床表现差别很大，轻者可无症状表现，重者甚至可能发生猝死，可做心电图检查帮助诊断，也可有以下化验检查的方法：

（1）血清酶检查。天门冬氨酸氨基转移酶（AST）、肌酸激酶（CK）以及乳酸脱氢酶（LDH）等，均可升高。

（2）抗心肌抗体（AMA）测定。AMA会升高。

29. 婴儿肝炎综合征

婴儿肝炎综合征，是指一种由多种原因引起的共同的临床表现。婴儿患病的主要特征是，在出生后数日至3～4个月内持续发生肝脾肿大，阻塞性黄疸，血清直接胆红素（DBIL）、丙氨酸氨基转移酶以及天门冬氨酸氨基转移酶升高的情况，同时还伴有肝炎等临床表现，有以下化验检查帮助鉴别诊断：

（1）肝功能检查。血清直接胆红素、丙氨酸氨基转移酶（ALT）以及天门冬氨酸氨基转移酶（AST）均可升高。

（2）尿、粪便颜色检查。检查结果尿色深黄；粪便呈浅黄色。

（3）碱性磷酸酶（ALP或AKP）测定。酶的活性可下降。

30. 小儿肝脓肿

小儿肝脓肿，多由血源性，或是由胆道系统炎症或蛔虫症等逆行感染、溶组织阿米巴等所致的一种疾病。患者在临床上多表现出发热（呈弛张热）、发热前畏寒、寒战，伴有厌食、呕吐、腹泻、消瘦等全身症状，以及肝大、肝区痛等局部症状，可做X线检查、B超检查帮助诊断。也有以下化验检查：

（1）粪便寄生虫检查。由阿米巴引起者，部分可找到滋养体及包囊。

（2）肝穿刺液检查。若是果酱样脓液，涂片时找到阿米巴滋养体，便能确诊为阿米巴肝脓肿。

（3）血常规检查。在急性期，白细胞（WBC）计数及中性粒细胞（N）可升高，病程长者可出现贫血。

（4）血沉（ESR）测定。病程长患者其血沉可加快。

31. 新生儿坏死性小肠结肠炎

新生儿坏死性小肠结肠炎，是指小肠结肠广泛或局限坏死的一种炎症疾病，其主要临床表现为呕吐、腹泻、腹胀、便血。可做腹部B超和X线摄片检查帮助诊断，也有以下化验检查帮助鉴别诊断：

（1）血常规检查。血小板（PLT），多可降低；白细胞（WBC）、中性粒细胞（N）可增加，核左移。

（2）血培养。大多为革兰阴性杆菌，与粪便培养结果可一致。

（3）粪便检查。粪便培养，以大肠埃希菌、克雷伯菌等多见；隐血（OB）试验，多呈阳性。

32. 小儿泌尿道感染

小儿泌尿道感染，简称尿感，可分为急性和慢性两种类型，一般可累及尿道、膀胱、肾盂及肾实质，反复感染可致肾损害。临床上新生儿可表现出黄疸；婴幼儿表现为发热、呕吐、排尿时哭闹；儿童上尿路感染表现为寒战、发热、腰痛；儿童下尿路感染表现为尿痛、尿频、尿急、有时出现终末血尿等；一般在慢性期，患者的病程大于6个月，表现为腰酸、乏力、消瘦、间歇性发热以及贫血等。可做腹部X线平片、B超检查、肾图帮助诊断，有以下化验检查：

（1）肾功能检查。在疾病晚期，可出现尿素氮（BUN）或血肌酐（Cr）升高。

（2）尿常规检查。可出现脓尿或菌尿，若清洁中段尿沉渣白细胞（WBC）大于5个/高倍镜（HP），可确诊为脓尿；少数患者，可有血尿。

（3）尿直接涂片找菌检查。将新鲜尿一滴烘干，油镜下每个视野菌数大于1个，即可诊断。

（4）尿培养及菌落计数。若用膀胱穿刺液培养，只要有细菌生长或菌落计数大于 10^2/毫升，即有诊断意义；清洁中段尿培养，若菌落计数大于 10^5/毫升，可诊断为尿感。

33. 小儿急性肾炎

小儿急性肾炎，是指一种由多种病因引起的感染后免疫性疾病，主要继发于致肾炎A族β型溶血性链球菌第12、14、49型感染，又称急性肾小球肾炎。患者多为3~8岁小儿，临床上可表现出起病急、水肿、血尿、高血压及肾小球滤过率（GFR）下降等特点，有以下化验检查：

（1）血常规检查。常见轻度贫血，感染时白细胞（WBC）升高。

（2）血沉（ESR）测定。可增快。

（3）血中抗链球菌溶血素"O"（ASO）测定。ASO滴度升高。

（4）血补体检测。急性期血清总补体及 C_3 明显下降，而部分病例循环免疫复合物（CIC）升高。

（5）尿常规检查。肉眼或镜下血尿，管型或蛋白尿。

（6）咽拭培养。β 溶血性链球菌的阳性率，且为30%左右。

（7）肾功能检查。在肾小球滤过率（GFR）下降的少尿期，肌酐（Cr）、尿素氮（BUN）、均可短暂轻度升高。

（8）肾活检。可出现弥漫性毛细血管内增生性病变。

34. 乙型肝炎病毒相关肾炎

乙型肝炎病毒相关肾炎，是指一种由乙型肝炎病毒（HBV）感染所致的一种疾病，其病理类型以膜性肾病最常见，其次时系膜毛细血管性肾炎及系膜增生性肾炎。患者多为男性儿童，一般具有非典型性、迁移性以及多变性等特点，有以下化验检查：

（1）血清乙型肝炎标志物检测。血乙型肝炎表面抗原（HBsAg）、乙型肝炎e抗原（HBeAg）、乙型肝炎核心抗体（HBcAb）多为阳性。

（2）血清补体测定。半数患者，血清 C3 可下降。

（3）尿常规检查。可有程度不等的血尿、蛋白尿，偶见管型。

（4）肝功检查。丙氨酸氨基转移酶（ALT）可升高。

（5）肾组织活检。肾组织切片中，可找到乙型肝炎病毒抗原（HBV 抗原）；病理活检主要为膜型及膜增殖型。

35. 营养不良性贫血

营养不良性贫血，是指由于人体营养成分的缺乏而影响造血功能，进而引起的一类贫血。患者多为 4 个月以上的婴儿和儿童，有大红细胞性贫血和小红细胞性贫血两种。大红细胞性贫血因维生素 B_{12} 或叶酸缺乏，脱氧核糖核酸合成障碍所引起；小红细胞性贫血是缺铁引起的小红细胞低血色素性贫血。患儿通常会有面色萎黄或苍白，指甲、口唇、眼结膜苍白等症状表现，随着病情加重，还可出现不同程度的全身贫血症状，有以下化验检查：

（1）血清维生素 B_{12} 及叶酸测定。若其值低于正常，为大红细胞性贫血的原因。

（2）血清铁（Fe）及总铁结合力测定。小红细胞性贫血，血清铁降低，血清总铁结合力升高。

（3）外周血检查。小红细胞性贫血，红细胞小，血红蛋白低。大红细胞性贫血，平均红细胞体积（MCV）大于 100 立方微米（μm^3），平均红细胞血红蛋白量（MCH）高于 32 皮克（pg）；白细胞（WBC）和血小板（PLT）在重症病例可减少，中性粒细胞（N）核分叶过多具有一定的诊断价值。

（4）骨髓象检查。小红细胞性贫血，骨髓铁减少或消失；大红细胞性贫血，骨髓显增生象，呈典型巨幼红细胞生成。

36. 婴儿缺铁性贫血

婴儿缺铁性贫血，是指机体对于铁摄入不足或丢失过多等原因造成体内铁缺乏，影响到血红蛋白的合成，进而引起的一种贫血。患者多是 6 个月到 1 岁的幼儿，在临床上可表现出精神萎靡、食欲不振、营养不良、心率增快、心脏扩大及收缩期心脏杂音、脾脏轻度肿大等症状，有以下化验检查帮助鉴别诊断：

（1）血清铁蛋白（SF）等测定。红细胞内游离原卟啉（FEP）大于 0.89 微摩 / 升，锌原卟啉（ZnPP）大于 0.96 微摩 / 升；SF 小于 16 微克 / 升，血清铁（SI）小于 8.95 微摩 / 升，总铁结合力（TBC）大于 62.5 微摩 / 升，运铁蛋白饱和度小于 15%。

（2）血微量元素等测定。血中锌、锰、氟、碘等元素减少，血浆铜和铜蓝蛋白可低于正常。

（3）红细胞（RBC）酶测定。RBC 谷胱甘肽过氧化酶和 RBC 过氧化氢酶均可减少。

（4）红细胞（RBC）等检查。血涂片高倍镜观察，RBC 大小不均，形态不规则，中心苍白区扩大，还可见到环形红细胞、靶形红细胞等异形细胞；RBC 计数及血红蛋白（Hb）均可减少，但 Hb 较 RBC 减少得更明显；多属于低色素性贫血，平均红细胞体积（MCV）小于 80 飞升，平均红细胞血红蛋白量（MCH）小于 27 皮克，平均红细胞血红蛋白浓度（MCHC）小于 31%，红细胞平均直径为 6.2～6.7 微米。

（5）骨髓细胞外铁等测定。骨髓细胞外铁明显减少或消失（0～+），铁粒幼细胞小于 15%。

37. 新生儿溶血病

新生儿溶血病，是指因母婴血型不合，母亲的血型抗体通过胎盘而引起胎儿、新生儿的红细胞破坏，导致胎儿重度贫血、水肿的一种疾病，常会造成早产或死胎，多见 ABO 血型不合溶血病。患儿在临床上表现出出生 24 小时内有黄疸，进展快、进行性加深，并可伴贫血、肝脾肿大；溶血严重患儿还可出现水肿、面色苍白、心力衰竭以及胆红素脑病表现，甚至出现全身水肿或死胎，有以下化验检查：

（1）直接抗人球蛋白试验。Rh 血型不合者，直接法呈阳性，可以确诊。

（2）红细胞（RBC）等检查。红细胞（RBC）计数、血红蛋白（Hb）均可降低，网织红细胞（RC）及有核红细胞均可升高。

（3）血型检查。母亲 O 型，婴儿 A 或 B 型；母婴 ABO 及 Rh 血型不合；母亲 Rh（-），婴儿 Rh（+）。

（4）总胆红素（TBIL）测定。升高，且以未结合胆红素为主。

38. 婴儿营养性巨幼红细胞性贫血

婴儿营养性巨幼红细胞性贫血，是指人体由于缺乏叶酸和（或）维生素 B_{12} 而引起造血细胞核脱氧核糖核酸（DNA）的合成障碍，推迟了细胞分裂、胞质成熟而核未成熟，导致骨髓出现寿命较短的异常的巨幼红细胞，并且伴有粒细胞和巨核细胞系质和量的异常。患者在临床上可出现消化道、贫血、神经精神症状等，有以下化验检查帮助诊断：

（1）血液生化检测。血清间、接胆红素（IBIL）常偏高；血清维生素 B_{12}、叶酸含量均可减少。

（2）血常规检查。血涂片镜检，以巨幼红细胞为主，胞质中血红蛋白充分饱和；红细胞（RBC）及血红蛋白（Hb）均减少，以 RBC 减少最明显，呈大细胞正色素性贫血，平均红细胞体积（MCV）大于 91 飞升（fl）。血小板（PLT）减少，可见巨型血小板。白细胞（WBC）计数减少，可见中性粒细胞（N）分叶过多，5 叶以上者大于 3%。

（3）骨髓检查。红细胞（RBC）系统显著增生，体积可增大，核染色质疏松分散，出现"核幼浆老"现象；巨核细胞减少，有巨幼变和分叶过多；粒细胞中可见晚幼及杆状粒细胞也有巨幼变。

39. 先天性纯红细胞再生障碍性贫血（DBA）

先天性纯红细胞再生障碍性贫血，是一种少见的先天性疾病，是指一种常染色体显性及隐性遗传病，贫血时粒细胞和血小板计数可正常。患者在临床上一般可表现为在出生后数月内出现面色苍白、贫血，当患者贫血严重时易激惹，并可导致贫血性心力衰竭。10%～20%的病例可伴有身体其他部位的先天性畸形如唇及腭裂、先天性心脏病、拇指畸形、泌尿道畸形等，有以下化验检查帮助鉴别诊断：

（1）血常规检查。血红蛋白（Hb）、红细胞（RBC）计数均可减低，贫血呈巨幼细胞性；网织红细胞（RC），明显减少；平均红细胞体积（MCV）大于95飞升（fl）；胎儿血红蛋白（Hb），高于正常（5%～25%）。

（2）红细胞腺苷脱氨酶活力（ADA）等测定。ADA明显升高，抗原也可升高。

（3）骨髓检查。幼红细胞明显减少，粒细胞/红细胞的比值明显增大。

（4）骨髓培养。大多数病例的红系干细胞培养数目低于正常。

40. 婴幼儿特发性血小板减少性紫癜（ITP）

婴幼儿特发性血小板减少性紫癜，是指由于血小板减少而导致的皮肤及黏膜自发性出血、出血时间延长和血块收缩不良的一种疾病。在临床上可分为急性和慢性两型，急性好发于婴幼儿，一般起病急，主要表现出广泛的皮肤瘀点、瘀斑，并伴黏膜出血（鼻、齿龈），呕血、便血等；慢性多见于学龄期儿童，病程大于6个月，主要表现是皮肤黏膜出血并可伴脾肿大等，有以下化验检查：

（1）血（PLT）计数测定。均可减少。

（2）血小板相关抗体测定。在急性期，70%患者可为阳性；慢性期，90%呈阳性。

（3）骨髓检查。巨核细胞系列增生，并伴成熟障碍。

41. 遗传性球形红细胞增多症

遗传性球形红细胞增多症，是指一种常染色体显性遗传性疾病。典型的幼年发病，可出现黄疸、贫血、脾肿大等症状；当患者溶血加重时，可出现发热、呕吐、全身不适等现象，有以下化验检查帮助鉴别诊断：

（1）红细胞渗透脆性试验。本症多于0.50%～0.75%开始溶血，0.40%完全溶血，脆性明显增加，是确诊本病的主要方法。

（2）红细胞自溶试验。48小时后，溶血度可达10%～50%。

（3）红细胞（RBC）等检查。网织红细胞（RC）升高，为5%～20%；RBC计数和血红蛋白（Hb）均可减少，可呈轻、中度或重度贫血；血涂片镜检，红细胞呈小球形，数量大多在10%以上。

（4）酸化甘油溶血试验（AGLT50）。若在150秒以内，则为阳性，是诊断本病的敏感方法。

42. 儿童急性感染性多发性神经根炎

儿童急性感染性多发性神经根炎，也称格林巴利综合征、感染性脱髓鞘性多发性神经根神经（AIDP）病，是指一种周围神经、神经根炎症性髓鞘疾病。患者多为10岁前儿童，男孩多于女孩且多在夏秋季节发病。患者在临床上常表现出多发性对称性周围神经瘫痪、轻微感觉障碍以及脑脊液蛋白细胞分离等，严重者还可发生脑神经受损、呼吸肌麻痹，并有瘫痪、感觉障碍、前驱症状、自主神经症状等表现，有以下化验检查帮助鉴别诊断：

（1）肌酸激酶（CK）测定。可有轻度升高。

（2）肌电图检查。显示失神经表现，神经传导速度可减慢，运动神经传导速度下降更为明显。

（3）脑脊液（CSF）检查。糖含量正常，细菌培养阴性；大多数患者脑脊液显示出蛋白细胞分离现象，脑脊液细胞均正常，而蛋白质在早期正常，1～2周后则升高，2～3周时可达到高峰，至4周时又逐步下降。

43. 瑞氏综合征

瑞氏综合征，是指儿童期的一种急性脑病。因其病理特点是急性脑水肿伴内脏脂肪变性，故又名脑病合并内脏脂肪变性。患者多为6个月到4岁的儿童，患儿在发病前通常有呼吸道或消化道感染史，数日后可出现频繁呕吐，并伴有脱水、酸中毒及电解质紊乱；随着病情的发展，可出现意识障碍和颅压升高，可有昏迷、惊厥、呼吸不规则，最后可发生脑干功能障碍以及脑疝的症状；肝脏有轻度至中度增大，一般无黄疸，可做脑电图及肝穿刺活检可帮助诊断，也有以下化验检查：

（1）外周血检查。血小板（PLT）可减少；白细胞（WBC）数及中性粒细胞（N）百分比均升高。

（2）出血时间（BT）、凝血时间（CT）及凝血酶原时间（PT）测定。三者均可延长。

（3）血糖（GLU）及血钠（Na）测定。血糖降低，血钠偏低。

（4）脑脊液（CSF）检查。除压力增加外，其他各项均可为正常。

（5）肝功能检查。血氨可升高；血总胆红素（TBIL）可略上升；天门冬氨酸氨基转移酶（AST）、丙氨酸氨基酸转移酶（ALT）、乳酸脱氢酶（LDH）及肌酸磷酸激酶（CPK）等，在早期均明显升高。

44. 特发性真性性早熟

特发性真性性早熟，是指无特殊原因可查的性早熟者，一般是指女孩在8岁以前、男孩在10岁以前出现第二性征。本病患者以女孩多见，男女的临床表现及病情发展速度差异均较大，有以下化验检查帮助鉴别诊断：

（1）血激素测定。女性特发性真性性早熟，血中促黄体生成激素（LH）、促卵泡成熟激素（FSH）以及雌二醇（E²）含量均可显著升高；男性特发性真性性早熟时，血中睾酮（T）可显著升高。

（2）尿激素测定。女性特发性真性性早熟时，尿促黄体生成激素、促卵泡成熟激素、雌二醇均可显著升高；男性特发性真性性早熟，尿睾酮可明显升高。

45. 呆小病

呆小病，是指由于婴幼儿时期甲状腺功能不足而引起的一种疾病，称为呆小病。对于年长才发病者，称为黏液性水肿。新生儿患者可出现黄疸延迟消退，反应低下等症状表现，若随着年龄的增加，幼儿的体格与智能发育均落后，呈特殊面容或伴黏液性水肿等，可能提示为本病。可做骨骼 X 线摄片检查帮助诊断，也有以下化验检查：

（1）甲状腺 ^{131}I 吸收率测定：其值在 20% 以下。

（2）甲状腺激素测定：血清三碘甲状腺原氨酸（T₃）多在正常范围，而久病和重症者则下降；血清甲状腺激素（T₄）下降；血清促甲状腺素（TSH）升高，可大于 20 毫单位 / 升（mU/L）。

46. 生长激素缺乏症（GHD）

生长激素缺乏症，是指一种由于垂体前叶分泌的生长激素（GH）不足而造成的生长缓慢及身材矮小疾病，又称垂体性侏儒症。在临床上有特发性、继发性、遗传性三种。对于生长速率每年低于 4 厘米的儿童，为 GHD 可疑病例，应详细询问病史并体检。患者多为男孩，常有胎位异常的分娩史，患者多表现出面容幼稚，面痣较多，胸腹部脂肪堆积明显，外生殖器幼稚，但智能正常，可有头颅 X 线摄片、CT 及磁共振检查等帮助诊断，也有以下诊断。药物刺激生长激素（GH）释放试验。用可乐定和精氨酸试验，GH 峰值均小于 5 纳克 / 毫升则是 GH 完全缺乏；峰值大于 5 纳克 / 毫升，但小于 10 纳克 / 毫升，为 GH 部分缺乏；若有一个峰值不小于 10 纳克 / 毫升，GH 则不缺乏。

47. 甲状旁腺功能减低

甲状旁腺功能减低，是指由于甲状旁腺激素（PTH）合成分泌不足或效应机制缺陷，所导致的钙磷代谢异常及神经肌肉系统的症状的一种疾患。新生儿患者在临床上多表现出喉痉挛、肌张力升高、抽搐、发绀等症状；年长儿患者会出现智力发育迟缓，慢性头痛，手足搐搦，似癫痫样发作，性格改变，手足麻木感等，可做颅 CT、骨骼 X 线摄片、心脑电图检查等帮助诊断，也有以下化验检查：

（1）血钙、磷、镁测定。血钙、血镁可下降，而血磷可升高。

（2）血碱性磷酸酶（AKP）测定。可正常或减低。

（3）血甲状旁腺激素（PTH）测定。假性甲旁低者，可升高。

（4）甲状旁腺激素（PTH）激发试验。正常人注射后增加 1 倍，甲旁低者增加

10倍，假性甲旁低者增加极少或不增加。

48. 先天性胸腺发育不全

先天性胸腺发育不全，是指由于胚胎期咽囊发育受阻，致胸腺与甲状旁腺发育不良或完全缺而导致的一种疾病，又称迪格奥尔格综合征。在临床上可出现甲状旁腺功能低下，如低钙惊厥、手足抽搐等；心血管畸形，如法乐四联征、肺动脉闭锁等；反复感染，如鹅口疮、肺炎、上呼吸道感染、慢性腹泻等；特殊面容，如眼距宽、耳位低伴耳郭切迹、短人中、小下颌、鱼形嘴、腭裂等症状表现，有以下化验检查帮助鉴别诊断：

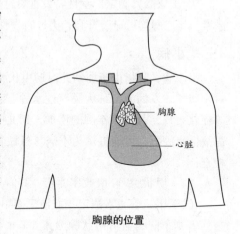

胸腺的位置

（1）血钙等测定。血钙可降低，血磷可升高。

（2）淋巴细胞（L）计数等。L计数大多正常或轻度减少，T细胞可减少。

（3）细胞免疫功能测定。可低下，但抗体功能和免疫球蛋白（Ig）水平正常。

49. 慢性肉芽肿病

慢性肉芽肿病，是指一种白细胞（WBC）杀伤功能缺陷并，伴X性联遗传，幼儿多在2岁以内发病。临床上病程迁延，缓解和发作可交替出现，并出现反复感染，肉芽肿形成，皮肤黏膜、肺部和淋巴结的化脓性病变等，有以下化验检查帮助诊断：

（1）血常规检查。血红蛋白（Hb）降低；白细胞计数升高。

（2）硝基四唑氮蓝试验。阳性细胞小于1%，是主要的确诊方法。

（3）血抗体测定。可出现高抗体血症。

50. 幼年类风湿性关节炎

幼年类风湿性关节炎，又称幼年类风湿病。患儿多以慢性关节炎为主要特点，同时伴有全身多系统受累。幼儿一般全身症状明显，年长儿则较多仅限于关节炎症状，可出现皮疹、关节肿痛、发热、肝脾及全身淋巴结肿大等，有以下化验检查帮助鉴别诊断：

（1）血常规检查。白细胞（WBC）增多，大于20×10^9/升；血红蛋白（Hb）降低；血小板（PLT）增多。

（2）血清免疫学测定。C反应蛋白可呈阳性，抗核抗体（ANA）可为阳性，免疫球蛋白A、免疫球蛋白G、免疫球蛋白M（IgA、IgG、IgM）均可升高。

（3）血沉（ESR）测定。血沉速度可增快。

（4）类风湿因子（RF）检查。在较大年龄的女孩中，类风湿因子（RF）多为阳性。

51. 儿童系统性红斑狼疮（SLE）

儿童系统性红斑狼疮，是指一种涉及许多系统和脏器的全身性结缔组织炎症性疾病。患者多为学龄儿童，且女孩较多，女性：男性比例为 4：1。患儿可出现光过敏，口、鼻腔黏膜溃疡，非畸形性关节炎或关节痛，胸膜炎或心包炎，癫痫或精神症状，面部蝶形红斑和盘状红斑等症状表现，有以下化验检查帮助鉴别诊断：

（1）血常规检查。血小板（PLT）小于 100×10^9/升，白细胞（WBC）小于 4×10^9/升（/L），且可出现溶血性贫血。

（2）血清免疫学检测。抗平滑肌抗体（ASMA）为阳性，活化第三补体成分降低，抗 ds-DNA 为阳性，IF·ANA 为阳性。

（3）尿常规检查。可出现蛋白尿、血尿和管型尿等。

（4）皮肤狼疮带试验。肾活检（+），非病损部位（+）。

52. 儿童混合性结缔组织病（MCTD）

儿童混合性结缔组织病，是具有系统性红斑狼疮（SLE）、类风湿病、系统性硬皮病（PSS）和皮肌炎（MD）相结合的临床特征性表现，但难以用某一种结缔组织病来解释的风湿性疾病综合征。患者多是学龄期儿童，且多见于女孩，可出现多关节炎肌肉症状突出，食管运动异常，硬皮病样皮肤改变，心、肺、肾功能改变，血液系统异常，精神神经症等症状表现，可做 X 线食管钡餐检查、胸部 X 线摄片等帮助诊断，也有以下化验检查的方法：

（1）血常规检查血小板（PLT）。白细胞（WBC）、血红蛋白（Hb）均可降低。

（2）血清免疫学测定。补体正常或减低，IF：ANA 大于 1：1000，ENA 抗体滴度可升高，RNP 为"+++"。

（3）尿常规检查。肾脏受累时，可有血尿和蛋白尿。

（4）类风湿因子（RF）检查。可呈阳性。

53. 戈谢病

戈谢病，是指一种葡萄糖脑苷脂沉积病，具有常染色体隐性遗传性。在临床上该病有 Ⅰ 型为成人型（慢性型），Ⅱ 型为婴儿型（急性型），Ⅲ 型为少年型（亚急性型）三种：Ⅰ 型最多见，患者起病隐匿，病程缓慢，可于 10 岁内的任何年龄发病，若仅有脾大和轻度贫血，则为初期；若到了中期，则会出现以肝大、脾大为主，白细胞、血小板减少，贫血加重的症状；晚期时，各种症状逐渐加重，血常规三系显著下降，出现肝损害甚至肝硬化，淋巴结也可轻度肿大，关节疼痛，骨和骨髓浸润等。Ⅱ 型，多在 1 岁以内发病，发病越早，病情进展越快大多数于 2 岁内死亡。Ⅲ 型，通常在婴儿或儿童期起病，病程缓慢，以进行性肝大、脾大轻度至中度贫血最常见，在 10 岁左右一般会逐渐出现癫痫样发作、神经系统症状、斜视或水平注视困难，随着病情进展而出现四肢逐渐僵硬、语言障碍以及全身肌肉萎缩等，可做脑电图检查、X 线检查等帮助诊断，也有以下化验检查帮助鉴别诊断：

（1）血清碱性磷酸酶（ALP）测定。若升高，可以确定诊断。

（2）血清铁蛋白测定。可升高。

（3）骨髓穿刺涂片观察。若经瑞氏染色，找到高雪细胞，便可以确定诊断。

（4）葡萄糖脑苷脂酶活性测定。血白细胞、血小板及体外培养的成纤维细胞测定中，酶活性减低，为正常人的 1/2 ~ 1/3。

（5）凝血因子测定。凝血因子 V、VII、IX、X、XI 均可减少，尤其以 IX 因子减少最为常见。

54. 尼曼 – 匹克病

尼曼 – 匹克病，是指先天性代谢异常性疾病，为常染色体隐性遗传，又称鞘磷脂沉积病。临床上分为急性神经型（A 型或婴儿型），约占 85%，多在幼儿出生后 3 ~ 5 个月内起病。患儿表现为喂养困难，并逐渐呈现极度营养不良症状，肌张力低下，进行性智力减退、运动减退，还有半数会出现眼底樱桃红斑、失明、黄疸伴肝脾肿大，皮肤常出现贫血、恶病质、细小黄色瘤等，多因感染于 4 岁前死亡；非神经型（B 型或内脏型）婴幼儿或儿童期发病，病程较慢，以肝脾肿大为主，可活至成人；幼年型（C 型或慢性神经型），多见于儿童，其首先出现肝脾肿大，在 5 ~ 7 岁出现神经系统症状，语言障碍、情绪不稳、共济失调、震颤、智力减退、肌张力亢进，渐形成痴呆，可活至 5 ~ 20 岁；D 型，临床经过较幼年型缓慢，症状基本同幼年型，多于学龄期死亡；成年型，多在成人发病，有不同程度的肝脾肿大，无神经系统症状，智力正常，有以下化验检查帮助鉴别诊断：

（1）血常规检查。单核细胞和淋巴细胞显示特征性空泡，这些空泡在电镜下为充满类脂的溶酶体；当脾功能亢进时，红细胞、白细胞、血小板均可减少。

（2）血浆胆固醇（TC）等测定。TC 及总血脂可升高。

（3）丙氨酸氨基转移酶（ALT）测定。可轻度升高。

（4）骨髓象检查。含有典型的尼曼 – 匹克细胞（常称泡沫细胞），用位相显微镜对未染色标本做检查，可发现细胞胞质内呈小泡状，不同于高雪细胞。

（5）尿神经鞘磷脂测定。可有明显增加。

（6）肝、脾、淋巴结活检。可见成堆、成片或弥漫性泡沫细胞浸润。

55. 苯丙酮尿症

苯丙酮尿症，是指一种先天性氨基酸代谢障碍疾病，属常染色体隐性遗传。患者常表现出智力低下，皮肤白皙，毛发黄褐色、色素少，尿及汗有特殊的霉臭味等症状。幼儿在出生后 4 ~ 6 周其尿中便可出现苯丙酮酸，有以下化验检查帮助鉴别诊断：

（1）血浆苯丙酮酸（PPA）测定。若血浆苯丙酮酸浓度升高，达到 0.36 ~ 4.88

毫摩/升，便具有确定诊断意义。

（2）苯丙氨酸（Phe）耐量试验。血浆苯丙氨酸浓度可升高，可检出无症状的杂合子携带者。

（3）四氢生物嘌呤负荷试验。若是典型的苯丙酮尿症，则其血浆苯丙氨酸浓度不下降。

（4）尿三氯化铁试验。若试验呈绿色反应，则为阳性，说明尿中存在苯丙酮酸。

（5）尿2，4-二硝基苯肼试验。尿呈黄色或有黄色沉淀时为阳性，说明尿中存在苯丙酮酸。

56. 小儿糖尿病

小儿糖尿病，是由胰岛素缺乏而引起糖、脂肪、蛋白质代谢异常，严重时可导致水、电解质及酸、碱平衡失调的一种疾病，大多为胰岛素依赖型（IDDM）。患者在临床上多表现出多饮、多尿、多食、体重减少的"三多一少"症状；当患儿并发酸中毒时，可出现腹痛、精神萎靡、食欲不振、恶心呕吐、嗜睡，甚至昏迷、呼吸深长、意识障碍、皮肤干燥脱水等现象，有以下化验检查帮助鉴别诊断：

（1）血糖测定。空腹血糖大于6.6毫摩/升，随机血糖大于11.1毫摩/升。

（2）血电解质等测定。疑酸中毒者，可进行血电解质及血气分析检查。

（3）尿液检查。尿酮，酸中毒时可为阳性，可为"+"～"++++"；尿糖呈阳性反应，可呈"+"～"++++"。

57. 半乳糖血症

半乳糖血症，是指一种由先天性酶缺陷所造成的糖代谢紊乱性疾病，患者多出现肝脏受损、智能低下、白内障及重度营养不良等症状特点，属常染色体隐性遗传病。在幼儿进乳后可出现肝损害、白内障、生长发育障碍、智力低下等症状；其尿液呈半乳糖尿、蛋白尿和氨基酸尿，在停乳食1周后，这些症状可完全消失，有以下化验检查帮助鉴别诊断：

（1）红细胞半乳糖-1-磷酸转尿苷酰酶活力测定。活力低于8单位/克（U/g）血红蛋白，活性降低或完全缺如有诊断价值。

（2）红细胞中半乳糖-1-磷酸含量测定。含量可升高，在患儿压积红细胞中含量超过30毫克/升。

（3）血、尿半乳糖测定。血中半乳糖含量可升高，尿半乳糖可呈阳性。

58. 果糖不耐受症

果糖不耐受症，是指一种果糖代谢途径中由酶缺陷所引起的遗传性疾病。在临床上有遗传性果糖不耐受，是由2-果糖-1-磷酸醛缩酶缺乏所导致，婴幼儿患者的主要临床表现是进食果糖后20～30分钟内出现严重的呕吐、抽搐、意识丧失等低血糖症状。如继续进食果糖还会引起黄疸、厌食、生长迟缓及肝脾肿大，并可发展至肾小管紊乱、肝功能衰竭而死亡；原发性果糖尿，由果糖激酶活性缺乏所致，可在摄取果糖后出现无症状的果糖尿；果糖 –1，6– 二磷酸酶缺乏症，较为少见，起病通常在 6 个月龄前，表现为进食果糖后低血糖和肝大，空腹时会诱发乳酸性酸中毒，有以下化验检查帮助鉴别诊断：

（1）血糖测定。果糖 –1，6– 二磷酸酶缺乏症患儿，空腹 12 ~ 16 小时后血糖可降低，给予胰高血糖素不能恢复，并出现乳酸性酸中毒。

（2）果糖耐量试验。限制果糖饮食数周后给果糖，儿童按每平方米 3 克的量给予，果糖 –1，6– 二磷酸酶缺乏症的患儿，可有血葡萄糖及血磷急速下降，同时果糖、脂肪酸及乳酸等上升。

（3）尿糖试验等。尿糖试验纸片呈阳性，若葡萄糖氧化酶试纸发现有还原糖，则尿液纸层析可确诊为果糖。

（4）肝和小肠活检。若果糖代谢酶活性减弱，可以确诊。

59. 糖原累积病

糖原累积病，是指一种由遗传性酶缺陷所造成的糖原代谢障碍的遗传性疾病。根据酶缺陷不同和糖原在体内组织沉积部位的不同分为 13 种类型，但以 I 型糖原累积病最为多见。患者可出现显著肝大、低血糖、惊厥、昏迷、身材矮小、高脂血症、高乳酸血症等表现，其余各型临床表现不相同，有以下化验检查帮助鉴别诊断：

（1）糖代谢功能试验。胰高糖素试验，O、I、III、IV 型血糖反应低平，餐后 1 ~ 2 小时重复此试验，O、III 型血糖可转为正常；果糖和半乳糖变为葡萄糖试验，I 型患者在负荷果糖或半乳糖后，不能使葡萄糖升高，但乳酸明显上升；肾上腺素试验，在注射肾上腺素 60 分钟后，O、I、III、IX 型患者，血糖均不升高；糖耐量试验，可呈典型的糖尿病特征性表现。

（2）血糖测定。清晨在空腹时测血糖，血糖可小于 2.24 ~ 2.36 毫摩 / 升（mmol/L）。

（3）血内糖原含量测定。含量可升高至 2.67 ~ 4.76 毫摩 / 升。

（4）血脂酸等测定。I 型糖原累积病患儿，血脂酸、尿酸（BUN）值均可升高。

60. 黏多糖病

黏多糖病，是指由溶酶体酶缺陷所引起的酸性黏多糖降解障碍，引起不同程度的体内堆积，进而导致的一种遗传性代谢病。一共有 8 型，其临床表现各不相同，有以下化验检查帮助鉴别诊断：

（1）末梢血细胞含黏多糖的异染颗粒测定。在白细胞、淋巴细胞及骨髓细胞中，均可见到含黏多糖的异染颗粒，有时也称作 Reilly 颗粒。

（2）酶学分析。对 II 型黏多糖病进行胎儿性染色体分析，可判断性别，有助于做出终止妊娠的选择。

（3）尿中酸性黏多糖测定。经定性或定量试验，可发现尿中有大量酸性黏多糖排出。

61.21 三体综合征

21 三体综合征是染色体畸变中最常见的一种，是由体细胞内 21 号染色体呈三体畸变所引起，又称唐氏综合征。患者常有特殊面容、智力低下、发育迟缓等其他临床特征，有以下化验检查帮助鉴别诊断：

（1）红细胞中过氧化物歧化酶（SOD）- I 型活性测定。活性可升高。

（2）中性粒细胞内碱性磷酸酶（AKP）活性测定。活性可升高。

（3）血红蛋白 F 及 A2 测定。两者均可升高。

（4）染色体核型检查。可有 21- 三体型、易位型及嵌合型三种。其典型核型为 47，XY（XX），+21。

62. 先天性低丙种球蛋白血症

先天性低丙种球蛋白血症，指的是由于机体 B 细胞和浆细胞数量缺乏或功能缺陷而导致的血液中全丙种球蛋白低下。一般患儿在出生后 5 ~ 6 个月开始发病，可表现出反复化脓性感染，如中耳炎、扁桃体炎、肺炎、脑膜炎以及败血症等，且有营养不良、发育迟缓的现象。也有的患者会并发自身免疫性疾病，如类风湿病及淋巴肉瘤等，可做鼻咽部侧位 X 线检查以及胸部 X 线摄片帮助诊断，还可有以下化验检查的方法：

（1）血清免疫球蛋白（Ig）测定。Ig 的含量极低，一般总 Ig 会小于 2 克 / 升（g/L），且 IgG 小于 1 克 / 升，IgA、IgM 因过少而难以测出。

（2）直肠黏膜活检。检测结果缺乏浆细胞。

（3）同族凝集素滴度测定。滴度明显降低或缺如。

（4）锡克反应测定。此反应可为阳性。

63. 暂时性低丙种球蛋白血症

暂时性低丙种球蛋白血症，是一种自限性疾病。患儿在临床上可表现出反复感染或轻度腹泻，有以下化验检查帮助鉴别诊断：

（1）外周血细胞检查。B 淋巴细胞数量正常，T 细胞免疫功能正常。

（2）血清免疫球蛋白（Ig）测定。IgG 小于 2.5 克 / 升（g/L），IgM、IgA 接近正常或者偏低。

64. 选择性免疫球蛋白 A（IgA）缺乏症

选择性免疫球蛋白 A（IgA）缺乏症是选择性低丙种球蛋白血症中最常见的一种类型，而选择性低丙种球蛋白血症是由于机体免疫系统对抗原刺激的应答不充分，只能分泌一种或两种免疫球蛋白，而其他的免疫球蛋白正常，甚至升高，一共有七型，选择性免疫球蛋白 A（IgA）缺乏症是其中的 III 型，轻者在临床上可能没有症状，而重者则发生严重感染、恶性肿瘤等，并伴有哮喘、肠吸收不良综合征，自身免疫性疾病如系统性红斑狼疮及类风湿病等。

诊断该病时，应根据病情选择检查项目，如肺部感染时做胸片检查，胃炎、胃溃疡时做胃镜和钡餐检查，癫痫做脑电图检查等等。

65. 高免疫球蛋白 M（IgM）综合征

高免疫球蛋白 M（IgM）综合征，是一种 X 连锁性联遗传。患儿多为男性，一般多在 1～2 岁出现反复化脓性感染，如肺炎、扁桃体炎、支气管炎、中耳炎等，同时也伴有口腔溃疡与齿龈炎、淋巴组织增生及自身免疫性疾病，有以下化验检查帮助鉴别诊断：

（1）中性粒细胞（N）测定。N 可减少。

（2）血清免疫球蛋白（Ig）测定。免疫球蛋白 M（IgM）可升高，而免疫球蛋白 G、免疫球蛋白 A、免疫球蛋白 E（IgE）均有明显下降或缺乏。

（3）淋巴结活检。淋巴滤泡和生发中心缺乏，且几乎没有浆细胞。

（4）细胞免疫功能等测定。细胞免疫功能一般正常，而 T 细胞 CD40 表达有缺陷。

66. 瑞士型无丙种球蛋白血症

瑞士型无丙种球蛋白血症，是一种严重联合免疫缺陷病，也是常染色体隐性遗传和 X 性联遗传病。患者可反复出现严重感染，且预防接种可导致严重的全身反应，若发生移植物抗宿主反应，常并发自身免疫性溶血性贫血、甲状腺功能减退，甚至恶性肿瘤等，同时伴随出现慢性腹泻和皮肤损害，可做以下化验检查等帮助诊断：

（1）免疫球蛋白水平测定。测定水平均可低于正常。

（2）淋巴细胞等检查。淋巴细胞（L）计数小于 2×10^9/升，中性粒细胞（N）正常或偶有成熟异常；T 细胞总数及各亚群均减少，但有的患儿 T 细胞总数可不低，但多为分化低的未成熟型细胞。

（3）淋巴结活检。显示缺乏生发中心。

（4）细胞和体液免疫功能测定。均可低下。

（5）骨髓象检查。骨髓中缺少浆细胞、淋巴细胞和淋巴母细胞。

67. 伴有异常抗体合成的细胞免疫缺陷病

伴有异常抗体合成的细胞免疫缺陷病，是一种常染色体遗传病，可能与胸腺发育不全和骨髓造血多能干细胞缺陷有关，也可称为 Nezelof 综合征。患儿有生长发育迟缓、扁桃体缺乏等临床表现，可有反复发作，多在 1～2 岁内死亡，可做胸部 X 线摄片帮助诊断，也可有以下化验检查：

（1）血清免疫球蛋白（Ig）测定。各种免疫球蛋白含量均可异常升高。

（2）淋巴细胞计数。淋巴细胞可小于 2×10^9/升。

（3）同族凝集素测定。可为阳性，但对各种抗原刺激产生抗体的功能低下或缺如。

（4）细胞免疫功能测定。免疫功能低下。

68. 伴血小板减少或湿疹的免疫缺陷病

伴血小板减少或湿疹的免疫缺陷病，指的是一种 X 性联隐性遗传，又称 Wiskot-Aldrich 综合征，即 WAS。男孩发病主要出现血小板减少、湿疹和免疫缺陷。患者在临床上可见各种出血、湿疹，并伴有肝脾肿大和自身免疫性疾病等，有以下化验检查帮助鉴别诊断：

（1）血常规检查。血小板（PLT）可减少，嗜酸性粒细胞（E）升高，淋巴细胞，主要是 T 细胞可减少。

（2）血清免疫球蛋白（Ig）测定。免疫球蛋白 A、E（IgA、IgE）升高，免疫球蛋白 M（IgM）降低。

（3）淋巴细胞转化率测定。淋巴细胞转化率低下。

（4）迟发型皮肤试验。试验反应减弱或无反应。

（5）同族凝集素测定。抗凝素缺乏，对多数抗原不能产生抗体。

69. 伴有共济失调、毛细血管扩张的免疫缺陷病（AT）

免疫缺陷病（AT）是一种染色体隐性遗传病，其特点是患者表现出进行性共济失调、毛细血管扩张、免疫缺陷等症状。在临床上，发病多为婴儿期，并一直危害到青春期者第二性征的出现显著延迟或完全不发育等，可做气脑造影、脑电图、肌电图检查帮助诊断，也有以下化验检查：

（1）细胞免疫功能检测。外周血淋巴细胞（L）计数可减低，淋巴细胞的转化率降低，迟发型超敏反应皮肤试验减弱或呈阴性。

（2）体液免疫功能检测。免疫球蛋白 A（IgA）低下，缺乏对细菌及病毒的特异抗体，并会发现自身抗体。

（3）肝功能检查。肝功能出现异常，甲胎蛋白（α–FP）水平可升高。

（4）尿 17- 酮类固醇（17-KS）等测定。17-KS 可减少，促卵泡成熟激素（FSH）排出可增加。

第十六章　肿瘤科疾病

1.恶性组织细胞病（MH）

　　恶性组织细胞病，是指组织细胞及其前身细胞异常增生的一种恶性疾病，其主要症状表现为肝、脾、骨髓以及淋巴结等器官组织中出现广泛的组织细胞灶性增生，并伴有明显的血细胞被吞噬的现象。其病程大多急剧短促，患者出现高热，全血细胞减少，进行性衰竭以及肝、脾、淋巴结肿大等特点，有以下化验检查：

　　（1）外周血检查。全血细胞减少；早期，多为中度血红蛋白（Hb）降低，可能会出现贫血；合并脾功能亢进时，可引起溶血性贫血。白细胞分类（DC）中，中性粒细胞（N）减少，淋巴细胞（L）比例升高，可出现少数中幼和晚幼粒细胞；早期白细胞（WBC）计数正常或升高，但中、晚期则显著降低，有的可降到（1～2）×10⁹/升。若大量异形组织细胞出现在外周血中，则白细胞计数可升至数万，此时可称为白血性恶性组织细胞病；血小板（PLT）计数，多数减少；外周血涂片中可见异形组织细胞和不典型单核细胞，外周血浓缩涂片检查，异常细胞阳性率更高。

　　（2）血清酶等测定。多数患者，血清乳酸脱氢酶（LDH）升高，碱性磷酸酶（AKP）明显升高，血清铁蛋白含量可升高。

　　（3）蛋白电泳测定。白蛋白（A）低于正常值，蛋白电泳测定显示 α_1、α_2、β 和小球蛋白均可升高。

　　（4）组织化学染色检查。若恶组细胞用酸性磷酸酶染色，则可呈弥漫性中度阳性至强阳性（++～++++），呈粗颗粒样或弥漫分布；非特异性酯酶染色呈阳性；过氧化酶、苏丹黑、碱性磷酸酶染色和 β–葡萄糖醛酸酯酶染色均为阴性；粒细胞碱性磷酸酶染色，恶组病例显著降低，与慢性粒细胞白血病相似。

　　（5）骨髓象检查。多数患者骨髓象显示增生或增生活跃，尤其在疾病晚期，从患者骨髓象中可找到一定数量的异常组织细胞。一般有有丝分裂组织细胞、单核样组织细胞、淋巴样组织细胞、吞噬型组织细胞、浆细胞样组织细胞、多核巨组织细胞以及吞噬性细胞七种，其中以后两种有诊断意义。

　　（6）淋巴结活检。若淋巴结穿刺涂片，可显示正常淋巴细胞减少，也可出现异常组织细胞；若淋巴结活检，可见正常淋巴结构消失，淋巴细胞减少甚至消失，并被异常的组织细胞替代。

　　（7）染色体检查。本病患者可出现多种形式的染色体异常，较为特异性的染色体变化为17p+。

2.急性非淋巴细胞白血病

　　急性非淋巴细胞白血病，简称急非淋。因其恶变细胞起源于共同的多潜能髓系祖细胞，当粒细胞、红细胞、单核细胞以及巨核细胞系统受累时，则可发展为相应系统的白血病。一共可分为七型，其共同的症状特点有贫血、出血、感染和白血病细胞浸润等，有以下化验检查帮助鉴别诊断：

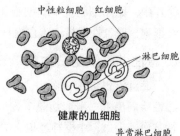

健康的血细胞

（1）骨髓象检查。可见奥尔（Auer）小体；有核细胞增生明显或极度活跃，也可有少数增生低下；原始细胞或幼稚细胞含量超过50%，或原始细胞超过30%；红白血病红系有核细胞超过50%，且可伴有形态异常，如双核、多核、巨幼变、核碎裂等，粒细胞或单核细胞的早期细胞也增多。若出现大量原始巨核细胞，且呈高度多形性，细胞大小差别很大，则为急性巨核细胞白血病。

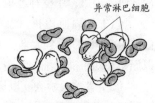

白血病时的血细胞

（2）急性粒细胞白血病未分化型（M1型）骨髓象。原粒细胞可占90%以上，且不含有嗜苯胺蓝颗粒，即是Ⅰ型原粒细胞，或是仅含很少嗜苯胺蓝颗粒，即是Ⅱ型原粒细胞，一般小于10%；过氧化物酶（POX）或苏丹黑（SB）染色阳性细胞可超过3%；早幼粒及其以下各阶段的粒细胞等于或小于10%。

（3）急性粒细胞白血病部分分化型（M2型）骨髓象。M2型又可分为两种亚型，即 M2a 及 M2b 型。在 M2a 型骨髓中，单核细胞低于20%，原粒细胞（Ⅰ+Ⅱ型）为30%～90%，早幼粒细胞以下各阶段细胞超过10%；M2b 型的骨髓中，除原始及早幼粒细胞增多外，常以异常中性中幼粒细胞增生为主，其胞核有核仁，核浆发育不平衡较明显，此类细胞可超过30%。

（4）急性早幼粒细胞白血病（M3型）骨髓象。异常早幼粒细胞超过30%，胞浆中有大小不等的颗粒，其胞核大小不等，且多见奥尔（Au-er）小体。

（5）急性粒细胞白血病（M4型）骨髓象。有 M4a、M4b、M4c 及 M4E0 四种亚型。其中 M4a 主要是原始和早幼粒细胞增生，原、幼单和单核细胞超过20%；M4b 的骨髓中既具粒细胞系，又具单核细胞系形态特征的细胞高于30%；M4b 以原始和幼单核细胞为主，原始和早幼粒细胞超过20%；M4E0 除具有以上述特点外，还有5%～30%的嗜酸颗粒，以及大而圆、着色较深的嗜酸粒细胞。

（6）急性单核细胞白血病（M5型）骨髓象。分为两种亚型，即 M5a 及 M5b。M5a 为未分化型，骨髓中原始单核细胞超过或等于80%；M5b 为部分分化型，原始和幼稚单核细胞超过30% 而低于80%。

（7）外周血检查。血小板（PLT）常减少，重者可低于20×109/升；白细胞（WBC）升高，大多在（20～50）×109/升，但约有半数病例白细胞数正常或低于正常；红细胞（RBC）及血红蛋白（Hb）均有不同程度的降低，且随着病情进展而加重；血涂片中，原始细胞及早幼细胞比例较高；其中红白血病（M$_6$）尚可见到较多的有核红细胞，而急性巨核细胞白血病（M$_7$）可出现小巨核细胞和巨核细胞碎片。

3. 急性淋巴细胞白血病

急性淋巴细胞白血病，是指原始与幼稚淋巴细胞在造血组织中无限增殖的一种恶性疾病患者一般起病急、进展快，多以发热，骨痛，肝、脾、淋巴结肿大，进行性贫血，出血，中枢神经损害等为主要症状表现，有以下化验检查：

（1）外周血检查。血红蛋白（Hb）、红细胞（RBC）血小板的量均可降低；白细胞（WBC）总数大多可升高，一般可达 100×10^9/升或者更高，白细胞分类（DC）以原始和幼稚淋巴细胞为主。

（2）骨髓象检查。以原始淋巴细胞为主，并有部分幼稚淋巴细胞；有核细胞增生明显、极度活跃，但少数可呈增生低下。

4. 慢性粒细胞白血病

慢性粒细胞性白血病，是指一种发生于造血干细胞水平上的克隆性疾病。患者表现出多汗或盗汗、乏力、低热、体重减轻、脾肿大等症状，有以下化验检查：

（1）血常规检查。早期血小板（PLT）常增多，晚期红细胞（RBC）及血红蛋白（Hb）降低；白细胞（WBC）总数常在 50×10^9/升以上，血片中一般以中、晚幼及杆状核粒细胞为主，原粒细胞及早幼粒细胞一般低于 10%；分类中嗜碱性和嗜酸性粒细胞比例较高；

（2）血尿酸（UA）及乳酸脱氢酶（LDH）测定。两值均可升高。

（3）染色体检查。90% 以上患者的 Phl 染色体为阳性，而阴性者多为儿童和老年患者。

（4）骨髓象检查。有核细胞增生明显活跃或极度活跃，粒细胞系与红细胞系比值可高达 10 ~ 50 : 1，分类计数与血常规相似；中性粒细胞碱性磷酸酶染色为阴性，急变期可呈阳性。

5. 慢性淋巴细胞白血病

慢性淋巴细胞白血病，是指外周血淋巴细胞绝对值持续大于 6×10^9/升。本病起病隐匿，进展较缓慢，还可出现疲倦乏力，消瘦，肝、脾、淋巴结肿大以及免疫功能低下导致感染等症状，有以下化验检查：

（1）外周血检查。一般白细胞（WBC）可升高，多数为（30 ~ 100）$\times 10^9$/升；以成熟小淋巴细胞为主，约占 60% ~ 90%，有时可见少数幼稚淋巴细胞和个别原始淋巴细胞。在慢性淋巴病晚期，红细胞（RBC）及血小板（PLT）均可降低。

（2）免疫功能检查。40% ~ 50% 的患者可发生低丙种球蛋白血症，20% 的病人可见抗人球蛋白试验阳性。

（3）染色体检查。50% 患者有染色体异常。

（4）骨髓象检查。有核细胞增生明显活跃，淋巴细胞显著增多，可占 40% 以上，其中原始淋巴细胞一般不超过 1% ~ 2%。

6. 淋巴瘤

淋巴瘤，指的是一组起源于淋巴结或其他淋巴组织的恶性肿瘤。患者起病缓慢，临床上出现进行性无痛性淋巴结肿大，并伴不规则发热、盗汗、贫血、皮疹、皮肤瘙痒、体重减轻等，可使用淋巴结针吸或活体组织检查帮助诊断，也可有以下化验检查：

（1）血常规检查。红细胞（RBC）及血红蛋白（Hb）均可降低，白细胞（WBC）可正常或升高。

（2）血沉（ESR）测定。血沉速度可增快。

（3）蛋白电泳测定。α_2- 球蛋白（α_2-G）比值可升高，γ - 球蛋白（γ-G）比值可降低。

（4）补体 C3 测定。可较正常值升高。

（5）免疫球蛋白（Ig）测定。免疫球蛋白 A（IgA）、免疫球蛋白 G（IgG）均可升高，但免疫球蛋白 M（IgM）值常减少。

7. 儿童非霍奇金淋巴肉瘤（NHL）

儿童非霍奇金淋巴肉瘤，是指分化性较差，进展极快的一类恶性淋巴瘤，一般在诊断早期便已扩散，比霍奇金病（HD）多见，且在临床上，通常分为 II ~ IV 期，病情较 HD 复杂，主要有全身表现、转移病灶和局部肿块浸润三个方面，有以下化验检查帮助鉴别诊断：

（1）脑脊液检查。可以帮助检查有无 NHL 脑转移。

（2）胸、腹腔穿刺液检查。以帮助了解有无 NHL 胸、腹腔转移。

（3）染色体检查。分化差的淋巴细胞性淋巴瘤较软组织性淋巴瘤更常见患儿的核型异常，通常在 14 号染色体长臂（14q+）上。

（4）骨髓象检查。可以了解有无骨髓 NHL 转移。

8. 儿童神经母细胞瘤（NB）

儿童神经母细胞瘤，是指儿童胚胎交感系统的一种恶性肿瘤，是儿童常见的恶性肿瘤之一。临床上可分为 I ~ IV 期，患者常有纳呆、消瘦、发热、苍白、贫血，并出现儿茶酚胺代谢异常和肿瘤压迫以及转移等症状和体征等。可做 CT、胸、腹部 X 线平片，静脉肾盂造影，骨骼 x 线摄片，腹部 B 超等检查帮助鉴别诊断，也有以下化验检查：

（1）血红蛋白（Hb）测定。出现贫血时血红蛋白（Hb）降低；若骨髓转移，则贫血更重。

（2）尿儿茶酚胺代谢产物测定。约 90% 患儿的尿香草杏仁酸（VMA）增加，少数患儿尿高香草酸（HVA）增加。

（3）骨髓象检查。若出现骨髓转移，可见形状各异的肿瘤细胞，且集结成特殊的菊花型团样排列，可与其他骨髓转移的肿瘤相鉴别。

（4）神经元特异性烯醇化酶（NSE）测定。若其值升高，则具有诊断价值。

9. 小儿视网膜母细胞瘤

小儿视网膜母细胞瘤，是指起源于视网膜核层原始细胞的一种恶性肿瘤，是小儿最常见的眼内肿瘤，具有遗传倾向。当肿瘤在眼内生长时，其生长速度相对较慢，但当扩散到眼外时，便可迅速致死。在临床上，一般将疾病分为Ⅰ～Ⅴ期，可出现视力减退，眼内压因肿瘤增大而升高，眼球突出、眼球震颤及全身转移症状等，可做 CT、X 线、眼部及眼底检查帮助诊断，也有以下化验检查的方法：

（1）血清和房水乳酸脱氢酶（LDH）测定。房水 LDH 升高，当房水中 LDH 浓度与血清中浓度的比大于 1.5 时，具有协助诊断的意义。

（2）尿香草杏仁酸（VMA）等测定。若尿中 VMA 和高香草酸（HVA）均升高，则具有诊断的价值。

10. 甲状腺癌

甲状腺癌，是指甲状腺最常见的一种恶性肿瘤，简称甲癌。可分为滤泡状癌、乳头状癌、髓样癌及未分化癌四种类型。甲癌患者常会出现压迫症状，如声音嘶哑、吞咽困难及呼吸困难等，可做甲状腺淋巴造影等检查帮助诊断，也有以下化验检查：

（1）血清降钙素（CT）测定。若男性降钙素值高于 100 纳克 / 升，女性高于 25 纳克 / 升，则可能是 C 细胞增生或髓样癌。

（2）血清甲状腺球蛋白（Tg）测定。分化型甲癌血中甲状腺球蛋白含量异常升高，可高于 10 微克 / 升。

（3）细针穿刺细胞学检查（FNAB）。有 95% ～ 98.4% 可呈阳性，具有确诊率高、迅速、安全、痛苦小等优点。

（4）组胺酶测定。一般正常时应低于 3500 单位 / 升，髓样癌病人，其酶活性可显著升高。

11. 食管癌

食管癌是一种常见的恶性肿瘤，主要以鳞状细胞癌为主，其病死率在我国仅次于胃癌。患者早期可出现食物滞留感和异物感、咽下哽噎感、胸骨后和剑突下疼痛感等，在患病后期可有消瘦、贫血、咽下困难、食物反流、声音嘶哑、营养不良、失水或恶病质等，可做 CT、X 线钡餐检查、内镜检查等帮助诊断，也有以下化验检查的方法：

（1）鳞状上皮细胞癌相关抗原（SCC）。可明显升高，其中Ⅰ期升高者为30%，Ⅲ期升高者为 89%。

（2）食管黏膜脱落细胞检查。若能找到癌细胞，便可明确诊断。

12. 恶性胸腔积液

恶性胸腔积液，是指胸腔积液的一种，以肺癌、乳腺癌、淋巴瘤转移为最常见。患者大多起病较缓，胸痛较明显且持续加重，胸液生长迅速，可出现胸闷气短、严重端坐呼吸、发绀等压迫症状，食欲差、乏力、体重下降以致恶病质等症状。近年恶性胸腔积液的发病率升高，占所有胸腔积液（胸液）的 20% ~ 40%，占成人胸腔积液的 40% ~ 50%，可做胸部 X 线及 CT 检查帮助诊断，也有以下化验检查：

（1）胸膜活检。若能找到癌细胞，便可以确诊；胸液细胞学检测，若能找到癌细胞，染色体有数量和结构的异常，可以确诊。

（2）胸液检测。多为血性渗出液；白细胞（WBC）计数可大于 5×10^9/升，且以淋巴细胞（L）为主；胸膜间皮瘤，透明质酸酶升高，可大于 8 纳克/毫升（ng/ml）；乳酸脱氢酶 $_2$（LDH_2）升高，乳酸脱氢酶 $_{4,5}$（$LDH_{4,5}$）降低；胰腺肿瘤，淀粉酶（AMY）升高；癌胚抗原（CEA）升高，可大于 15 纳克/升（ng/L），胸液/血清（CEA）大于 1。

13. 乳腺癌

乳腺癌，是指发生于乳腺小叶和导管上皮的一种恶性肿瘤，通常女性患病率较高，而男性仅占 1%。患者可表现出乳房肿块，腋下及锁骨下淋巴结肿大，同时伴消瘦、贫血、恶病质等全身症状，有以下化验检查帮助鉴别诊断：

（1）红细胞（RBC）及血红蛋白（Hb）检查。若两值均降低，且出现不同程

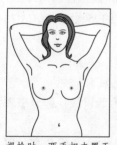

视检时，两手相夹置于脑后并向前压

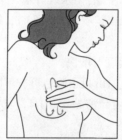

垂直式，双手在乳房上下滑动以全面检查乳房

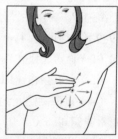

楔式，从乳头开始，如图那样辐射四周，全面地检查乳房

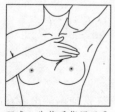

环式。先将手指置于乳房的外缘，慢慢地挤压该处

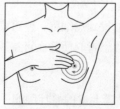

然后沿着乳头的方向以环式移动手指

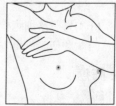

最后一步是检查整个乳房、双腋（包括腋窝）

自我检查预防乳腺癌

度的贫血，则表明已到疾病晚期。

（2）乳头溢液及针吸涂片检查。若能找到癌细胞，便可确诊。

14. 胃癌

胃癌，是指一种最常见的消化道恶性肿瘤，其病死率极高，居各种癌症之首位。早期胃癌患者常无特异的症状，随着病情的发展，胃癌因癌的类型、部位、有无转移，常有不同的表现。在胃癌早期可出现上腹部胀痛、隐痛、沉重感、不适感等，在晚期可出现餐后饱胀、嗳气、食欲减退、体重减轻、进行性贫血、恶病质状态等症状，可做胃镜检查、上消化道钡餐检查、超声内镜或色素胃镜检查帮助诊断，也有以下化验检查：

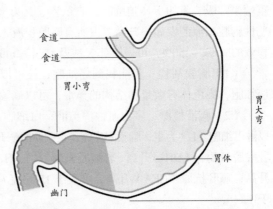

容易发生胃癌的部位

胃癌最常发生于幽门附近，此处发生率为胃癌的50%，胃的其他部位如贲门、胃大弯发生的癌症各占胃癌的10%，胃小弯发生的癌症占胃癌的20%。

（1）血清肿瘤标志物检测。正常癌胚抗原应小于5微克/升，患者可升高；甲胎蛋白（AFP），胃癌时可升高；胚胎硫糖蛋白抗原（FSA）为阳性，阳性率达96%；糖抗原-72-4（CA-72-4），消化系统肿瘤，尤其胃癌时可升高；α_2-糖蛋白（α_2-GP）为阳性，且阳性检出率为78% ～ 83%；糖类抗原125、19-9（CAl25、CAl9-9），均可升高。

（2）血沉（ESR）测定。速度可增快。

（3）血红蛋白（Hb）检查。Hb可下降，可有不同程度的贫血。

（4）胃酸测定。约半数患者胃酸缺乏，1/4 ～ 1/2患者为低胃酸，部分患者胃酸正常或偏高。

（5）胃液肿瘤标志物检测。胃液癌组织癌胚抗原，胃癌时显著升高；胃液茚三酮反应可为阳性，阳性率可达87.5%；胃液胃癌相关抗原阳性，阳性率为80% ～ 84%。

（6）胃脱落细胞检测。若能找到癌细胞，便可确诊。

（7）粪便隐血检查。约半数患者粪便隐血可持续阳性。

15. 肺癌

肺癌，是指发生于支气管黏膜上皮的恶性肿瘤，也称作支气管肺癌。患者在临床上可出现胸痛、咳嗽、痰中带血等症状；晚期可出现发热、乏力、感染、食欲不振、呼吸困难或发绀，甚至出现恶病质等现象，可做CT、ECT、胸部X线摄片、支气管及血管造影等检查帮助诊断，也有以下化验检查帮助鉴别：

（1）癌胚抗原（CEA）测定。肺腺癌癌胚抗原阳性率可达70%左右，具有辅助诊断意义。

（2）β2-微球蛋白（β2-MG）测定。肺癌进展期，β2-微球蛋白有60%呈阳性。

（3）痰脱落细胞检查。若能找到癌细胞，便可明确诊断。

（4）神经元特异性烯醇化酶（NSE）测定。小细胞肺癌神经元特异性烯醇化酶值正常时应低于20微克/升，若升高，则为阳性，且阳性率可达80%左右，可作为肺癌的标志物。

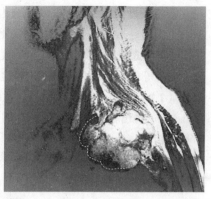

肺癌

这是一副肺部的侧面成像，图片中的肿瘤（虚线标示的区域）正向颈部蔓延。

16. 原发性肝细胞癌（HCC）

原发性肝细胞癌简称肝癌，是常见的恶性肿瘤之一。临床期肝癌有发热型、急腹症型、腹部肿块型、黄疸型及消化道出血型等，各型表现不同，可用CT、磁共振、超声显像、放射性核素显像、肝动脉造影、肝穿刺等检查帮助检查诊断，也有以下化验检查的方法：

（1）血清碱性磷酸酶（AKP，ALP）测定。肝癌患者呈阳性的有80%~90%，小肝癌呈阳性有10%。

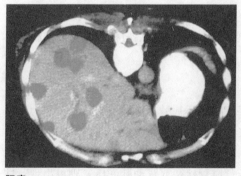

肝癌

图片中左边一大块区域就是肝脏，可以看到肝脏上的肿瘤（斑点）从结肠处开始蔓延。

（2）γ-谷氨酰转移酶（γ-GT）同工酶测定。有80%~90%肝癌病人呈阳性，小肝癌仅10%~20%为阳性。

（3）凝血酶原（DCP）测定。有较高专一性，正常时为50微克/升，若等于或大于250微克/升则为阳性，其阳性率为72.3%。

（4）甲胎蛋白（AFP）测定。约70%肝癌为阳性，准确率可达98%，此可作为普查肝癌的手段。

（5）铁蛋白及酸性同工铁蛋白测定。肝癌病人前者约50%呈阳性，后者约70%呈阳性。

17. 小儿恶性原发性肝肿瘤

小儿恶性原发性肝肿瘤，是指小儿中最常见的肝母细胞瘤和肝细胞癌，3岁前小儿多患肝母细胞瘤，3岁以上的儿童多患肝细胞癌。患儿在临床上多会出现右腹或右上腹出现肿块，并伴有厌食、呕吐和间歇性腹痛，在晚期可出现发热、黄疸、体重下降、腹壁静脉怒张及腹水所致全腹增大等，可做B超、CT、胸及腹X线摄片，X线透视等帮助诊断，有以下化验检查帮助鉴别诊断：

（1）血红蛋白（Hb）检查。在晚期可出现贫血，Hb可降低。

（2）肿瘤标志物测定。80%的患儿甲胎蛋白（AFP）呈阳性，10%~20%γ-谷氨酰转移酶（γ-GT）及同工酶可呈阳性。

（3）肝功能检查。约有20%胆红素（BIL）、丙氨酸氨基转移酶（ALT）以及碱性磷酸酶（ALP）升高。

18. 肾细胞癌

肾细胞癌，是指一种常见的肾实质细胞恶性肿瘤，在临床上将血尿、尿痛、肿块作为肾癌三联症。患者常出现间歇性无痛性全程血尿，同时还出现低热、高血压、高血钙等肾外症状，可做B超、X线平片、肾动脉造影、CT、磁共振等检查帮助诊断，也可有以下化验检查：

（1）血常规检查。晚期红细胞（RBC）及血红蛋白（Hb）均可降低，还可出现贫血。

（2）血清直接（DBIL）和间接胆红素（IBIL）检查。若在疾病晚期，两者值均可升高。

（3）尿常规检查。可出现肉眼血尿；若在尿液沉渣涂片中找到癌细胞，便可确定诊断。

（4）肿瘤标志物检查。γ-烯醇酶的正常值为3.1±0.9微克/升，患者的肾组织中高出正常组织近40倍，且随癌期发展而升高；Ⅱ期以后肾癌，其免疫抑制酸性蛋白（IAP）有75%~100%可呈阳性。

19. 小儿肾母细胞瘤

小儿肾母细胞瘤，是指一种由持续存在的后胚基呈不正常增殖，并发展为肾母细胞瘤的疾病，是小儿常见的恶性肿瘤之一，多见于3岁以上小儿，双侧受累并不多见，临床上分为Ⅰ~Ⅴ期，常在腹部一侧胁腰部出现无痛性肿块，若出现间歇性肉眼血尿，则可能使肿瘤侵犯了肾盂；若肾血管栓塞或肾动脉受压，则可出现肾性高血压症状，肿瘤巨大或坏死；若有腹痛、低热、贫血和恶病质等现象，则说明出现了转移，可有B超、CT以及静脉肾盂造影等检查帮助诊断，也有以下化验检查：

（1）红细胞生成素测定。常可升高，在手术切除肿瘤后可恢复正常；若术后红细胞生成素仍很高，则可考虑肿瘤已转移。

（2）血红蛋白（Hb）测定。若红细胞生成素升高，可导致红细胞（RBC）增多，使Hb升高；在晚期血红蛋白（Hb）下降，出现贫血。

（3）尿常规检查。约 25% 患者可有镜下血尿。

20. 大肠癌

大肠癌，是指包括结肠癌、直肠癌的一种恶性肿瘤，多数由肿瘤癌变而来，其发病率日渐升高。其早期症状不明显，随着病情的发展，逐渐出现排便习惯改变、反复便血的症状，在晚期出现贫血、恶病质、进行性消瘦、营养不良以及不规则发热等。其中左侧结肠癌以慢性肠梗阻为主要表现，右侧结肠癌以排便习惯改变为多见，直肠癌可有里急后重、排便不畅感等，可做直肠指检、结肠镜检查、钡剂灌肠 X 线检查等帮助诊断，也有以下化验检查的方法：

（1）肿瘤指标检测。癌胚抗原（CEA）升高，甲胎蛋白（AFP）阳性；结肠癌细胞相关抗原（CCA）可为阳性，阳性率达 50%。

（2）粪便隐血试验（OB）。可为不同程度（+ ~ ++++）阳性，灵敏度较高。

（3）结肠镜活检。可确定诊断及癌型期等。

21. 胰腺癌

胰腺癌，是指一种最常见的胰腺恶性肿瘤。患者会出现、消瘦、黄疸、食欲减退、肝脾和胆囊肿大以及上腹痛并逐渐加重等症状特点，可做 CT、B 超、磁共振、经皮肝内胆管造影等检查帮助诊断，也有以下化验检查：

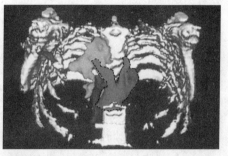

胰腺癌

CT 扫描能扫描到因炎症导致胰腺发生的小肿瘤或者肿胀。在本图中，胰腺上的肿瘤清晰可见（虚线指示区域）。

（1）血清酶测定。有阻塞性黄疸时，血清碱性磷酸酶（ALP）、γ - 谷氨酰转移酶（γ-GT）、亮氨酸氨基肽酶（LAP）、5- 核苷酸酶（5-NT）、脂蛋白 -X（LP-X）等均可升高。

（2）血糖（GLU）测定。当胰岛细胞被癌破坏时，可能会引起血糖升高和糖耐量异常。

（3）血清癌胚抗原（CEA）测定。结果可升高。

（4）尿二胆检查。若尿胆红素（BIL）呈强阳性，则说明有阻塞性黄疸；若被完全阻塞，则尿胆原（URO）可为阴性。

（5）粪便常规检查。若粪便呈灰白色，粪胆原减少或消失，则说明有阻塞性黄疸。

（6）胰腺癌标志物测定。胰腺相关抗原与胰腺特异性抗原（PaA）联合监测诊断正确率可达 94.04%；胰腺肿瘤抗原（POA）、胰腺相关抗原（PCAA）以及糖类抗原 -19-9 的阳性率应均在 67% 以上，特异性为 96.43%；糖类抗原被认为是诊断胰腺癌的重要指标，正常值小于 37 单位 / 毫升，诊断正确率可达 90%。

（7）胰腺穿刺液检查。穿刺液涂片可找到癌细胞，阳性率较高。

（8）淀粉酶（AMY）及脂肪酶测定。胰管梗阻或并发急性胰腺炎时，两者在血清中的含量均可升高。

22. 膀胱癌

膀胱癌，是指泌尿外科占首位的一种尿路上皮性肿瘤，其发病率逐渐升高。患者以间歇性无痛性全程肉眼血尿为特点，并同时出现尿频、尿痛等类似膀胱刺激的症状，晚期可有严重贫血，可用膀胱镜、超声扫描、CT 以及静脉尿路造影等检查帮助诊断，也有以下化验检查帮助鉴别：

（1）尿沉渣脱落细胞检查。易于发现上皮性肿瘤，有 50% ~ 70% 可呈阳性。吖啶橙（Ao）染色荧光显微镜或直接免疫荧光法做尿细胞学检查，其阳性率可达86.7% 以上。

（2）红细胞（RBC）检查。晚期，红细胞（RBC）及血红蛋白（Hb）均可降低，并可出现严重贫血。

23. 前列腺癌

前列腺癌，是指发生于前列腺腺体的一种恶性肿瘤。患者可出现尿频、排尿不畅、尿流变细变慢，严重时还可出现血尿、尿痛和尿潴留等，可有 B 超、CT、MRI、直肠指诊以及 X 线平片检查帮助诊断，也有以下化验检查：

（1）肿瘤标志物检查。当癌发展至腺外或转移时，酸性磷酸酶（ACP）及碱性磷酸酶（AKP，ALP）均可升高；γ - 精浆蛋白正常值为（0.83±0.71）微克 / 升，前列腺特异抗原正常值为 0 ~ 2.5 微克 / 升，血清 γ - 精浆蛋白（γ-SM）和前列腺特异抗原（PSA）在前列腺癌和转移时均可升高，可高于 10 微克 /

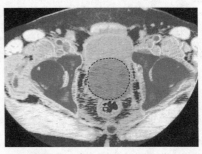

前列腺癌

这是一幅男性骨盆器官图，图中显示了一个增生癌变的前列腺（图片中心虚线标示区域）。盆骨位于前列腺的两边。前列腺下方的一个圆形的区域是直肠。膀胱位于前列腺正上方，呈卵圆形（略被肥大的前列腺挤压）。

升（μg/L）；血清肌酸激酶同工酶（CK-BB）出现阳性的概率为 0.89，经治疗后阳性可消失。

（2）活组织检查。若经直肠或会阴部穿刺活检，其成功率可达 80%。

24. 宫颈癌

宫颈癌，是指一种发生在宫颈部位的恶性肿瘤，是妇女最常见的恶性肿瘤之一。患者在疾病早期，无明显症状表现，在晚期，可表现出白带增多，阴道出血，随着病情加重，还可出现腰骶部持续性向下肢放射的疼痛。若癌增大而压迫膀胱及直肠，便可出现尿频、尿急、排便困难，以及消瘦、贫血、发热等全身症状，也用阴道镜检查、子宫颈管搔刮术检查等帮助诊断，也有以下化验检查帮助鉴别诊断：

（1）宫颈活组织检查。若阳性率升高，则为确诊宫颈癌的重要手段。

（2）阴道脱落细胞涂片检查。可找到癌细胞，且准确率可超过90%。

25. 多发性骨髓瘤

多发性骨髓瘤，是指一种浆细胞恶性增生性疾病。患者通常表现出贫血、出血、骨痛和肿块、神经症状、反复感染以及肾脏损害等症状特点，可使用X线摄片明确诊断，也有以下化验检查：

（1）血沉（ESR）测定。血沉速度可明显增快。

（2）外周血检查。红细胞（RBC）及血红蛋白（Hb）均会逐渐降低；血小板（PLT）正常或偏低。

（3）血浆（血清）球蛋白（G）测定。球蛋白升高，白蛋白（A）/球蛋白（G）比值可倒置。

（4）血钙（Ca）及血磷（P）测定。两者均可增加。

（5）血尿酸测定。血尿酸可增加。

（6）骨髓象检查。增生活跃或明显活跃，若骨髓瘤细胞占有核细胞的10%以上，则有确诊的价值。

（7）免疫球蛋白（Ig）测定。骨髓瘤所分泌的免疫球蛋白值分别是，免疫球蛋白A（IgA）超过10克/升，免疫球蛋白D（IgD）超过2克/升，免疫球蛋白E（IgE）超过2克/升，免疫球蛋白G（IgG）超过25克/升（g/L），免疫球蛋白M（IgM）超过10克/升。

第十七章　寄生虫病

1. 疟疾

疟疾，是指一组由疟原虫引起寄生虫病，可有三日疟、恶性疟以及卵圆疟几种类型。疟疾多以周期性高热、出汗、寒战、脾肿大及轻重不等的贫血为特点，有以下化验检查帮助鉴别诊断：

（1）血常规检查。单核细胞（M）百分比偏高，血白细胞（WBC）数正常或偏低；在疟疾多次反复发作后，红细胞（RBC）及血红蛋白（Hb）可降低。

（2）血清疟原虫抗原测定。可为阳性。

（3）周围血厚滴血片、骨髓涂片及红细胞内找疟原虫。一般在疟疾发作前数小时内检查，其呈阳性率较高。

2. 蛔虫病

蛔虫病，指的是由似蚓蛔线虫，又称人蛔虫，寄生于人体小肠而引起的一种疾病。通常由成虫引起的症状，包括消化道症状、神经系统症状以及变态反应等，有以下化验检查：

（1）血白细胞（WBC）计数及分类（DC）。白细胞升高达（15～20）×10⁹/升，嗜酸性粒细胞（E）可高达 30%。

（2）补体结合试验、皮内试验。若试验均呈阳性，则有助于确定诊断。

（3）粪便涂片找虫卵。若在镜下见蛔虫卵，便可确定诊断。

3. 钩虫病

钩虫病，指的是由钩虫寄生于小肠所致的一种疾病。若出现钩蚴性皮炎、钩蚴性肺炎等，则病症一般由钩蚴引起；若出现消化系统症状、循环系统症状及贫血等，则病症一般由成虫所致，有以下化验检查：

（1）血浆白蛋白（A）及血清铁（Fe）含量测定。两者的值均可降低。

（2）外周血检查。在初期，白细胞（WBC）数及嗜酸性粒细胞（E）百分比均增加；若红细胞（RBC）计数减少，红细胞比容（HCT）以及血红蛋白（Hb）均降低，则属小细胞低色素性贫血。

（3）粪便直接涂片及钩蚴培养法检查。若使用钩蚴培养，则可提高钩蚴检出率；直接涂片若能检出虫卵，便可确诊。

4. 丝虫病

丝虫病，是指由班氏和马来丝虫寄生于人体淋巴系统所引起的一种慢性寄生虫病。一般在患病早期可出现淋巴管炎和淋巴结炎；晚期则表现出淋巴管阻塞，常形成象皮肿，有以下化验检查帮助鉴别诊断：

（1）血清免疫学检测。可做皮内试验、循环抗原检测、特异性DNA（脱氧核糖核酸）探针技术等，若呈阳性，则有辅助诊断的价值。

（2）白细胞（WBC）计数及分类（DC）检查。在急性期，WBC计数、嗜酸性粒细胞（E）均可升高。

（3）活组织病原体检测。若进行淋巴结、淋巴结节、肉芽肿切片检测，均可找到微丝蚴，则可确定诊断。

（4）微丝蚴检查。午夜前2小时，自指尖或耳垂取血三大滴做涂片检测，或用乳糜尿和淋巴积液经离心后取沉渣检测，若能找到微丝蚴，便有确定的诊断意义。

5. 囊虫病

囊虫病，是由猪肉绦虫的囊蚴虫寄生于人体所致，通常可分为皮下及肌肉囊虫病、眼囊虫病以及脑囊虫病三种类型，其中脑囊虫病又分为脑室型、脑实质型、软脑膜型、脊髓型四种。各型表现症状不同，但大部分囊虫病患者会出现皮下囊虫结节，有以下化验检查：

（1）血常规检查。大多属于正常，且嗜酸性粒细胞（E）多无明显增多。

（2）粪便病原体检测。若可检出绦虫节片，则为合并猪绦虫病者。

6. 姜片虫病

姜片虫病，是指一种由布氏姜片虫寄生于人体小肠所致的疾病。患者常会出现腹痛、营养不良、慢性腹泻、消化道功能紊乱以及贫血等，有以下化验检查：

（1）血常规检查。结果可有轻度贫血，白细胞（WBC）总数有轻度增加，而嗜酸性粒细胞（E）增加可达10%~20%。

（2）粪便虫卵检查。若能找到虫卵，则为确诊依据。若每克粪便中虫卵数小于2000，则可能是轻度感染；若是2000~10000者，则为中度感染；若虫卵数大于10000，则为重度感染。

7. 贾第虫病

贾第虫病，是指一种由蓝氏贾第虫寄生于人体小肠所导致的疾病。临床上多有急、慢性之分，通常以腹泻为主要表现，有以下化验检查帮助鉴别诊断：

（1）血清免疫学检测。若用酶联免疫法测定抗体，可为阳性，且其特异性、敏感性均高。

（2）粪便滋养体检测。可直接涂片，醛醚或硫酸镁浓集法检查粪便中滋养体或包囊，若为阳性，便可有诊断意义。

（3）小肠活检找滋养体。小肠活检或十二指肠液找滋养体，可呈阳性。

8. 肠阿米巴病

肠阿米巴病，是指由溶组织阿米巴寄居于结肠内而引起的一种疾病。肠阿米巴病易于复发转变成慢性，也可发生转移性脓肿，如肝脓肿等并发症。由阿米巴滋养体侵袭组织而引起的阿米巴痢疾，常表现为腹泻、黏液血便等症状，有以下化验检查帮助鉴别诊断：

（1）血清免疫学测定。抗体若呈阳性，有助于诊断。

（2）粪便检查。常规检查，可出见大量的红细胞（RBC），可出现夏－雷结晶和较少白细胞（WBC）；在慢性期，发现溶组织阿米巴滋养体或包囊，便可确诊；在急性期，还可找到滋养体。

（3）组织活检。若纤维肠镜溃疡边缘部分涂片及活检，则可发现滋养体，对诊断有重要意义。

9. 隐孢子虫病

隐孢子虫病，指的是一种由隐孢子虫而引起的寄生虫病，人畜共患。常见的临床表现有低热、腹痛和腹泻，有以下化验检查帮助鉴别诊断：

（1）血清免疫学检查。若用 ELISA 法检测血清中隐孢子虫免疫球蛋白 G（IgG）和 M（IgM）抗体，有助于诊断；若用间接免疫荧光试验，检出粪便中的虫卵，常可确定诊断。

（2）病原体检查。一般可用姬氏染色法、湿片碘涂染色法、金胺－酚染色法、改良耐酸染色法等。若在粪便或肠黏膜的刮取物中，发现隐孢子虫，便可确诊。

10. 肺吸虫病

肺吸虫病，指的是一种以肺部病变为主的全身性疾病。其虫体主要寄生在人体肺部，也可异位寄生于脑、脊髓、胃肠道、皮下组织等处。一般可分为胸肺型，患者多表现出胸痛、咳嗽、咳棕红色果酱样黏痰等症状；皮肤肌肉型，患者表现出游走性皮下结节或包块及肌肉结节等症状；腹型，患者表现出腹痛、腹泻、棕褐色脓血便等主要症状；脑型，患者表现出头痛、呕吐、脑膜刺激征、癫痫、视神经受损等症状，有以下化验检查的方法：

（1）病原体检查。进行痰、胸水、脑脊液（CSF）涂片镜检，或皮下结节、包块组织活检，若能发现虫卵，便可确诊。

（2）白细胞（WBC）计数及分类（DC）检查。嗜酸性粒细胞（E）明显升高，急性肺吸虫病 WBC 增多，可有类白血病样反应。

11. 肺血吸虫病

肺血吸虫病，是指急性血吸虫病在肺部的一种移位性损害表现。在急性感染 2 ~ 4 周后，幼虫移行常会有咳嗽、血痰、不规则发热、荨麻疹、哮喘等表现；感染 6 周后，虫卵沉积于肺内，可能会引起干咳、气急、胸痛等现象；对于病情严重者，还可能会出现呼吸困难、发绀和肺水肿等现象，有以下化验检查帮助鉴别诊断：

（1）血常规检查。血白细胞（WBC）总数以及嗜酸性粒细胞（E）可升高，而血红蛋白（Hb）可降低。

（2）病原体检查。粪便中，可检出虫卵或毛蚴；在痰中，有时可检出虫卵；当作肠黏膜活检组织镜检时，可发现虫卵或毛蚴。

12. 肺包虫病

肺包虫病，指的是一种由棘球属绦虫的幼虫感染，而引起的人畜共患的慢性寄生虫病。有泡型包虫病与囊型包虫病两种，其临床表现各不相同，有以下化验检查帮助鉴别诊断：

（1）外周白细胞（WBC）计数及分类（DC）检查。WBC计数在正常范围内，而嗜酸性粒细胞（E）可有轻度至中度的升高。

（2）血清免疫学检查。包虫皮内试验、血清抗体试验，均可呈阳性；间接血凝试验、对流免疫电泳试验、ELISA试验，均可呈阳性，敏感性和特异性均可达95%以上。

（3）病原体检查。囊肿破裂，若能从咳出物或胸液中找到囊肿碎片、子囊和原头蚴等，便可明确诊断。

13. 肺阿米巴病

肺阿米巴病，是指由于肠道溶组织阿米巴原虫侵入肺、胸膜、支气管而引起的肺脓肿、肺炎、胸膜炎及脓胸等，是全身阿米巴感染的肺部表现。通常患者起病较急，并出现呼吸道症状、咳巧克力样痰以及全身症状等特点，有以下化验检查帮助鉴别诊断：

（1）血常规检查。白细胞（WBC）、嗜酸性粒细胞（E）均可升高；若是慢性患者，还会出现贫血。

（2）血清免疫学检查。用间接血凝试验、间接荧光抗体试验、酶联免疫吸附试验等测定阿米巴抗体，特异性高，阳性率高达95%以上。

（3）血蛋白测定。若是慢性患者，常可出现低蛋白血症。

（4）病原体检查。在痰及胸液中可找到阿米巴虫体，但阳性率较低，仅为15% ~ 20%。

（5）血沉（ESR）测定：血沉速度可加快。

14. 日本血吸虫病

日本血吸虫病，指的是日本血吸虫寄生在人体静脉系统内而引起的一种寄生虫病。患者常出现发热、腹痛、腹泻、变态反应、肝脾肿大等临床表现，有以下化验检查的方法：

（1）血常规检查。在急性期，白细胞（WBC）总数会显著升高，嗜酸性粒细胞（E）也显著升高，可达（4 ~ 10）×10⁹/升以上，而在慢性期，嗜酸性粒细胞在10%以内；在疾病晚期，因脾功能亢进，全血细胞与血红蛋白（Hb）均有不同程度的减少，且嗜酸性粒细胞稍有升高。

（2）血清蛋白测定。球蛋白（G），尤其是 γ - 球蛋白（γ-G）显著升高，而白蛋白（A）明显下降，A/G 比倒置。

（3）间接红细胞凝集试验。试验可呈阳性，有辅助诊断意义。

（4）粪便直接涂片及沉淀孵化检查。粪便直接涂片法虫卵检出率较低，若是沉淀集卵则可提高阳性率；沉淀孵化法检查毛蚴，约80%为阳性。

15. 华支睾吸虫病

华支睾吸虫病，是指由华支睾吸虫寄生在人体肝内胆小管所致的一种疾病，在临床上可表现出上腹隐痛、肝大、乏力及精神不振等特征，有以下化验检查帮助鉴别诊断：

（1）血常规检查。白细胞（WBC）分类（DC）中，可有嗜酸性粒细胞（E）增多；若出现贫血，则为感染严重。

（2）血清免疫学检测。若补体结合试验检测抗体以及成虫抗原皮内试验，均呈阳性，则对疾病有辅助诊断意义。

（3）十二指肠液或十二指肠引流胆汁虫卵检测。虫卵检出阳性率较高。

（4）粪便虫卵检测。若能找到虫卵，便可确诊。若是粪便直接涂片，则阳性率低，可使用沉淀集卵法，提高阳性率，并可同时做虫卵计数。

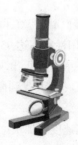

附录：常用化验名词外文缩写词与中文对照

表一

简称	全称	中文名称
AKP/ALP	alkaline phosphatase	碱性磷酸酶
ACP	acid phosphatase	酸性磷酸酶
AAP	alanimine peptidase	丙氨酸氨基肽酶
ALA	aminolenulinic acid	氨基 – γ – 酮戊酸
AST/GOT	aspartate aminotransferase	天门冬氨酸氨基转移酶
ALT/GPT	alanine aminotransferase	丙氨酸氨基转移酶
AML/AMS	amylase	淀粉酶
ABU	asymptomatic bacteriuria	无症状性菌尿
AFB	acid–fast bacillus	抗酸杆菌
ALC/ALK	alcohol	乙醇、酒精
AIDS	acquired immune deficidency syndrome	艾滋病
ACB	antibody–coatedbactia	抗体包被的细菌
ADH	anti–diuretic hormone	抗利尿剂
agg	agglutination	凝集
AGN	acuteglomerulonephritis	急性肾小球肾炎
ACD	acid–citrate dextrose	枸橼酸–枸橼酸盐葡萄糖（储血稳定剂）
AL（ALB）	albumin	白蛋白
AFP	alpha–fetoprotein	甲胎蛋白
ADP	adenosine diphospate	二磷酸腺苷
AMP	adenosine monophosphate	一磷酸腺苷
ATP	adenosine triphospate	三磷腺苷
ACT	actived clitting time	活化凝血时间
AHG	antiheomphilie globulin	抗血友病球蛋白
AMI	acute myocardial infarction	急性心肌梗死

简称	全称	中文名称
α₂-AP	α₂-antiplasmin	α₂-抗纤溶酶
APC	actived protein C	活化蛋白 C
APTT	actived partial thrombolastin time	活化部分凝血酶时间
α₁-AT	α₁-antitrypsin	α₁-抗胰蛋白酶
AT	acutalase time	蕲蛇酶时间
AT-III	antinyombin-III	抗凝血酶 III
ATP-LT	adenosine triphospate liberate test	ATP 释放试验
ATT	aspirin tolerance test	阿司匹林耐量试验
BBS	barbitone buffer	巴比妥缓冲液
ALL	acute lymphatic leukemia	急性淋巴细胞白血病
AML	acute myelogenous leukimia	急性粒细胞白血病
AG	anion gap	阴离子间隙
ANA	antinucleus antibody	抗核抗体
ASO	antistreptolysin-O	抗链球菌溶血素 O
ABC	absolute basophil count	储嗜碱粒细胞绝对值计数
ABR	agglutination test for brucellosis	布氏杆菌凝集试验
A/G	albumin-globulin ratio	白蛋白 - 球蛋白比值
B	barometrie	大气压
B	bacillus	杆菌
Bac	bacteria	细菌
BB	buffer base	缓冲碱
BG	blood group	血型
BCG	buomocresol green	溴甲酚绿
BILI	bilirubin	胆红素
BJ（BJP）	Bence Jones Protein	本一周氏蛋白
BLD	blood	血液
GLU	glucose	葡萄糖
BTB	bromothymol blue	溴麝香草酚蓝
BMR	basalmetabolic rate	基础代谢率

简称	全称	中文名称
BUN	blood urea nitrogen	血液尿素氮
BP/PLC	blood platelet count or platelet count	血小板计数
BBS	barbitone buffer	巴比妥缓冲液
BSA	bovine serum albumin	牛血清白蛋白
BSS	Bernard-soulier syndrome	巨大血小板综合征
B-TGT	Bigg' sthromboplastin generation test	Bigg's 凝血活酶生成试验
BT	bleeding time	出血时间
BMR	bone marrow	骨髓
BSR	blood sedimentation rate	血球沉降率
BSS	buffered salt or saline solution	缓冲液
BUA	blood uric acid	血尿酸
C	cell	细胞
Ca	calcium	钙
CAF	ceuuolse-acetafolic	醋酸纤维薄膜
C3	complement 3	补体 C3
Ca	carcinoma/cancer	癌
CGN	chronic glomerulone phritis	慢性肾小球肾炎
CR	creatinine clearance	肌酐清除试验
CL	chlorine,chloride	氯化物、氯元素符号
CO/CHO	cholesterol	胆固醇
CHE	cholinestetrase	胆碱酯酶
CMML	chronic	慢性粒 - 单细胞白血病
CR	creatinine	肌酐
CRE	creatine	肌酸
CU（CUR）	urea clearance	尿素清除（廓清）率
CK/CPK	creatine kinase/phosphokinase	肌酸（磷酸）激酶
CV	coefficient of vaviation	变异系数
CEA	carcinoembyonic antigen	癌胚抗原
CLL	chronic lymphocytic leukemia	慢性淋巴细胞性白血病

简称	全称	中文名称
CGL	chronic garnulocytic leukemia	慢性粒细胞性白血病
CML	chronic myelogneous leukemia	慢性骨髓性白血病
CO₂CP	carbon dioxide combiding power	二氧化碳结合力
CR	clot retraction	血块收缩
CR	complete remission	完全缓解
CRP	C-reaction protien	C- 反应蛋白
CRT	clot retraction time	血块收缩时间
CSF	cerebral spinal fluid	脑脊液
CT	coagulation time	凝血时间
CBC	complete blood count	全血细胞计数
CHA	cold hemaglutination test	红细胞冷凝集试验
CMV	cytomegalovirus	巨细胞病毒
COHB	carboxyhemoglobin	碳氧血红蛋白
DC	differential count of leucocyte	白细胞分类计数
DIC	disseminated intravascular coagulation	弥散性血管内凝血
DNA	deoxyribonucleic acid	脱氧核糖核酸
DD	D-dimer	D- 二聚体
DB	direct bilirubin	直接胆红素
DFA	duodenal fluid analysis	十二指肠液分析
DW	distilled water	蒸馏水
E	enzyme	酶
EOS	eosinophil	嗜酸性粒细胞
EC	eosinophil count	嗜酸性粒细胞计数
ELISA	enzyme linked immunosorbent assay	酶联免疫吸附试验
ELT	euglobulin lysis time	优球蛋白溶解时间
EIA	enzyme immunoassay	酶免疫测定法
EPEC	enteropathogenic escherichia coli	致病性大肠杆菌
ERFT	E-rosette forming test	E 玫瑰花环形成试验（正常 34% ~62%）

简称	全称	中文名称
ESR	erythrocyte sedimentation rate	红细胞沉降率
ET	estriol test	雌三醇试验
EP	electrophoresis	电泳
FG/FIB	fibrinogen	纤维蛋白原
FDP	fibrinogendegradationproduct	纤维蛋白原降解产物
FIT		乳胶凝集试验
FPA	fibrinopeptide A	纤维蛋白肽 A
FPB	fibrinopepide B	纤维蛋白肽 B
FFA	free fatty acid	游离脂肪酸
GC	gonococcus	淋球菌
GC	granular cast	颗粒管型
GGT	gama glutamyltransferase	γ- 谷胺酰基转移酶
GLU	glucose	葡萄糖
GLC	gas-liquidchromatography	气液相色谱法
GN	gram's negative	革兰氏阴性
GA	gastric analysis	胃液分析
GDH	Glutamate dehydrogenase	谷氨酸脱氢酶
G6PD	glucose-6-phosphate dehydrogenase	葡萄糖 -6- 磷酸脱氢酶
GOD	glucose oxidase	葡萄糖氧化酶
GPB（GPC）	gram's positive bacillus	革兰氏阳性杆菌
γ-GTP	γ-glutamyl-transpeptidase	γ- 谷氨酸转肽酶
GTT	glucose tolerance test	葡萄糖耐量试验
HBDH	hydroxybutyrate dehydrogenase	羟丁酸脱氢酶
HB-F	hemoglobin fetal form	胎儿型血红蛋白
HB-S	hemoglobin,from found in sickle cell	镰刀型红细胞中发现血红蛋白
HDL	high-density lipoprotein	高密度脂蛋白
HAIT	hemoagglutinationinhibition test	血球凝集抑制试验
HB（HGB）	hemoglobin	血红蛋白

简称	全称	中文名称
HC	hyaline cast	透明管型
HCG	human chorionic gonadotropin	人绒毛膜促性腺激素
17-HOCS	17-hydroxycorticosteroid	17-羟类固醇
HP	high power	高倍（显微镜用语）
HPF	high power field	高倍视野（显微镜用语）
HSLC	high speed liquid chromatography	高速液相色谱法
HPLC	high performance liquid chromatography	高效液相色谱法
HCT	hematocrit	红细胞压积
HC	heavy chain	重链
5-HT	5-hydroxy-tryptamine	5-羟色胺
HR	hemorheology	血液流变学
Ham's	Ham's	酸溶血试验
HAV	hepatitis A virus	甲型肝炎病毒
HBV	hepatitis B virus	乙型肝炎病毒
HCV	hepatitis C virus	丙型肝炎病毒
HDV	hepatitis D virus	丁型肝炎病毒
HEV	hepatitis E virus	戊型肝炎病毒
HbsAg	hepatitis B surface antigen	乙型肝炎表面抗原
HbsAb	hepatitis B surface antibody	乙型肝炎表面抗体
HbeAb	hepatitis B e antibody	乙型肝炎 e 抗体
HbeAg	hepatitis B e antigen	乙型肝炎 e 抗原
HbcAg	hepatitis B core antigen	乙型肝炎核心抗原
HbcAb	hepatitis B core antibody	乙型肝炎核心抗体
HHB	heinz bodies	变形珠蛋白小体试验
HLA	human leukocyte antigen	人类白细胞抗原
HDL-C	high density lipoprotein cholesterol	高密度脂蛋白胆固醇
HiCN		氰化高铁血红蛋白
HA	hemolytic anemia	溶血性贫血

简称	全称	中文名称
HA-Ag	hepatitis A antigen	甲型肝炎抗原
HPV	Human papilloma virus	人乳头瘤状病毒
HRP	horseradish peroxidase	辣根过氧化物酶
HSV	herpes simple virus	单纯疱疹病毒
HT	=HCT	红细胞比容
HX	hexokinase	己糖（磷酸）激酶
HCL	hairycell leukemia	毛细胞白血病
Ig	immunoglobulin	免疫球蛋白
IgA	immunoglobulin A	免疫球蛋白 A
IgG	immunoglobulin G	免疫球蛋白 G
IgM	immunoglobulin M	免疫球蛋白 M
IgE	immunoglobulin E	免疫球蛋白 E
IgD	immunoglobulin D	免疫球蛋白 D
IP	inorganic phosphorus	无机磷
IU	international unit	国际单位
IRMA	immunoradiometric assay	放射免疫试验
IDL	intermediate-density lipoprotein	中间密度脂蛋白
IB	indirect bilirubin	间接胆红素
IBP	iron binding protein	铁结合蛋白
IC	immune complex	免疫复合物
ICC	immunological competent cell	免疫活性细胞
IDA	iron deficiency anemia	缺铁性贫血
ITP	idiopa thicthrombocytopenic purpura	原发性血小板减少性紫
IE	immune electrophoresis	免疫电泳
IFA	indirec tfluorescent antibody	间接荧光抗体试验
IM	infectious mononucleosis	传染性单核细胞增多症
KET	Ketone-bodies	酮体
17-KST	17-ketosteroid test	17-酮类固醇试验
KG	kilogram	千克

简称	全称	中文名称
KU	karmen unit	卡门氏单位
KPTT	kaolin activated partial thrombopla s tintime	白陶土活化部分凝血酶时间
LDH	lactate dehydrogenase	乳酸脱氢酶
LDL	low-density lipoprotein	低密度脂蛋白
LEC	lupus erythematosus cell	红斑狼疮细胞
LP	low power	低倍（显微镜用语）
LYM	lymphocyte	淋巴细胞
LAP	leucine aminopeptidase	亮氨酸氨基肽酶
LAT	latex agglutination test	乳胶凝集试验
LDL-C	low-density lipoprotein cholesterol	低密度脂蛋白胆固醇
β-LP	β-lipoprotein	β-脂蛋白
LPE	lipoprotein electrophoresis	脂蛋白电泳
LPA	latex particles agglutination	乳胶凝集反应
LEU	leukocyte	白细胞
LYZ	lysozyme	溶菌酶
MDS	myelodysplastic syndrome	骨髓异常增生综合征
M	mol	摩尔
M（MON）	monocyte	单核细胞
Mb	myoglobin	肌红蛋白
MDH	malate dehydrogenase	苹果酸脱氢酶
Mf	microfilaria	微丝蚴
β₂-MG	β₂-microglobulin	β₂-微球蛋白
Mg	magnesium	镁
mM	millimol	毫克分子
MSU	mid-stream urine spceimen	中段尿标本
MOSM	miuiosmol	毫渗量
MCV	mean corpuscular volume	平均红细胞体积
MCH	mean corpuscular hemoglobin	平均红细胞血红蛋白量

简称	全称	中文名称
MCHC	mean corpuscular hemoglobin concentration	平均红细胞血红蛋白浓度
MPV	mean platelet volume	平均血小板体积
MAO	micromine oxidase	单胺氧化酶
NEG	negative	阴性
NIT	nitrite test	亚硝酸盐
NR	normal range	正常范围
N	neuthophilc leukocyte nuetro	嗜中性粒细胞
ANAE	α–naphthol acetate esterase	α–醋酸萘酚酯酶
NRBC	nucleared red blood cell	有核红细胞
NS	normal saline	生理盐
NS	normal serum	正常血清
OB	occult blood	隐血
17–OHCS	17–hydroxycorticosteroid	17–羟皮质类固醇
OSM	osmol	渗透压（量）
OD	optical density	光密度
ODC	ornithinede carboxylase	鸟氨酸脱氢酶
P	plasma	血浆
P	phosphorus	磷
PCR	polymerase chain reaction	聚合酶链式反应
PR	protein	蛋白质
PAGE	polyacry amide gel electrothoresis	聚丙烯酰胺凝胶电泳
PG	hydrogen jon exponent	酸碱度、氢离子浓度
PCH	paroxysmal cold hemoglobinuria	阵发性冷血红蛋白尿
PNH	paroxysmal nocturnal hemoglobinuria	阵发性夜间血红蛋白尿
PKU	phenylketonuria	苯丙酮尿症
POS	positive	阳性
PPT	precipitate	沉淀物
PR	phenol red	酚红

简称	全称	中文名称
PST	phenol sulfonphthalein test	酚红排泄试验
PG	picogram	微微克（10 12克），皮克
PTH	proxjmal renaltubul aracidosis	甲状旁腺激素
3P	plasma protamine paracoagulation test	血浆鱼精蛋白副凝固试验
PADT	platelet adhesion test	血小板黏附试验
PAF	platelet activiting factor	血小板活化因子
PAGT	platelet aggregate test	血小板聚集试验
PSB	phosphate buffer	磷酸盐缓冲液
PC	protein C	蛋白C
PCT	prothrombin consume test	凝血酶原消耗试验
PD	phosphodiesterase	磷酸二酯酶
PEG	polyethylene glycol	聚乙二醇
PF3	platelet factor 3	血小板第3因子
PF4	platelet factor 4	血小板第4因子
PPP	platelet poor plasma	贫血小板血浆
PRP	platelet rich plasma	富血小板血浆
PLT	platelet	血小板
PLC	platelet count	血小板计数
PRT	plasma recalcification time	血浆复钙时间
PT	prothrombin time	血浆凝血酶原时间
PTT	partial thromboplastin time	部分凝血酶时间
PCO_2	partial pressure of carbon dioxide	二氧化碳分压
PO_2	partial pressure of oxygen	氧分压
$PaCO_2$	arterial carbondioxide tension	动脉二氧化碳分压
PBL	peripheral blood lymphocyte	末梢血液淋巴细胞
PCL	plasma cell leukemia	浆细胞性白血病
PCV	polycythemia vera	真性红细胞增多症
PHA	phytohaemagglutimin	植物血凝素

简称	全称	中文名称
PI	isoelectric point	等电点
PLFT	platelet immunofluorescence test	血小板免疫荧光试验
PPM	parts per million	百万分之一
POX	peroxidase	过氧化物酶
PAS	periodic acid schiff's reaction	过碘酸－雪夫氏反应法
R	reaction	反应
RBC	red blood cell	红细胞
RBC	red blood cell count	红细胞计数
REV/MIN	revolutions per minute	转/分
RIA	radio immunoassay	放射免疫分析
RT	routine	常规
RVVT	russell viper venom time	蝰蛇毒时间
RNA	ribonucleic acid	核糖核酸
RET	reticulocyte	网织红细胞
RF	rheumatoid factor	类风湿因子
RPR	rapid plasma reaction test	快速血浆反应时间
S	standard	标准
S	serum	血清
SOL	solution	溶液
SPE	serum protein electrophoresis	血清蛋白电泳
SPEC	specimen	标本
SOD	superoxide dismutase	超氧化物歧化酶
SI	international system unit	国际单位制
SOLAQ	aqueous solution	水溶液
SOLSAT	solutionsaturata	饱和溶液
SPF	spectorphofluorometer	分光光度荧光计
SG	specific gravity	比重
SaO_2	oxygen saturation	血氧饱和度
SI	serum iron	血清铁

简称	全称	中文名称
SBC	standard bicarbonate	标准碳酸氢盐
SPU	selective proteinuria	选择性蛋白尿
ST	staff neutrophil	嗜中性杆状核粒细胞
SH	shigella	志贺氏菌属
STA	staphylococcus	葡萄球菌
STR	streptococcus	链球菌属
SU	sulfa	磺胺类
SFC	spinal fluid count	脑脊液细胞计数
SLE	system lupus erythematosus	系统性红斑狼疮
SD	standard deviation	标准差
T	test	试验、测定
T	time	时间
TB	tubercle bacillus	结核杆菌
TP	total protein	总蛋白
TVU	total volumn urine	总尿量
TCO_2		二氧化碳总量
TG	triglyceride	甘油三酯
TTT	thymol turbidity test	麝香草酚浊度试验
TA	transfer agent	转移因子
TB（TBIL）	total bilirubin	总胆红素
TIBC	total iron binging capacity	总铁结合力
TRT	T-cell rosette formation	T-细胞花环形成试验
TST	triple sugar iron test	三糖铁试验
U	unit	单位
U	urine	尿液
UCR	urine creatine	尿肌酐
UCRE	urine creatine	尿肌酸
UCL	urea clearance	尿素清除率
UR	urine routine	尿常规

简称	全称	中文名称
URANAL	urine analysis	尿分析
URO	urobilinogen	尿胆素原
UUA	urine urea acid	尿尿酸
UUN	urine urea nitrogen	尿尿素氮
UD	urine acid	尿酸
V	volume	体积
VMA	vanillyl mandelic acid	香草酸杏仁酸
VWD	von willebrand disease	血管性假血友病
VLDL	verylow−densi tylipoprotein	极低密度脂蛋白
WBC	white blood cell	白细胞计数

表二

各字母分别表示	
N:	嗜中性粒细胞
B:	嗜碱性粒细胞
E:	嗜酸性粒细胞
M:	成熟细胞
J:	幼稚细胞
st:	杆状核细胞
sg:	分叶核细胞
L:	淋巴细胞
mon:	单核细胞